普通高等医学院校护理学类专业第二轮教材

# 中医护理学基础

## （第2版）

（供护理学类及相关专业用）

U0232897

主　编　潘晓彦

副主编　何　静　刘迎春　彭丽丽　李素莲

编　者　（以姓氏笔画为序）

王一婧（天津中医药大学）

王莉莉（河南中医药大学）

刘　莹（滨州医学院）

刘迎春（中山市中医院）

李　芳（湖南中医药大学）

李亚萍（山东中医药大学）

李素莲（西南医科大学）

何　静（贵州中医药大学）

张献文（贵州中医药大学）

陈惠冰（中山市中医院）

龚媛媛（常德职业技术学院）

彭丽丽（湖南中医药大学）

潘晓彦（湖南中医药大学）

中国健康传媒集团

中国医药科技出版社

## 内 容 提 要

本教材为"普通高等医学院校护理学类专业第二轮教材"之一，系根据本套教材编写总体原则、要求和中医护理学基础课程教学大纲的基本要求及课程特点编写而成。教材内容主要包括绪论、阴阳五行、藏象、精气血津液、经络与腧穴、病因与病机、中药与方剂、中医护理的基本特点与原则、中医护理诊法、中医辨证施护、中医护理的基本内容与常用技术。教材系统阐述了中医药学的哲学基础、人体的形态结构和功能、病因病机与发病、中药与方剂基础知识、中医护理诊法和辨证施护、中医护理的基本特点、原则、内容与常用技术操作等，并在各章设有"学习目标""知识拓展""本章小结"及"目标检测"等模块。同时，教师和学生可以通过 PC 端和移动端，充分利用"医药大学堂"智慧云服务平台提供的电子教材、PPT、题库和微课等教学资源，以满足教师日常教学、在线教学和学生自学等多种需求。从而使教材内容立体化、生动化、易教易学。

本教材供全国普通高等医学院校护理学类专业师生教学使用，也可作为从事相关工作的人员自学或深造考学的备考用书。

## 图书在版编目（CIP）数据

中医护理学基础/潘晓彦主编. —2 版. —北京：中国医药科技出版社，2022.8

普通高等医学院校护理学类专业第二轮教材

ISBN 978 - 7 - 5214 - 3211 - 4

Ⅰ.①中…　Ⅱ.①潘…　Ⅲ.①中医学 – 护理学 – 医学院校 – 教材　Ⅳ.①R248

中国版本图书馆 CIP 数据核字（2022）第 081569 号

美术编辑　陈君杞

版式设计　友全图文

出版　**中国健康传媒集团** | 中国医药科技出版社

地址　北京市海淀区文慧园北路甲 22 号

邮编　100082

电话　发行：010 - 62227427　邮购：010 - 62236938

网址　www.cmstp.com

规格　889mm × 1194mm $\frac{1}{16}$

印张　17 $\frac{1}{2}$

字数　498 千字

初版　2017 年 2 月第 1 版

版次　2022 年 8 月第 2 版

印次　2022 年 8 月第 1 次印刷

印刷　三河市万龙印装有限公司

经销　全国各地新华书店

书号　ISBN 978 - 7 - 5214 - 3211 - 4

定价　**52.00 元**

获取新书信息、投稿、为图书纠错，请扫码联系我们。

# 出版说明

为了贯彻《中共中央、国务院中国教育现代化2035》"加强创新型、应用型、技能型人才培养规模"的战略任务要求，落实《国务院办公厅关于加快医学教育创新发展的指导意见》，紧密对接新医科建设对医学教育改革的新要求，满足新时代医疗卫生事业对人才培养的新需求，中国医药科技出版社在教育部、国家药品监督管理局的领导下，通过走访主要院校对2016年出版的全国普通高等医学院校护理学类专业"十三五"规划教材进行了广泛征求意见，有针对性地制定了第2版教材的出版方案，旨在赋予再版教材以下特点。

**1.立德树人，融入课程思政**

把立德树人贯穿、落实到教材建设全过程的各方面、各环节。课程思政建设应体现在知识技能传授中厚植爱国主义情怀，加强品德修养、增长知识见识、培养奋斗精神灌输，不断提高学生思想水平、政治觉悟、道德品质、文化素养等。医学教材着重体现加强救死扶伤的道术、心中有爱的仁术、知识扎实的学术、本领过硬的技术、方法科学的艺术的教育，培养医德高尚、医术精湛的人民健康守护者。

**2.精准定位，培养应用人才**

体现《国务院办公厅关于加快医学教育创新发展的指导意见》"立足基本国情，以服务需求为导向，以新医科建设为抓手，着力创新体制机制，分类培养研究型、复合型和应用型人才"的医学教育目标，结合医学教育发展"大国计、大民生、大学科、大专业"的新定位，注重人才培养应从疾病诊疗提升拓展为预防、诊疗和康养，以健康促进为中心，服务生命全周期、健康全过程的转变，精准定位教材内容和体系。教材编写应体现以医疗卫生事业需求为导向，以岗位胜任力为核心，以培养医工、医理、医文学科交叉融合的高素质、强能力、精专业、重实践的本科护理人才培养目标。

**3.适应发展，优化教材内容**

教材内容必须符合行业发展要求：体现医疗机构对护理人才在临床实践能力、沟通交流能力、服务意识和敬业精神等方面的要求；体现临床程序贯穿于教学的全过程，培养学生的整体临床意识；体现国家相关执业资格考试的有关新精神、新动向和新要求；注重吸收行业发展的新知识、新技术、新方法，体现学科发展前沿，并适当拓展知识面，为学生后续发展奠定必要的基础；满足以学生为中心而开展的各种教学方法的需要，充分发挥学生的主观能动性。

**4.遵循规律，注重"三基""五性"**

教材内容应注重"三基"（基本知识、基础理论、基本技能）、"五性"（思想性、科学性、先进性、启发性、适用性）；"内容成熟、术语规范、文字精炼、逻辑清晰、图文并茂、易教易学"；注意"适用性"，即以普通高等学校医学教育实际和学生接受能力为基准编写教材，满足多数院校的教学需要。

**5.创新模式，提升学生能力**

在不影响教材主体内容的基础上要保留"案例引导""学习目标""知识链接""目标检测"模块，去掉"知识拓展"模块。进一步优化各模块的内容，培养学生理论联系实践的实际操作能力、创新思维能力和综合分析能力；增强教材的可读性和实用性，培养学生学习的自觉性和主动性。

**6.丰富资源，优化增值服务内容**

搭建与教材配套的中国医药科技出版社在线学习平台"医药大学堂"（数字教材、教学课件、图片、视频、动画及练习题等），实现教学信息发布、师生答疑交流、学生在线测试、教学资源拓展等功能，促进学生自主学习。

本套教材凝聚了省属院校高等教育工作者的集体智慧，体现了凝心聚力、精益求精的工作作风，谨此向有关单位和个人致以衷心的感谢！

尽管所有参与者尽心竭力、字斟句酌，教材仍然有进一步提升的空间，敬请广大师生提出宝贵意见，以便不断修订完善！

普通高等医学院校护理学类专业第二轮教材

# 建设指导委员会

李惠萍（安徽医科大学）　　　　杨　渊（湖南医药学院）

肖洪玲（天津中医药大学）　　　宋维芳（山西医科大学汾阳学院）

张　瑛（长治医学院）　　　　　张凤英（承德医学院）

张春玲（贵州中医药大学）　　　张银华（湖南中医药大学）

陈　廷（济宁医学院）　　　　　武志兵（长治医学院）

罗　玲（重庆医科大学）　　　　金荣疆（成都中医药大学）

周谊霞（贵州中医药大学）　　　单伟颖（承德护理职业学院）

房民琴（三峡大学第一临床医学院）　孟宪国（山东第一医科大学）

赵　娟（承德医学院）　　　　　赵秀芳（四川大学华西第二医院）

赵春玲（西南医科大学）　　　　柳韦华（山东第一医科大学）

钟志兵（江西中医药大学）　　　钟清玲（南昌大学）

洪静芳（安徽医科大学）　　　　徐　刚（江西中医药大学）

徐旭东（济宁医学院）　　　　　徐富翠（西南医科大学）

郭先菊（长治医学院）　　　　　黄文杰（湖南医药学院）

龚明玉（承德医学院）　　　　　章新琼（安徽医科大学）

梁　莉（承德医学院）　　　　　彭德忠（成都中医药大学）

董志恒（北华大学基础医学院）　蒋谷芬（湖南中医药大学）

雷芬芳（邵阳学院）　　　　　　潘晓彦（湖南中医药大学）

魏秀红（潍坊医学院）

# 数字化教材编委会

主　编　潘晓彦
副主编　何　静　刘迎春　彭丽丽　李素莲
编　者　(以姓氏笔画为序)
　　　　王一婧 (天津中医药大学)
　　　　王莉莉 (河南中医药大学)
　　　　刘　莹 (滨州医学院)
　　　　刘迎春 (中山市中医院)
　　　　李　芳 (湖南中医药大学)
　　　　李亚萍 (山东中医药大学)
　　　　李素莲 (西南医科大学)
　　　　何　静 (贵州中医药大学)
　　　　张献文 (贵州中医药大学)
　　　　陈惠冰 (中山市中医院)
　　　　龚媛媛 (常德职业技术学院)
　　　　彭丽丽 (湖南中医药大学)
　　　　潘晓彦 (湖南中医药大学)

国务院办公厅发布的《中医药发展战略规划纲要（2016—2030 年）》强调要推动中医护理在临床中的运用，促进中医护理的发展。《中华人民共和国职业分类大典》（2015 年版）把中医护士列为一个职业，说明中医护理有专业方向的定位，随着健康观念变化和医学模式转变，中医护理越来越显示出其独特的优势。

中医护理学基础是护理专业学习中医药学的核心课程和专业基础必修课程。本教材贯彻落实《中华人民共和国国民经济和社会发展第十四个五年规划和 2035 年远景目标纲要》《中医药发展战略规划纲要（2016—2030 年）》文件精神，根据护理专业的培养方案和教学计划，以提高中医护理学专业素质和教学质量为根本宗旨进行编写。本教材力求保持中医基础理论的科学性、系统性、传统性，适应多样化教学需要。教材内容和编写体系注重培养学生的中医药思维方法，注重培养德才兼备的护理人才，注重提高学生的创新能力和实践能力，满足以能力为本位的高素质、强能力、精专业、重实践、重德育的应用型本科护理人才培养的需求。通过此课程的学习，要求学生在中医药基本理论指导下，系统地掌握中医护理相关基本知识和技能，将现代护理学的思想与传统医学护理有机结合起来，为后续学习临床疾病的辨证施护奠定基础。

本教材编写内容与形式与上一版教材略有不同，如将中医护理基本辩证知识单列为一篇，以突出提高学生中医辩证思维；增加了养生保健中运用较多的体质调护；中医护理常用技术中，增加了临床常用的推拿法，删除非常简单的涂药法。在编写教材过程中，全体编委树立质量意识和精品意识，同时严格遵守我国有关的法律、法规，恪守学术道德、坚守职业诚信，精心编撰，高质量地完成了本教材的编写任务，力求使教材具有以下特点。①教材内容广。编写内容上吐故纳新，去除陈旧的知识，补充新的知识，涵盖中医护理必需的基本的理论知识和基本中医技术，是中医护士服务生命全周期、健康全过程的基础。②编写理念涵盖"德"。教材中加入中医文化自信案例，注重培养学生的医德的同时增强文化自信。③数字化资源丰富。本教材增加数字化资源，通过扫描书中二维码或者登录·"医药大学堂"官网进行阅读与学习相关资源、做题巩固所学内容。数字化资源包括 PPT、习题、微课等。本教材不仅是高等医学院校护理学类专业教材，也可作为学生毕业后应用中医药学基础知识及国家护士执业资格考试的参考书，亦可供广大医药工作者学习和参考使用。

本教材由潘晓彦担任主编，负责全书的统稿、定稿工作。本教材编写分工如下：绪论由潘晓彦编写，第一章阴阳五行由何静编写，第二章藏象由李素莲编写，第三章气血津液由龚媛媛编写，第四章经络与腧穴由王莉莉编写，第五章病因与病机由刘迎春编写，第六章中药与方剂由彭丽丽编写，第七章中医护理诊法由刘莹编写，第八章中医辨证施护由李亚萍编写，第九章中医护理的基本特点与原则由李芳编写，第十章中医护理的基本内容由王一婧编写，第十一章中医护理常用技术由张献文、陈惠冰编写。

本教材的编写得到了所有编者及其所在院校领导的大力支持，在此一并表现衷心的感谢。由于受编者学识水平所限，教材中难免存在疏漏与不足，诚恳希望各院校的同道及读者提出宝贵意见！以便我们进一步修订完善。

编　者

2022 年 5 月

# 目　录 CONTENTS

## 上篇　中医护理基本理论知识

中篇　中医护理基本辨证知识

# 下篇　中医护理基本知识

# 绪　论

PPT

📖 学习目标

知识要求：

**1. 掌握**　中医护理学的概念。

**2. 熟悉**　中医护理学的形成和发展。

**3. 了解**　《中医护理学基础》的主要内容和学习方法。

素质要求：

具备中医基础理论知识，具有主动学习中医护理知识的动力，热爱中医，树立学中医的决心和信心。

中医药学有数千年的悠久历史，是中华民族在长期的生产与生活实践中同疾病做斗争的经验总结，是我国优秀传统文化的精华。中医护理学是中医药学的重要组成部分，与中医学相伴而生，与其他学科相互渗透，形成了独特的理论体系，在医疗保健中发挥越来越重要的作用。

中医护理学是以中医理论为指导，以护理程序为框架，注重以人为本的整体护理和辨证施护，结合预防、养生、保健、康复措施，运用独特的中医护理技术，对患者及健康人群予以照顾和服务，以保障人类健康为目的的一门应用型基础学科。中医护理学的内涵非常丰富，包含有中医护理理论、中医护理方法和独特的护理技术三个方面，是一个多层面、多结构的概念组合体。

中医护理学的外延也非常广阔，研究对象既涉及患者的疾病护理和病后康复，又涉及未病人群的养生保健与疾病预防；临床实践既涉及医院的专科护理，又涉及社区护理；学科建设既包括临床护理，还包括护理管理、护理教育和护理研究。

中医护理学是一门既古老又年轻的学科，它继承了历代医家的学术思想和医疗护理经验，汲取了现代护理学理论和实践的新技术、新成就，并自我完善，能够更好地服务于人类的健康事业。

# 第一节　中医护理学发展简史

随着社会的进步和中医学的发展，中医护理经验也不断被挖掘和整理，并逐步系统化、理论化，成为一门独立的学科。古代中医护理的基础理论都蕴藏在中医学理论当中，护理知识也散见于各医家的著作中。中医护理学的发展经历了漫长的历史阶段。

## 一、古代中医护理学的形成与发展

### （一）中医护理起源阶段

**1. 原始社会时期（远古时期）**　早在远古时期，我们的祖先为了生存，以动、植物为食，用兽皮、树叶为衣，过着"筑巢而居"的生活。他们在生活和生产过程实践中，对天气变化的避寒趋温，对身体疼痛不适的揉捏按压，对外伤出血的涂裹包扎，这些减轻痛苦、保护自身的本能活动就是医护行为的开始。《史记·补三皇本记》说："神农氏以赭鞭鞭草木，始尝百草，始有医药。"《淮南子·修务训》：

"神农……尝百草之滋味，水泉之甘苦，令民知所避就。当此之时，一日而遇七十毒。"这样便出现了药物的内服、外敷等。《史记·扁鹊仓公列传》和《五十二病方》分别记载了热熨和针刺技术。

**2. 夏至春秋时期（公元前21世纪—公元前475年）**  这个时期，社会生产力和科学文化的发展为医、护知识的积累和提高创造了有利条件，周代已有初步的天文学和较完整的历法并有专职医生出现。《周礼》记载有"凡民之疾病分而治之，死终则各书其所以而入医师"，说明当时已开始分科治疗和护理，并已建立了治疗、书写死亡报告等医疗文件的记录制度。其中在医事制度中，就有"徒"这样的专职人员，兼有护理职能，负责看护患者。《周礼》中还记载，一年四季都有流行性的疾病发生，如春季流行感冒、头痛病；夏季流行疥癣一类的皮肤病；秋季流行疟疾；冬季流行咳嗽气喘等疾病。说明当时已经对一些疾病的规律有所研究。

在生活起居方面，人们已有洗脸、洗手、洗脚、沐浴和洗涤食具等卫生习惯，到了周代，人们养成早晨盥洗、漱口的习惯，同时，人们对改善环境卫生的认识亦开始提高，注意到要洒扫居处、排除民宅周围的积水和污水，杀灭害虫等。如河南安阳殷王墓中发掘出来的甲骨文中记载的"沐"字，很像人在盆中用水洗澡，说明当时人们已有定期沐浴的卫生习惯。

在饮食护理方面，《礼记》中记载"炮生为熟，令人无腹疾"，并提出不吃腐败食物，主张饮食与四季相应，为后世饮食护理和饮食治疗的形成与发展奠定了基础。

在情志护理方面，《周礼·天官》记载有："喜、怒、哀、乐、爱、恶、欲之情，过则有伤"，强调保持心情的平静。

在预防流行病和传染病护理方面，已初步认识为了保护自身免受感染，要有意识地回避和远离传染病源，已具有"隔离"防疫的含义。

**（二）中医护理的发展阶段** 🔲微课

**1. 战国至东汉时期（公元前475—公元220年）**  战国至东汉时期，《黄帝内经》《难经》《神农本草经》和《伤寒杂病论》等医学典籍相继问世，标志着中医学理论体系初步形成，也奠定了中医护理学理论基础。

（1）《黄帝内经》  该书是我国现存最早、最完整的一部医学古籍，包括《素问》和《灵枢》两部分，共162篇。它全面系统地阐述了人体的结构、生理、病因、病理和养生护理等；论述了中医护理的基本原则；介绍了生活起居、饮食宜忌、情志护理、服药护理、病情观察等。生活起居上，要求人们顺应四时气候，要"法于阴阳，和于术数，饮食有节，起居有常，不忘作劳"才能"春秋皆度百岁"。《素问·四气调神大论篇》说："夫四时阴阳者，万物之根本也，所以圣人春夏养阳，秋冬养阴……。"饮食调护上，《素问·脏气法时论篇》记载："毒药攻邪，五谷为养，五果为助，五畜为益，五菜为充，气味合而服之，以补益精气。"《灵枢·五味》则指出"肝病禁辛，心病禁咸，脾病禁酸，肺病禁苦，肾病禁甘"，为做好饮食护理提供了依据。情志护理上，认为情志过极可导致人体气血失调，脏腑功能紊乱，诱发或加重疾病。《素问·举痛论篇》说："怒则气上，喜则气缓，悲则气消，恐则气下，惊则气乱，思则气结。"中医护理技术上，对针灸、推拿、按摩、导引、热熨、熏洗等护理方法也有较具体的论述。

（2）《难经》  该书又称"八十一难"，相传是秦越人（扁鹊）所作。阐述了人体的脏腑、经络、腧穴、脉诊和针灸等，丰富了中医护理学的内容。

（3）《神农本草经》  该书是我国第一部药物学专著，成书于汉代，托名神农所著，书中收载药品365种，系统地总结了汉代及汉以前药物学理论知识，该书将药物分为上、中、下三品，提出了"四气五味"的药性和"七情和合"的药物配伍理论，明确了"治寒以热药，治热以寒药"的用药法则，为中药学和方剂学理论体系的形成和发展奠定了基础。

（4）《伤寒杂病论》　该书由东汉末年著名医家张仲景所著，包括《伤寒论》和《金匮要略》两部分。它在《黄帝内经》理论指导下，总结了东汉以前众多医家的临床经验，提出了系统的理、法、方、药的辨证论治原则，它不仅奠定了中医辨证论治的理论体系，也为临床辨证施护开创先河。①首创药物灌肠法。《伤寒论·阴明篇》中记载了对津枯肠燥，大便秘结者，用蜜煎导而通之，或用猪胆汁灌肠以排出宿便。②开展复苏术。在《金匮要略·杂疗方》中，详细记载了人工呼吸、体外心脏按压、抢救自缢、溺死患者的具体操作过程，是世界上最早开展急诊复苏护理的典范。③发展了中药用药法。有坐浴法、外掺法、灌耳法、吹鼻法等具体外用药方法的护理，有具体服药方法护理，发明药物舌下含服。如《金匮要略》指出患者服用大黄牡丹汤治疗肠痈时宜顿服；《伤寒论》中关于桂枝汤的用法从煎煮、服药方法、服药后注意事项、服药后的反应等均有详细的记载。如服药后应"……啜热稀粥一升余，以助药力。"还指出服桂枝汤治疗期间，"禁生冷、黏滑、肉面、五辛、酒酪、臭恶等物。"《伤寒论》对用药时间也有严格要求："凡作汤药，不可避晨夜……。若或差迟，病即传变。虽欲除治，必难为力。"这与现代护理学的用药查对时间是相一致的。在《伤寒杂病论》中，不但有丸、散、膏、丹等服药的护理，还记载了各种与护理有关的护治一体的护理疗法，如治百合病的洗身法，治狐惑病的熏洗法、烟熏法，治咽痛的含咽法，这是各种雾化吸入疗法的雏形。张仲景提出的汗、吐、下、和、温、清、补、消八法的护理，也是辨证施护的重要内容。④明确指出饮食也应辨证，强调饮食护理中的禁忌原则。《金匮要略》在饮食护理上有专篇论述，所谓"所食之味，有与病相宜，有与身为害，若得宜则益体、害则成疾。"指出了脏病食忌、四时食忌、冷热食忌、妊娠食忌及合食禁忌等。在饮食卫生中，告诫"秽饭、馁肉、臭鱼、食之皆伤人""梅多食，坏人齿""猪肉落水浮者，不可食""肉中有米点者，不可食"等。

后汉时期，还有一位杰出的医生华佗，以发明麻醉术而闻名于世，他首创剖腹术，有完整的手术及护理方法。他倡导的"五禽戏"，在古代导引方法的基础上模仿虎、鹿、猿、熊、鸟五种动物的姿态动作，将医疗、护理、体育融为一体，是较早的外科护理及康复护理措施。

**2. 魏晋南北朝时期（公元220—581年）**　魏晋南北朝时期虽经历了长期的分裂和频繁的战争，但文化科学技术却有长足的进步，是中医护理理论与专科护理开始全面发展时期。晋代王叔和的《脉经》深入阐明了脉理，将脉、证、护相结合，把脉象归纳为24种，确立了寸口诊脉法，首创"三部九候"及脏腑分配原则，为护理人员通过脉诊观察病情提供了理论依据。西晋针灸学家皇甫谧结合临证经验根据《灵枢》编著了《甲乙经》，阐述了针灸治疗的针刺和灸法的操作技术，使中医学说更为丰富，护理工作也随之增加了新的内容。东晋葛洪的《肘后救急卒方》集中医急救、内、外、妇、五官等各科之大成，记载了大量的护理内容，当时对于腹水患者的饮食护理已较明确："勿食盐，常食小豆饭，饮小豆汁，鲤鱼佳也。"另外，还提出了用海藻治疗瘿疾，是世界上最早用含碘的食物治疗甲状腺疾病的记载。又提出了用狗脑敷治疯狗咬伤，开创了用免疫法治疗狂犬病的先河。他还提出了老年人的养身和护理方法。南齐龚庆宣的《刘涓子鬼遗方》是我国现存最早的一部外科专著，其中指出对腹部外伤肠管脱出者，还纳时除了要保持环境的清洁、安静之外，还要注意外敷药物的干湿，干后即当更换。

**3. 隋唐五代时期（公元581—907年）**　隋代巢元方著《诸病源候论》是我国第一部病因病机、证候学专著，详细地论述了1729种病候的病因、病机、症状、诊断，还记载了很多疾病的护理知识，书中不仅对温热病、淋证、中风等观察都有详细记录，还介绍了外科肠吻合术后的饮食护理，对妇女则强调妊娠期间应注意饮食起居与情志调护，提出用呼吸法、健身法、搂肚法等增强自身体质。介绍了乳痈的护理方法："手助捻去其汁，并令旁人助嗍引之"，以使淤积的乳汁排出。这些护理方法一直沿用至今。唐代孙思邈著《千金翼方》和《备急千金要方》，较系统地总结了自《黄帝内经》以后至唐代初期的医学成就，详细论述了临床各科护理内容，提出了多种疾病特殊的调护方法，首创了细葱管导尿法，介绍了蜡疗法、热熨法等。在预防方面，主张"上医医未病之病"，教导人们要"常习不唾地"，并提出"凡衣服、巾、栉、枕、镜不宜与人同之"，以预防传染病。《备急千金要方》记载口腔牙齿保健"每晨起，以一捻盐纳口中，以温水含揩齿，及叩齿百遍，为之不绝，不过五日，齿即牢密"。《备急千金要方》中详细提出浴儿法："凡浴小儿，汤极须令冷热调和，冷热失调，令儿惊，亦致五脏疾也。数浴背冷，则发痫，若不浴，又令小儿毛落。凡儿冬不可久浴，浴久则伤寒，夏不可久浴，浴久则伤热，浴时应避风寒"。唐代王焘所著的《外台秘要》是一部综合性巨著，对于临证护理中的病情观察有独特的见解，详细地论述了伤寒、肺痨、疟疾、天花、霍乱等传染病的治疗和护理。

**4. 宋金元时期（公元 960—1368 年）**　宋代陈无择《三因极一病证方论》简称《三因方》。书中首论脉诊、习医步骤及致病三因，次以三因为据载列临床各科病证的方药治疗。陈氏"三因学说"将病因归为三类，把六淫致病归于外因，七情致病归于内因，不能归入内外病因的一律归于不内外因，使病因学说更加系统化。刘完素因其善用寒凉，后世称其为寒凉派。张从正（字子和）对汗、吐、下三法的运用有独到的见解，形成了以攻邪法治病的独特风格，称为"攻下派"的代表。张子和认为应当十分重视食补，也即"养生当论食补"的著名论点。《儒门事亲》中，记载"脱肛，大肠热甚也，用酸浆水煎三五沸，稍热涤洗三五度，次以苦剂坚之，则愈。"李东垣属易水派，是中医"脾胃学说"的创始人，也被称作"补土派"，重视对脾胃的调养和护理。朱丹溪倡导"阳常有余，阴常不足"说，创阴虚相火病机学说，善用滋阴降火的方药，为"滋阴派"（又称"丹溪学派"）的创始人。以节欲为中心的养生学思想。主张节饮食、戒色欲，反对服食丹药。朱丹溪、张从正、刘完素、李东垣合称为"金元四大家"。

**5. 明清时期（公元 1368—1840 年）**　当时医生的社会地位低下，与乐工、班匠、厨师相等。著名医药学家李时珍著有药物学巨著《本草纲目》，对医药学做出了杰出的贡献。名医张景岳在《景岳全书》中写道："凡伤寒饮食有宜忌者……不欲食，不可强食，强食则助邪"，说明饮食护理的重要性。名医胡正心："凡患瘟疫之家，将初患者之衣于甑上蒸过，则一家不得染。"陈实功的《外科正宗》对痈疽的病源、诊断、调治以及其他外科疾病的辨证施护的记述，条理清楚，内容翔实。清代钱襄著《侍疾要语》记载了饮食护理、生活起居护理和老年患者的护理，是我国最早的中医护理专著。此期温病学说逐渐形成。如名医叶天士的《温热论》系统阐述了温病的发生、发展规律，提出了温病卫、气、营、血四个阶段辨证论治与辨证施护的纲领。叶天士对老年病的防护强调颐养，主张饮食当"薄味"，力戒"酒肉厚味"；在情志方面主张"务宜怡悦开怀""戒嗔怒"。吴鞠通在《温病条辨》中指出"阳明温病，下后热退，不可即食，食则必复"，说明了饮食调护在温病治疗中的作用，还以"雪梨浆"治温病口渴，指导中医饮食护理。

## 二、近代中医护理学的发展

1840 年鸦片战争以后，西方科学文化的传入，中西文化出现了碰撞与交融，西医逐渐为广大民众所了解，这时期中医理论的发展呈现出新旧并存的趋势。

**1. 继承整理前人的学术成果**　如《理瀹骈文》一书，总结了数十余种中医外治法，为中医护理提供了许多简便实用的操作技术。

**2. 出现了中西汇通和中医理论科学化的思潮**　采用现代科学技术手段研究中医，促进中医护理的进一步发展。

## 三、现代中医护理学的发展

党和国家大力扶植和发展中医药事业，制定了一系列政策，使中医药事业同其他学科一样蓬勃发展，并逐步走向科学化、现代化。

**1. 20 世纪 50—60 年代**　20 世纪 50 年代以来，在北京、南京、上海等地先后开办了中医护士学校及中医护理培训班，1958 年出版了《中医护理学》，1959 年出版了现代第一部中医护理专著《中医护病学》。

**2. 20 世纪 80—90 年代**　中医护理教育快速发展，1984 年 6 月在南京召开了中华护理学会中医、中西医结合护理学术会议，成立了中华护理学会中医、中西医结合护理学术委员会。从此，中医护理学正式成为一门独立的学科。1999 年以后全国各中医院校相继开始招收培养中西医结合护理本科学生，已为社会培养了具有中医护理理论和技能优势的中西医结合护理人才两万余人。

**3. 21 世纪初，中医护理高等教育得到重视，中医护理临床规范化**　2003 年以后各中医院校在发展本科教育基础上，积极发展研究生教育，相继开始培养护理硕士研究生，使护理人才的培养层次不断提高，培养体系进一步得到完善。一批高学历、高职称、年轻化的中西医结合护理人才已经活跃在临床、教学和科研岗位上。各级中医、中西医结合医疗机构护理队伍的学历结构、职称结构和年龄结构也日趋合理。2010 年国家中医药管理局颁布的《中医院中医护理工作指南》和出版的《中医护理常规技术操作规程》为规范和推动中医临床护理工作起到了积极的作用。

**4. 近年来，中医护理临床实践得到进一步发展**　各级中医及中西医结合医院在临床实施辨证施护和健康教育，并运用中医护理技术和方法减轻患者痛苦，促进患者康复。护理人员不断挖掘、整理、总结和发展中医护理理论，将现代护理学与中医护理学相结合。2013 年，国家中医药管理局颁布关于加强中医护理工作的意见，认为随着健康观念变化和医学模式转变，中医护理越来越显示出其独特的优势。《进一步深化优质护理、改善医院护理服务》中要求，到 2015 年底，全国三级医院的各个病房都要开展优质护理服务；二级医院中，开展优质护理服务占 60% 病房的地市级医院的比例不低于 80%，县级医院不低于 40%。2014 年开展全国中医护理骨干人才培训项目。《中华人民共和国职业分类大典》（2015 年版）把中医护士列为一个职业，说明中医护理有专业方向的定位。2019 年 12 月，国家卫生健康委员会和国家中医药管理局联合发布《关于印发老年护理专业护士培训大纲（试行）和老年护理实践指南（试行）的通知》，老年护理专业人员可选修相关中医内容，按操作规范开展中医护理项目。

《"健康中国 2030"规划纲要》提出要推行健康文明的生活方式，到 2030 年，中医药在治未病中的主导作用要得到充分发挥。《"十四五"健康老龄化规划》提到，我国与健康老龄化相关的机构、队伍、服务和政策支持不足，要求加强老年人养生保健行为干预和健康指导，同时要求到 2025 年，65 岁及以上老年人中医药健康管理率达到 75% 以上。国家规划用中医药来指导健康生活方式，中医护理迎来了良好的发展时机。

---

💡 **知识拓展**

### 从神农尝百草看其大公无私

神农即炎帝，被世人尊称为"药祖""五谷先帝""神农大帝"等。神农是华夏太古三皇之一，传说中的农业和医药的发明者，他遍尝百草，有"神农尝百草"的传说，被医馆、药行视为守护神。

神农氏曾跋山涉水，尝遍百草，找寻治病解毒良药，以救天伤之命。《神农本草经》即是依托他的著作。

在神话传说中，神农颇有些舍己为人的大公无私的精神。据西汉初年的古书《淮南子》记载："神农尝百草之滋味，一日而遇七十毒。"为了给人们寻找治病的草药，他尝尽了百草，最终尝到一种剧毒的断肠草而失去生命。

# 第二节 《中医护理学基础》的主要内容和学习方法

## 一、主要内容

《中医护理学基础》全书包括十一章内容,第一至第六章为上篇,主要讲述中医基本理论,是实施中医护理必须掌握的中医学基本知识;第七至第八章为中篇,主要讲述中医护理基本辨证知识,是实施中医护理必须掌握的观察病情辨别病情的方法;第九至第十一章为下篇,主要讲述中医护理基本知识和技术。

**1. 绪论** 主要介绍中医护理学的概念、内涵、外延,中医护理学的形成和发展过程。

**2. 上篇:中医基本理论**

(1) 阴阳五行 构建中医学理论体系的中国古代哲学思想有:精气学说、阴阳学说、五行学说,主要介绍阴阳和五行的概念、特性、归类、基本内容及在中医护理学中的应用。

(2) 藏象 藏象学说是阐述人体脏腑的生理功能、病理变化及其相互关系的理论。主要阐释五脏(心、肝、脾、肺、肾)、六腑(胆、胃、小肠、大肠、膀胱、三焦)和奇恒之腑(脑、髓、骨脉、胆、女子胞)的形态、生理特性、生理功能与形体官窍的关系及脏腑之间的相互关系。

(3) 精气血津液 精气血津液是构成人体的基本物质。主要阐释精气血津液的概念、来源、分布、功能、代谢、相互关系及其与脏腑之间的关系。

(4) 经络与腧穴 经络学说是关于经络的生理功能、病理变化及其与脏腑相互关系的理论。主要介绍经络的概念、组成、生理功能、应用,以及十二经脉及奇经八脉的循行与功能等。腧穴是人体脏腑经络之气输注于体表的特殊部位。主要介绍十四经脉常用腧穴的概念、分类、作用、定位方法、功效、主治、刺灸法。

(5) 病因与病机 疾病发生有病因,主要介绍病因的概念和分类,外感病因(六淫、疠气)、内伤病因(七情内伤、饮食失宜、劳逸失度)、病理产物(痰饮、瘀血)等的性质和致病特点。病机是疾病的发生、发展变化和转归的机理,主要阐述发病原理,邪正盛衰、阴阳失调、精气血津液失常等基本病机。

(6) 中药与方剂 中药是在中医理论指导下,用以治疗疾病的药物,主要介绍中药的产地、采集和贮存、性能、用法、分类。方剂由药物组成,是治病的药方,主要介绍方剂的组成与变化、常用剂型和分类。

**3. 中篇:中医护理基本辨证知识**

(1) 中医护理诊法 望、闻、问、切四种诊察疾病的方法,简称"四诊",主要介绍中医护理如何运用望诊、闻诊、问诊、切诊等各种收集临床资料的方法。

(2) 中医辨证施护 中医辨证是探明疾病的病因、病性、病位、邪正关系的过程,主要介绍八纲辨证、脏腑病辨证、气血津液病辨证的辨证要点及施护原则。

**4. 下篇:中医护理基本知识**

(1) 中医护理的基本特点与原则 主要介绍中医护理的基本特点,即整体观念和辨证施护。阐述了护病求本、扶正祛邪、标本缓急、调整阴阳、三因制宜、预防为主等中医护理的基本原则。

(2) 中医护理的基本内容与常用技术 不仅介绍生活起居护理、情志护理、饮食护理、用药护理、中医用药"八法"护理、病后防复护理及体质调护等基本内容,还介绍了针刺法、灸法、推拿疗法、刮痧法、拔罐法、蜡疗法、穴位敷贴法、熏洗法、湿敷法、涂药法、热熨法、中药离子导入法、耳穴贴压法及中药灌肠法等常用中医护理技术。

## 二、学习方法

《中医护理学基础》的内容十分丰富，阐述范围非常广泛，是中医护理理论体系的核心部分。本课程属于护理学、中西医结合护理学专业的基础课程。通过对该课程的学习，要求全面认识和掌握中医护理学的基本理论、基本知识和基本技术操作，为继续学习《中医临床护理学》《针灸推拿与护理》《中医养生康复学》等课程打好基础。

学习《中医护理学基础》要有继承和发扬祖国医药学遗产的强烈责任感，为进一步振兴中医药事业而学习；要有全心全意为人民服务的意愿，为人类的健康保健事业更好地做贡献而学习。在学习过程中，要注意两点：一是加强记忆，《中医护理学基础》所涉及的基础知识很多，其中的基本概念、原理、知识需要理解和记忆，因此，要在"背"上下足功夫；二是反复实训，中医护理的常用技术操作需要反复训练达到熟练。

总之，在学习过程中，要既注重培养浓厚的学习兴趣，还要注重培养自己的学习能力，掌握课程的学习规律。中医护理学与西医护理学是两个不同的医学理论体系，在产生年代、思维方式、医学模式、认知方法等诸多方面上有本质的区别。因此，在学习过程中，要切实把握中医护理学的特点，联系现代医学科学知识，把中、西医护理学的优势结合起来，这才是真正的科学态度。

## 目标检测

答案解析

### 一、论述题

1. 中医护理学的内涵与外延是什么？

2. 为什么说《黄帝内经》奠定了中医护理学的基础？

3. 简述《中医护理学基础》的学习方法。

### 二、单选题

1. 首创了葱管导尿方法的是（ ）

    A.《伤寒论》                B.《黄帝内经》          C.《备急千金要方》

    D.《景岳全书》             E.《脾胃论》

2. 最早提出的汗、吐、下、和、温、清、补、消的"八法"，确立了辨证护理的原则的是（ ）

    A. 华佗     B. 李时珍     C. 张仲景     D. 孙思邈     E. 扁鹊

3.《脉经》的作者是（ ）

    A. 王叔和     B. 李杲     C. 叶天士     D. 李时珍     E. 张仲景

4. 针对自缢提出急救护理与现代人工呼吸法，以下医学巨著包含此法的是（ ）

    A.《黄帝内经》              B.《千金方》           C.《伤寒论》

    D.《脾胃论》              E.《难经》

5. 金元时期，提出"三因致病学说"的是（ ）

    A. 陈言     B. 张介宾     C. 张仲景     D. 李东垣     E. 张从正

### 三、X 型题

下列各题的备选答案中有 2 ~ 5 个正确答案，请把你认为是正确答案的题号填入题干后的括号内。

1. "金元四大家"指（　　）

    A. 刘完素　　　B. 张从正　　　C. 孙思邈　　　D. 李杲　　　E. 朱震亨

2. 后汉名医华佗把下列哪些项目融为一体（　　）

    A. 饮食　　　B. 医疗　　　C. 护理　　　D. 体育　　　E. 起居

（潘晓彦）

书网融合……

本章小结　　　　　　微课　　　　　　题库

# 上篇 中医护理基本理论知识

## 第一章 阴阳五行

PPT

　　阴阳学说和五行学说，同属中国古代哲学唯物论、辩证法的范畴，是中华民族在长期的生产生活实践中逐步形成的独特思想。阴阳和五行学说引入中医护理学后，蕴育了中医护理学不同于西方科学的思维方式，成为中医护理学最重要的指导思想和说理工具。

　　阴阳学说和五行学说分别从不同角度说明了事物的性质以及各事物之间的相互关系，应用于中医学领域，以解释人体的生理功能、病理变化，并贯穿在整个中医护理学理论体系中，成为中医护理理论的重要组成部分。阴阳学说认为相关事物或同一事物内部存在着阴阳对立统一的两个方面，这两个方面是对立制约、互根互用、消长平衡和相互转化的关系。五行学说认为不同的事物可以有机地联系起来，整个宇宙是由木、火、土、金、水五种基本元素相互滋生、相互制约所形成的统一体。阴阳学说和五行学说结合起来运用，便可更好地解释人体和自然界的复杂现象。然而，由于受到古代社会历史的限制，因而有一定的局限性，具体研究运用时，必须取其精华弃其糟粕。

## 第一节 阴阳学说

➡ **案例引导**

　　**临床案例** 患者，男，63岁，全身皮肤及白睛黄染1周，小便色黄如茶色1周。患者全身皮肤黄染且光亮鲜明，右胁不适，食欲减退，厌食油腻食物，大便稍稀。舌红苔黄厚腻，脉弦。中医诊断：黄疸。医嘱处方：茵陈30g、茯苓15g、猪苓15g、泽泻15g、桂枝10g、白术15g、地耳草20g、虎杖15g、生甘草10g。

　　**讨论**：请试着判断患者黄疸属于阴黄还是阳黄。

阴阳学说是运用阴阳之间的相互关系以阐释自然界中事物和现象的运动变化规律,是古人认识宇宙本原和阐述宇宙变化的一种世界观和方法论。在中医护理学中,阴阳学说用以说明人体的功能活动、组织结构及其相互关系等人体的生理功能和病理变化。

阴阳学说认为,宇宙的万事万物是由于阴阳二气相互作用而产生的,也是由于阴阳二气相互作用而不断发展、不断变化的。因此,阴阳是宇宙的根本规律,一个涵盖万事万物运动变化规律的哲学概念,正所谓"一阴一阳之谓道"。道,规律之意。

## 一、阴阳的基本概念与特性

### (一) 阴阳的基本概念

阴阳,是对自然界相互关联的某些事物和现象对立双方属性的概括,也表示同一事物内部相互对立的两个方面。阴阳的概念,出自于古代中国人民的自然观,中国古人将自然界中既对立又关联的现象,如上下、寒暑、天地、明晦、男女等以哲学思想归纳起来,冠以"阴阳"来描述。早在殷商时期的甲骨文中就出现了具有阴阳含义的文字,如"阳日""晦月"等。阴阳最初始的含义是指日光的向背,向日为阳,背日为阴,如《说文》所解释:"阴,暗也。水之南,山之北也""阳,高明也"。后来引申为气候的寒暖,方位的上下、左右、内外及运动状态等,也就逐渐形成了阴阳的哲学概念。它是从事物和现象的普遍规律中抽象出来的概念,不再是指某一具体事物或现象,故阴阳是"有名而无形",即具有了"符号"的特征。又进一步加以引申,天、上、外、左、升、动、轻、热、明等属阳,地、下、内、右、降、静、重、冷、暗等属阴。宇宙万事万物都可以分为阴与阳两类,且每一事物均具有阴和阳两个方面。阴阳是自然界的根本法则,可以用来解释自然界一切事物和现象的发生、发展和变化规律。

### (二) 阴阳的特性

阴阳作为解释自然界一切事物和现象理论的基础,具有以下特性。

**1. 普遍性**  阴阳的普遍性是指凡属于相关的事物或现象,都可以用阴阳对其各自的属性加以概括分析。阴阳被用来解释自然界一切事物或现象的发生、发展、运动、变化,因而具有普遍的特性。如方位之上下、季节之变化、温度之高低、亮度之明暗、运动之快慢等,每对相关联的事物或现象都存在着阴阳的关系。

**2. 关联性**  所谓关联,即事物或现象的同一范畴、同一层面。也就是在同一范畴、同一层面的事物或现象中,才能用阴阳来进行解释和分析,不同范畴、不同层面的事物或现象是不能用阴阳来解释和分析的。如天体中的日月,日为阳,月为阴;性别中的雌雄,雄为阳,雌为阴等。

**3. 相对性**  所谓相对,即事物或现象的阴阳属性并不是绝对的,而是相对的,且在一定的条件下,阴和阳之间可以相互转化。如昼为阳,夜为阴,上午为阳中之阳,下午为阳中之阴;前半夜为阴中之阴,后半夜为阴中之阳。一年的气候变化规律,如属阳的春夏温热气候递变为属阴的秋冬凉寒气候,属阴的秋冬凉寒气候递变为属阳的春夏温热气候。

(1) 无限可分性  阴阳的可分性指在属阴或属阳的事物中,还可以再分为阴阳两个方面。此种阴阳之中再分阴阳的特性,体现于"阴阳互藏"关系之中,即阴阳双方中的任何一方都蕴含有另一方。故《黄帝内经》说:"阴中有阴,阳中有阳""阳中有阴,阴中有阳"。如以脏腑分阴阳,则五脏为阴,六腑为阳;五脏之中又分阴阳,心、肺在上属阳,而心为阳中之阳,肺为阳中之阴;肝脾肾在下属阴,肝为阴中之阳,肾为阴中之阴,脾为阴中之至阴。

(2) 转化性  阴阳的转化性指事物或现象的阴阳属性在一定条件下可以相互转化。当事物发展到一定阶段或处于一定条件下,原先以阴占主导地位的事物可以转化为以阳占主导地位。反之亦然。即《素问·阴阳应象大论篇》所谓:"寒极生热,热极生寒""重寒则热,重热则寒""重阴必阳,重阳必阴"。

**4. 相对确定性**　所谓相对确定性，是指用阴阳分析的事物或现象一旦确定，阴阳的属性也即确定。只要事物的总体属性未变，或比较的对象或层次未变，它的阴阳属性则是固定不变的，阴阳不能互换，故阴阳属性在某种意义上是绝对的。如水与火，永远都是水属阴、火属阳。

### （三）事物、现象阴阳属性的划分

一般而言，凡是相对静止的、内守的、下降的、寒冷的、有形的、晦暗的、抑制的、衰退的都属于阴；凡是运动的、外向的、上升的、温热的、无形的、明亮的、兴奋的、亢进的都属于阳（表1-1）。

表1-1　事物、现象阴阳属性归纳表

| 属性 | 空间 | 时间 | 季节 | 温度 | 湿度 | 重量 | 亮度 | 事物运动状态 | | |
|---|---|---|---|---|---|---|---|---|---|---|
| 阳 | 上/外 | 白昼 | 春夏 | 温热 | 干燥 | 轻 | 明亮 | 上升 | 运动 | 兴奋 | 亢进 |
| 阴 | 下/内 | 夜晚 | 秋冬 | 寒凉 | 湿润 | 重 | 晦暗 | 下降 | 静止 | 抑制 | 衰退 |

## 二、阴阳学说的基本内容

阴阳学说的基本内容可概括为阴阳的对立制约、互根互用、消长平衡和相互转化四个方面。

### （一）对立制约

阴阳的对立制约，是指属性相反的阴阳双方在一个统一体中的相互斗争、相互排斥和相互制约。阴阳双方的相互制约，主要体现为对立事物或现象的相互调控作用。自然界中正是由于有了阴和阳之间的相互制约、相互斗争，才能维持事物内部和事物之间的协调平衡状态，从而促进了事物的发生、发展和变化。

无论是自然界的变化和人体的生理、病理，均体现了阴阳的对立制约关系。《素问·脉要精微论》云："冬至四十五日，阳气微上，阴气微下；夏至四十五日，阴气微上，阳气微下"，说明了四时气候变化与阴阳消长制约之间的关系。然而阴阳的相互制约是有限度的，在一定的范围内阴阳相互制约，才能维持事物之间和事物内部的协调平衡状态。一旦阴阳相互制约出现太过或不及，就会导致事物之间和事物内部的平衡失调。一方过于强盛，则会对另一方产生过度抑制而导致对方的不足；反之，一方的虚弱，则对另一方抑制不足而导致对方的相对偏亢。出现"阴胜则阳病，阳胜则阴病""阳虚则阴盛""阴虚则阳亢"等病理改变。临床治疗和护理同样可以根据阴阳对立制约的原理，采取"动极者镇之以静，阴亢者胜之以阳"的治法，恢复人体"阴平阳秘，精神乃治"的健康状态。

### （二）互根互用

阴阳互根互用，是指一切事物或现象中相互对立的阴阳两个方面互为基础，其中一方的存在是以另一方的存在为前提，并且双方有着相互依存、相互滋生的关系。

阴阳相互依存，表现在阴和阳双方的存在都以对方存在为前提，无阴就无所谓阳，无阳也就无所谓阴。如上为阳，下为阴，没有上，就没有下；没有下，也就没有上。热为阳，寒为阴，没有热，就没有寒；没有寒，也就没有热等。每一方都以其相对的另一方的存在为自己存在的条件。

阴阳相互滋生，表现在阴能生阳，阳能生阴，阴阳相互生长、相互促进，共同维持事物的动态平衡。《素问·阴阳应象大论篇》云："阴在内，阳之守也；阳在外，阴之使也。"物质属阴，功能属阳，物质居于体内，故称之为"阴在内"，其功能表现于外，即"阳在外"；在外的阳是内在物质运动的表现，阳为"阴之使"；在内的阴是产生功能活动的物质基础，为"阳之守"。人体的精血津液属阴，脏腑之气即脏腑的功能属阳。精血津液能滋养脏腑之气，从而使脏腑的功能旺盛；脏腑之气能化生精血津液，从而使精血津液充足。人体的阴精与阳气相互滋生，相互促进，共同维持正常的生命活动。

### （三）消长平衡

消，意为减少、消耗。长，意为增多、增长。阴阳消长，是指阴阳双方不是处于静止的或一成不变的状态，而是始终处于"阳消阴长"或"阴消阳长"的不断运动变化之中，故称为阴阳的"消长平衡"。阴阳的制约和互用都是在消长过程中实现的。阴阳是处在相互制约、相互消长的动态平衡之中，事物就是在这种绝对的消长运动和相对静止平衡中生化不息，不断地发生、发展。

此消彼长，此长彼消。在阴阳双方彼此对立制约的过程中，阴和阳之间可出现某一方增长而另一方消减，或某一方消减而另一方增长的互为消长的变化。如春夏之时，自然界阴气逐渐消减，阳气逐渐增长，则气候逐渐变为温热，这是"阳长阴消"的过程；秋冬之时，自然界阳气逐渐消减，阴气逐渐增长，则气候逐渐变为凉寒，这是"阴长阳消"的过程。一日之内，气温的变化，亦是阴阳消长运动所致。平旦之时，阳气渐盛，阴气渐衰，气温逐渐增高；日中，则阳气隆盛，阴气衰减，气温最高；日西，则阳气渐衰，阴气渐盛，则气温逐渐降低；夜半，则阴气隆盛，阳气衰减，气温最低。由此可见，阴阳消长是不断地进行着的，是绝对的，而阴阳之间的平衡是动态的平衡，是相对的。

此长彼长，此消彼消。在阴阳双方互根互用的过程中，阴和阳之间会出现某一方增长而另一方亦增长，或某一方消减而另一方亦消减的消长变化。前者称为阴随阳长或阳随阴长，后者称为阴随阳消或阳随阴消。一般而言，人在青壮年时期，由于脏腑之气逐渐旺盛，使精血津液等精微物质不断化生而逐渐充足；精血津液等精微物质的充足，又促进了脏腑之气的不断旺盛。当热病后期，由于精血津液等精微物质受到了严重的损伤，脏腑之气少得滋养因而逐渐虚衰；脏腑之气的虚衰，又使精血津液等精微物质的化生不足因而逐渐亏虚。

自然界和人体的阴阳时刻处在不断的消长之中。在正常状态下，阴阳消长维持着自然界和人体的动态平衡。当阴阳消长超过了一定限度，自然界和人体的平衡被打破，自然界的变化就会出现异常，人体亦发生疾病。因此，阴阳的消长是绝对的，而阴阳的平衡是相对的。可见，维持人体阴阳平衡是养生治病的重要原则。

### （四）阴阳转化

阴阳转化，是指事物的阴阳对立双方在一定条件下可向其相反的方向转化。事物的阴阳两个方面，当其发展到一定阶段，具备一定的条件时各自可向其相反方向转化，阴可以转化为阳，阳可以转化为阴。阴阳转化是阴阳运动的规律。阴阳转化，是阴阳质的变化，体现在事物或现象发生质的变化。《素问·阴阳应象大论篇》云："重阴必阳，重阳必阴""寒极生热，热极生寒"，这里的"重"和"极"就是促进转化的条件。阴阳转化有两种形式，一是渐变，二是突变。

阴阳的渐变，指阴阳的转化有一个时间过程，阴转化为阳，阳转化为阴，是逐渐实现的。如饮食水谷被摄入体内，经过消化、吸收，变为具有营养作用的物质，进一步滋养脏腑，使脏腑的功能旺盛，这是一个渐变的过程。

阴阳的突变，是阴阳运动变化过程中，突然由阴变为阳，或由阳变为阴，其转变的时间迅速，突然实现了阴阳的转变。如温热病极期，高热、口渴、面赤、烦躁、脉数，甚至神昏，可突然出现体温下降、面色苍白、四肢厥冷、血压下降、脉微欲绝的危重表现，由阳证转变为阴证。由于外感寒邪极重，可出现高热、体若燔炭的症状而寒象消失，病证即由阴转阳。

## 三、阴阳学说在中医护理学中的应用 📱微课

阴阳学说在中医护理学中的运用，主要用来说明人体的组织结构、生理功能，疾病的发生发展规律，并指导着疾病的诊断、预防、治疗和护理等。

**（一）说明人体的组织结构**

人体是一个有机整体，人体一切组织结构既存在着有机的联系，又可以根据其所在的部位和功能特点划分为相互对立的阴阳两部分。就大体部位来分，人体组织结构的阴阳属性见表1-2。

表1-2　人体组织结构的阴阳属性归纳表

| 阴 | 脏腑、腹部、四肢外侧、上部、筋骨、五脏 |
|---|---|
| 阳 | 体表、背部、四肢内侧、下部、皮肤、六腑 |

不仅如此，每一脏腑又可分阴阳，如心有心阴、心阳；肾有肾阴、肾阳等。气血津液中，精是构成人体和维持人体生命活动的基本物质，其阴阳划分为无形之气属阳，有形之血、津、液、精属阴。气具有温煦、推动等生理作用；血、津、液、精具有滋养、濡润等作用。但津、液又可分阴阳，质清稀而薄的津属阳；质稠厚而浊的液属阴。人体组织结构的上下、表里、前后各部分之间，内脏之间，以及一个脏本身，无不包含着阴阳的对立统一。

**（二）阐释人体的生理活动**

中医学认为，人体正常的生理活动，是阴阳双方保持着对立统一的协调关系，使之处于动态平衡状态的结果。如以功能与物质相对而言，功能属阳，物质属阴。就功能而言，功能兴奋、亢进属阳，功能抑制、衰退属阴。功能与物质之间的关系就是这种对立统一关系的体现，功能活动以物质为基础，没有阴精就无以产生阳气；物质的新陈代谢则以功能活动为动力，而阳气又推动脏腑的机能活动，不断化生阴精。物质是功能的基础，功能是物质的反映，两者之间互相对立，互相依存。阴精充盛于内，阳气密固于外，阴阳协调，则人体的精气、神气就会正常，正如《素问·生气通天论篇》云："阴平阳秘，精神乃治。"一旦阴阳出现偏盛偏衰，和谐状态被打破，疾病发展到阴脱于下、阳越于上的阴阳分离危境，人体的生命活动也将停止，即"阴阳离决，精气乃绝"。

**（三）解释人体的病理变化**

阴阳学说认为疾病的发生及其病理过程，是由于某种原因而使阴阳失去相对的协调平衡，出现阴阳偏盛或偏衰的结果。

**1. 阴阳偏盛**　即阴盛或阳盛，是指人体阴阳双方中的某一方过于亢盛的病理状态。如感受热邪，出现高热、面赤、小便短赤、舌红苔黄等热的表现。即"阳盛则热"；感受寒邪，出现畏寒肢冷、面色苍白、腹痛喜温等表现，即"阴盛则寒"。

**2. 阴阳偏衰**　即阴虚或阳虚，是指阴或阳任何一方明显低于正常水平的病理状态。阳虚不能制阴，而出现身寒肢冷、畏寒喜暖、大便稀溏等虚寒症状；阴液亏虚不能制阳，出现低热、手足心热、盗汗等虚热表现。

**3. 阴阳互损**　是指阴阳双方是互根互用的，机体阴或阳的任何一方虚损到一定程度时，必然要导致另一方的不足。如阳虚到一定程度则导致阴精的化生不足，以致阴亦虚，即"阳损及阴"；阴虚到一定程度时则导致阳气化生不足，以致阳亦虚，即"阴损及阳"。

**（四）指导疾病的诊断**

阴阳学说认为疾病的发生、发展变化的根本原因是阴阳偏盛偏衰，所以临床任何错综复杂的疾病，都可用阴证或阳证来加以概括。《素问·阴阳应象大论篇》云："善诊者，察色按脉，先别阴阳。"在四诊的基础上，运用阴阳的理论，对疾病的病因、病位、病性、邪正关系进行分析判断，确定证候的阴阳属性。因此，辨证候阴阳是临床辨证的纲领（表1-3）。

表1-3　阴阳学说指导疾病诊断归纳表

| | 望诊 | | 闻诊 | | 问诊 | | 切诊 | |
|---|---|---|---|---|---|---|---|---|
| | 颜色 | 光泽 | 语音 | 呼吸 | 寒热 | 部位 | 至数 | 形势 |
| 阳 | 赤黄 | 鲜明 | 高亢洪亮 | 声高气粗 | 热 | 寸部 | 数 | 浮大洪滑 |
| 阴 | 青黑白 | 晦暗 | 低微无力 | 声低气怯 | 寒 | 尺部 | 迟 | 沉小细涩 |

### （五）指导疾病的防治护理

**1. 指导养生防病护理**　中医学认为，防病重在养生，这就是"圣人不治已病治未病"的预防思想。调理阴阳是养生防病护理的基本原则之一。《素问·四气调神大论篇》指出"春夏养阳，秋冬养阴"的法则。故养生防病护理必须顺应四时气候变化的规律。

**2. 确立护则护法**　疾病的发生、发展与变化的根本原因在于阴阳的偏盛偏衰。因此，护理疾病的基本原则是调整阴阳，补其不足，泻其有余，恢复阴阳的相对平衡。《素问·至真要大论篇》云："谨察阴阳之所在而调之，以平为期。"如阴阳偏盛时，护理当损其有余，即"实者泻之"。若阴阳偏衰，护理当兼顾其不足，即"虚者补之"。

### （六）归纳药物的性能

中药的性能，是指药物具有四气、五味、升降浮沉的特性（表1-4）。

表1-4　中药性味归纳表

| | 四气（性） | 五味 | 升降沉浮 |
|---|---|---|---|
| 阳 | 温、热（平） | 辛、甘（淡） | 升、浮 |
| 阴 | 寒、凉 | 酸、苦、咸 | 沉、降 |

根据病证的阴阳偏盛偏衰，可利用药物的偏性来调整，以恢复阴阳的相对平衡，从而达到治护疾病的目的。

# 第二节　五行学说

## ⇒ 案例引导

**临床案例**　患者，女，46岁，上腹部偏右及上腹部正中胀痛2天，食后疼痛加剧脐腹胀满，矢气，大便不畅。舌质淡，苔白，脉弦细。医嘱处方：柴胡12g、白芍12g、川芎10g、茯苓15g、陈皮10g、木香10g、香附12g。

讨论：请你分析患者情况应该属于五行生克制化的哪一种？

五行学说认为，宇宙间的一切事物都是由木、火、土、金、水五种物质所构成的，自然界各种事物和现象的发展变化，都是这五种物质不断运动和相互作用的结果。说明了宇宙万物的起源和多样性的统一。

五行学说以木、火、土、金、水作为构成宇宙万物的五种基本物质，且认为任何事物都不是孤立的、静止的，而是在不断的相生、相克的运动之中维持着协调平衡。所以，五行学说是最朴素的辩证唯物思想，是中国古代用以认识宇宙、解释宇宙事物在发生发展过程中相互联系法则的一种学说。

五行学说应用于中医护理学领域，以五行结构系统的观点阐述人体生理功能病理变化，形成了中医护理学特有的认识人体的思维方法，对中医护理理论体系的构建起了重大作用。

## 一、五行的基本概念与特性

### （一）五行的基本概念

五行，也称"五材"，即木、火、土、金、水五种物质，是构成自然界最基本的元素及其运动变化。五行最初的含义和"五材"有关。木、火、土、金、水这五种物质各有特性，它们的运动变化也有一定规律，更重要的是，能用这五种物质的特性及其抽象意义来解释世界上的各种现象。这五种元素所代表的特性的运动变化，形成了自然界的运动规律，从而产生了哲学上的五行概念。

《肖书·洪范》首先提出"五行"一词，并对五行的特性作了描述："五行，一曰水，二曰火，三曰木，四曰金，五曰土。水曰润下，火曰炎上，木曰曲直，金曰从革，土爰稼穑。"这就是哲学的五行概念，已是从木、火、土、金、水五种具体物质抽象出来的理性认识。古代哲学家们运用五行概念，去认识自然界、解释自然界的运动变化规律，逐渐形成了五行学说。

### （二）五行的特性

五行的特性，是古人在长期的生活和生产实践中，对木、火、土、金、水五种物质的朴素认识基础上，进行抽象而逐渐形成的理论概念，用以分析各种事物的五行属性和研究事物之间相互联系的基本法则。一般认为，《尚书·洪范》对五行特性的概括最为经典。分述见表 1 - 5。

表 1 - 5  五行特性及引申意义概括表

| 五行 | 含义 | 特性 | 引申意义 |
|---|---|---|---|
| 木 | 曲直 | 指树木自然的向上向外舒展的生长形态，树木的枝条具有生长、柔和、能屈能伸 | 凡是具有生长、升发、条达、舒畅等作用或性质的事物和现象 |
| 火 | 炎上 | 指火能温热、上升 | 凡是具有温热、升腾、明亮等作用或性质的事物和现象 |
| 土 | 稼穑 | 指土具有播种和收获农作物的作用，长养万物 | 凡是具有生长、化生、承载、受纳等作用或性质的事物和现象 |
| 金 | 从革 | 指金"变革"之意 | 凡是具有清洁、肃降、收敛、沉降等作用或性质的事物和现象 |
| 水 | 润下 | 指具有的滋润和向下作用 | 凡是具有清洁、肃降、收敛、沉降等作用或性质的事物和现象 |

### （三）事物五行属性的归类

事物、现象的五行属性划分是以五行的特性为依据，运用取象比类和演绎推理两种方法，将自然界各种具有相同或相似特征的事物或现象，分别归属于木、火、土、金、水五类之中，从而构建了五行系统。

**1. 取象比类法**  取象，即是从事物的形象（形态、作用、性质）中找出能反映本质的特有征象。比类，即是以五行各自的抽象属性为基准，与某种事物所特有的征象相比较，以确定其五行归属。事物或现象的某一特征与木的特性相类似，则将其归属于木；与水的特性相类似，则将其归属于水；其他以此类推。

**2. 演绎推理法**  是根据已知某些事物的五行属性，推演到其他相关的事物，以得知这些事物的五行属性的方法。如已知肝属木，在生理上，肝合胆，主筋，开窍于目，其华在爪，故推导胆、筋、目、爪与肝属于木系统；已知心属于火，在生理上，心合小肠，主脉，开窍于舌，其华在面，故可推导小肠、脉、舌、面与心属于火系统；其他以此类推。

这样以五脏为中心，联络六腑、五官、形体、情志等，奠定了中医学及中医护理学整体观念的基础。五行学说以五行的特性来推演和归类事物的五行属性，把人体脏腑组织的生理、病理现象与自然界的事物或现象作了广泛的联系，如《黄帝内经》云："东方生风，风生木，木生酸，酸生肝，肝生筋……"，即是说方位的东和自然界的风、木以及酸味的物质都与肝相关，说明人与自然环境相统一。现将事物、现象的五行属性见表1-6。

表1-6 事物、现象的五行属性简表

| 自然界 | | | | | | | 五行 | 人体 | | | | | | |
|---|---|---|---|---|---|---|---|---|---|---|---|---|---|---|
| 五音 | 五味 | 五色 | 五化 | 五气 | 五方 | 五季 | | 五脏 | 五腑 | 五官 | 五体 | 五志 | 五液 | 五脉 |
| 角 | 酸 | 青 | 生 | 风 | 东 | 春 | 木 | 肝 | 胆 | 目 | 筋 | 怒 | 泪 | 弦 |
| 徵 | 苦 | 赤 | 长 | 暑 | 南 | 夏 | 火 | 心 | 小肠 | 舌 | 脉 | 喜 | 汗 | 洪 |
| 宫 | 甘 | 黄 | 化 | 湿 | 中 | 长夏 | 土 | 脾 | 胃 | 口 | 肉 | 思 | 涎 | 缓 |
| 商 | 辛 | 白 | 收 | 燥 | 西 | 秋 | 金 | 肺 | 大肠 | 鼻 | 皮 | 悲 | 涕 | 浮 |
| 羽 | 咸 | 黑 | 藏 | 寒 | 北 | 冬 | 水 | 肾 | 膀胱 | 耳 | 骨 | 恐 | 唾 | 沉 |

## 二、五行学说的基本内容

五行学说的内容，包括五行的相生、相克、制化、相乘、相侮和母子相及。五行的相生、相克，代表自然界事物或现象之间的正常关系。五行制化，是相生与相克结合，以维持自然界事物或现象之间的协调平衡状态的机制。五行的相乘、相侮以及母子相及代表五行生克关系失常时，自然界事物或现象之间的协调平衡关系失调的异常现象。

### （一）五行生克制化关系

五行学说主要是以五行相生、相克来说明事物之间的相互关系，即五行之间不是孤立的、静止的，而是密切联系和运动变化的。以五行之间的相生和相克联系来概括和说明事物之间的相互联系、相互协调平衡的整体性和统一性。

**1. 相生** 相生，是指五行之间相互滋生、相互促进的关系。在五行相生的关系中，任何一行都存在着"生我者"和"我生者"两个方面的关系。《难经》把五行间的相生关系比喻为"母"和"子"的关系，"生我者"为"母"，"我生者"为"子"，也把这种相生关系又称作"母子"关系。五行相生的次序是：木生火，火生土，土生金，金生水，水生木（图1-1）。以木为例，"生我者"是水，而"我生者"是火。故水是木之"母"，而火是木之"子"……余以此类推。

**2. 相克** 克，即克制、制约之意。五行相克，是指木、火、土、金、水之间存在着有序的间隔递相相互克制、相互制约的关系。五行相克的次序是：木克土，土克水，水克火，火克金，金克木（图1-1）。在五行相克的关系中，任何一行都存在着"克我者"和"我克者"两个方面的关系。《黄帝内经》称之为"所不胜"和"所胜"的关系。"克我者"是"我"的"所不胜"，"我克者"是"我"的"所胜"。以木为例，"克我者"是金，而"我克者"是土。故金是木的"所不胜"，而土是木的"所胜"。余以此类推。

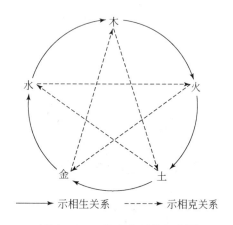

图1-1 五行生克制化示意图

——→ 示相生关系　-----→ 示相克关系

**3. 制化** 制，即制约；化，是指生化。五行制化，又称五行的生克制化，是指五行之间存在着既相互滋生、相互促进，又相互克制、相互制约的对立统一关系。在正常事物的运动、发展、变化过程中，五行的相生与相克作用同时存在，既需相生，又相克，相生与相克，二者相反相成，生中有克，克中有生。相生，才能促进事物的发生、成长；相克，才能抑制事物的过度生长、过度运动，以维持事物在正常范围内发展。

### （二）特殊状态的相互影响

相乘、相侮和母子相及是事物发展的反常现象。

**1. 相乘**　乘，是恃强凌弱、克之太过之意。五行相乘，是指相克太过的异常现象，即五行中一行对其所胜一行的过度克制和制约。五行相乘的次序与五行相克的次序相同，即木乘土，土乘水，水乘火，火乘金，金乘木。相乘与相克虽在次序上相同，但本质上是有明显区别的。在人体，相克是表示生理现象，是正常情况下五行之间的正常制约关系，而相乘是表示病理变化，是指五行之间的异常制约现象。

导致五行相乘的原因有"太过"和"不及"两种情况。太过引起的相乘是指五行中任何一行过度亢盛，而原来受它克制的那一行仍处于正常水平，在这种情况下，虽然"被克"一方正常，但由于"克"的一方超过了正常水平，所以也同样会打破两者之间的正常制约关系，出现过度相克的现象。不及引起的相乘是指五行中任何一行本身不足（衰弱），使原来克它的一行乘虚侵袭，而使它更加不足，即乘其虚而袭之。

**2. 相侮**　侮，是欺侮，反克之意。五行相侮，又称"反克"或"反侮"，即某行反被其"所胜者"克制和制约。五行相侮的顺序与五行相克顺序相反，即木侮金，金侮火，火侮水，水侮土，土侮木。

导致五行相侮的原因亦有"太过"和"不及"两种情况。太过引起的相侮是指五行中的某一行过度强盛，使原来克制他的一行不仅不能克制他，反而受到他的反向克制。不及引起的相侮是指五行中的某一行过度虚弱，不仅不能制约其所胜的一行，反而受到其所胜行的反向制约。

相乘和相侮同时发生，即在发生相乘时，也同时发生相侮；发生相侮时，也同时发生相乘。如以"木"为例，木过于亢盛，则一方面对土克制太过，造成土虚弱，称为"木乘土"，另一方面对原来"克我"的一行进行反侮，称为"木侮金"；木衰弱，则一方面金克木的力量相对增强，使木更加虚弱，称为"木虚金乘"，另一方面，由于木的衰弱，不仅不能对土进行克制，反而受到土的反侮，称作"木虚土侮"。

**3. 母子相及**　是指在五行相生关系中存在母病及子和子病及母两种异常变化。

母病及子，是指五行中某一行异常，累及其子行，而导致母子两行都异常。母病及子一般是在母行虚弱的情况下，引起了子行不足，导致母子两行皆不足。如水为母，木为子，水不足则不能生木，导致母子俱虚，水竭木枯。

子病及母，是指五行中某一行异常，影响其母行，导致子母两行都异常。子行太过，引起母行亦亢盛，导致子母两行皆亢盛。如火为子，木为母，火旺引起木亢，导致木火俱亢这种情况称之为"子病犯母"；子行不足，累及母行，引起母行亦不足，导致子母两行俱不足，如木为子，水为母，木不足引起水亏，导致木水俱不足，这种情况称之为"子盗母气"。

因此，五行中任何一行出现"太过"或"不及"时，都可能对其他四行产生"相乘"或"相侮"或"相及"的异常作用。

## 三、五行学说在中医护理学中的应用

五行学说在中医护理学中的应用，首先是将五脏归属于五行，建立了以五脏为中心，联系所属的五体、五官、五志以及五色、五气、五季等方面，从而把机体和自然界各部分联结在一起，体现了人体的整体观及人体与外在环境之间相互联系的统一性，并运用五行生克乘侮规律来阐述生理、病理、诊断、治疗、护理等。因此，五行学说在中医护理学中对于指导临床具有重要意义。

### （一）说明脏腑的生理及相互关系

**1. 人体的组织结构**　五行学说以五脏为中心，将人体结构划分为五个系统，即在五行配五脏的基础上，根据脏腑组织的功能、特点，将人体的组织结构分属于五行，以五脏为中心，以六腑为配合，支配五体，开窍于五官，外荣于体表等，形成了以五脏为中心的脏腑组织的结构系统，从而为藏象学说奠定了理论基础。

**2. 脏腑的生理功能** 五行学说是将人体脏腑分别归属于其所在的某一行，以五行的特性来阐述五脏的部分生理功能。肝属木，木具有升发、条顺畅达的特性，故肝喜条达而恶抑郁，具有疏泄的功能；心属火，火性温热，其性炎上，故心阳具有温煦的功能；脾属土，土性敦厚，有生化万物、承载的特性，故脾为气血生化之源；肺属金，其性清肃、收敛，故肺具有清肃之性，主肃降；肾属水，有寒润、下行、闭藏的特性，故肾主闭藏，有藏精、主水等功能。

**3. 脏腑之间的关系** 中医运用五行学说不仅阐明了五脏的功能特性，还说明了脏腑间生理功能的内在联系。五行相生，说明人体通过五脏之间的相互滋生，维持着体内正常的生化状态。五行相克，说明机体通过五脏之间的相互制约，维持着体内的阴阳协调状态。

**（二）解释疾病的传变规律**

中医通过五行学说来说明人体在病理情况下的相互影响。即某一脏腑有病，除自身发病之外，也可由他脏传来；而某一脏腑发病之后也可以传至他脏。这种病理上的相互影响称之为传变。五脏病变的传变可分为母子相及和相乘相侮两类病理传变。

**1. 母子相及** 主要表现为母病及子和子病犯母两种形式。

母病及子，又称"母病累子"。病从母脏传来，先见母脏病证，后见子脏病证。如临床常见的"水不涵木"证，是由于肾阴亏虚，肝阴失养，导致阴不能制阳，肝阳充逆之证。

子病犯母，又称"子盗母气"。病从子脏传来，先见子脏病证，继见母脏病证。如临床常见的"心肝火旺"证，是由于心火亢盛，导致肝火上炎所致。

**2. 相乘相侮** 主要表现在相乘传变和相侮传变两种形式。

相乘，即相克太过而致的疾病传变。如肝郁气滞，肝木之郁实，可克伐脾土，即肝病传脾。

相侮，即反克为害而导致的疾病传变。肺金本克肝木，当肝木之气太过，或肺金之气太弱时，肺金不仅不能克制肝木，反为肝木所克。

五行乘侮及母子关系的病理传变，在临床上不是必定要发生的，此与脏气虚实、病邪的性质、护理用药等因素有关。因此，对于疾病的传变，不能被五行的生克乘侮规律所束缚，应从实际情况出发，灵活应用，才能真正把握住疾病的传变规律，有效地防治疾病。

**（三）指导疾病的诊断**

对于疾病的诊断，主要运用五行归类的方法，将病变的脏、腑、体、窍与病证表现的脉、色、味、声、形、舌等，进行联系，来确定病证的诊断。人体是一个有机整体，当人体脏腑发生病变时，脏腑功能活动及其相互关系的异常变化便可以反映到体表相应的组织器官，出现色泽、声音、形态、脉象等诸方面的异常变化。因此，在临床诊断疾病时，就可以综合望、闻、问、切四诊得到的资料，根据五行的归属及其生克乘侮的变化规律来推断疾病。

**（四）指导疾病的护理和临床用药**

**1. 控制疾病传变** 脏腑疾病传变有多种形式，按五行生克乘侮规律传变，是其形式之一。有顺传，如肝病传脾，脾病传肾，肾病传心，心病传肺，肺病传肝；有逆传，如脾病传肝，肝病传肺，肺病传心，心病传肾，肾病传脾。临床护理疾病时，除对所病治疗本脏疾病外，还应根据五行生克乘侮规律，注意其可能传及的脏腑，采取预防性措施，控制其传变。如肝病之实证，有传脾之趋势，此时，虽无脾病的症状，可在治疗肝病的同时，加入健脾之品，脾气充实，可抵御病邪来袭。

**2. 确定护则护法**　根据五行相生和相克规律，确定相应的护理原则和护理方法。需要注意的是，五行有其局限性，运用五行生克规律确定护理方法，虽有其一定的实用价值，但并非所有的疾病都可以从五行生克这一规律来护理。临床上既要正确掌握五行生克的规律，又要根据具体病情进行辨证施护。

（1）根据五行相生规律确定的护则临床上凡母病及子、子盗母气或单纯一脏的疾病，均可运用五行相生规律，按照"补母泻子"的原则来论治，用于母病及子与子病犯母的证候。

①虚则补其母　主要用于脏腑病变中的母子关系失调的虚证。临床上，"水不涵木"证，是由于肾阴不足，不能滋养肝木，导致肝阴不足，肝阳上亢的病证。肝为子脏，肾为母脏，虚则补其母，故宜补益肾水，滋养肝木，以涵敛肝阳，"滋水涵木"为其具体护法。

②实则泻其子　主要用于脏腑病变中的母子关系失调的实证，临床上，肝火炽盛证，为木火旺盛之实证，根据实则泻其子原则，泻心火有助于泻肝火。故在清泄肝火的同时，亦须泻心火。

（2）根据五行相克规律确定的护则可概括为"抑强"与"扶弱"两种护理原则。

①抑强　主要用于相克太过或反克所致的相乘病证或相侮病证。抑强，指抑制强盛的一方，则被克制的一方易于恢复正常。如肝木之气太过，乘脾犯胃，称为"木旺乘土"，临床上出现肝脾不调或肝胃不和的病证。护理以疏木为主，疏肝运脾或疏肝和胃，称为"抑木扶土"法。

②扶弱　主要用于克之不及，或因虚被乘、被侮的病证。如肝木虚不能克制脾土，导致脾胃失健，称为"木不疏土"，护理应补肝木之虚为主，兼以健脾和胃。

（3）根据五行相生规律确定的护法临床常用的有滋水涵木法、金水相生法、培土生金法、益火补土法等。

①滋水涵木法　又称滋肾养肝法、滋补肝肾法，是通过滋补肝肾之阴，以达到涵敛肝阳的目的。主要用于肾阴亏虚而致肝阴不足、肝阳偏亢之证。

②金水相生法　又称补肺滋肾法、滋养肺肾法，是一种滋补肺肾阴虚的护理方法。主要用于肺虚不能布津以滋肾，或肾阴亏虚、精不能上荣于肺，而致肺肾阴虚的病证。

③培土生金法　又称补养脾肺法，是通过补益脾气达到补益肺气的护理方法。主要用于脾胃不足，生化减少、肺气失养的肺脾气虚证。

④益火补土法　火，在此是指命门之火，而非心火。益火，是指补益命门之火，也就是补益肾阳，故又称温肾健脾法，是温肾阳以补脾阳的护理方法。主要用于肾阳衰微而致脾阳不振的病证。

（4）根据五行相克规律确定的护法临床常用的有抑木扶土法、培土制水法、佐金平木法、泻南补北法。

①抑木扶土法　又称疏肝健脾法、调理肝脾法，是以疏肝、健脾、和胃来护理肝脾不调或肝气犯胃病证的方法。主要用于木旺乘土或土虚木乘之证。

②培土制水法　又称敦土利水法，是健脾利水治疗水湿停聚病证的护法。主要用于脾虚不运，水湿泛溢而致水肿胀满的证候。

③佐金平木法　又称滋肺清肝法，是滋肺阴清肝火以治疗肝火犯肺病证的护法。主要用于肺阴不足，肝火上逆犯肺之证。

④泻南补北法　又称泻火补水法、滋阴降火法，是泻心火补肾水以治心肾不交病证的护理方法。主要用于肾阴不足，心火偏旺，水火不济，心肾不交之证。

**3. 指导针刺选穴及脏腑用药**　针灸疗法中，手足十二经脉的"五输穴"配五行，井属木，荥属火，输属土，经属金，合属水。针灸治疗时，根据病证，按五行生克规律选穴施护。如肝虚之证，据"虚则补其母"的护则，取肾经合穴（水穴）阴谷，或取本经的合穴（水穴）曲泉进行治疗。肝实之证，据"实则泻其子"的护则，取心经荥穴（火穴）少府，或取本经荥穴（火穴）行间进行治疗。

**4. 指导情志护理**　五行学说认为，怒、喜、思、悲、恐五志是五脏所产生的情志活动。喜在脏属心，在五行属火；怒在脏属肝，在五行属木；悲在脏属肺，在五行属金；思在脏属脾，在五行属土；恐在脏属肾，在五行属水。因此，可以根据五行、五脏之间的生克规律，用"情志相胜法"来护理情志异常的病变。

💡 **知识拓展**

### 冬病夏治（护）

冬病夏治（护）是我国传统中医药治护法中的特色治护法，它是根据《素问·四气调神论篇》中"春夏养阳"、《素问·六节脏象论篇》中"长夏胜冬"的克制关系发展而来的中医养生治（护）病指导思想。冬病夏治（护）是指对于一些在冬季容易发生或加重的疾病，在夏季给予针对性的治疗护理，以提高机体的抗病能力，从而使冬季易发生或加重的病证减轻或消失，是中医学"天人合一"的整体观和"未病先防"的疾病预防观的具体运用。常用的治疗护理方法包括穴位贴敷、针刺、药物内服等，通过在夏季自然界阳气最旺盛的时间对人体进行药物或非药物疗法，益气温阳、散寒通络，从而达到防护冬季易发疾病的目的。

## 目标检测

答案解析

**简答题**

1. 事物阴阳属性划分的依据是什么？
2. 阴阳互根互用的含义是什么？请举例说明。
3. 阴阳转化的依据和条件各是什么？
4. 五行相乘和相侮的概念、次序各是什么？

（何　静）

**书网融合……**

本章小结　　　　微课　　　　题库

# 第二章 藏 象

PPT

## 第一节 概 述

藏象学说是研究和阐述人体脏腑的形态结构、生理功能、病理变化及其相互关系的学说，它是中医学特有的关于人体生理病理的系统理论，也是中医学理论体系的核心部分。对疾病的诊治康复以及防病养生具有重要的指导意义。

### 一、藏象的基本概念

"藏象"一词，始见于《素问·六节藏象论篇》。"藏"是指藏于体内的内脏，包括五脏（肝、心、脾、肺、肾）、六腑（胆、小肠、胃、大肠、膀胱、三焦）和奇恒之腑（脑、髓、骨、脉、胆、女子胞）。"象"，是指可以从外部察知的现象、征象。所谓"藏象"，是指藏于体内的内脏所表现于外的生理病理现象及相通应的自然界事物和现象。

藏象学说是一种独特的生理病理学理论体系，是临床各科辨证施护的理论基础。藏象学说主要包括四个方面的内容：①脏腑的解剖、生理和病理，详于脏而略于腑，详于功能而略于解剖；②五脏与形体官窍之间的关系；③脏腑之间的相互关系；④脏腑与气血津液之间的关系。

### 二、藏象学说的形成和特点

藏象学说的形成，以《黄帝内经》成书为标志，历代医家不断有所补充与发展。其基础主要有以下四个方面。

一是古代解剖学的认识。早在《灵枢·经水》里就有关于人体解剖的记载："夫八尺之士，皮肉在此，外可度量切循而得之，其死可解剖而视之。其脏之坚脆、腑之大小、谷之多少、脉之长短、血之清浊……皆有大数。"这说明我国古代医家通过尸体解剖认识到脏腑的形态，并确定了它们的名称。《难经》详细描述了人体脏腑的解剖形态、重量、色泽、容积等。正是这些古代的解剖学知识奠定了藏象的形态学基础。

二是对人体生理、病理现象的长期观察。古人采用"有诸内，必形诸外""脏居于内，形见于外"及"取象类比"思维方法，对人体在生理和病理变化的内脏活动表现于外部的现象，经过长期的观察，积累了对脏腑活动的认识，这是藏象学说形成的主要依据。例如夏季气候炎热，出汗多排尿少，冬季气候寒冷，则排尿多出汗少，从而得出了"汗尿同源"的认识。

三是医疗实践的经验积累。古人在长期与疾病做斗争的过程中，观察到某些病理现象与某些脏腑之间有着密切的关系，治疗时调整其相应脏腑的功能，可收到显著效果。例如，当机体感受风寒而感冒，可出现鼻塞、流涕或咳嗽等症状，通过对这些病理现象的反复观察，逐步认识到皮毛、鼻窍与肺之间有密切联系，同时也认识到咳嗽、咯痰等都与肺有关，从而推论出"肺合皮毛、司呼吸、其声咳"等论点。

四是古代哲学思想的渗透。藏象学说的构建，经历了从实体向功能演化的过程。古代哲学的气一元论思想、阴阳五行学说在此演化过程中起了至关重要的作用。它们不仅决定了藏象学说的理论形态，而且也决定了其分析问题的基本思路和方法。气一元论作为一种自然观，着重探讨物质世界的本源，它以无形之气的聚、散等来阐释事物的整体性、过程性和统一性。阴阳学说以一分为二的观点，运用阴阳的属性及对立互根、消长转化的理论来研究事物的性质及其对立统一的关系。五行学说以"五"为基数说明宇宙的根本秩序，研究事物内部和事物之间最一般的功能及结构关系。

藏象学说的基本特点是以五脏为中心的整体观。藏象理论以精气阴阳五行学说为指导，强调从整体、宏观、动态的角度去研究脏腑的功能及其结构关系，认为人体以五脏为中心，与六腑相配合，以精气血津液为物质基础，通过经络的联系沟通，内而五脏六腑，外而形体官窍，构成了五个功能系统。这五大系统之间不仅紧密联系，而且受天地四时阴阳及社会因素的影响，从而使人体局部与局部、局部与整体、人体与外界环境成为密切相关的统一体，体现了中医学从外知内，以象测脏的思维方法。

## 三、五脏、六腑与奇恒之腑的生理特点

藏象学说，是以脏腑为研究对象。根据脏腑的结构和生理功能特点，分为脏、腑和奇恒之腑三类。脏，即心、肝、脾、肺、肾，合称"五脏"；腑，即胆、胃、小肠、大肠、膀胱、三焦，合称"六腑"；奇恒之腑，即脑、髓、骨、脉、胆、女子胞（子宫）。

五脏、六腑和奇恒之腑，在形态结构和生理功能上各有其特点。五脏，多为实质性脏器，共同的生理功能特点是化生和贮藏精气；精气，系指人体精、气、血、津液等一切精微物质。如《素问·五藏别论篇》说："所谓五脏者，藏精气而不泻也，故满而不能实"，指出藏于五脏的精气是生命活动的重要物质，不能过度地耗散或失泻，故称"藏而不泻"；"满而不实"是强调五脏的精气应保持充满，但必须流通布散而不呆滞，即五脏气机必须通畅。

六腑，多属空腔性脏器，共同的生理功能特点是受盛和传化水谷。《素问·五藏别论篇》说："六腑者传化物而不藏，故实而不能满也"，指出六腑必须及时地把代谢后的糟粕排泄于体外，故称其"泻而不藏"；"实而不满"是强调六腑内应有水谷食物，但必须不断传导变化，以保持虚实更替永不塞满的状态。

奇恒之腑，形多中空，与腑相近，但其生理功能特点主藏精气，与脏相似。六腑和奇恒之腑都是腑，但是前者受盛和传化水谷，"泻而不藏"，故名传化之腑，后者"藏而不泻"，其既不同于五脏，又不同于六腑，故而得名"奇恒之腑"。

# 第二节 五 脏

⇒ **案例引导**

　　**临床案例**　患者，男，65岁。眩晕、腰酸1年，伴潮热、盗汗2个月。患者近1年来经常眩晕耳鸣、腰膝酸软、夜寐多梦、易醒。近2个月，眩晕、耳鸣、头昏、腰酸症状加重，午后面部烘热、心烦难寐、寐则盗汗，舌红，少苔而干，脉细数。

　　**讨论：**根据患者的表现，分析患者的病位主要与哪个脏腑有关，为什么？

　　五脏各司其职，分别与形体、官窍、五液、情志等有着特定的联系，构成了以五脏为生命活动核心的五大系统，其中心脏发挥着主宰作用。

## 一、心

　　心，位于胸中偏左，两肺之间，膈膜之上，外有心包卫护，称为"君主之官"，心的主要生理功能是主血脉和主藏神。

　　心与小肠相为表里，在体合脉、其华在面，开窍于舌，在志为喜，在液为汗。

### （一）主要生理功能

　　**1. 主血脉**　主，主宰；血脉，指血液和脉管。心主血脉，包括主血和主脉，是指心具有推动血液在脉管内运行以营养全身的功能。心、血、脉三者构成一个相对独立的系统，这个系统的功能是否正常与心脏的搏动密切相关。心脏正常搏动的动力来源于心气，只有心气充沛，才能维持正常的心力、心率和心律，血液才能在脉管内正常运行，周流不息，营养全身。

　　心脏的搏动是血液运行的原动力，脉管是血液运行的通道，心脏的搏动是否有力，脉道通利与否，血液的功能是否健全，均直接影响着血液的运行。所以说，心气充沛、心血充盈脉道通畅是心主血脉功能正常发挥的最基本的前提条件。心的气血充足，脉道通利，则面色红润、脉象和缓有力。若心的气血亏虚，脉道不充，则面色苍白无华、脉象细弱无力；若心气不足，行血无力，或瘀血阻滞，脉道不畅，则面色青紫、心前区闷痛或刺痛、脉象细涩或结代。由此可以看出，心主血脉的功能可以从面色、脉搏、胸部的感觉等方面反映出来。

　　**2. 主神志**　即主神明，亦称心藏神。神，有广义和狭义之分。广义之神是指人体生命活动的外在表现，诸如人的面色、言语、应答、肢体活动姿态等；狭义之神是指人的精神、意识、思维活动，包括记忆、灵性、推理、判断、比较、抽象等。心主神志，是指心具有主持人的精神、意识及思维活动的作用，属于狭义之神的范畴。藏象学说认为人的精神、意识、思维活动与五脏有关，且与心的关系最为密切，但又不否认大脑的作用。

　　心主神志的功能，可表现于精神、意识、思维、睡眠等方面。其功能正常，则精神振奋、神志清晰、思维敏捷，睡眠安稳。如功能异常，可见精神萎靡、反应迟钝、健忘、失眠多梦、神志不宁，甚则神昏谵语、狂乱、昏迷。

　　心主血脉与心主神志关系密切：血液是神志活动的物质基础，因此"心主血脉"为"心主神志"提供了物质基础；反过来，心又具有接受外来信息，并做出正确反应的能力，对"心主血脉"功能的发挥起着促进的作用。心的气血充足，运行顺畅，神有所养，神思敏捷。若心的气血衰少，心神失养，则精神萎靡、心慌心悸、失眠多梦；若热入血分，心神被扰，则烦躁不安。

### （二）心的系统联系

**1. 在体合脉，其华在面**　心在体合脉，是指全身的血脉统属于心，由心主管。其华在面，是指心的气血盛衰，可从面部的色泽变化反映出来。若心气充沛，血脉充盈，则面部红润而有光泽。反之，若心气不足，则面色淡白、晦滞；若心脉痹阻，则面色青紫；心火亢盛，则面色红赤。故《素问·五藏生成》说："心之合，脉也；其荣色也"。

**2. 在窍为舌**　又称心开窍于舌，是指心之精气盛衰及其功能之常变可从舌的变化得以反映。由于心经的别络上行于舌，与舌体相联系，因而心的气血上通于舌，以保持舌体正常的生理功能。因而观察舌的变化，可以了解心的主血脉及藏神功能是否正常，故又有"舌为心之苗"之说。心功能正常，则舌体淡红荣润，柔软灵活，语言流利，味觉灵敏。若心阳不足，则舌质淡白胖嫩；心阴不足，则舌绛瘦瘪；心火上炎，则舌尖红，口舌生疮；心血瘀阻，则舌质暗紫，或见瘀点瘀斑。若心神失常，则可见舌强语謇或失语等。

**3. 在志为喜**　心在志为喜，是指心的生理功能和精神情志的"喜"密切相关。喜，一般属于对外界刺激产生的良性反应，有益于心主血脉的生理功能，故《素问·举痛论篇》云："喜则气和志达，营卫通利。"但喜乐过度，则可使心神涣散而不收，注意力难集中，如《灵枢·本神》云："喜乐者，神惮散而不藏"。从心主神志的功能情况来分析，又有太过与不及的变化。精神亢奋可使人喜笑不休，精神萎靡可使人易于悲哀，如《素问·调经论篇》云："神有余则笑不休，神不足则悲。"另外，心为神明之主，不仅喜能伤心，而且五志过极均能损伤心神。

**4. 在液为汗**　汗，是津液通过阳气的蒸化后，经汗孔排于体表的液体，如《素问·阴阳别论篇》云："阳加于阴谓之汗。"汗液与心血、心神的关系密切，体现在以下两个方面。一是指心精、心血为汗液化生之源。心主血脉，血液与津液同源互化，血液中的水液渗出脉外则为津液，津液是汗液化生之源。心血充盈，津液充足，汗化有源，则可滋润皮肤；汗出过多，津液大伤，必然耗及心血，可见心慌、心悸之症。故又有"血汗同源""汗为心之液"之说。二是指汗液的生成与排泄受心神的主宰与调节。心神清明，则对体内、外各种信息反应灵敏，汗液的生成与排泄，就会随体内生理情况和外界气候的变化而有相应的调节，形成正常的汗出。另外，还有赖于卫气对腠理的开合作用。卫气开合适度，则汗液正常排出，滋养皮毛肌肤，故《灵枢·决气》云："腠理发泄，汗出溱溱，是谓津。"若卫气开合作用失度，则腠理或开之太过，或闭而不开，皆可造成病变。如果腠理开之太过，则可出现大汗伤津的症状。

> ⊕ **知识链接**
>
> #### 心包络
>
> 心包络，简称心包，亦称"膻中"，是指心脏外面的包膜，有保护心脏的作用。在经络学说中，手厥阴心包经与手少阳三焦经相互表里，故心包亦属脏。古代医家认为，心为君主之官，不得受邪，所以有外邪入侵时，首先侵袭心包，心包有"代心受邪"的作用。心包"代心受邪"的思想对温病学有深刻影响。温热之邪内陷，出现高热、神昏、谵语等心神昏乱的病证，称为"热入心包"，由痰浊引起的神志异常，称为"痰蒙心包"，这些证名沿用至今。实际上，心和其他脏器一样，也可直接受邪，这里所谓"心包受邪"，主要表现为心的病证，故多从心论治。

## 二、肺

肺位于胸腔之内，膈膜之上，左右各一。肺通过气道，喉、鼻与外界相通，故气道、喉、鼻被称为

"肺系"。在五脏六腑中，肺位置最高，覆盖诸脏，故称为"华盖"。肺叶娇嫩白莹，又肺司呼吸而外合皮毛，与自然界息息相通，易受外邪侵袭，故肺又有"娇脏"之称。

肺的主要生理功能是主宣发肃降，主气司呼吸，主行水，朝百脉，主治节。肺与大肠相为表里，在体合皮，其华在毛，在窍为鼻，在志为悲（忧），在液为涕。

### （一）肺的主要生理功能

**1. 肺主宣发和肃降**　宣发和肃降是指肺气的两种运动形式，宣发是肺气的向上、向外运动；肃降是肺气的向下、向内运动。肺的生理功能均是通过肺气的宣发肃降运动来完成。

（1）主宣发　所谓宣发，即是宣通、发散之意，是指肺气具有向上升宣和向外周布散的功能。其生理作用有三个方面：一是排出浊气，通过肺气向上向外的布散运动，将体内产生的浊气呼出体外，为吸入清气创造条件；二是输布精微和津液，肺将脾所转输的水谷精微和津液布散于全身，外达皮毛，以滋润和濡养全身；三是宣发卫气，卫气源于脾所运化的水谷精微，靠肺气之宣发而布散全身，外达肌表。卫气具有护卫肌表，温养肌腠皮毛，调节腠理之开阖的作用，并将代谢后的津液化为汗液排出体外。《灵枢·决气》云："上焦开发，宣五谷味，熏肤，充身，泽毛，若雾露之溉。"肺的宣发卫气，输精于皮毛等生理功能，是肺主皮毛和肺主行水等理论的基础。若肺气失于宣散，一方面可出现呼吸不利，胸闷、咳喘、鼻塞、喷嚏等症；另一方面，不能宣发卫气，腠理闭塞而无汗，津液输布排泄障碍而成痰饮等；肺气虚弱，无力宣发，可致在表之卫气不足，临床上则可出现怕冷、出汗、容易感冒等表现。

（2）主肃降　所谓肃降，即清肃、下降之意，是指肺气具有向下通降和使呼吸道保持洁净的功能。其生理作用，亦主要表现在三个方面：一是吸入清气，通过肺气向下向内的运动将自然界之清气吸入体内，并向下布散，由肾加以摄纳；二是布散精微和津液，肺为华盖，由于肺气的向下通降作用，将吸入之清气和脾转输于肺的水谷精微、津液布散于体内各脏腑组织；此外，肺为水之上源，肺气肃降则能通调水道，使水液下输，经过肾的气化作用将浊液化为尿液，注入膀胱，排出体外；三是清肃异物，由于肺的形质"虚如蜂巢"，轻清肃静而不容异物，肺气肃降具有及时肃清肺和呼吸道内的异物，从而保持呼吸道洁净而使肺气运动通畅无碍。若肺失肃降，则肺气上逆，而出现呼吸短促、喘咳痰嗽等症；水液亦不得输布，可见小便不利，痰饮水肿等症。

肺的宣发和肃降，依赖于肺气的升降出入运动，是相反相成的矛盾运动，互为前提，有节律地一宣一降，以维持呼吸均匀和调、气机的调畅，全身气血津液运行正常。如果肺失宣降，则可出现咳嗽、气喘等相应的症状。

**2. 肺主气、司呼吸**　肺主气，是指人身之气均为肺所主。《素问·五脏生成篇》云："诸气者，皆属于肺。"它包括主呼吸之气和主一身之气两个方面。

（1）肺主呼吸之气　又称肺"司呼吸"，肺为主司呼吸运动的器官，是体内外气体交换的场所。通过肺的呼吸，吸入自然界的清气，呼出体内的浊气，实现体内、外气体的交换。《素问·阴阳应象大论篇》云："天气通于肺。"肺不断地呼浊吸清，吐故纳新，从而保证了人体新陈代谢的正常进行，以维持人体的生命活动。

（2）肺主一身之气　指肺具有主持和调节全身之气的作用，主要体现在两个方面。一是参与气的生成，特别是宗气生成。通过人体呼吸运动，肺吸入自然界的清气，与脾胃运化的水谷精气在肺内相合，积聚于胸中的上气海（又称膻中，位于胸中两乳之间），生成宗气。因此，肺司呼吸功能正常与否，直接影响宗气的生成。宗气是一身之气的重要组成部分，其盛衰关系着一身之气的盛衰。二是调节全身气机的作用。肺有节律的一呼一吸，带动着全身气的升降出入，所以肺对全身气机有重要的调节作用。而气机调畅与否，又影响着气能否正常发挥其生理功能，因而影响整个人体生命活动。

综上所述，肺主一身之气和呼吸之气有着内在联系，肺主一身之气的功能依赖于肺司呼吸的功能，又有赖于肺气的宣降运动。宣发有助于呼气，肃降有助于吸气，宣降正常，散纳有度，则呼吸调匀有序，这是气的生成和气机调畅的根本条件。如果肺的呼吸失常，清气不能吸入，浊气不能呼出，新陈代谢停止，人的生命活动也就终结了。

**3. 肺主行水** 是指肺气的宣发肃降作用推动和调节全身水液的输布和排泄，又称肺主通调水道，《血症肿胀》有"肺为水之上源"之说。在生理上，肺气的宣发，一方面将脾转输肺的水液和水谷之精中的较轻清部分布散于头面诸窍及全身，输精于皮毛。另一方面，宣发卫气，司腠理开合，将代谢后的水液，通过呼吸以水汽的形式及通过皮肤汗孔以蒸发和汗液的形式而排出体外。肺主行水的功能，全部依赖肺的宣发与肃降功能相互配合。若外邪袭肺，肝火犯肺，肺气虚等致肺失宣降，不能输布、运行水液，则水湿停聚，出现水肿、小便不利、聚生痰饮等。

**4. 肺朝百脉** 朝，朝会，聚会之意。所谓"肺朝百脉"是肺在血液生成、循环中作用的高度概括，包括两方面的内容：一是肺受百脉朝会，即全身的血液都要通过经脉而会聚于肺，经肺的呼吸进行体内外清浊之气交换，然后再将富含清气的血液，通过百脉输送至全身。二是肺行血，肺主一身之气，血的运行依赖于气的推动。肺通过生成宗气，上出喉咙以行呼吸，下贯心脉以推动全身百脉的血液运行。若肺气虚衰，不能助心行血，或肺气壅塞，均可导致心的血脉运行不畅，甚至血脉瘀滞，而出现心悸、胸闷、唇舌青紫等症状。

**5. 肺主治节** 治节，即治理、调节之意，肺有辅佐心脏治理调节全身的气、血、津液及各脏腑组织生理功能活动的作用。《素问·灵兰秘典论篇》云："肺者，相辅之官，治节出焉。"肺主治节，主要体现在四个方面：一是肺司呼吸，二是调畅气机，三是助心行血，四是调节水液的输布、运行和排泄。肺主治节是肺主气的结果。肺通过治理调节气血津液，而起到治理调节全身的作用。

**（二）肺的系统联系**

**1. 在体合皮，其华在毛** 皮毛为一身之表，包括皮肤、汗孔、毫毛等组织，它们依赖于卫气和津液的温养和润泽。皮肤是人体表面最大的保护器官，是机体抵御外邪侵袭的第一道屏障，同时还具有调节津液代谢，调节体温和辅助呼吸的作用。肺与皮毛的关系主要体现在以下三个方面。一是肺气宣发，输精于皮毛，将卫气、津液、水谷精微向外周输布，以温养、润泽皮毛肌腠，调节汗孔的开合，故有"肺主皮毛"的理论。肺的宣发功能正常，皮毛得养，卫表固密，则皮肤毫毛光泽，皮肤致密，抵御外邪的能力强。若外邪犯肺，肺失宣发，则皮内卫气亦不得外达，使汗孔闭塞而无汗。二是皮毛能宣肺气以调节呼吸。皮毛上的汗孔不仅能排出汗液，尚能协助肺进行气体交换，故《黄帝内经》将汗孔称为"气门"，又称"玄府"。肺气虚，肌表不固，则常自汗出，呼吸微弱；若毛窍闭塞，卫气郁滞，影响肺气宣发，常见无汗，呼吸气喘等。三是外邪袭人，常内传于肺。理论上肺外合皮毛，开窍于鼻，然外邪侵犯人体多从肌表或口鼻而入。若皮肤受寒，每多出现流涕、喷嚏、咳嗽等肺经症状，可见肺与皮肤之间是相互沟通的。

**2. 开窍于鼻** 鼻为呼吸之气出入的门户，位于呼吸道的最上端，具有通气的功能。肺通过鼻与自然界相贯通，故称"鼻为肺之窍"。鼻还有主司嗅觉，助发音的功能。鼻的这些功能，同样依赖于肺的宣发作用。肺气宣畅，则呼吸平和，则鼻窍通利，嗅觉灵敏。若外邪袭肺，肺气不利，常可出现鼻塞、流涕、嗅觉不灵，甚至鼻翼翕动与咳嗽喘促并见，故《灵枢·脉度》云"肺气通于鼻，肺和则鼻能知臭香矣。"

**3. 在志为忧（悲）** 悲，即悲哀，忧，即忧虑。一般而言，悲自外来，忧自内发。悲忧的情志变化虽有不同，但对人体生理活动的影响大体相同，因而悲和忧同属肺之志，二者均属不良刺激的情绪反应，由肺精、肺气所化生。肺在志为悲忧，是指肺的生理功能与精神情志"悲忧"有关。《素问·举痛论篇》云："悲则气消。"因肺主气，故悲忧过度易于伤肺，导致肺气虚或肺气宣降失调，出现胸闷不舒、呼吸气短、倦怠乏力等。反之，在肺虚或肺失宣降时，人体对外来的非良性刺激的耐受能力就会下降，易于产生悲忧的情绪。

**4. 在液为涕** 涕，即鼻涕，是鼻黏膜的分泌物，有润泽鼻窍的作用。鼻为肺窍，故涕属于肺之液。鼻涕由肺精所化，由肺气的宣发作用布散于鼻窍。若肺精、肺气充足，涕液润泽鼻窍而不外流；若肺感风寒，肺气失宣，肺之精津被寒邪所凝而不化，则鼻流清涕；若肺感风热，则鼻流浊涕、黄涕；肺燥，涕液分泌减少，则鼻干。

## 三、脾

脾位于人体中焦，在膈之下的腹部，与胃相邻。《素问·太阴阳明论篇》云："脾与胃以膜相连耳。"脾的主要生理功能是主运化、主统血、主升清。脾的生理特性为脾气主升，脾喜燥恶湿。

脾与胃相表里，在体合肌肉而主四肢，在窍为口，其华在唇，在志为思，在液为涎。

### （一）脾的主要生理功能

**1. 脾主运化** 运，即转输、输送；化，即消化、化生。脾主运化，是指脾具有把饮食消化、转化为精微，并将精微物质转输至全身各脏腑组织的生理功能。这是整个食物代谢过程中的中心环节，也是后天维持人体生命活动的主要生理机能。脾主运化功能包括运化水谷和运化水液两个方面。

（1）运化水谷 水谷泛指各种饮食。运化水谷，是指脾对饮食的消化吸收及水谷精微物质的输布作用。脾主运化水谷可分为两个方面：一是通过脾气的气化和脾阳的温煦作用，使饮食化为水谷精微。这一过程称之为"化"；二是将水谷精微吸收并向全身转输，这一过程称之为"运"。食物被脾所化，生成水谷精微，再被脾吸收，最后在脾气的升清作用下，将水谷精微转输和散精于肺，由肺脏注入心脉，再通过经脉输送全身，以营养五脏六腑、四肢百骸、筋肉皮毛等各个组织器官。脾主运化的功能依赖于脾气，脾气健运，机体的消化吸收功能健全，水谷精微才源源不断的化生，气血化生有源，才能为精、气、血、津液提供足够的养料和精微物质，才能使全身的各脏腑组织器官得到充分的营养，从而维持正常的生命活动，故有脾胃为"后天之本""气血生化之源"之说。若脾气虚损，运化功能低下，即脾失健运，则饮食物的消化和水谷精微的吸收及输布功能异常，便可出现食欲不振、腹胀、便溏、倦怠、消瘦、头晕目眩等证。

（2）运化水液 又称运化水湿，是指脾具有吸收、输布和布散水液的作用。脾运化水液包括以下两个方面。一是指脾在运化水谷精微的同时，并将胃和小肠消化吸收的津液，即水精，以及大肠和肾的蒸腾气化作用回收的水液，向上输送于肺，再由肺气的宣发和肃降功能输送至全身，使"水精四布，五经并行"（《素问·经脉别论篇》）。二是机体各脏腑组织利用代谢后的水分或多余的水液及时地转输至肺和肾，通过肺和肾的气化功能将多余的水液化为汗液和尿液排出体外。因此，脾运化水液的功能强健，既能使全身各组织器官得到水分的充分滋润和濡养，又能防止水液过多而在体内潴留，从而维持人体水液代谢的相对平衡。若脾运化水液功能失常，必然导致水液在体内停滞，而产生水湿、痰饮等病理产物，甚至形成水肿，故而有"脾为生痰之源""诸湿肿满，皆属于脾"之说。 📱 微课

脾主运化水谷和运化水液这两个方面，是同时进行的，并且相互联系、相互影响。饮食是人类出生后所需营养的主要来源，是生成精、气、血、津液的主要物质基础。而饮食的消化及其精微的吸收、转输都由脾所主，脾不但将饮食物化为水谷精微，为化生精、气、血、津液提供充足的原料，而且能将水谷精微吸收并转输至全身，以营养五脏六腑、四肢百骸，使其发挥正常功能，并能充养先天之精，促进人体的生长发育，是维持人体生命活动的根本，故称脾为"后天之本""气血生化之源"。

**2. 脾主统血** 统，即统摄，控制之意。所谓脾统血，是指脾气具有统摄血液，控制其在脉道内运

行而不致逸出脉外的功能。《难经·四十二难》云："脾裹血。"亦即脾气有裹护血液，防止外溢的作用。由于脾主运化，为气血生化之源，脾气健旺，生血充盈，脾气强健，才能摄血，血液能正常在脉内运行不致逸出脉外而发生出血。若脾气虚，脾失健运，运化功能减退，化源不足则气血亏虚，脾气虚损，统摄无权，血液离经从而导致出血，称为脾不统血。临床上多表现为皮下出血、便血、尿血、崩漏等。

**3. 脾主升清** 脾主升清是与胃主降浊相对而言的。正如清代叶桂《临证指南医案·脾胃门》所云："脾气升则健，胃气降则和。"升，即上升和升举之意，指脾气的运动特点，以上升为主，故说"脾气主升"。清，指水谷精微等营养物质。升清，是指水谷精微借脾气之上升转输作用而上输于心肺、头目，通过心肺的作用化生气血，以营养濡润全身。脾能升清，则水谷精微才能正常吸收和输布，气血生化有源。若脾不升清，则清窍失养，可见面色无华、头晕目眩，清阳不升，水谷并走大肠，则可见腹胀、泄泻等症。此外，脾气的上升作用可以对内脏起升托作用，使其稳定在相应位置，防止下垂。若脾气虚弱，无力升举而下陷，称脾气下陷，亦称中气下陷，则可见久泄脱肛，甚或内脏下垂，如胃下垂、肾下垂、子宫脱垂等病症。

### （二）脾的系统联系

**1. 在体合肉，主四肢** 脾在体合肉，是指脾的运化功能与肌肉的壮实及其功能发挥之间有着密切关系。《素问·痿论篇》云："脾主身之肌肉。"由于脾主运化，为气血生化之源，全身的肌肉都需依靠脾运化的水谷精微及津液的营养和滋润，才能健壮发达、丰满，更好地发挥其收缩运动的功能。若脾气虚弱，运化功能失常，水谷精微及津液的生成和转输障碍，化源不足，肌肉失养，致使肌肉瘦削，软弱无力，甚至痿弱不用。反之，肌肉的病变，长期不愈，再重感邪气，则可内传入脾，导致脾的病变。

四肢，是与躯干相对而言是人体之末，故又称"四末"。脾主四肢，是指四肢的运动亦须依赖脾胃运化的水谷精微以营养和滋润，以维持其正常的生理活动。脾气健运，精微四布，四肢营养充足，则四肢运动灵活，轻劲有力。若脾失健运，化源不足，转输无力，清阳不布，则四肢营养缺乏，可见倦怠无力，甚或痿废不用。

**2. 开窍于口** 是指饮食、口味与脾之运化功能有关。在经络联系上，脾之经脉"连舌本，散舌下"，舌又主司味觉。口味、饮食的正常与否与脾胃的运化功能密切相关。脾气健旺，则食欲旺盛，口味正常，如《灵枢·脉度》云："脾气通于口，脾和则口能知五谷矣。"若脾失健运，则食欲不振、口淡无味；湿热困脾，则口腻、口甜；脾气虚弱，则喜食甘味等。

**3. 其华在唇** 唇，指口唇，又称"飞门"。口唇的色泽与全身的气血是否充盈有关，脾胃为气血化生之源，主肌肉，"唇为肉之余"，故脾其华在唇。脾气健旺，则气血充足，口唇红润光泽。若脾失健运，则气血衰少，口唇淡白无华，甚则萎黄不泽；若脾胃积热，则口唇糜烂；而环口黧黑，口唇卷缩不能覆齿是脾气将绝之兆。

**4. 在志为思** 思，即思虑、思念，是认识事物考虑问题的一种思维活动。思虽为脾之志，但亦与心主神明有关，故有"思出于心，而脾应之"之说。但若思虑过度，或所思不遂等，则会影响气的升降出入，而致气机郁滞或郁结。气结于中，使脾气不行，导致脾的运化、升清功能异常，可见不思饮食，脘腹胀闷，甚则头目眩晕等症状。

**5. 在液为涎** 涎为口津，即唾液中较清稀的部分，由脾精、脾气化生并转输布散，所以说"脾在液为涎"。涎具有润泽口腔，保护口腔黏膜，并有助于食物的咀嚼、吞咽和消化等作用。脾精、脾气充足，涎液上行于口，但不溢出口外。若脾胃虚寒，则口中涎多；脾气虚，脾气不摄，则口涎自流；脾寒，则口流清涎；脾热，则口吐黏液。

## 四、肝

肝位于横膈之下，右胁之内，腹腔之中。肝的生理功能是主疏泄和主藏血。肝的生理特性是主升主动，喜调达而恶抑郁，病则易亢易逆，故称之为"刚脏""将军之官"。

肝与胆相表里，在体合筋，其华在爪，在窍为目，在志为怒，在液为泪。

### （一）主要生理功能

**1. 主疏泄** 疏，疏通，畅达；泄，宣通，通泄。肝主疏泄，是指肝气具有主升、主动的特点，能够疏通、畅达全身的气机。气机畅达，可促进精血津液的运行输布、饮食物的消化吸收以及舒畅情志等。因此，肝主疏泄对人体多种生理活动的正常发挥具有重要影响。

肝主疏泄，调畅气机，主要体现在以下四个方面。

（1）促进血液、津液的运行 血液的运行有赖于气机的调畅，肝气舒畅条达，血液才得以正常运行。若肝失疏泄，气机郁结，血行障碍，可形成瘀血，则可见胸胁刺痛，或为肿块，女子经行不畅、痛经、闭经等，即所谓"气行则血行，气滞则血瘀"之意。水液代谢的调节主要由肺、脾、肾等脏腑的共同作用而完成，但也与肝有关。肝主疏泄，能调畅三焦气机，故有利于津液的运行，以协助其调节水液代谢。肝的疏泄正常，气机调畅，则三焦气治，水道通利，故气行则水亦行。若肝失疏泄，三焦气机阻滞，气滞则水停，导致痰饮、水湿等病理产物积聚，痰阻经络而成痰核，水停脏腑而成鼓胀，痰气交阻于咽喉，则可形成"梅核气"等。

（2）调节脾胃运化 肝主疏泄是维持脾胃正常消化吸收功能的重要条件，这一功能是通过协调脾胃的气机升降和胆汁的分泌与排泄来实现。

1）协调脾胃气机的升降 脾胃对食物的消化及将水谷精微吸收、转化的功能，是以脾的升清和胃的降浊为前提的。肝的疏泄功能正常，全身气机疏通畅达，有助于脾升胃降，二者升降相因，为脾胃的运化功能创造良好的条件。肝主升发阳气，是支持脾主升清功能的重要因素。若肝失疏泄，横逆犯脾，影响脾的升清，而致肝气犯脾，或称肝脾不调，可见胸胁胀痛、眩晕、腹胀、泄泻。若肝气犯胃，可致肝胃不和，影响胃的降浊，出现嗳气呃逆、脘腹胀痛、便秘等。

2）促进胆汁分泌排泄 胆位于肝之短叶之间，与肝相连，内藏胆汁，胆汁注于肠中，具有促进食物消化的作用。胆汁的形成，来自肝脏，所谓"借肝之余气，溢入于胆，积聚而成"。可见，胆汁来源于肝，贮藏于胆，胆汁排泄到肠腔内，以助食物消化吸收。而胆汁的分泌与排泄完全受肝的疏泄功能的控制与调节，即有赖于气机的调畅。肝的疏泄功能正常，气机通畅，胆汁能正常地分泌与排泄。若肝失疏泄，气机郁结，胆汁分泌减少，排泄不畅，则出现胁痛、口苦、纳食不化、甚则黄疸等。

（3）调畅情志 人的精神情志活动，除由心所主宰外，还与肝的疏泄功能密切相关。因为人的情志活动是以气血为物质基础，又有赖于气血的正常运行。肝的疏泄功能具有调畅气机的作用，有助于情志乐观舒畅，缓解各种不良的情志反应，避免情志病证的产生。肝疏泄失常，可引起情志活动的异常。若肝气郁结则抑郁不乐，嗳气叹息或悲忧欲哭；肝气上逆则性情急躁，烦躁易怒。不良的情志刺激，也可影响肝的疏泄功能，使五脏气机紊乱，气血失和而为病。

（4）促进男子排精与女子行经 男子排精与女子行经均与肝的疏泄功能有关。男子精液的贮藏与施泄、女子按时行经，是肝肾疏泄与肾闭藏作用相互协调的结果。肝疏泄正常，气机调畅，男子精液排泄通畅有度，女子则经行通畅，月经周期正常。肝失疏泄，男子则可出现排精不畅，女子则月经周期紊乱、经行不畅甚或痛经。由于肝的疏泄功能对女子的生殖功能尤为重要，肝又主藏血，肝血是女子经血之源，故有"女子以肝为先天"之说。

**2. 主藏血** 肝藏血是指肝脏具有贮藏血液、调节血量的功能。

（1）贮藏血液　肝贮藏血液是指肝可以将一定量的血贮存于肝内，以供机体各部分活动时所需，故肝有"血海"之称。肝贮藏血液的功能主要有二：一是肝内贮藏一定的血液，血属阴，肝脏必须依赖阴血的滋养才能发挥作用，同时以制约肝的阳气升腾，勿使过亢，从而维护肝的疏泄功能，使其冲和条达。若肝的贮存血量不足，而致肝血虚，可能出现肝阳上亢、肝风内动等病理变化。二是"肝藏血，血舍魂"。魂的活动以血为物质基础，肝血充足，魂有所舍，则夜寐安和。若肝不藏血，魂无所舍，可致多梦易惊、卧寐不安等。

（2）调节血量　是指肝对于调节人体各部分血量的分配，特别是外周血量的调节起重要作用。正常生理情况下，人体各部分的血量是相对恒定的，但是各部分的血液常随着不同的活动情况而改变。所谓"人动则血运于诸经，人静则血归于肝脏"（王冰注《黄帝内经》云）。肝的调节血量的功能是以贮藏血液为前提，而肝将其所贮藏的血液向人体的外周输布，实际上是肝的疏泄功能在促进血液运行方面的作用。肝贮藏血液的功能，还对肝的疏泄功能有制约作用。血属阴，主静。肝内贮藏一定的血量，可制约肝的阳气升腾，勿使过亢，从而维护肝的疏泄功能而冲和条达。若肝血亏虚，濡养功能减退，见两目干涩、昏花、筋脉拘急或肢体麻木等，亦可见月经量少，甚则闭经。若肝调节血流量失常，临床上则见吐血、月经量多甚至崩漏等各种出血症。

肝主疏泄功能与肝藏血功能密切相关。肝主藏血，血能养肝，肝体柔和，肝阳不亢，疏泄功能才能正常；肝主疏泄，气机调畅，则血能正常地归藏和调节，藏血功能才能正常"肝体阴而用阳"，高度概括了肝的两大生理功能之间的关系。生理情况下，肝藏血，体得阴柔则用能阳刚；病理情况下，肝阴肝血常不足，肝阳肝气常有余，所以肝体阴柔对维持正常肝用，防止其刚暴太过有重要作用。肝主疏泄，用能阳刚，则体能阴柔；若肝的疏泄功能减退，肝气郁滞，可导致血瘀证；气郁化火，迫血妄行，血随气逆，可见吐血等出血证。

**（二）肝的系统联系**

**1. 在体合筋，其华在爪**　筋，即筋膜，包括肌腱和韧带，能连接关节肌肉，主司肢体运动。肝主藏血，筋膜赖于肝血滋养。肝血足，筋力强健，肢体运动灵活有力，能够耐受疲劳，肝血不足则筋膜失养，肢体无力而疲劳难复，故肝为"罢极之本"。若运动过久、过剧，可使筋力衰弱而疲劳，甚至难以屈伸，故《素问·宣明五气篇》有"久行伤筋"之说。肝血不足，筋不得濡养，还可出现手足震颤、肢体麻木、屈伸不利等。

爪，指爪甲，包括指甲和趾甲。爪甲的营养来源与筋相同，故称"爪为筋之余"。肝血的盛衰直接影响爪甲的荣枯。肝血充足，则爪甲坚韧明亮、红润光泽、饱满。若肝血不足，爪甲失养，则爪甲萎软而薄、凸凹不平、枯而无华、甚则变形或脆裂、易折。

**2. 在窍为目**　目具有视物、别黑白、辨形态的功能，故又称"精明"。肝的经络系目系，肝血濡养于目，则目能发挥其视觉功能，所以《素问》云："肝受血而能视"。肝血充足，则视物清晰，目睛灵活有神。若因情志不畅，致肝气郁结，久而火动痰生，蒙阻清窍，可致二目昏蒙、视物不清；肝之阴血不足，双目失于濡养，则会导致两目干涩、视物不清、目眩、眼眶疼痛等症。

**3. 在志为怒**　怒是人在情绪激动时所产生的情志变化。病理上，"怒伤肝"，怒有暴怒和郁怒之分：暴怒即愤怒，多激动亢奋，发泄太过；郁怒，多心情抑郁，敢怒不敢言。暴怒，可致肝气升发太过，气机上逆，则头胀头痛、面红目赤，血随气逆，则呕血，甚至气厥，卒然昏不知人。郁怒不解，则致肝气疏泄不及，气机郁结，可见胸胁、乳房、少腹胀痛，甚则气血津液运行输布障碍，痰饮、瘀血及癥瘕积聚内生。反之，各种肝病，疏泄气机失常，则令人善怒。

**4. 在液为泪**　泪由肝精、肝血所化，肝开窍于目，泪从目出。泪有濡润、保护眼睛的功能。在正常情况下，泪液的分泌，是濡润而不外溢，但在异物侵入目中时，泪液即可大量分泌，起到清洁眼目和排除异物的作用。若肝的阴血不足，泪液分泌减少，常见两目干涩、风火赤眼；若肝经湿热，则可见目眵增多、迎风流泪等。

# 五、肾

肾位于腰部脊柱两侧，左右各一。《素问》云："腰者，肾之府。"肾的主要生理功能是：主藏精，主水，主纳气。

肾与膀胱相表里，在体合骨，其华在发，在窍为耳及二阴，在志为恐，在液为唾。

## （一）主要生理功能

**1. 藏精**　肾藏精，是指肾具有贮存、封藏精的生理功能。故《素问》云："肾者，主蛰，封藏之本，精之处也。"精藏于肾，发挥其生理效应而不无故流失，依赖于肾气的闭藏作用和激发作用的协调。

（1）肾精的来源及其相互关系　后天之精（见第三章）经脾气的运输作用以"灌四傍"，成为脏腑之精气。各脏腑之精维持其生理功能的剩余部分，则输送到肾中，充养先天之精，如《素问》云："肾者主水，受五脏六腑之精而藏之。"先天之精与后天之精相互为用，先天之精有赖于后天之精的充养，而后不断充盈；后天之精必须以先天之精为动力，才能不断摄入和化生。

（2）肾精的作用

1）主生长发育　肾主生长发育是肾精及其所化肾气的生理作用。肾藏精，精化气，肾精所化之气为肾气，肾精足则肾气充，肾精亏则肾气衰。因而人体的生、长、壮、老、已的生命过程，以及在生命过程中的生殖能力，都取决于肾精及肾气的盛衰。《素问·上古天真论篇》曰："丈夫八岁，肾气实，发长齿更……八八，则齿发去。"记述了肾气由未盛到逐渐充盛，由充盛到逐渐衰少继而耗竭的演变过程。因此，肾精及肾气在人体生长发育过程中起着十分重要的作用。若肾中精气不足，则表现为小儿生长发育不良、"五迟"（站迟、语迟、行迟、发迟、齿迟），"五软"（头软、项软、手足软、肌肉软、口软），在成人则为早衰。

2）主生殖　肾精、肾气主持人体的生殖功能。人体生殖器官的发育，性机能的成熟与维持以及生殖能力等，都与肾精及肾气盛衰密切相关。人出生后随着肾精及肾气的不断充盈，产生天癸。天癸，是肾精及肾气充盈到一定程度而产生的一种精微物质，具有促进人体生殖器官的发育成熟和维持人体生殖机能的作用。天癸来至，女子月经来潮，男子出现排精现象，说明性器官已经成熟，具备了生殖能力。其后，肾精及肾气不断充盈，从而维持人体生殖功能旺盛。中年以后，肾精及肾气逐渐衰少，天癸亦随之衰减，以致竭绝。没有了天癸的激发作用，生殖功能逐渐减退，生殖器官日趋萎缩，最后丧失生殖功能而进入老年期。因此，肾精及肾气关系到人的生殖功能，是人类生育繁衍的根本。

（3）肾精、肾气、肾阴、肾阳的概念及其相互关系　肾精、肾气，即肾中所藏的精气，是构成肾的基本物质和维持肾的各项生理功能的物质基础。由于肾"受五脏六腑之精而藏之"，所以肾中精气对机体生理活动均起着极其重要的作用。肾阴、肾阳是肾中精气生理效应的两种状态。具有滋润、宁静、濡润和成形作用的部分为肾阴，又称"元阴""真阴"；具有温煦、推动、鼓舞和气化作用的部分为肾阳，又称"元阳""真阳"。肾阴与肾阳相互制约、相互为用，维持着人体生理上的动态平衡。

肾气是脏腑之气的根本，故肾之阳气为一身阳气之本，能推动和激发脏腑功能、温煦机体、促进精血津液化生和运行输布，促使精化为气；肾之阴气为一身阴气之源，滋润濡养脏腑组织，调节脏腑功能活动及精血津液的化生及运行输布，促使气聚成形。人体各脏之阴，有赖于肾阴的滋养，各脏之阳，有赖于肾阳的温煦。肾的藏精、主水、主纳气的功能都是以肾精、肾气为物质基础，并须在肾阴、肾阳协调平衡的条件下才得以正常进行。肾阴和肾阳在人体内是相互依存、相互制约的，维持肾阴肾阳的动态平衡，是发挥肾气正常生理功能的重要条件。如果这一动态平衡遭破坏，肾的阴阳失调，而出现各种病证。

**2. 主水** 是指肾脏具有主持和调节人体水液代谢的功能，故有肾为"水脏"之称。肾的这一功能主要靠肾中精气的气化作用来实现。在生理情况下，饮入于胃后，经脾的吸收和转输，肺的宣发肃降，三焦水道的输布，肾的气化作用，使清者重新吸收输布于全身各脏腑组织器官，浊者化为汗液、尿液和气排出体外，从而维持体内水液代谢的协调平衡。水液代谢过程是肾中阴阳相互协调的结果，"肾阳为开""肾阴为合"，"开"则尿液生成而得以排出，"合"则机体需要的水液得以保留而重新吸收利用。肾中阴阳平衡，则膀胱开合有度，水液代谢能够正常进行。若肾中阴阳失衡，肾阳虚衰，气化失常，关门不利，则小便不利、尿少、水肿；若气不化水，膀胱失约，又可见小便清长、夜尿增多或遗尿、小便失禁等。

**3. 主纳气** 纳，有受纳和摄纳之意。肾主纳气，是指肾具有摄纳肺所吸入的自然界清气，并使呼吸保持一定的深度，从而维持呼吸功能的正常进行。这说明，人的呼吸运动，虽为肺所主，但必须依赖肾气的摄纳作用，才能使肺吸入的清气，布达全身，发挥其生理作用，清代林珮琴《类证治裁》云："肺为气之主，肾为气之根。"若肾的纳气功能减退，摄纳无权，则出现呼吸表浅、动辄气喘、呼多吸少等症，临床上称之为肾不纳气。

### （二）肾的系统联系

**1. 在体合骨，生髓** 肾藏精，精生髓，髓居于骨中称骨髓，骨的生长发育，有赖于骨髓的充盈及其所提供的营养。肾主骨生髓的生理功能，实际上是肾精及肾气促进机体生长发育功能的具体体现。肾精充足，骨髓生化有源，骨得髓养，则坚固有力。若肾精亏虚，骨髓生化无源，骨失所养，可见小儿囟门迟闭、骨软无力；老年人骨质疏松，易于骨折等。

**2. 其华在发** 发的生长，赖血以养，故称"发为血之余"。但发的生机根源于肾。肾藏精，精化血，精血旺盛，则毛发粗壮而润泽。由于发为肾之外候，所以发之生长与脱落，润泽与枯槁，常能反映肾精的盛衰。青壮年精血旺盛，发长而润泽，老年人精血衰少，发白而脱落。

**3. 在窍为耳及二阴** 肾藏精生髓通脑，输精于耳，故耳为肾之外窍。《灵枢》云："肾气通于耳，肾和则耳能闻五音矣。"肾精充盛，髓海充盈，耳窍得养，则听觉灵敏；若肾精不足，髓海亏虚，耳窍失养，则听力减退，或耳鸣、耳聋。前后二阴，即前阴（尿道口、外生殖器）和后阴（肛门）。前阴是排泄尿液以及男子排泄精液、女子排出月经和娩出胎儿的通道。后阴是排泄粪便的通道。肾主生殖，与前后二阴的作用密切相关。肾主二便，尿液的生成和排泄依赖于肾的蒸腾气化作用，肾阴下滋肠道、肾阳温煦推动，有助于粪便排泄，故"肾开窍于二阴"。

**4. 在志为恐** 恐，是一种恐惧、害怕的情志活动，与肾的关系密切。《素问》云："在脏为肾，在志为恐。"由于肾藏精而位居下焦，肾精化生的肾气，必须通过中上二焦，才能上布全身。恐使肾气不得上行布散，反而下走，所以说"恐伤肾""恐则气下"。

**5. 在液为唾** 唾，是唾液中较稠厚的部分，多出于舌下，有润泽口腔、滋润食物及滋养肾精的功能。唾为肾精化生，经肾气的推动作用，沿足少阴肾经，从肾向上经过肝、膈、肺、气管，直达舌下之金津、玉液二穴，分泌而出。故《素问》云："五脏化液肾为唾。"由于唾源于肾精，若咽而不吐，则能回滋肾精，若多唾久唾，则能耗伤肾精。

# 第三节　六　腑

六腑是胆、胃、小肠、大肠、膀胱、三焦的总称。其共同的形态特点是中空有腔的脏器。六腑共同的生理功能是受盛和传化水谷，具有"泻而不藏，实而不满"的生理特点，故六腑"以降为顺，以通为用"，对中医临床具有较重要的指导意义。

## 一、胆

胆位于右胁下，附于肝之短叶之间。胆与肝在经络上相互络属，构成表里关系。胆的生理功能主要包括贮藏和排泄胆汁，主决断，参与精神情志活动。

**1. 贮藏和排泄胆汁** 胆是中空的囊状器官，内藏胆汁。胆汁味苦，色黄绿，属于人体精气之一，故《灵枢》称胆为"中精之腑"，同时也有"中清之腑"和"清净之腑"之称。胆汁为肝之余气所化生，通过肝的疏泄功能流入胆腑贮藏起来。当进食时，胆腑内贮藏的胆汁又在肝主疏泄功能的作用下注入肠中，以促进饮食物的消化和吸收。肝胆功能正常，则胆汁生成和排泄正常，饮食物的消化吸收可以正常进行。相反，若肝胆功能失常，则胆汁分泌与排泄受阻，就会出现胁痛、纳少、腹胀、恶心、呕吐、便溏等症状；若胆气上逆，则可出现口苦、呕吐黄绿苦水等症状；若胆汁不循常道，外溢肌肤，则发为黄疸，以目黄、身黄、小便黄为特征。

**2. 主决断** 《素问》云："胆者，中正之官，决断出焉。"胆主决断，是指胆在精神意识思维活动中，具有判断事物，做出决定的作用。胆气充盛之人，即使强烈精神刺激对其所造成的影响也较小，而且恢复较快。相反，胆气虚弱者，遇到不良的精神刺激时，则容易发生疾病，进而出现胆怯易惊、失眠、多梦等病理表现。

胆既是六腑之一，同时又为奇恒之腑之一。胆为中空的囊状器官，符合六腑的形态特点，胆内贮藏的胆汁能够适时的排泄，符合六腑"泻而不藏""实而不能满"的生理特点，故胆为六腑之一。胆能够贮藏胆汁，不直接受纳和传化水谷，与其他五腑有所区别，符合奇恒之腑"形态似六腑，功能似五脏"的特点，故胆又为奇恒之腑之一。

## 二、胃

胃位于上腹部，上连食道，下通小肠。胃腔称为胃脘，分上、中、下三部：胃的上部叫作上脘，包括贲门，下部叫作下脘，包括幽门，上下脘之间的部分叫作中脘。胃与脾通过经络相互络属，构成表里关系。生理功能主要包括主受纳、腐熟水谷和主通降。

**1. 主受纳、腐熟水谷** 受纳，即接受，容纳之意。腐熟，是指胃初步消化食物形成食糜的过程。饮食入口，经过食管，容纳于胃，故胃有"太仓""水谷之海"之称。胃把所受纳的水谷进行消磨，变成食糜，下传于小肠，通过小肠消化吸收，其精微物质经脾之运化而营养全身。若胃的受纳功能障碍，则出现纳呆、厌食、胃脘胀闷等症状；若胃的腐熟功能障碍，则出现胃脘胀痛、嗳腐泛酸等食滞胃脘症状。

**2. 主通降** 通降，是指胃气以通畅下降为顺。饮食物入胃，清者由脾转输，浊者下传大肠，化为糟粕排出体外，整个过程是靠胃气的"通降"作用来完成的。因此，胃主通降就是指胃能够将食糜下传小肠、大肠，并排出糟粕的过程。胃主通降就是降浊，降浊是受纳的前提条件。若胃失通降，则脘腹胀满疼痛；若胃气上逆，则见恶心、呕吐、嗳气等。

## 三、小肠

小肠位于腹腔，其上端与胃在幽门相接，下端与大肠在阑门相连，迂回叠积于腹腔内。小肠与心通过经络相互络属，构成表里关系。小肠的生理功能是主受盛化物、泌别清浊和主液。

**1. 主受盛化物** 受盛，即接受，以器盛物之意。化物，即消化、转化饮食物。小肠的受盛化物功能主要表现在两个方面：一是小肠接受由胃腑下传的食糜而容纳之，二是食糜在小肠内必须停留一定的时间，由脾与小肠共同对其进一步消化，化为精微和糟粕两部分。《素问》云："小肠者，受盛之官，化物出焉。"小肠的受盛化物功能失调，则可导致气机阻滞，消化、吸收障碍，出现腹胀、腹痛、腹泻、便溏等症状。

**2. 泌别清浊**  泌，即分泌；别，即分别；清，指水谷精微；浊，指食物中的糟粕，糟粕有包括食物残渣和废液。泌别清浊，是指小肠在对胃传递给它的食糜进行进一步消化的过程中，将其分为清浊两部分。清者，即水谷精微，由小肠吸收，通过脾之运化功能上输心肺，进而输布全身；浊者，食物残渣，通过阑门传送到大肠，形成粪便排出体外，而多余的水分则气化成尿液排出体外。

**3. 主液**  小肠在吸收水谷精微的同时，还吸收了大量的水液，参与人体的津液代谢，故有"小肠主液"之说。

小肠泌别清浊和主液的功能正常，水液和糟粕各走其道而二便正常。若小肠功能失调，清浊不分，水液归于糟粕，则可出现泄泻、小便短少等症状。

## 四、大肠

大肠位于腹部，其上端通过阑门与小肠相接，下端连于肛门。大肠包括盲肠、结肠和直肠。大肠与肺通过经络相互络属，构成表里关系。大肠的生理功能包括主传化糟粕和主津。

**1. 主传化糟粕**  大肠接受经过小肠泌别清浊后下传的食物残渣，吸收其中多余的水液，形成粪便，经肛门排出体外。故《素问》云："大肠者，传导之官，变化出焉。"大肠传化糟粕的功能是小肠泌别清浊功能的承接，亦是胃降浊功能的延伸。

**2. 主津**  大肠在传化糟粕的同时，还能吸收食物残渣中的水液，参与人体的津液代谢，故有"大肠主津"之说。正是因为"大肠主津"能够使糟粕燥化，从而变成有形的粪便排出体外。若大肠吸收水分过多，则会导致大便干结而出现大便的秘结不通。相反，若"大肠主津"功能失常，吸收水分减少，则可出现腹泻、大便稀溏等症。

## 五、膀胱

膀胱位于小腹部，为囊性器官，上通于肾，下连于尿道，开口于前阴。膀胱与肾通过经络相互络属，构成表里关系。膀胱的生理功能是贮存尿液和排泄尿液。

**1. 贮存尿液**  摄入人体的水液通过肺、脾、肾等脏腑的综合作用，布散于周身，发挥滋养和濡润作用。其代谢后的废液则下归于肾，经肾的气化作用升清降浊。清者重新回流于体内，参与水液代谢；浊者则下输于膀胱，形成尿液。

**2. 排泄尿液**  尿液贮存于膀胱，当膀胱内的尿液达到一定量时，则在肾的气化作用下，膀胱开合适度，尿液及时排出体外。故《素问》云："膀胱者，州都之官，津液藏焉，气化则能出矣。"若肾的固摄和气化功能失职，则膀胱气化失司，开合失度，可出现尿频、尿急、尿痛或排尿不畅，甚至癃闭等症状。由此可见，膀胱的病变多责之于肾，小便异常可从肾论治。

## 六、三焦

三焦是上焦、中焦、下焦的合称，为六腑之一。历代医家对三焦的位置和形态的看法多有争议，其主要观点概括如下：一是认为三焦有其名而无其形；二是认为三焦有名且有形。一般认为三焦是分布在胸腹腔内的一个大腑，因其与五脏无表里配合关系，故又有"孤腑"之称。

### （一）三焦的生理功能

**1. 通行元气**  元气是人体最根本、最重要的气，发源于肾，由先天之精所化生，赖后天之精以滋养，是人体生命活动的原动力。元气通过三焦布散到全身，以激发、推动各个脏腑组织的功能活动，所以说三焦是元气通行的道路。《难经》云："三焦者，元气之别使也，主通行三气，经历于五脏六腑。"这里的"三气"，一般是指宗气、营气和卫气。由此可见，三焦不仅能通行元气，而且是一身之气升降出入的道路，所以又有三焦主持诸气，总司全身气机和气化的理论。

**2. 运行水液** 人体水液代谢是由肺、脾、肾等脏腑的协同作用而完成的一个复杂生理过程，津液的升降出入必须以三焦为通道，才能正常运行。如果三焦水道不利，则肺、脾、肾等脏腑调节水液代谢的功能将难以实现，所以又把三焦在水液代谢中的协调平衡作用，称为"三焦气化"。《素问》云："三焦者，决渎之官，水道出焉。"

由于人体水液的布散离不开一身之气的升降出入运动，而气又要以津液为载体才能正常运行，所以三焦通行元气和运行水液的两个生理功能是密切相关的。

### （二）上、中、下三焦各自的功能特点

**1. 上焦如雾** "上焦如雾"指的是上焦心、肺宣发卫气，布散水谷精微和津液以营养滋润全身的作用，有如雾露之溉，故《灵枢》将上焦的生理特性概括为"上焦如雾"。

**2. 中焦如沤** "沤"，渍之意，在这里是指饮食物经腐熟和发酵的状态。"中焦如沤"是指中焦脾胃运化水谷，化生气血的作用。胃受纳、腐熟水谷，再由脾的运化功能而形成水谷精微，并通过脾的升清转输作用，将水谷精微上输于心、肺，以化生气血，濡养周身。正是因为脾胃具有受纳腐熟水谷、化生精微的功能，故《灵枢》将中焦的生理特性概括为"中焦如沤"。

**3. 下焦如渎** "渎"水沟，为排水渠道之意。"下焦如渎"是指肾、膀胱、小肠、大肠等脏腑分别清浊，排泄废物的作用。小肠分清泌浊，将食物残渣传送到大肠，形成粪便，从肛门排出体外。体内代谢后的水液，通过肾和膀胱的气化作用形成尿液，从尿道排出体外。由于下焦排泄糟粕和尿液的功能，应像沟渠排水一样畅通无阻，故《灵枢》将下焦的生理特性概括为"下焦如渎"。

# 第四节　奇恒之腑

奇恒之腑是脑、髓、骨、脉、胆、女子胞的总称。其形态似腑，多为中空的管腔性器官，功能似脏，具有贮藏精气的作用。因其似脏非脏，似腑非腑，除胆外，均与五脏没有表里配合关系，故名"奇恒之腑"。

## 一、脑

脑由髓汇集而成，故《灵枢》称"脑为髓之海"。脑的生理功能是主宰生命活动，主管精神思维，主持感觉运动。

**1. 主宰生命活动** 元神藏于脑中，《本草纲目》称"脑为元神之府"。元神来自先天，为人在出生之前，随形俱而生之神，被称为先天之神，为生命的主宰。得神则生，失神则亡，故脑是人体最重要的器官，是生命活动的中枢，主宰人体的生命活动。若脑受到损伤，则可导致人的死亡。

**2. 主管精神思维** 人的精神思维活动是客观事物反映于脑的结果。人体的精神思维活动是在元神的基础上通过后天而获得的，所以与脑的功能密切相关。脑为精神思维活动的枢纽。脑的功能正常，则精神饱满、意识清楚、思维灵敏、记忆力强、语言清晰、情志正常；若脑的功能失常，则可出现精神萎靡、反应迟钝、记忆力减退等精神、意识、思维活动的异常。

**3. 主持感觉运动** 脑的生理功能，与头部的感官功能以及肢体的运动功能密切相关。眼、耳、口、鼻、舌为五脏外窍，皆位于头面部，与脑相通。人的视、听、言、动等功能，皆与脑有密切关系。髓海

充盈，则耳聪目明，感觉灵敏，身体轻劲有力；若髓海不足，则会出现听觉失聪，视物不明，嗅觉不灵，感觉障碍以及运动失常等病证。

## 二、髓

髓是骨腔中的一种膏样精微物质。髓由先天之精所化生，又依赖后天之精所充养。髓有主养脑髓、滋养骨髓以及化生血液的生理功能。

**1. 主养脑髓** 髓的生成以先天之精为主要物质基础，又依赖后天之精的不断补充，分布于骨腔之中，经由脊髓而上引入脑，成为脑髓，故脑被称为"髓海"。若脑髓充盈，脑得到髓的充养，则能使人脑力充沛，耳聪目明，身体健强，反应敏捷。反之，若先天不足或后天失养，则可导致髓海不足，出现头晕耳鸣，两眼昏花，腰膝酸软，反应迟钝，健忘嗜睡或小儿生长发育迟缓等症状。

**2. 滋养骨髓** 髓居骨中，能够滋养骨骼。肾精充足，骨髓生化有源，骨骼得到骨髓的充养，则生长发育正常，骨骼坚韧有力。反之，若肾精亏虚，则骨失髓养，就会导致生长发育障碍，或骨骼脆弱易折断，甚至发为骨痿。

**3. 化生血液** 肾藏精，精生髓，髓可以化血，精髓为血液生成的重要物质基础。临床上，常用补肾填精生髓的方法治疗某些血虚的病证，其机理就是髓可以化生血液。

## 三、骨

骨，泛指人体的骨骼。骨中有腔隙，内藏骨髓，故《素问》云"骨者，髓之府。"骨具有贮藏骨髓、支撑形体、主司运动的生理功能。

**1. 贮藏骨髓** 骨为中空有腔的器官，骨髓贮藏于骨中腔隙，因此骨具有贮藏骨髓的生理功能。

**2. 支撑形体** 骨是支撑躯体、维持形体的总框架。《灵枢》云："骨为干。"肾精充足，骨得髓养则骨骼坚韧有力，可以正常支撑人体，反之，若肾虚精亏，髓消骨弱，则骨骼支撑人体的能力减退，可以出现腰膝酸软无力，不耐久立久坐久行等症。此外，骨骼还有保护人体内脏的作用。人体重要的器官，如心、肺、大脑等外部均有相应的骨骼连接成廓或壳。骨骼保护这些器官，使其免受外力损伤。

**3. 主司运动** 骨与骨组成的关节，借助肌肉和筋膜的收缩和弛张时产生的动力，进行屈伸或旋转等，从而表现出各种躯体的运动。因此，在机体运动过程中，骨与骨组成的关节，能够起着支点支撑和具体实施动作等重要作用。

## 四、脉

脉，即血脉，也称脉管、脉道，即现代所说的"血管"。为气血运行的通道，故又称之为"血府"。血脉是一个相对封闭的管道系统，它遍及全身，无处不到，营周不休。脉的生理功能主要包括主运行气血和传递信息。

**1. 运行气血** 血液正常循行的基本条件之一，就是"脉道通利"。脉是血气运行的通道，主司输送血气，使其流注于全身而循环不息。脉道通利，则血行流畅，若脉道瘀滞，则血行迟缓而成瘀，若血流加速，血液妄行，便可发生出血。

**2. 传递信息** 血脉纵横交错，把人体各脏腑组织联络在一起，构成生理、病理上的有机联系；又由于心主血脉，心气推动血液在脉管内流动时产生的搏动谓之脉搏，而人体的脏腑组织生理活动都是以脉内运行的气血为物质基础。因此脉搏不仅反映心、血、脉的机能状态，也能传递全身脏腑组织的各种信息，故通过切脉可以推断人体气血的盈亏、脏腑功能的盛衰、病变所在的部位、疾病的进退预后等。

## 五、女子胞

女子胞，又称胞宫，是女性的生殖器官。女子胞位于小腹正中，在膀胱之后，直肠之前，呈倒置的梨形，其下口与阴道相通，有主持月经和孕育胎儿的作用。

**1. 主持月经** 月经，又称月信、月水、月事。健康的女子到了 14 岁左右，肾中精气旺盛，产生天癸，生殖器官发育成熟，冲任二脉气血旺盛，则能按时发生月经，从而具备生殖能力。而女子到了 49 岁左右，由于肾中精气逐渐衰败，天癸竭绝，冲任二脉气血衰少，则月经逐渐闭止。月经的产生，是脏腑经络气血作用于胞宫的结果。胞宫的功能正常与否直接影响月经的来潮，故女子胞具有主持月经的生理功能。

**2. 孕育胎儿** 女子在受孕后，女子胞即成为孕育胎儿的场所。受孕之后，月经停止来潮，脏腑经络气血下注于冲任二脉，到达胞宫以养胎。胎儿在胞宫内生长发育，经过 10 个月的孕育后，从胞宫娩出。因此，胞宫是孕育胎儿之所，主孕育胎儿。

# 第五节 脏腑之间的关系

藏象学说不仅强调五脏、六腑以及奇恒之腑各自的生理功能和生理特性，而且注重脏与脏之间，脏与腑之间以及六腑之间的协调统一。

## 一、脏与脏之间的关系

脏与脏之间的关系，即指五脏之间的相互关系。五脏之间有各自的生理功能和病理变化，同时彼此之间又存在普遍而复杂的生理联系与病理影响。

### （一）心与肺

心与肺之间的关系主要表现在气和血，血液循行与呼吸运动之间的协同调节关系。

**1. 肺气助心行血** 心主血脉，心与脉相连，血液的正常循行主要依赖于心气的推动作用；肺朝百脉，能够助心行血，血液的正常运行，还必须依赖肺气的敷布。若肺主气司呼吸的功能失常，气机阻滞不畅，则会影响到心主血脉的生理功能，导致血行不畅，瘀阻心脉，临床可见胸闷气短、心悸怔忡、面唇青紫、舌质紫黯、脉象结代等。

**2. 心主血脉，布散肺气** 肺主气司呼吸，完成体内外清浊之气的交换。肺吸入的清气，必须依附于血液，依靠心血的运载才能布达周身，而人体代谢后产生的浊气，也必须以心血为载体，才能到达肺，依靠肺的呼吸运动排出体外。心主血脉的功能正常，血流通利，则气机通畅，有助于肺主气司呼吸功能的发挥。若心主血脉的功能失常，肺气不布，肺失宣降，影响肺主气司呼吸的功能，临床可见胸闷、咳嗽、气喘、呼吸困难等。

### （二）心与脾

心与脾之间的关系主要表现为血液生成与运行方面。

**1. 血液生成** 脾主运化，脾为后天之本、气血生化之源。脾胃运化水谷精微所产生的营气和津液是血液化生的主要物质基础。心主血脉，参与血液的生成。在脾的运化作用下，营气和津液注入脉中，在心气的化赤作用下生成血液。脾气健运，则血液化生有源，心血充盈，心主血脉的功能正常，脾的运化又依赖于心血的滋养和心阳的温煦。心脾两脏相互协同、相互为用，使血液得以正常化生。若心血不足，心阳不振，则可损及脾的运化功能，同样若脾气亏虚，脾失健运，血液生化乏源，又可导致心血不足，最终出现"心脾两虚"之证，可见面色无华、心悸、失眠、多梦、食少、腹胀、便溏等。

**2. 血液运行**　心主血脉，心气推动血液在脉中运行不息，脾统血，脾气统摄血液在脉中循行而不逸出脉外。心脾两脏协同配合，才能使血液正常运行。若心气不足，则行血无力，若脾气虚弱，则统血无权，血逸脉外，二者均可导致血运失常，形成血瘀或出血的病理变化，临床可见心悸怔忡、面唇青紫、舌质紫黯、脉象结代，或面色无华、食少、腹胀、便溏、慢性出血等。

### （三）心与肝

心与肝之间的关系主要表现为血液运行与精神情志调节方面。

**1. 血液运行**　心主血脉，心气推动血液在脉内正常运行，肝主藏血，肝不仅能够贮藏血液，而且还能够调节血量和防止出血。心肝两脏相互配合，共同维持血液的正常循环。心气旺盛，心血充盈，则血行正常，肝有所藏，肝血充足，肝气疏泄有度，则可以根据人体的生理需要调节血量分配，并且固摄血液而防止出血，有利于心主行血功能的正常进行。此外，肝主疏泄，能够调畅气机，气行则血行，血流通畅而无瘀滞。若心血亏虚，心气不足，则可出现血行失常，可致肝不藏血，反之，若肝血不足，肝失疏泄，则血行失常，亦可导致心血不足，或心血瘀阻。

**2. 情志互用**　心藏神为五脏六腑之大主，肝主疏泄，能够调畅气机而调节情志。血是精神活动的主要物质基础，心主血，肝藏血，心肝两脏相互为用，共同维持正常的精神情志活动。心血充盈，则神有所主，肝气调畅，情志活动正常；肝血充足，则肝气疏泄有度，情志舒畅，而心神内守。反之，若心血不足，则心神不安，可导致肝失疏泄；若肝血不足，肝气郁结，亦可致心神不安。二者相互影响，可以形成心肝气郁或心肝火旺等证，出现精神恍惚、情绪低落，抑郁寡欢或心烦失眠、情绪急躁易怒等症。

### （四）心与肾

心与肾之间的相互关系，在生理状态下，是以阴阳、水火、精血的动态平衡为其重要条件，主要表现为心肾相交、精神互用两个方面。

**1. 心肾相交**　心居上焦属阳，在五行中属火，肾居下焦属阴，在五行中属水。根据阴阳水火的升降理论，在上者宜降，在下者宜升。在生理上，故心火（阳）应当下降于肾，以温煦肾阳，使肾水不寒，肾水（阴）应当上济于心，以滋助心阴，使心火不亢。心肾之间这种相互依存，相互制约的关系，称为"心肾相交"或"水火既济"。心肾阴阳水火升降的动态平衡，共同维持两脏之间生理功能的协调平衡。在病理上，若肾阴不足，不能上济心阴以涵养心阳，可导致心火偏亢，从而产生心肾阴虚火旺的病理变化，常表现为心悸心烦、失眠多梦、眩晕耳鸣、腰膝酸软，或男子梦遗、女子梦交等症。若肾阳虚损，不能温化水液，可致阳虚水泛，上凌于心，表现为畏寒肢冷、面色白、水肿、尿少、心悸等症。心肾两脏阴阳水火升降的动态平衡失调，称之为"心肾不交"。

**2. 精神互用**　心藏神，神是生命活动的外在表现，神全可益精，对精的生成、运行、固摄和溢泻起着调节作用。肾藏精，精是人体生命的原始物质，精为神之源，精能化神，精能生髓，髓可充脑，脑为元神之府。故积精可以全神。心肾精神互用，共同维持生命活动的正常进行。若心血不足，血不养神，心神不安，或肾精亏虚，髓海不足，可致心肾精亏的病理变化，表现为失眠、多梦、健忘、头晕、头痛、耳鸣等。

### （五）肺与脾

肺与脾之间的关系主要表现在气的生成与水液代谢过程中的相互协同关系。

**1. 气的生成**　肺主气司呼吸，吸入自然界的清气，脾主运化，吸收水谷之精气。谷气与清气在肺的作用下相互结合，生成宗气。脾运化的水谷精微，有赖于肺气的宣发肃降才能敷布全身，而肺之生理功能的正常发挥，又依赖脾运化的水谷精微以充养，故有"肺为主气之枢，脾为生气之源"之说。若肺气亏虚，不能为脾布散水谷精微，则可导致脾气亏虚；若脾气不足，运化无权，则水谷精微化源不足，亦可导致肺气亏虚。

**2. 水液代谢** 肺主宣发肃降以行水，脾主运化水液，脾气能够转输津液于肺，再由肺之宣降作用而布达周身，促进水液的生成与敷布。肺为水之上源，脾居中焦，在全身水液的升降布散中发挥枢转作用。肺脾两脏相互协同作用，升降出入，有序不乱，共同维持水液代谢的协调平衡。若脾气虚弱，运化无权，则水液内停，聚湿生痰成饮，而致肺失宣降，呼吸不利，可见咳嗽、气喘、痰多等症；若肺气不足，宣降失职，不能通调水道，以致水湿潴留，又可导致脾失健运，出现食少、腹胀、倦怠、水肿等症。故有"脾为生痰之源，肺为贮痰之器"之说。

### （六）肺与肝

肝气升发，肺气肃降。肺与肝之间的关系主要表现在对人体气机升降过程中的协同调节作用。生理上，肝主疏泄，性喜条达，其气升散，有利于肺气的清肃、下降；肺以降为顺，其气充足，肃降正常，亦有利于肝气的升散。肝升肺降，相互制约又相互为用，共同维持人体精气血津液的正常运行。病理上，肝肺两脏又可以相互影响。若肝失疏泄，肝气郁滞，郁而化火，可导致肝火犯肺，耗伤肺阴，出现咳嗽、胸痛、咯血等；若肺失肃降，燥热内盛，又可伤及肝阴，出现头痛、易怒、胁肋胀痛等症。

### （七）肺与肾

肺与肾之间的关系主要表现在呼吸运动与水液代谢两方面。

**1. 呼吸运动** 肺主气司呼吸，不断从自然界吸入清气，排出体内代谢后产生的浊气，吐故纳新，完成体内外的气体交换。肾主纳气，摄纳肺所吸入的清气，从而保证吸气的深度，防止呼吸表浅。故而有"肺为气之主、肾为气之根"之说。若肾中精气不足，摄纳无权，或肺气亏虚，失于肃降，均可出现呼吸表浅、呼多吸少、动则喘甚等症。

**2. 水液代谢** 肺主通调水道，为水之上源，肾主水和气化。生理上，肺气宣发肃降，将脏腑代谢后所产生的浊液下归于肾和膀胱，有助于肾主水功能的发挥；肾具有气化功能，将下输于肾的浊液又可以分为清浊，其清者蒸腾于肺，重新参与全身水液代谢，其浊者则化为尿液排出体外。肺肾两脏相互协同配合，共同保证人体水液的正常代谢。病理上，肺肾两脏亦可相互影响，若肾阳不足，气化无权，导致水液输布、排泄障碍，表现为咳嗽、气喘、尿少、水肿等症。

### （八）肝与脾

肝与脾之间的关系主要表现在疏泄与运化的相互依存以及藏血和统血的相互为用。

**1. 疏泄与运化** 肝主疏泄，调畅气机，一方面可以协调脾胃之气的升降平衡，另一方面可以疏利胆腑气机，有助于胆汁的生成和排泄，从而促进脾胃对饮食物的消化吸收以及对精微物质的转输和布散。脾气健旺，运化功能正常，则水谷精微充足，气血生化有源，能够濡养肝体，使肝气冲和条达，疏泄有度。肝脾两脏相互为用，共同维持正常的消化功能。病理上，若肝失疏泄，气机郁滞，可导致脾失健运；若脾失健运，水谷不化，累及肝胆，亦可致肝失疏泄。两者均可形成肝脾不调的病理变化，出现精神抑郁、胁肋胀痛、胸闷太息、纳呆、腹胀、便溏等症。若脾虚运化水液功能减退，则湿浊内生，郁而化热，湿热郁蒸肝胆，胆汁外溢，又可出现黄疸。

**2. 血液循行** 肝主疏泄，主藏血，能够贮藏血液，并可以根据人体生理活动的需要而调节血量。此外，气能摄血，肝气充足，又能固摄血液而防止出血。脾主运化，脾气能够统摄、控制血液在脉中运行而不逸出脉外。肝脾两脏相互为用，共同维持血液的正常循行。病理上，若脾气虚弱，脾失健运，则气血生化乏源，或脾不统血，血逸脉外，均可致肝藏血不足；若肝失疏泄，或肝不藏血，血液不能循脉而行，亦可影响到脾之统血。

### （九）肝与肾

肝与肾两脏关系密切，古医籍中就有"肝肾同源"或"乙癸同源"之说。肝与肾之间的关系主要表现在精血同源、藏泄互用、阴阳承制三个方面。

**1. 精血同源** 肝主藏血，肾主藏精。在正常生理状态下，肝血依赖肾精的滋养，而肾精也有赖于肝血的不断补充。肾精与肝血之间存在相互滋生、相互转化的关系。病理上，若肾精亏损可以导致肝血不足，而肝不藏血也可引起肾精亏虚，从而形成肝肾精血不足的病理变化，主要表现为头晕目眩、耳鸣耳聋、腰膝酸软等症。

**2. 藏泄互用** 肝主疏泄，调畅气机。肾藏精，为封藏之本。肝肾两脏相互为用、相互制约。肝之疏泄功能，可使肾之封藏开合有度，肾之闭藏功能，可以制约肝之疏泄，防止其疏泄太过。疏泄与封藏，相反相成，共同调节女子行经和男子排精，维持人体生殖功能活动的正常。病理上，若肝失疏泄，或肾失封藏，则可形成肝肾藏泄失调的病理变化，表现为女子月经周期紊乱，月经量多或闭经，男子阳痿、遗精、滑精、早泄或阳强不泄等病症。

**3. 阴阳承制** 阴阳承制是指肝肾的阴阳相互资助、相互制约。肾阴能够涵养肝阴，从而制约肝阳，防止其偏亢。肝阴充足，疏泄功能正常，也可资助肾阴。肝肾两脏阴液互养，维持肝肾之间阴阳的平衡。病理上，若肝阴不足，不能资助肾阴，则可引起肾阴不足；同样，若肾阴不足，不能涵养肝阴，亦可引起肝阴不足而致肝阳上亢，即"水不涵木"。二者均可形成肝肾阴虚火旺的病理变化，表现为潮热盗汗、头晕目眩、面红目赤、急躁易怒、失眠多梦、遗精等症。

### （十）脾与肾

脾肾之间的关系主要表现在先天与后天的相互为用以及水液代谢过程中的协同作用。

**1. 先后天互用** 脾运化水谷的功能，有赖于肾阳的温煦，肾中精气，又需依赖脾运化水谷精微的补充，才能不断充盛。先天激发后天，后天充养先天，先天与后天相互滋生、相互促进。病理上，若脾气虚弱，运化不健，可致肾精不足，表现为腹胀、便溏、消瘦、腰酸、耳鸣、生长发育迟缓或未老先衰等症。若肾阳不足，不能温煦脾阳，或脾阳虚衰，久病及肾，则可形成脾肾阳虚的病理变化，表现为腹部冷痛、下利清谷、腰膝酸冷、五更泄泻等症。

**2. 水液代谢** 脾主运化水液，肾主水和气化。生理上，脾是水液代谢的枢纽，其调节水液代谢的生理功能，有赖肾阳的温煦蒸化，肾主水和气化，主持全身水液代谢，又须依赖脾阳的协助。脾肾两脏相互协同，共同维持水液代谢的协调平衡。病理上，若脾气虚弱，不能运化水液，或肾中阳气虚损，气化失司，均可导致水液代谢障碍，形成脾肾阳虚、水湿内停的病理变化，主要表现为尿少浮肿、腹胀便溏、畏寒肢冷、腰膝酸软等症。

## 二、脏与腑之间的关系

脏为阴而腑为阳，脏为里而腑为表，在生理上相互联系，在病理上相互影响。脏与腑之间的关系，主要表现为脏腑阴阳表里相互配合的关系。

### （一）心与小肠

心与小肠，在经络上相互络属，构成脏腑表里相合关系。生理上，心为阳脏，主血脉，心阳的温煦，心血的濡养，有助于小肠的化物功能，小肠主受盛化物、泌别清浊，吸收其中的清者，经脾主升清的作用，上输于上焦心肺化赤为血，以养心脉。病理上，若心火亢盛，则可循经下移小肠，导致小肠泌别清浊功能失常，出现小便短赤、灼热涩痛甚或尿中带血等症。同理，若小肠有热，亦可循经脉上扰于心，导致心火上炎，出现心烦失眠、口舌生疮等症。

### （二）肺与大肠

肺与大肠之间的关系，主要体现在肺气的肃降与大肠传导功能之间的相互为用。生理上，肺主宣降，肺气清肃下降，气机调畅，促进大肠传导，肺主通调水道，布散津液以濡润大肠，有利于糟粕的排出。同样，大肠传导功能正常，糟粕下行，亦有助于肺气的肃降。病理上，若肺气不足，或肺气壅塞，肃降无权，气不下行，津不下达，则可导致大肠传导不利，腑气不通，而致肠燥便秘。若大肠实热，传导失职，腑气阻滞，亦可影响到肺气的肃降之职，引起肺气上逆，出现咳喘、胸满等症。

### （三）脾与胃

脾与胃同居中焦，二者以膜相连。脾胃之间的关系，主要表现在纳运协调、升降相因和燥湿相济三个方面。

**1. 纳运协调**　脾主运化，胃主受纳，受纳与运化功能相辅相成，相互为用。胃具有受纳腐熟水谷的功能，将饮食物摄入到人体并进行初步消化使之变成"食糜"，即所谓"游溢精气"。脾主运化，将水谷精微之气及时转输布散于周身，是谓"脾为胃行其津液"。胃受纳腐熟水谷的功能，须赖于脾主运化功能的协助，脾主运化的功能，又以胃受纳腐熟饮食物为前提。两者纳运协调，紧密配合，共同维持饮食物的消化吸收。病理上，两脏亦相互影响，进而导致胃失运纳，出现纳少脘痞、腹胀便溏等症。

**2. 升降相因**　脾主升清，将吸收的水谷精微和津液上输于上焦心肺、头目，以化生气血，濡养清窍，营养全身，胃主降浊，将受纳的饮食物进行初步消化后，下传小肠，并通过大肠传导糟粕的作用，形成粪便排出体外。脾胃之气升降相因，既保证了纳运功能的正常进行，又维持了内脏位置的相对恒定。病理上，若脾不升清，精微物质不能上输，气血生化乏源，清窍失于濡养，可出现面色无华、头目眩晕等症，清浊不分，水谷并走大肠，则可出现腹胀、泄泻甚则完谷不化等症。而胃失和降，可出现恶心呕吐、呃逆嗳气等胃气上逆之症。

**3. 燥湿相济**　脾胃在五行中属土，脾为太阴湿土之脏，喜燥而恶湿，胃为阳明燥土之腑，喜润而恶燥。生理上，脾主运化的生理功能，需要阳气的温煦推动，脾阳健旺则能散精升清，故脾性喜燥而恶湿，胃主受纳腐熟的生理功能，需要阴液凉润濡养，胃阴充足则能纳谷降浊，故胃性喜润而恶燥。脾胃之间阴阳燥湿相济，方能保证两者纳运功能的协调平衡。病理上，脾易为湿邪所困，不仅影响脾的运化功能，也可导致胃纳不振，而胃津不足，也可引起脾失健运，导致消化异常。

### （四）肝与胆

肝胆之间的关系，主要表现在消化和情志方面。

**1. 消化**　胆附于肝，肝主疏泄，肝之余气化生胆汁。贮藏于胆腑中的胆汁，在进食时排入肠中，以助饮食物的消化和吸收。胆汁的分泌和排泄，受到肝主疏泄功能的调节，肝主疏泄正常，气机调畅，则能促进胆汁的生成、分泌和排泄，而胆汁排泄无阻，亦有利于肝主疏泄功能的正常发挥。病理上，若肝失疏泄，可影响胆汁的生成、分泌和排泄，表现为厌食、腹胀、腹泻等。若胆腑湿热，也可影响肝之疏泄，导致胆汁不循常道，外溢肌肤，发为黄疸，出现目黄、身黄、小便黄等症。

**2. 情志**　肝主疏泄，调节情志，胆主决断，与人之勇怯有关。胆之决断依赖于肝之谋虑，谋虑之后才能做出决断。肝主疏泄，调节情志的功能亦离不开胆的相互配合，即所谓肝气虽强，非胆不断。肝胆相济，共同维持正常的情志活动。病理上，若肝胆气滞或胆郁痰扰，均可导致精神、情志异常，出现情志抑郁或惊恐胆怯等症。

### （五）肾与膀胱

肾与膀胱之间的关系，主要表现在尿液的贮存和排泄方面。肾为水脏，主水和气化，主司和调节全身水液代谢；膀胱为水腑，主贮存尿液、排泄尿液。生理上，肾气充足，气化有权，则尿液能够正常生成和贮存于膀胱，并能及时排出体外。膀胱开合有度，尿液能够正常贮存和排泄，也有利于肾主水的生理功能。肾与膀胱密切配合，共同维持体内水液代谢的平衡。

病理上，若肾肾气不足，或肾阳虚衰，气化无力，或固摄无权，均可影响膀胱的贮尿排尿，表现为小便不利、癃闭或尿频、多尿、遗尿、小便失禁等症。若膀胱湿热或膀胱虚寒，导致膀胱开合失司，也可影响到肾的气化功能，出现小便异常或腰痛等症。

### 三、腑与腑之间的关系

腑与腑之间的关系，主要表现在饮食物的消化、吸收和排泄过程中的相互联系与密切配合。胃接受容纳饮食物，并将饮食物进行初步消化，形成食糜，下传小肠。小肠盛纳食糜，并进一步消化，泌别清浊，其清者，即水谷精微，经脾的转输，营养全身，其浊者又分为废液和残渣。浊液经三焦下输于膀胱，经膀胱气化作用化成尿液，排出体外。食物残渣下传大肠，经大肠之气的传导，燥化为粪便，通过肛门排出体外。此外，在饮食物的消化、吸收和排泄的过程中，还需要胆分泌、排泄胆汁以助消化。由于六腑传化水谷，需要不断地受纳、消化、传导饮食物并排出糟粕，故其始终处于虚实交替的过程中，故有"六腑以通为用""六腑以降为顺"的说法。

六腑在生理上相互联系，在病理上亦相互影响。若胃有实热，煎灼津液，可导致大肠传导不利，出现大便燥结；若大肠腑气不通，传导失职，出现肠燥便秘，又可导致浊气不降，胃失和降，胃气上逆，出现呃逆、嗳气、恶心、呕吐等症；若胆火炽盛，常可犯胃，导致胃失和降，可出现呕吐苦水等症；若脾胃湿热，郁蒸肝胆，导致胆汁外溢，则可出现口苦、黄疸等症。由于六腑在发生病变时，多表现为传化不及，故在治疗上有"六腑以通为补"之说。

**目标检测**

答案解析

### 一、简答题

1. 如何理解五脏"藏而不泻""满而不实"；六腑"泻而不藏""实而不满"？
2. 如何理解"肺为贮痰之器，脾为生痰之源"？

### 二、单选题

1. 下列说法错误的是（　　）

    A. 心主神明    B. 心主脉    C. 心藏血    D. 心在液为汗    E. 心在志为喜

2. 有"主治节"的脏是（　　）

    A. 心    B. 肺    C. 脾    D. 肝    E. 肾

（李素莲）

书网融合……

本章小结

微课

题库

# 第三章 精气血津液

PPT

📖 **学习目标**

**知识要求：**

**1. 掌握** 精、气、血、津液的概念、生成及功能；气与血的关系。

**2. 熟悉** 气的分类、气的运动和运动形式。

**3. 了解** 气与津液、血与津液之间的关系。

**技能要求：**

运用气血津液学说分析人体正常生理现象及病理现象。

**素质要求：**

了解人体各种功能活动的物质基础，树立牢固学好中医理论知识的信念。

➡️ **案例引导**

**临床案例** 患者，男，45 岁，因车祸外伤，导致肝脾破裂合并下肢胫骨骨折，送到医院时出现了失血性休克，在手术抢救过程中医护人员为其大量输血输液，并进行对症治疗。术后康复期，患者多次主述头晕心慌全身乏力。医生四诊表现为：神志清楚，头晕神疲，心慌气短，少言寡语，面色及唇苍白，舌淡苔白，脉细数，眠差，二便正常。医生四诊合参后开八珍汤以补气血，并嘱咐家属为其加强食疗来补气血。

**讨论：**

1. 日常生活中哪些食材可以补益气血？

2. 中医的补血和西医的输血是一样的吗？为什么？

精、气、血、津液，是构成人体和维持人体生命活动的基本物质。它们既是脏腑生理活动的产物，又是脏腑组织器官生理活动所必需的重要物质。精、气、血、津液与脏腑、经络、形体官窍等之间存在着密切的联系，生理上相互依存、相互作用，病理上相互影响。

# 第一节 精

## 一、精的概念及分类

精，是指禀受于父母的生命物质与后天水谷精微融合而成的一种有形的精微物质，是生命的本源，是构成人体和维持人体生命活动的最基本物质。精，一般呈液态贮藏于脏腑之中或流动于脏腑之间。

精有广义和狭义之分。广义的精是指人体包括气血津液及水谷精微等一切精微物质。狭义之精是指禀受于父母、具有繁衍生殖功能的精，又称为生殖之精。生殖之精贮藏于肾中，男女皆有之。《灵枢·决气》篇云："两神相搏，合而成形，常先身生，是谓精。"此"精"即指生殖之精。

精，按照其生成来源、分布部位和功能特点不同，又分为先天之精、后天之精。先天之精禀受于父母，藏于肾。它与生俱来，是构成胚胎的原始物质，如《灵枢·经脉》篇云："人始生，先成精。"后天之精来源于饮食水谷，又称"水谷之精"，出生后的婴儿，肾中的先天之精，需要不断从饮食中获得水谷之精的充养，以保持肾中之精的充实。由此可见，先天之精要不断得到后天之精的充养才能维持正常的生理功能；而后天之精要靠先天之精的活力资助。因此，两者相互促进，相互依存，共同维持人体的生命活动。

## 二、精的功能

精除具有繁衍生命的重要作用外，还具有濡养、化血、化气、化神等功能。

### （一）繁衍生命

繁衍生命指人体生殖之精，具有繁衍生命的作用。男子二八天癸至，精气溢泻；女子二七而天癸至，月事应时而下。精盈而天癸至，则具有生殖能力。男女媾精，阴阳和调，胎孕方成，故能有子而繁衍后代。

### （二）濡养作用

精能滋润濡养人体的脏腑形体和官窍。先、后天之精充盛，则脏腑之精充盈，全身脏腑组织官窍得以充养，则各种生理机能得以正常发挥。

### （三）化血作用

精可以转化为血，是血液生成来源之一。如说"精不泄，归精于肝而化清血"。因而肾精充盈，则肝有所养，血有所充。故精足则血旺，精亏则血虚。

### （四）化气作用

精可以化生为气。先天之精可化生先天之气，即元气。水谷之精可化生谷气，再加上肺吸入的自然界清气，可生成宗气，综合而成一身之气，以推动和调控人体的新陈代谢，维系整体的生命活动。

### （五）化神作用

精能化神，精是神志化生的物质基础。积精才能全神，这是生命存在和正常活动的根本保证。

# 第二节 气

## 一、气的概念 e 微课

气，是极精细、运动迅速，具有很强活力的精微物质。在中国古代哲学中，气是运动不息的极细微物质，气的升降聚散运动推动和调控宇宙万物发生发展和变化。气在古代是人们对于自然现象的一种朴素认识。早在春秋战国时期的唯物主义哲学家，就认为"气"是构成世界的最基本物质，并指出宇宙间的一切事物，都是由气的运动变化而产生的。这种朴素的唯物主义观点被引进医学领域，形成了中医学的精气学说。

气运行不息，推动和调控着人体内的新陈代谢，维系着人体的生命进程。气的运动一旦停止，则意味着生命的终止。《素问·六节藏象论》云："天食人以五气，地食人以五味。五气入鼻，藏于心肺……气和而生，津液相成，神乃自生"，说明气对生命活动至关重要。

## 二、气的生成

人体的气主要有先天之精气、水谷之精气、自然之清气。先天之精气藏于肾，受之于父母的肾精所化生的先天之气，即元气；水谷之精气，依赖脾胃运化水谷而产生；自然界的清气则由肺司呼吸而摄入。因此，人体之气是通过肾、脾、肺等脏生理活动的综合作用而生成。故称肾为生气之根、脾胃为生气之源、肺为生气之主。

## 三、气的功能

气作为维持人体生命活动的基本物质，对人体具有多方面的生理作用。气的主要功能包括以下五个方面。

### （一）推动作用

气的推动作用，是指气对于人体生命活动具有激发和推动的功能。气的推动作用是人体生命活动的基本保证。气能激发和促进人体的生长发育、生殖及各脏腑经络的生理功能；推动血液的生成、运行以及津液的生成、输布、排泄等。人体的脏腑经络依赖于气的推动以维持其正常的生理机能。如元气能够促进人体的生长、发育、生殖机能和各脏腑组织的功能活动。若元气不足，推动作用减弱，则可影响人体的生长发育，导致生长发育迟缓或出现早衰，以及脏腑经络等组织器官的生理活动减退等病理变化。此外，血的生成、运行和津液的生成、输布与排泄等生理活动也都依赖于气的推动，气行则血行，气行则水行。若气的推动作用减弱，则可出现血和津液的生成不足、运行迟缓、输布和排泄障碍等病理变化。

### （二）温煦作用

气的温煦作用，是指气对机体脏腑组织器官具有温煦、营养作用。具体体现在以下三方面：温煦有关组织器官以维持恒定体温；营养周身各组织器官以维持其生理活动；维持血和津液等液态物质有序的运行和正常代谢。如果气的温养作用失常，则会出现体温偏低，或脏腑、经络等组织器官功能低下，或血和津液运行迟缓等病变。

### （三）固摄作用

固摄作用，是指气对体内精、血、津液和其他液态物质具有固护、统摄和约束，防止其无故流失的作用。具体表现如下：气能摄血，使血循于脉中；气固摄体内津液，可控制唾液、汗液、尿液等的分泌量和排泄量；气能固精，能使男子精液内蓄而不妄泄。气虚而固摄作用减弱，如气不摄血，可见各种出血；气不摄津，可出现流涎、自汗、遗尿等病证；气不固精，证见遗精、滑泄等。

### （四）防御作用

防御作用，是指气具有护卫肌表、抗御邪气的作用。气的防御作用主要表现在三个方面：一是抵御外邪的入侵；二是主动驱邪外出，减轻、消除病邪对机体的损害；三是有助于机体的康复。因此，气的防御功能正常时，机体抵御邪气的能力就强，邪气不容易侵犯机体而致病，即使发病，也易康复。若正气不足，气的防御功能减退，机体抵御邪气的能力就要降低，不但易于感邪发病，而且病邪侵入后难以驱除，患病后病情缠绵，持久难愈。

### （五）气化作用

所谓气化，是指通过气的运动而产生的各种变化。具体地说，是指人体精、气、血、津液各自的代谢及其相互转化。实际上，气化就是体内物质新陈代谢的过程，是物质转化和能量转化的过程，是指由人体之气的运动而引起的精、气、血、津液等物质与能量的新陈代谢过程，是生命最基本的特征之一。如精、气、血、津液生成，皆由胃的受纳腐熟和脾的运化将饮食物转化成水谷之精气，然后再通过五脏化生成精、气、血、津液等；津液的排泄是通过肺、肾、膀胱转化成汗液和尿液；饮食物经过消化和吸收后，其残渣转化为糟粕，如此等等，皆属气化作用的具体表现。气化过程的激发和维系，离不开脏腑的功能。气化过程的有序进行，是脏腑生理活动相互协调的结果。如果气化作用失常，则能影响整个物质代谢过程。如影响饮食物的消化吸收；影响气血津液的生成、输布；影响汗液、尿液和粪便的排泄等，从而形成各种代谢异常的病变。

气的推动、温煦、防御、固摄、气化等功能在人体的生命活动中都极为重要，缺一不可，它们相互促进，协调配合，共同维系着人体的生命过程。

## 四、气的运动

气在人体的运动形式分为升、降、出、入四种基本形式，中医把这种运动形式叫"气机"。其中，升，指气行向上；降，指气行向下；出，是气由内而外；入，是气由外而内。例如呼出浊气是出，吸入清气是入。而呼气是由肺向上经喉、鼻而排出体外，既是出，又是升；吸气是气流向下经鼻、喉而内入肺脏，既是入，也是降。气的升降出入之间互为因果、联系协调。虽然从某个脏腑的局部生理特点来看，有所侧重，如肝、脾主升，肺、胃主降等，但是从整个机体的生理活动来看，各脏腑之间的气机升降出入处于一个协调的对立统一中，从而保证了机体不断从自然界中摄取人体生命活动所需物质，并通过气化作用，维持物质代谢和能量转换的动态平衡，共同完成整个机体的新陈代谢，保证了生命活动的正常进行。

当气机的升降出入运动失去协调，就是"气机失调"。气机失调表现为气滞、气逆、气陷、气脱和气闭。

## 五、气的分类及分布

人体的气，从总体上说，是由肾中之精气、饮食水谷精气和自然界清气三个部分在肾、脾、胃、肺等脏腑的共同作用下生成的。根据其来源、分布部位和功能特点的不同又可划分为元气、宗气、营气、卫气。

### （一）元气

元气又称"原气""真气"，是人体最根本、最原始之气，是人体生命活动的原动力。

**1. 生成** 元气根源于肾，由先天之精所化生，并赖后天之精以充养而成。

**2. 分布** 元气以三焦为通路而布散全身，内而五脏六腑，外而肌肤腠理，无处不到，作用于机体的各个脏腑组织器官，发挥其生理功能。

**3. 功能** 一是推动和调节人体的生长发育和生殖机能；二是推动和调控各脏腑、经络、形体、官窍的生理活动，是人体生命活动的原动力。元气的盛衰变化体现于机体生、长、壮、老、已的自然规律。

### （二）宗气

宗气是积于胸中之气，又名"大气""动气"。宗气在胸中积聚之处，称为"气海"，又名"膻中"。

**1. 生成** 是由肺吸入的自然界的清气和脾胃化生的水谷精气相结合而成，属后天之气的范畴。

**2. 分布** 宗气生成之后，聚集于胸中气海，贯注于心肺两脏，通过心肺两脏的布散作用而到达全身各处。宗气聚于胸中，向上出于肺，循喉咙而走息道，横贯于心而入于脉。

**3. 功能** 一是行呼吸。上出咽喉，促进肺的呼吸运动，并与呼吸、语言、声音的强弱有关；二是行气血。宗气横贯心脉，有协助心气推动心脉搏动的作用。一身之气的盛衰，主要取决于宗气的生成，而宗气的生成，又取决于脾、肺两脏的功能是否正常及饮食营养是否充足。因此，一身之气的不足，在先天主要责之肾，在后天主要责之脾、肺。宗气不足在临床上多表现为心、肺两脏的功能衰退，如呼吸微弱、语声低微、心动异常、血行缓慢及肢体厥冷、倦怠等。

## （三）营气

营气是循行于脉内具有营养作用的气。营行脉中，是血液的重要组成部分，营与血关系密切，故常"营血"并称。营气属阴，故又常称"营阴"。

**1. 生成** 来自脾胃运化的水谷精气，由水谷精气中的精华部分所化生。

**2. 分布** 营气运行于脉中，循脉上下，随血液循行，内入五脏六腑，外达四肢关节，周而复始，环流不休。

**3. 功能** 主要表现在以下两个方面。一是化生血液。营气入于脉中成为血液的组成成分之一。《灵枢·邪客》云："营气者，泌其津液，注之于脉，化以为血。"营气与津液调和，共注脉中，化成血液，并保持了血液量的恒定。二是营养全身。营气富含营养成分，营气循行流注全身，为脏腑、经络等生理活动提供营养物质，滋养五脏六腑及皮毛筋骨。

## （四）卫气

卫气是行于脉外，具有护卫、防御功能的气。卫气属阳，故又称"卫阳"。

**1. 生成** 由脾胃运化的水谷精气中慓悍滑利的部分所化生。由于卫气"慓疾滑利"，活力特强，流动迅速。所以，它不受脉管的约束，运行于脉外，与营气相伴而行，环周不休。

**2. 分布** 卫气运行于脉外，不受脉道的约束，外达皮肤肌腠，内而胸腹脏腑，布散于全身。

**3. 功能** 表现在三个方面：一是护卫肌表，防御外邪入侵；二是温养脏腑、肌肉、皮毛等；三是调节控制腠理的开合、汗液的排泄，以维持体温的相对恒定。

---

💡 **知识拓展**

### 大学生要养成"一身正气"

《黄帝内经》曰："正气存内，邪不可干，邪之所凑，其气必虚。"中医中的正气，类似于西医的人体免疫力，指的是人体对环境的适应能力，抵御邪气的能力以及康复能力。邪气泛指各种致病或损伤正气的因素，即风寒暑湿燥火、七情内伤、饮食失宜、劳逸失度、外伤等各种致病因素。在人的一生中，邪气每时每刻都在"挑战"正气，伺机损害人体的健康，而正气是人体健康的保护神，必然与之抗争。在中医看来，邪气是外因，正气才是内因，正气充足才能远离疾病。

作为当代大学生，我们除了在日常生活中可以通过饮食有节、起居有常、运动有度、情志有和等来补益身体的正气外，还可以多看中医经典书籍，多学习中国的传统文化，以正心修身，形成正确的三观，以补益精神正气。只有身体和精神的正气同时双补，这样才能在物欲横流的当今社会，为自己的人生正确掌舵，当遇到挫折、失败、诱惑时才会不慌乱、不紧张，保持正信正念，从而也不易生病，也不会失去快乐和幸福。

# 第三节　血

## 一、血的概念

血是循行于脉中极富营养和滋润作用的红色液态物质，也是构成人体和维持人体生命活动的基本物质。人体血液只有在脉管中正常流动，才能发挥营养和滋润全身的作用。

脉是血液运行的通道，血液在脉中循行于全身，又称"血府"。脉约束血液的运行，使血液循脉运行周身，内至五脏六腑，外达四肢关节，周而复始。在某些致病因素的作用下，血液逸出脉外时，即是出血。因血已离开脉道，故又称"离经之血"，若不能及时排出或消散而积于体内则成为"瘀血"。血液离开脉道，失去了发挥作用的基本条件，所以说离经之血就丧失了血液的正常生理功能。

## 二、血的生成

水谷精微（营气和津液）是生成血液的最基本物质，水谷精微由脾胃所化生，所以有脾胃为"气血生化之源"之说。此外精血同源，肾精可化血。肾精化血主要是通过骨髓和肝脏的作用实现。肾藏精，精生髓，髓充于骨，可化为血。肝藏血，肾藏精，肝肾精血同源互化，肾精输于肝，在肝的作用下也可化为血。总之，血液是以水谷精微、肾之精髓以及自然界之清气为物质基础，通过脾、胃、心、肺、肾等脏的一系列功能活动而生成的。如果某一脏的功能低下，影响了生成血液的物质来源或气化过程，便可导致血液的生成不足，从而产生血虚等病理变化。

## 三、血的运行

血通过气的推动和固摄运行于脉管之中，流布全身。血液正常循行必须具备三个条件：一是脉管系统的完整和通利；二是血液的充盈；三是全身各脏腑发挥正常生理功能。"血主于心，藏于肝，统于脾，布于肺"这句话概括了脏腑对血液运行的影响。

心主血脉，心气是维持心的正常搏动，从而推动血液循行的根本动力；肝主藏血，肝具有贮藏血液和调节血流量的功能；脾主统血，脾对血液有统摄作用，脾气健旺，气血旺盛，则气之固摄作用也就健全，保证血液在脉管中正常运行不逸出；如果脾气不足无力固摄血液，就会引起各种出血；肺朝百脉，主治节，肺主气，司呼吸而主一身之气，调节着全身的气机，协助心推动血液输布全身。

## 四、血的功能

### （一）营养滋润全身

全身所有组织都需要血的濡养而发挥功能，主要反映在面色、肌肉、皮肤、毛发、感觉和运动等方面。血液充足，濡养功能正常，则面色红润，肌肉壮实，筋骨强劲，视物清晰，皮肤和毛发润泽，感觉灵敏，运动自如。当血虚不足时，濡养作用衰退，除脏腑功能低下外，还可见到面色无华或萎黄，肌肉瘦削，视力下降，两目干涩，肌肤干燥作痒，毛发不荣，肢体麻木，运动不灵活等临床表现。

### （二）血是神志活动的物质基础

血液是人体精神活动的主要物质基础。《灵枢·营卫生会》篇云："血者，神气也。"血气充盛，心神得养，则精神充沛，神志清晰，思维敏捷。若血生成不足，或热入血分，或运行失常，则可出现反应迟钝、健忘失眠、神昏谵语、烦躁狂乱等。

# 第四节　津　液

## 一、津液的概念

津液，是机体一切正常水液的总称，包括各脏腑组织器官的正常体液及其正常的分泌物，如胃液、肠液、鼻涕、眼泪等，是构成人体和维持人体生命活动的基本物质之一。津液广泛地存在于各脏腑、形体、官窍等器官组织之中，含有大量营养物质，是化生血液的物质基础之一，与血液的生成和运行密切相关。

津与液都来源于饮食水谷，同为水液，但在功能、性状及分布部位等方面有些不同。一般来说，质清稀、流动性较大，主要布散于体表皮肤肌肉及孔窍、渗入血脉，起滋养作用的，为津；质稠厚、流动性较小，主要灌注于脏腑、骨节、脑、髓，发挥濡养作用的，为液。津与液在生理上可相互转化，相互补充，通常"津液"并称，但有"伤津"和"脱液"的病理轻重不同。

## 二、津液的代谢

### （一）津液的生成

津液来源于饮食水谷，主要经脾、胃、小肠、大肠等脏腑的作用生成。机体摄入充足的饮食物，脾胃、大肠、小肠气化正常，则生成必需的津液。若饮食摄入不足，或脾胃、小肠、大肠消化吸收障碍，则会导致津液生成不足，表现为津亏病证。

### （二）津液的输布与排泄

津液的输布主要通过脾的运化和升清、肺的宣发肃降、肾的蒸腾气化、肝的疏泄以及三焦的通利水道等功能实现。

津液的排泄：肺气宣发津液于体表，卫气司腠理开合，形成汗液排出体外，也可在呼气时带走部分水液；肺气肃降，将代谢后产生的浊液向下输送至肾与膀胱，经肾的蒸腾气化，变成尿液排出体外；大肠排泄粪便亦带走部分水液。

综上所述，津液的生成、输布和排泄是多个脏腑共同参与的复杂过程。其中，肺、脾、肾三脏的功能最为重要，故有"其本在肾""其标在肺""其制在脾"的说法。如肺、脾、肾三脏功能失常，可导致生成不足出现伤津、脱液；亦可导致水液停滞，出现痰饮、水肿。

## 三、津液的功能

**1. 滋润濡养**　津液中含有大量的水分和丰富的营养物质，是人体必不可少的物质之一。津的质地较清稀，其滋润作用较明显，而液的质地较浓稠，其濡养作用较明显。如：布散于肌表的津液，具有滋润皮毛肌肤的作用；流注于孔窍的津液，具有滋润和保护眼、鼻、口等孔窍的作用；渗入于骨骼的津液，具有充养和濡润骨髓、脊髓和脑髓等作用；注入于内脏组织器官的津液，具有滋润和濡养各脏腑组织器官的作用。

**2. 化生血液**　津液与营气共同组成血液，如《灵枢·邪客》篇云："营气者，泌其津液，注之于脉，化以为血"。津液是组成血液的基本物质，直接关系到血液的盈亏，且具有充养和滑利血脉的作用。津液可根据血液浓度的变化，出入脉道内外，以调节血液浓度。当血液浓度增高时，津液就渗入脉中稀释血液；当机体的津液亏乏时，血液可从脉中渗出，以补充脉外的津液。由于津液和血液都是由脾胃运化的水谷精微所化生，二者之间又可以互相渗透转化，故有"津血同源"之说。

**3. 排泄废物**　津液在其自身代谢过程中，通过汗液和尿液排出，将人体新陈代谢的废物，不断排出体外，维持机体各脏腑功能正常。若机体代谢产物不能及时排出体外，就会蓄积起来，产生各种病理变化，如无汗、尿少、水肿等水液代谢障碍病证。

**4. 调节阴阳平衡**　人体津液的代谢，对调节机体的阴阳平衡起着重要作用。津液作为人体阴液的一部分，一方面可以制约亢奋之阳热，又可化为汗，借出汗以散发多余的热量，调节体温，从而维持体内阴阳寒热的平衡；另一方面，津液代谢常随机体活动与外界环境的变化而变化，如寒冷时，皮肤汗孔闭合，汗少尿多；夏暑季节津液下行减少，汗多尿少。这种生理性的调节作用，保持了人与自然界的统一，维持了人体阴阳的平衡状态。

**5. 运载全身之气** 津液是气的载体，人体之气依附于津液而运行布达周身。津液丢失，必然导致气的损耗。

# 第五节　精气血津液之间的关系

## 一、精与气的关系

**1. 精能化气** 人体之精在气的推动激发作用下可化生为气。各脏之精化生各脏之气，而藏于肾中的先天之精化为元气，水谷之精化为谷气。精为气化生的本源，精足则人身之气得以充盛，故精足则气旺，精亏则气衰。

**2. 气能生精** 气的运行不息能促进精的化生。肾中所藏之精以先天之精为基础，赖以后天水谷之精的不断充养才得以充盛。只有全身脏腑之气充足，功能正常，才可以运化吸收饮食水谷之精微，于是五脏六腑之精充盈，流注于肾而藏之。因而，精的化生依赖于气的充盛。

**3. 气能摄精** 气不但能促进精的化生，而且能固摄精，使精聚而充盈，不致无故耗损外泄，这是气的固摄作用的体现。

## 二、精与血、津液的关系

精是化生血液的基本物质之一。先、后天之精分藏于脏腑之中，则为脏腑之精。脏腑之精融入血液中，则化为血。先、后天之精充足，脏腑之精充盛，则全身血液充盈。血液以后天水谷精微为主要生成来源，肾精依赖后天水谷之精不断充养，血液也可化生为精，以不断补充和滋养肾之所藏，使肾精充实。故血液充盈则精足，血液虚少则精亏。精能化血，血能生精，精血互生，故有"精血同源"之说。

精与津液的关系，主要是指水谷之精与津液的关系而言。水谷之精与津液是同时来源于水谷，生成于脾胃，两者同生同化，称为"精津同源"。水谷经过消化吸收而生成的水谷精微中，既包含了水谷之精，也包含了津液，两者可分可合，分之则为水谷之精与津液，合之则为水谷精微。此外，肾精与津液之间也有一定的关系。

## 三、气与血的关系

气属阳，主动，是血液生成和运行的动力；血属阴，主静，是气的化生基础和载体，因而有"气为血之帅，血为气之母"的说法。

### （一）气为血之帅

**1. 气能生血** 气生血有两方面：一是营气为血液的主要成分，即营气能化生血液；二是血液的生成依赖于脏腑的气化作用，如饮食物转化为水谷精微和津液，水谷精微转化为营气和肾精，营气、津液、肾精转化为赤色的血液，其中每一步转化过程都离不开脏腑的气化作用，这也是血液生成的动力。临床上治疗血虚的病证，常常以补气药配合补血药使用，可取得较好疗效，即是源于气能生血的理论。

**2. 气能行血** 血液的运行离不开气的推动作用。主要依靠心气、肺气的推动及肝气的疏泄调畅。气行则血行，气滞则血瘀。如气虚则血行无力；气逆则血随气升，出现面红目赤，甚至吐血、衄血；气陷则血随气陷，出现下血、崩漏等症。临床上在治疗血液运行失常时，常常配合补气、行气、降气、升提的药物，即是气能行血理论的实际应用。

**3. 气能摄血** 血液正常循行于脉中离不开气的固摄作用。统领固摄血液之气，主要是脾气，故称

"脾统血"。如果气虚而固摄作用减弱，可以导致多种出血病证，则称为"气不摄血"。

气能生血、行血和摄血的三个方面体现了气对于血的统帅作用，故概括地称之为"气为血之帅"。

### （二）血为气之母

血为气之母，包含血能养气和血能载气两个方面。

**1. 血能养气** 气的充盛及其功能发挥离不开血液的濡养。血液循环流布于周身，能够不断地为气的生成和功能活动提供营养物质，使其持续地得到补充，保持充足调和，以维持生理活动的正常进行。同时，血濡养肺、脾、胃、肾等相关脏腑，使之气化功能正常，从而不断地化生机体所需之气。故血足则气旺，血衰则气少。临床常见久病血虚的患者往往兼有气虚的表现，故治疗气虚证时常常佐以补血之品，其道理即在于此。

**2. 血能载气** 气存于血中，必须依附于血而不致散失，赖血之运载而运行全身。血液虚少的患者，相应会出现气虚病变。而大失血的患者，气亦随之发生大量地丧失，导致气的涣散不收，称为"气随血脱"。

💡 **知识拓展**

#### 补气食疗偏方

羊肉500g，党参、茯苓、炒白术、炙甘草各10g，生姜3片，大枣2粒，羊肉汆烫后用清水洗净，放入砂锅里，添加足量的清水和葱、姜、黄酒以及小药包，倒入砂锅里，先加清水浸泡20分钟，然后大火煮开后转小火煲2小时左右至羊肉软烂，最后起锅前加入盐和胡椒粉。

## 四、气与津液的关系

### （一）气能生津

气是津液生成的动力，津液的生成来源于脾胃化生的水谷精气。故脾胃之气健旺，则津液化生有源。脾失健运，则津液不足，临床上可见气津两伤之证。

### （二）气能行津

气是津液在体内正常输布运行的动力，津液的输布、排泄等代谢活动离不开气的推动作用和升降出入的运动。津液由脾胃化生之后，经过脾、肺、肾及三焦之气的升降出入运动，推动津液输布到全身各处，以发挥其生理作用。代谢所产生的废液和人体多余的水分，又转化为汗、尿或水汽排出体外。而津液在体内输布、转化及排泄的一系列过程都是通过气化来完成的。如若气虚，推动作用减弱，气化无力进行，或气机郁滞不畅，气化受阻，都可以引起津液的输布、排泄障碍，并形成痰、饮、水、湿等病理产物，病理上称为"气不行水""气不化水"。

### （三）气能摄津

气具有固摄津液防止其无故流失的作用。如肺卫之气对汗液的固摄，肾气对尿液的固摄等。若气虚，固摄作用减弱，则可见多汗、多尿、遗尿、尿失禁等。治宜补气摄津。

### （四）津能生气

气的化生及其功能的发挥离不开津液的滋养。一方面津液因具有濡养滋润作用，能滋养肺、脾、胃、肾等与气生成的相关脏腑组织，使其功能活动得以维持，气的活力才能得以发挥。另一方面津液输布运行于周身各脏腑组织，津液在运行过程中，通过气化作用而化气，以促进脏腑组织正常的机能活动。因此，津足则气旺，津液亏耗不足，也会引起气的衰少。

### （五）津能载气

津液是气运行的载体之一。在血脉之外，气的运行则依附于津液。若气失去津液的依附，气便涣散不定而无所归。临床上因大吐、大泻、大汗导致津液大量丢失时，必然出现"气随津泄"或"气随液脱"的病证。治疗时，应急以益气固津、回阳救逆之法治之。

## 五、血与津液的关系

血和津液都由饮食水谷精微所化生，都具有滋润濡养作用，两者之间可以相互滋生、相互转化，这种关系称为"津血同源"。津液是血液化生的组成部分，脉中血液也可以渗出脉外而化为津液，以濡润脏腑组织和官窍，也可弥补脉外津液的不足。其中，津液可化为汗液排泄于体外，故又有"血汗同源"之说。因此，失血的患者，临床不宜用汗、吐、下三法以免损伤津液。对于津液大亏的患者，亦不可用破血、逐血的峻剂。

## 目标检测

答案解析

1. 主要作用是推动人体的生长发育的是（　）

　　A. 营气　　　　　B. 卫气　　　　　C. 胃气　　　　　D. 宗气　　　　　E. 元气

2. 自汗、多尿、出血、滑精等，可见于气的哪种功能失常（　）

　　A. 防御　　　　　B. 推动　　　　　C. 温煦　　　　　D. 气化　　　　　E. 固摄

3. 神志活动的物质基础是（　）

　　A. 肾精　　　　　B. 肾气　　　　　C. 血液　　　　　D. 天癸　　　　　E. 脑

4. 与视、听、言、动的强弱关系最密切的是（　）

　　A. 元气　　　　　B. 营气　　　　　C. 卫气　　　　　D. 宗气　　　　　E. 肾气

5. "吐下之余，定无完气"是指（　）

　　A. 吐下伤津，津不化气　　　　　　　　　B. 吐下太过，气陷不升

　　C. 大吐大泻，气随津脱而耗损　　　　　　D. 吐下耗伤脾胃，生化无源

　　E. 津伤则气化不利

6. 治疗血虚证时，常配合使用补气之品，这种治疗方法的生理依据是（　）

　　A. 气能行血　　　　　　　B. 气能生血　　　　　　　C. 肝肾同源

　　D. 血能生气　　　　　　　E. 气能摄血

7. 与痰饮形成密切相关的是（　）

　　A. 心肝脾　　　　　B. 肺脾肝　　　　　C. 肺脾肾　　　　　D. 心肾脾　　　　　E. 肝脾胃

8. 津液与血液之间互相滋生、相互转化称为（　）

　　A. 津血同源　　　　　　　B. 精血同源　　　　　　　C. 气血同源

　　D. 血汗同源　　　　　　　E. 肝肾同源

9. 以下说法最准确的是（　）

　　A. 质清稀，流注于脏腑的为津

　　B. 质稠厚，渗注于血脉的为津

C. 质清稀，液注于骨节、脑、髓的为津

D. 质稠厚，布散于皮肤、肌肉、孔窍的为津

E. 质清稀，布散于肌表孔窍、渗注于血脉的为津

10. 狭义的"精"是指 (　　)

　　A. 水谷之精　　　　　　B. 生殖之精　　　　　　C. 津液

　　D. 血液　　　　　　　　E. 以上都是

（龚媛媛）

书网融合……

本章小结

微课

题库

# 第四章　经络与腧穴

PPT

## 学习目标

**知识要求：**

1. **掌握**　十二经脉的命名分布和循行；腧穴的分类和定位方法。
2. **熟悉**　奇经八脉的循行及生理功能。
3. **了解**　经络的生理功能，经络学说的临床应用及各条经脉主要腧穴的作用。

**技能要求：**

能够描述十四经脉在体表的分布循行交接。能在患者身上准确找到穴位并进行操作。

**素质要求：**

专业思想稳固，热爱中医护理学，具有严谨求实的科学态度和刻苦钻研、精益求精的职业精神。具有勤奋好学，勇于实践，善于自学的优秀品质。

## ⇒ 案例引导

**临床案例**　患者，男，3 岁，腹泻 1 日。前天晚饭吃下一只卤鸡腿。昨天开始大便酸臭不成形，1 日 4 次，便前腹痛哭闹，食欲差，呕吐酸馊夹有乳食。刻下症：精神差，口臭，腹胀，手心发热，舌质红，舌苔厚腻，指纹紫滞。辨证为伤食泻。推拿处方：补脾土，推板门，揉中脘，揉天枢，揉足三里，顺运内八卦，推四横纹、清大肠、清天河水、退六腑。

**讨论：**

1. 你能说出脾经的循行走向吗？
2. 你知道中脘、天枢、足三里穴位的定位吗？

　　经络学说是阐述人体经络的概念、组成、循行分布、生理功能、病理变化，以及与脏腑形体官窍相互联系的理论，是中医学理论体系的重要组成部分。学习和掌握经络和腧穴的理论对阐述人体的生理功能、病理变化、诊断和治疗疾病以及开展针灸推拿护理等方面均有重要的意义。

　　经络学说是古人长期医疗实践的总结。《黄帝内经》的成书，奠定了经络学说的基础。该书 162 篇中，专论或主论经络的篇章有 20 余篇。书中系统阐述了十二经脉的起止、具体循行线路与相应脏腑的"属络"关系、气血的运行状况以及生理功能和病理表现等。对奇经八脉的分布部位、生理功能作了大致的描述。对络脉及十二经筋、十二皮部的名称、分布、生理功能、常见病候也作了讨论。记载了全身约 160 个穴位，以及部分穴位的名称和部位，确定以"骨度"为取穴标准，明示了各经脉穴位具有主治本经疾病的作用，说明了特殊穴位如井、荥、输、经、合和原穴、背俞穴等作用更为广泛。《难经》首创"奇经八脉"一词，对十二经脉的走向、病证、预后及奇经八脉的含义、功能、循行线路和病候等都有较详细的论述。晋代皇甫谧的《针灸甲乙经》，宋代王惟一主持铸造经络穴位模型"铜人"并编著《铜人腧穴针灸图经》，元代滑寿的《十四经发挥》，明代杨继洲编著的《针灸大成》等均对穴位各有增补，丰富了经络学说的内容。

# 第一节 经 络

## 一、经络系统的组成 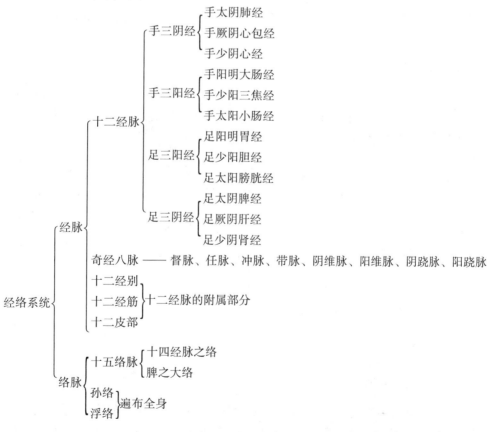 微课

### (一)经络的概念

经络是经脉和络脉的总称，是运行人体气血，联络脏腑形体官窍，沟通上下内外，感应传导信息的通道。"经"有路径的含义，是经络系统纵行的主干，有一定的循行径路，大多循行于人体的深部；"络"有网络之意，是经脉别出的分支，较经脉细小，多循行于人体较浅的部位，有的显现于体表。经络纵横交错，遍布全身。

经络内属脏腑，外络肢节，沟通脏腑与体表，把人体五脏六腑、四肢百骸、五官九窍、皮肉筋脉等联系成为一个有机的整体，借以行气血，营阴阳，使人体各部的功能得以保持协调和平衡。

### (二)经络系统的组成

经脉和络脉纵横交错，遍布全身，虽在体内循行方向和分布深浅各不相同，但两者紧密相连，构成了人体的经络系统。经络系统由经脉和络脉组成，其中经脉包括十二经脉、奇经八脉，以及附属于十二经脉的十二经别、十二经筋、十二皮部；络脉包括十五络脉、浮络、孙络等（图4-1）。

图4-1 经络系统组成

## 二、十二经脉

十二经脉是指十二脏腑所属的经脉，是经络系统的主体，循行分布有规律，故又称为"正经""十二正经"。

### （一）十二经脉的命名

十二经脉的命名由手足、阴阳、脏腑三部分组成。首先用手足将十二经脉分成手六经和足六经；其次是阴阳、脏腑划分：属五脏及循于肢体内侧的经脉为阴经，属六腑及循于肢体外侧的经脉为阳经。根据阴阳消长变化规律，阴阳又划分为三阴三阳，三阴为太阴、少阴、厥阴；三阳为阳明、太阳、少阳。

按照上述命名规律，十二经脉的名称分别为：手太阴肺经、手阳明大肠经、足阳明胃经、足太阴脾经、手少阴心经、手太阳小肠经、足太阳膀胱经、足少阴肾经、手厥阴心包经、手少阳三焦经、足少阳胆经、足厥阴肝经。

### （二）十二经脉分布规律

十二经脉纵贯全身，左右对称地分布于头面、躯干和四肢。

**1. 头面部**　手三阳经从手走头，止于头面部；足三阳经从头走足，起于头面部；手足三阳经在头面部交接，故"头为诸阳之会"。诸阳经具体分布特点是：阳明经主要行于面部，其中足阳明经行于额部；少阳经主要行于耳颞部；手太阳经主要行于面颊部，足太阳经行于头顶和头后部。

**2. 躯干部**　手三阴经从胸行于腋下；手三阳经行于肩部和肩胛部；足三阴经行于胸腹面；足三阳经为阳明在前（胸腹面）、少阳在中（侧面）、太阳在后（背面）。

**3. 四肢部**　与五脏相配属的六阴经，分布于四肢的内侧；与六腑相配属的六阳经，分布于四肢外侧。手足阳经为阳明在前、少阳在中、太阳在后；手足阴经为太阴在前，厥阴在中，少阴在后，其中足三阴经在足内踝上8寸以下为厥阴在前，太阴在中，少阴在后，至内踝上8寸以上，太阴交出于厥阴之前。

### （三）十二经脉循行走向规律

手三阴经从胸走手，手三阳经从手走头，足三阳经从头走足，足三阴经从足走腹胸。正如《灵枢·逆顺肥瘦》所载："手之三阴，从脏走手；手之三阳，从手走头；足之三阳，从头走足；足之三阴，从足走腹。"十二经脉走向交接规律示意图见图4-2。

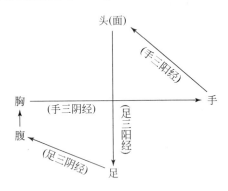

**图4-2　十二经脉走向交接规律示意图**

### （四）十二经脉循行衔接规律

**1. 相表里的阴经与阳经在手足末端交接**　手太阴肺经与手阳明大肠经在示指端交接；手厥阴心包经和手少阳三焦经在无名指端交接；手少阴心经和手太阳小肠经在小指端交接；足阳明胃经和足太阴脾经在足大趾端交接；足少阳胆经和足厥阴肝经在足大趾端交接；足太阳膀胱经和足少阴肾经在足小趾端交接。

**2. 同名的手足阳经在头面部交接**　手阳明大肠经与足阳明胃经交接于鼻旁；手少阳三焦经与足少阳胆经在目外眦交接；手太阳小肠经与足太阳膀胱经在目内眦交接。

**3. 相互衔接的手足阴经在胸中交接**　足太阴脾经与手少阴心经交接于心中；足少阴肾经与手厥阴心包经交接于胸中；足厥阴肝经与手太阴肺经交接于肺中。

### （五）十二经脉的表里关系

十二经脉在体内与脏腑相连属，有明确的属络表里关系。阴经属脏络腑主里；阳经属腑络脏主表。阴阳相配，相互表里。手太阴肺经属肺络大肠，手阳明大肠经属大肠络肺，足阳明胃经属胃络脾，足太阴脾经属脾络胃，手少阴心经属心络小肠，手太阳小肠经属小肠络心，足太阳膀胱经属膀胱络肾，足少阴肾经属肾络膀胱，手厥阴心包经属心包络三焦，手少阳三焦经属三焦络心包，足少阳胆经属胆络肝，足厥阴肝经属肝络胆（表4-1）。临床上辨证分经、循经取穴，以此为依据。

表4-1　十二经脉表里关系

| 表 | 手阳明大肠经 | 手少阳三焦经 | 手太阳小肠经 | 足阳明胃经 | 足少阳胆经 | 足太阳膀胱经 |
|---|---|---|---|---|---|---|
| 里 | 手太阴肺经 | 手厥阴心包经 | 手少阴心经 | 足太阴脾经 | 足厥阴肝经 | 足少阴肾经 |

## 三、奇经八脉

奇经八脉，指别道奇行的经脉，有督脉、任脉、冲脉、带脉、阴维脉、阳维脉、阴跷脉、阳跷脉共八条，故称奇经八脉。

### （一）奇经八脉的命名与分布概况

"奇"有"异"的意思，即奇特、奇异。奇经八脉与十二正经不同，不直接隶属于五脏六腑，也无表里配属关系，但与奇恒之腑（脑、髓、骨、脉、胆、女子胞）联系密切，故称"奇经"。

奇经八脉中的督脉、任脉、冲脉皆起于胞中，同出于会阴，称为"一源三歧"。督脉之"督"有总督之意，行于腰背正中，上至头面，可调节全身阳经脉气，故称"阳脉之海"。任脉之"任"有妊养之意，循行于胸腹正中，上抵颏部，可调节全身阴经脉气，故称"阴脉之海"。冲脉之"冲"为要冲，与足少阴肾经相并上行，环绕口唇，可涵蓄调节十二经气血，故称"十二经之海"，又称"血海"。带脉之"带"为腰带，起于胁下，绕行腰间一周。奇经八脉中除带脉横向循行外，均为纵向循行，纵横交错地循行分布于十二经脉之间。

### （二）奇经八脉的生理功能

奇经八脉的主要生理功能体现在以下三个方面。

**1. 统帅、主导作用**　奇经八脉将部位相近、功能相似的经脉联系起来，达到统帅有关经脉气血、协助阴阳作用。如督脉可调节全身阳经脉气，故称"阳脉之海"；任脉可调节全身阴经脉气，故称"阴脉之海"；冲脉可涵蓄调节十二经气血，故称"十二经之海"，又称"血海"。

**2. 沟通、联络作用**　奇经八脉在循行分布过程中，与其他各经相互交会沟通，加强了十二经脉之间的相互联系。如手足三阳经共会督脉于大椎，任脉关元、中极穴为足三阴经之交会，冲脉加强了足阳明与足少阴经之间的联系，带脉横绕腰腹，联系着纵行于躯干的各条经脉等。

**3. 蓄积、渗灌作用**　奇经八脉纵横交错于十二经脉之间，可调节十二经脉的气血，当十二经脉和脏腑之气旺盛时，奇经八脉加以储蓄；当十二经脉生理功能需要时，奇经八脉又能渗灌和供应。

奇经八脉具体的循行分布和功能见表4-2。

表 4 – 2　奇经八脉循行分布和功能

| 脉名 | 循行分布 | 功能 |
|---|---|---|
| 任脉 | 腹、胸、颏下正中，总任六阴经 | 调节全身阴经经气，称"阴脉之海" |
| 督脉 | 腰、背、头面正中，总督六阳经 | 调节全身阳经经气，称"阳脉之海" |
| 带脉 | 起于胁下，环腰一周，状如束带 | 约束纵行躯干的诸条经脉 |
| 冲脉 | 与足少阴肾经相并上行，环绕口唇，且与任脉、督脉、足阳明胃经等有联系 | 涵蓄十二经气血，称"十二经之海"或"血海" |
| 阴维脉 | 小腿内侧，并足太阴脾经、足厥阴肝经上行至咽喉合于任脉 | 维系联络全身阴经 |
| 阳维脉 | 足跗外侧，并足少阳胆经上行，至项后会合于督脉 | 维系联络全身阳经 |
| 阴跷脉 | 足跟内侧，伴足少阴肾经等上行，至目内眦与阳跷脉会合 | 司下肢运动和眼睑开合 |
| 阳跷脉 | 足跟外侧，伴足太阳膀胱经等上行，至目内眦与阴跷脉会合 | 司下肢运动和眼睑开合 |

## 四、经络的生理功能

**1. 联络脏腑、沟通表里**　人体的五脏六腑、四肢百骸、五官九窍、皮肉筋骨等组织器官，依靠经络系统的连接保持相对的协调统一，完成正常的生理活动。十二经脉及其分支纵横交错、入里出表、通上达下连系了脏腑组织器官；奇经八脉沟通于十二经之间，经筋皮部连接了肢体筋肉皮肤，加之细小的浮络和孙络形成了一个统一的整体。所以《灵枢·本藏》云："夫十二经脉者，内属于脏腑，外络于肢节"。

**2. 运行气血、营养周身**　气血是人体生命活动的物质基础，必须依赖经络的传注，才能输布周身，全身各组织器官只有得到气血的濡润才能完成正常的生理功能。《灵枢·本藏》云："经脉者，所以行气血而营阴阳，濡筋骨，利关节者也。"即说明经络是人体气血运行的通路，能将营养物质输布到全身各组织脏器，从而完成"和调于五脏，洒陈于六腑"的生理功能。

**3. 抗御外邪、保卫机体**　由于经络能"行气血而营阴阳"，营气行于脉中，卫气行于脉外，使营卫之气密布周身，加强了机体的防御能力，起到抗御外邪、保卫机体的作用。外邪侵犯人体由表及里，先从皮毛开始。卫气充实于络脉，络脉散布于全身，密布于皮部，当外邪侵犯机体，卫气首当其冲发挥其抗御外邪、保卫机体的屏障作用。

**4. 传导感应、调整虚实**　《灵枢·经脉》云："经脉者，所以决死生，处百病，调虚实，不可不通。"人体经络之气发于周身腧穴，对穴位刺激的得气和行气现象都是经络传导感应的功能表现。当经络或内脏功能失调时，通过刺激穴位，可以将其治疗性刺激传导到有关的部位和脏腑，以发挥其调节人体脏腑气血的功能，从而使阴阳平复，达到治疗疾病的目的。

## 五、经络学说在中医护理学中的应用

**1. 阐述病理变化**　经络有运行气血，感应传导的作用。所以在发生病变时，经络就可能成为传递病邪和反映病变的途径。《素问·皮部论篇》云："邪客于皮则腠理开，开则入客于络脉，络脉满则注于经脉，经脉满则入舍于脏腑也。"经络是外邪从皮毛腠理内传于五脏六腑的传变途径。由于脏腑之间有经脉沟通联系，所以经络还可成为脏腑之间病变相互影响的途径。如足厥阴肝经挟胃、注肺中，所以肝病可犯胃、犯肺；足少阴肾经入肺、络心，所以肾虚水泛可凌心、射肺。互为表里的两经，因络属关系，而使相为表里的脏腑在病理上常相互影响，如心火可下移小肠；大肠实热，腑气不通，可使肺气不利而喘咳胸满等。经络是外邪由表入里和脏腑之间病变相互影响的途径。通过经络的传导，内脏的病变可以反映于外，表现于某些特定的部位或与其相应的官窍。如肝气郁结常见两胁、少腹胀痛，这就是因为足厥阴肝经抵小腹、布胁肋；真心痛，不仅表现为心前区疼痛，且常引及上肢内侧尺侧缘，这是因为手少阴心经行于上肢内侧后缘；其他如胃火炽盛见牙龈肿痛，肝火上炎见目赤等。

**2. 指导疾病诊断** 由于经络可以反映所属经络脏腑的病证，因而在临床上，就可根据疾病所出现的症状，结合经络循行的部位及所联系的脏腑，作为诊断疾病的依据。如两胁疼痛，多为肝胆疾病；缺盆中痛，常是肺的病变。又如头痛一证，痛在前额者，多与阳明经有关；痛在两侧者，多与少阳经有关；痛在后头部及项部者，多与太阳经有关；痛在巅顶者，多与厥阴经有关。在临床实践中，还发现在经络循行的通路上，或在经气聚集的某些穴位处，有明显的压痛或有结节状、条索状的反应物，或局部皮肤的形态变化，也常有助于疾病的诊断。如肺脏有病时可在肺俞穴出现结节或中府穴有压痛，肠痈可在阑尾穴有压痛，长期消化不良的患者可在脾俞穴见到异常变化等。

**3. 指导疾病治疗和护理** 经络学说被广泛地用以指导临床各科的治疗和护理。特别是对针灸、按摩和药物治疗，更具有重要指导意义。针灸与按摩疗法，主要是根据某一经或某一脏腑的病变，而在病变的邻近部位或循行的远隔部位上取穴，通过针灸或按摩，以调整经络气血的功能活动，从而达到治疗的目的。穴位的选取，就必须按经络学说进行辨证，断定疾病属于何经后，根据经络的循行分布路线和联系范围来选穴，这就是"循经取穴"。药物治疗也要以经络为渠道，通过经络的传导转输，才能使药到病所，发挥其治疗作用。在长期临床实践的基础上，根据某些药物对某一脏腑经络有特殊作用，确定了"药物归经"理论。金元时期的医家张洁古、李杲按照经络学说，提出"引经报使"药，如治头痛，属太阳经的可用羌活，属阳明经的可用白芷，属少阳经的可用柴胡。此外，当前被广泛用于临床的针刺麻醉、耳针、电针、穴位埋线、穴位结扎等治疗护理方法，都是在经络学说的指导下进行的，并使经络学说得到一定的发展。

# 第二节 腧 穴

## 一、腧穴的概念

腧穴是人体脏腑经络之气输注于体表的特殊部位。腧，有转输、输注的含义，经气转输之所；穴，即孔隙的意思，经气所居之处。

人体的腧穴既是疾病的反应点，又是针灸的施术部位。腧穴与经络、脏腑、气血密切相关。《灵枢·九针十二原》云："欲以微针通其经脉，调其血气，营其逆顺出入之会。"说明针灸通过经脉、气血、腧穴三者的共同作用，达到治疗的目的。经穴均分别归属于各经脉，经脉又隶属于一定的脏腑，故腧穴—经脉—脏腑之间形成了不可分割的联系。

## 二、腧穴的分类

目前将人体的腧穴分为十四经穴、奇穴、阿是穴、特定穴四大类。

### （一）十四经穴

十四经穴是指具有固定的名称和位置，归属于十二经和任脉、督脉的腧穴。具有主治本经和所属脏腑病证的作用。十四经穴共有 361 个，是腧穴的主要组成部分。

### （二）奇穴

奇穴是在阿是穴的基础上发展起来的，是指既有一定的名称，又有明确的位置，但尚未归入或不便归入十四经系统的腧穴，又称"经外奇穴"。其主治范围比较单一，多数对某些病证有特殊疗效，如百劳穴治瘰疬、四缝穴治小儿疳积等。中华人民共和国国家标准（GB 12346 – 90）《经穴部位》，对 48 个奇穴的部位确定了统一的定位标准。

## （三）阿是穴

阿是穴是指既无固定名称，亦无固定位置，而是以压痛点或其他反应点作为取穴施术部位的腧穴。又称"天应穴""不定穴""压痛点"等。阿是穴多位于病变附近，也可在与其距离较远处。阿是穴无一定数目。

## （四）特定穴

十四经穴中有一部分腧穴被称为"特定穴"，它们除了具有经穴的共同主治特点外，还有其特殊的性能和治疗作用。根据其不同的分布特点、含义和治疗作用，将特定穴分为"五输穴""原穴""络穴""郄穴""背俞穴""募穴""八会穴""下合穴""八脉交会穴"和"交会穴"十类。

**1. 五输穴**　十二经穴分布在肘膝关节以下的 5 个特定腧穴，即"井、荥、输、经、合"称为五输穴。五输穴从四肢末端向肘膝方向依次排列，井穴分布在指或趾末端，其经气初出。荥穴分布于掌指或跖趾关节之前，为经气开始流动。输穴分布于掌指或跖趾关节之后，其经气渐盛。经穴多位于腕、踝关节以上之前臂、胫部，其经气盛大流行。合穴位于肘膝关节附近，其经气充盛且入合于脏腑。如，手阳明大肠经中，井、荥、输、经、合穴分别是商阳、二间、三间、阳溪、曲池。

**2. 原穴**　原穴是脏腑原气输注、经过和留止于十二经脉的部位，又称"十二原"。原穴主要分布在腕关节附近。阴经的原穴与五输穴中的输穴同穴同名，即"阴经以输为原"。合谷穴为大肠经原穴。

**3. 络穴**　十二经脉和任、督二脉各自别出一络，加上脾之大络，总计 15 条，称为十五络脉。十五络脉从经脉分出的部位各有一个腧穴，称为络穴。十二经脉的络穴位于四肢肘膝关节以下；任脉络穴鸠尾位于上腹部；督脉络穴长强位于骶尾部；脾之大络大包穴位于胸胁部。"络"有联络、散布的意思，络穴具有联络表里两经的作用。

**4. 郄穴**　郄穴是各经经气深聚的部位。十二经脉各有一个郄穴，阴阳跷脉及阴阳维脉也各有一个郄穴，共为十六郄穴。除胃经的梁丘之外，都分布于四肢肘膝关节以下。

**5. 背俞穴**　背俞穴是脏腑之气输注于背腰部的腧穴，又称为"俞穴"。十二经脉各有一个背俞穴，均位于背腰部足太阳膀胱经第一侧线上，大体依脏腑位置的高低而上下排列，并分别冠以脏腑之名，如脾俞、肝俞。

**6. 募穴**　脏腑之气汇聚于胸腹部的腧穴，称为"募穴"，又称"腹募穴"。十二经脉各有一个募穴。募穴均位于胸腹部有关经脉上，位置与其相关脏腑所处部位相近。天枢为大肠经募穴。

**7. 八会穴**　指脏、腑、气、血、筋、脉、骨、髓等精气聚会的八个腧穴，称为八会穴。八会穴分散在躯干部和四肢部，其中脏、腑、气、血、骨之会穴位于躯干部；筋、脉、髓之会穴位于四肢部。如筋会阳陵泉，气会膻中，脉会太渊。

**8. 下合穴**　六腑之气下合于足三阳经的腧穴，称为"下合穴"，又称"六腑下合穴"。下合穴共有六个，其中胃、胆、膀胱的下合穴位于本经，大肠、小肠的下合穴同位于胃经，三焦的下合穴位于膀胱经。如大肠下合穴为上巨虚，小肠下合穴为下巨虚。

**9. 八脉交会穴**　十二经脉与奇经八脉相通的八个腧穴，称为"八脉交会穴"，又称"交经八穴"。八脉交会穴均位于腕踝部的上下。如，后溪为小肠经八脉交会穴，通于督脉。

**10. 交会穴**　两经或数经相交会的腧穴称为"交会学"，交会穴多分布于头面躯干部。如，三阴交为肝脾肾三经交会穴。

## 三、腧穴的作用

### （一）指导诊断

当人体发生病变时，可通过判断腧穴及其周围部位是否有压痛、肿胀、结节、丘疹等病理反应来协助诊断。如可在胃肠不适者的足三里、上巨虚等穴处找到敏感的压痛点，也可在肺脏疾患者的中府、肺俞等穴处发现压痛点或皮下结节。

### （二）应用治疗

**1. 近治作用**　是指腧穴具有治疗其所在部位局部及邻近组织、器官病证的作用。如胃脘部及其周围的中脘、建里、梁门等经穴均能治疗胃痛；膝关节及其周围的鹤顶、膝眼等奇穴均能治疗膝关节疼痛。

**2. 远治作用**　又称循经作用，是指腧穴具有治疗其远隔部位的脏腑、组织器官病证的作用。尤其是十二经脉中位于四肢肘膝关节以下的经穴，远治作用尤为突出，如合谷穴既能治疗手部的局部病证，还能治本经所过处的颈部和头面部病证。

**3. 特殊作用**　是指某些腧穴具有双向的良性调整作用和相对的特异治疗作用。双向的良性调整作用如腹泻时针天枢穴可止泻，便秘时针天枢穴可以通便；内关可治心动过缓，又可治疗心动过速。此外，腧穴的治疗作用还具有相对的特异性，如大椎穴退热，至阴穴矫正胎位，阑尾穴治疗阑尾炎等。

## 四、腧穴的定位方法

腧穴定位法又称取穴法，是指确定腧穴位置的基本方法。取穴是否准确，直接影响着治疗效果。

### （一）骨度分寸定位法

骨度分寸定位法，是指主要以骨节为标志，将两骨节之间的长度折量为一定的分寸，用以确定腧穴位置的方法。不论男女、老少、高矮、胖瘦，均可按一定的骨度分寸在其自身测量。常用的"骨度"折量寸见表4-3。

表4-3　常用"骨度"折量寸表

| 部位 | 起止点 | 折量寸 | 应用说明 |
|---|---|---|---|
| 头面部 | 前发际正中至后发际正中 | 12 | 确定前或后发际及其头部腧穴的纵向距离 |
| | 眉间至前发际正中 | 3 | |
| | 第7颈椎棘突下至后发际正中 | 3 | |
| | 眉间至第7颈椎棘突下 | 18 | |
| | 前两额发角之间 | 9 | 确定头前部腧穴的横向距离 |
| | 耳后两乳突之间 | 9 | 确定头后部腧穴的横向距离 |
| 胸腹部 | 胸骨上窝至胸剑联合中点 | 9 | 确定胸部任脉腧穴的纵向距离 |
| | 胸剑联合中点至脐中 | 8 | 确定上腹部腧穴的纵向距离 |
| | 脐中至耻骨联合上缘 | 5 | 确定下腹部腧穴的纵向距离 |
| | 两乳头之间 | 8 | 确定胸腹部腧穴的横向距离 |
| | 腋窝顶点至第11肋游离端 | 12 | 确定胁肋部腧穴的纵向距离 |
| 背腰部 | 肩胛骨内缘至后正中线 | 3 | 确定背腰部腧穴的横向距离 |
| | 肩峰缘至后正中线 | 3 | 确定肩背部腧穴的横向距离 |
| 上肢部 | 腋前、后纹头至肘横纹（平肘尖） | 9 | 确定上臂部腧穴的纵向距离 |
| | 肘横纹（平肘尖）至腕横纹 | 12 | 确定前臂部腧穴的纵向距离 |
| 下肢部 | 耻骨联合上缘至股骨内上髁上缘 | 18 | 确定下肢内侧足三阴腧穴的纵向距离 |
| | 胫骨内侧髁下方至内踝尖 | 13 | |
| | 股骨大转子至腘横纹 | 19 | 确定下肢外侧足三阳腧穴纵向距离 |
| | 腘横纹至外踝尖 | 16 | 确定下肢外侧足三阳腧穴纵向距离 |

## （二）体表解剖标志定位法

体表解剖标志定位法是以人体解剖学的各种体表标志为依据来确定腧穴位置的方法。可分为固定的标志和活动的标志两种。

**1. 固定的标志**　是指在自然姿势下可见的标志，由骨节和肌肉所形成的突起、凹陷、五官轮廓、发际、指（趾）甲、肚脐等。如眉头定攒竹；腓骨小头前下方1寸定阳陵泉；足内踝尖上3寸，胫骨内侧缘后方定三阴交；脐中旁开2寸定天枢等。

**2. 活动的标志**　是指关节、肌肉等随着活动而出现的空隙、凹陷、皱纹、尖端等，是在活动姿势下才会出现的标志。如在耳屏与下颌关节之间，微张口呈凹陷处取听宫；下颌角前上方约一横指当咀嚼时咬肌隆起，按之凹陷处取颊车等。

## （三）手指同身寸定位法

手指同身寸定位法，是指依据本人手指所规定的分寸来量取腧穴的定位方法，又称"指寸法"。常用的手指同身寸有3种（图4-3）。

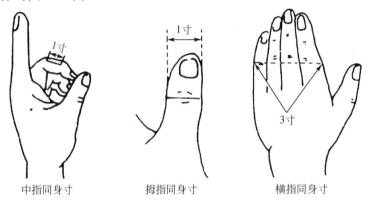

中指同身寸　　　　拇指同身寸　　　　横指同身寸

图4-3　手指同身寸定位法

**1. 中指同身寸**　是以中指中节桡侧两端纹头（拇指、中指屈曲成环形）之间的距离作为1寸。可用于四肢的直寸定穴和背、腰、骶部的横寸定穴。

**2. 拇指同身寸**　是以拇指的指间关节的宽度作为1寸。适用于四肢的直寸定穴。

**3. 横指同身寸**　是令将示指、中指、无名指和小指并拢，以中指中节横纹为标准，其四指的宽度作为3寸。四指相并名曰"一夫"；用横指同身寸量取腧穴，又名"一夫法"。适用于下肢、上肢的直寸定穴，背部的横寸定穴。

## （四）简便定位法

简便定位法是临床中一种简便易行的腧穴定位方法。如立正姿势，手臂自然下垂，其中指尖在下肢所触及处为风市；两手虎口自然平直交叉，一手食指压在另一手腕后，高骨的上方，其示指尽端到达处取列缺，折耳郭向前，两耳尖连线的中点是百会穴等。

# 五、十四经脉及常用腧穴

## （一）手太阴肺经

**1. 经脉循行**　起于中焦（胃部），下络大肠，返回来沿胃口（下口幽门，上口贲门），穿过膈肌，属肺。从喉部，横行至腋前上方外出（中府穴），再沿上臂屈侧前缘下行，行于手少阴经与手厥阴经的前面，过肘窝沿着桡骨下沿，到腕后桡骨茎突的内侧缘，上行大鱼际，沿鱼际桡侧，直出拇指内侧端（少商穴）。

分支：从手腕的后方（列缺穴）分出，沿掌背侧走向示指桡侧端（商阳穴），交于手阳明大肠经（图4-4）。

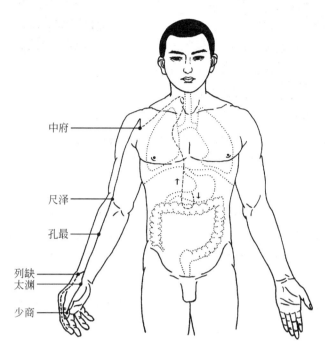

图4-4　手太阴肺经腧穴

**2. 常用穴位**

（1）中府　肺之募穴

［定位］在胸前壁外上方，前正中线旁开6寸，平第1肋间隙处。

［功效］宣肺利气，通络止痛。

［主治］咳嗽，气喘，胸部胀满或疼痛、肩背部疼痛。

［刺灸法］向外斜刺或平刺0.5~0.8寸，不可向内深刺，以免伤及脏腑；可灸。

（2）尺泽　合穴

［定位］肘横纹中，肱二头肌腱桡侧凹陷处。

［功效］清肺降气，宣肺利咽，镇惊止痛。

［主治］咳嗽，气喘，咽喉肿痛，胸部胀满；潮热、小儿惊风等。

［刺灸法］针刺直刺0.5~0.8寸；或点刺出血。慎用灸法。

（3）孔最　郄穴

［定位］尺泽穴与太渊穴连线上，腕横纹上7寸处。

［功效］调理肺气，清利咽喉，解表清热。

［主治］热病汗不出，咳嗽、哮喘，咽喉肿痛，失音，肘臂挛痛，腕部疼痛。

［刺灸法］直刺0.5~0.8寸；直接灸3~5壮，悬灸5~10分钟。

（4）列缺　络穴，八脉交会穴（通于任脉）

［定位］在前臂，腕掌侧远端横纹上7寸，尺泽与太渊连线上。

［功效］宣肺理气，祛风散邪。

［主治］咳嗽，气喘，咽喉肿痛，头痛，齿痛，项强，口眼㖞斜。

［刺灸法］向肘部斜刺0.2~0.3寸；直接灸3~5壮，悬灸5~10分钟。

（5）太渊　输穴，原穴，八会穴之脉会

［定位］腕掌侧横纹桡侧端，桡动脉的桡侧凹陷中。

［功效］祛风通络，调理肺气，止咳化痰。

［主治］掌中热，手腕无力疼痛；咳嗽、咯血，胸背痛，喉痹，呕血等。

［刺灸法］避开动脉，直刺 0.3~0.5 寸；直接灸 3~5 壮，悬灸 10 分钟。

（6）少商　井穴

［定位］在拇指桡侧，距指甲根角约 0.1 寸。

［功效］宣肺利咽，清热解暑，醒脑开窍，通络止痛。

［主治］咳嗽，咽喉肿痛，鼻衄，热病，中风，昏迷，癫狂等。

［刺灸法］浅刺 0.1 寸，急症、重症可点刺出血；可灸。

### （二）手阳明大肠经

**1. 经脉循行**　起于示指桡侧端（商阳穴），沿着食指桡侧向上，通过 1、2 掌骨之间（合谷）向上进入两筋（拇长伸肌腱与拇短伸肌腱）之间的凹陷处，沿前臂桡侧，至肘部外侧，再沿上臂外侧前缘，上走肩部（肩髃），沿肩峰前缘向上交会于第 7 颈椎棘突下（大椎穴），再向下进入锁骨上窝（缺盆），联络肺脏，向下通过膈肌下行，属于大肠。

分支：从锁骨窝上行，经过颈部至面颊，进入下龈，出来挟口旁（地仓），交会于水沟穴。左脉向右，右脉向左，上挟鼻孔外侧（迎香），交于足阳明胃经（图 4-5）。

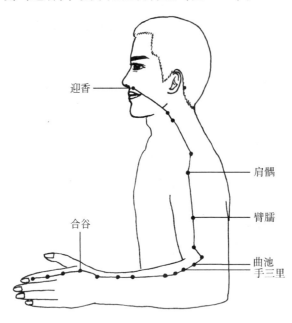

图 4-5　手阳明大肠经腧穴

**2. 常用穴位**

（1）合谷　原穴

［定位］手背第 1、2 掌骨之间，第 2 掌骨桡侧中点处；拇、示指并拢，两指掌骨间有一肌肉隆起（骨间背侧肌），隆起肌肉之顶端。

［功效］疏风清热，醒脑开窍，通调气血。

［主治］头痛，目赤肿痛，鼻衄，耳聋，面肿，咽喉肿痛，牙关紧闭、口眼歪斜，热病无汗或多汗，腹痛，便秘，经闭，滞产，痄腮等。

［刺灸法］直刺 0.5 ~ 1 寸（孕妇忌针）；直接灸 3 ~ 5 壮，悬灸 5 ~ 10 分钟。

（2）手三里

［定位］在阳溪穴与曲池穴连线上，曲池穴下 2 寸处。

［功效］疏通经络，调理胃肠。

［主治］齿痛，肢麻痹，腹痛，腹泻，消化不良等。

［刺灸法］刺 0.8 ~ 1 寸；直接灸 3 ~ 5 壮，悬灸 5 ~ 10 分钟。

（3）曲池　合穴

［定位］屈肘，当肘横纹外端与肱骨外上髁连线的中点。

［功效］祛风解表，通络止痛。

［主治］上肢关节痛，偏瘫，高血压，皮肤病等。

［刺灸法］直刺 1 ~ 1.5 寸；直接灸 5 ~ 7 壮，悬灸 10 ~ 15 分钟。

（4）臂臑

［定位］在曲池穴与肩髃穴连线上，曲池穴上 7 寸处，当三角肌下端。

［功效］通经活络，清肝明目。

［主治］瘰疬，肩臂痛，颈项拘急，目疾。

［刺灸法］向上斜刺 0.8 ~ 1.5 寸；直接灸 3 ~ 5 壮，悬灸 5 ~ 10 分钟。

（5）肩髃

［定位］肩峰端下缘，当肩峰与肱骨大结节之间，三角肌上部中央。

［功效］通经活络，散结止痛。

［主治］肩臂痛，上肢瘫痪，项强瘰疬等。

［刺灸法］直刺或斜刺 0.5 ~ 0.8 寸；直接灸 3 ~ 5 壮，悬灸 5 ~ 15 分钟。

（6）迎香

［定位］鼻翼外缘中点，旁开 0.5 寸，当鼻唇沟中。

［功效］疏风通络，通利鼻窍。

［主治］口眼歪斜，鼻塞，胆道蛔虫症等。

［刺灸法］斜刺或平刺 0.3 ~ 0.5 寸；不宜直接灸，可悬灸。

### （三）足阳明胃经

**1. 经脉循行**　起于鼻翼旁（迎香穴），挟鼻上行，交会于鼻根中，旁行入目内眦，与足太阳经交会；向下沿着鼻柱外侧，进入上齿龈内，还出，挟口旁，环绕嘴唇，在颏唇沟承浆穴处左右相交，退回沿下颌骨后下缘到大迎穴处，沿着下颌角颊车，上行耳前，经过上关，沿着发际，到达前额。

面部分支：从大迎前下走人迎穴，沿着喉咙，进入缺盆部，向下通过横膈，属于胃，联络脾脏。

缺盆部下行的主干脉：经乳中，乳中线下行，向下挟脐旁，下行至腹股沟处的气街穴。

胃下口部支脉：从胃下口幽门处分出，沿腹腔内下行到气街穴，与主干脉会合，再由此向下至髋关节前，到股四头肌隆起处，下至膝盖，沿着胫骨外侧前缘，下经足背，进入第 2 趾外侧端（厉兑穴）。

胫部支脉：从膝下 3 寸处（足三里穴）分出，进入足中趾外侧。

足跗部支脉：从足背上的冲阳穴分出，进入足大趾内侧端（隐白穴），与足太阴脾经相接（图 4 - 6）。

**2. 常用穴位**

（1）承泣

［定位］目正视，瞳孔直下，当眶下缘与眼球之间。

［功效］疏风清热，清热明目。

［主治］目赤肿痛，流泪，近视。

［刺灸法］目上视，直刺 0.5～1 寸，不宜施行手法。禁灸。

（2）四白

［定位］目正视前方，瞳孔直下，当眶下孔凹陷处。

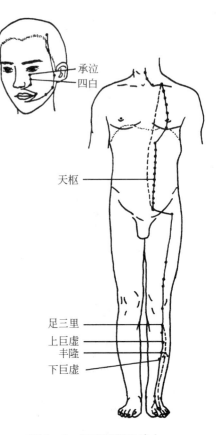

［功效］清热明目，疏风止痉，通络止痛。

［主治］目赤痛痒，目翳，眼睑瞤动，口眼歪斜，三叉神经痛，面肌痉挛，头痛，眩晕。

［刺灸法］直刺或斜刺 0.3～0.5 寸不宜深刺，不可过度提插捻转；不宜灸。

（3）天枢　大肠募穴

［定位］肚脐旁 2 寸。

［功效］疏调肠腑，理气消滞。

［主治］脐周痛，腹胀，泄泻，便秘，月经不调。

［刺灸法］直刺 0.1～1.5；直接灸 5～15 壮，悬灸 5～15 分钟。

（4）足三里　合穴，胃下合穴

［定位］犊鼻穴下 3 寸，胫骨前嵴外一横指处。

［功效］健脾和胃，调补气血，疏通经络，扶正培元。

［主治］胃痛，腹胀，呕吐，泄泻，下肢痿痹、痹证及强身保健。

［刺灸法］直刺 1～2 寸；直接灸 5～10 壮，悬灸 5～15 分钟保健。

图 4-6　足阳明胃经腧穴

（5）上巨虚　大肠下合穴

［定位］足三里穴下 3 寸。

［功效］健脾和胃，调补气血。

［主治］腹痛，痢疾，便秘，下肢痿痹。

［刺灸法］直刺 1～1.5 寸；直接灸 3～7 壮，悬灸 5～10 分钟。

（6）下巨虚　小肠下合穴

［定位］在小腿外侧，犊鼻下 9 寸，犊鼻与解溪连线上。

［功效］通腑理肠，通络止痛，散结通乳。

［主治］小腹痛，泄泻，痢疾，下肢痿痹，乳痈。

［刺灸法］直刺 1～1.5 寸。

（7）丰隆　络穴

［定位］外踝高点上 8 寸，距胫骨前缘二横指。

［功效］健脾胃，祛痰湿，宁神志。

［主治］胃脘痛，胸痛，咽喉肿痛，癫狂病，眩晕。

［刺灸法］直刺 1～2 寸；直接灸 5～15 壮，悬灸 5～15 分钟。

**（四）足太阴脾经**

**1. 经脉循行**　起于足大趾内侧端（隐白穴），沿内侧赤白肉际，上行过内踝的前边，沿小腿内侧胫骨后上行，在内踝上八寸处，交出足厥阴肝经之前，上行沿大腿内侧前缘，进入腹部，属脾，络胃，向上穿过膈肌,沿食道两旁,连舌根,散布舌下。

分支:从胃别出,上行通过膈肌,注入心中,交接手少阴心经(图4-7)。

**2. 常用穴位**

(1)隐白 井穴

[定位]足部踇趾内侧趾甲角旁约0.1寸。

[功效]益脾理血,宁神定志。

[主治]崩漏,便血,尿血,腹胀,癫狂,惊风。

[刺灸法]浅刺0.1寸或点刺出血;直接灸5~7壮,悬灸10~15分钟。

(2)公孙 络穴;八脉交会穴(通于冲脉)

[定位]在足内侧缘,当第1跖骨基底部的前下方,赤白肉际处。

[功效]健脾和胃,镇静安神,调理冲脉。

[主治]腹胀肠鸣,腹痛,泄泻,痢疾,胃痛,呕吐,饮食不化,心烦失眠,狂证,逆气里急,气上冲心。

[刺灸法]直刺0.6~1.2寸;直接灸3~5壮,悬灸5~10分钟。

(3)三阴交

[定位]小腿内侧,内踝高点上3寸,胫骨内侧面后缘。

[功效]健脾益气,清利湿热,调补肝肾。

[主治]腹胀肠鸣,泄泻,带下阴挺,月经不调,遗精,阳痿,早泄,遗尿,疝气,失眠,脚气,足痿,痔疮,湿疹,淋证等。

[刺灸法]直刺1~1.5寸,孕妇禁针;直接灸3~5壮,悬灸5~10分钟。

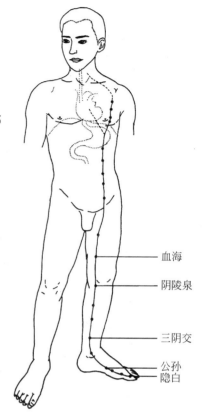

图4-7 足太阴脾经腧穴

(4)阴陵泉 合穴

[定位]小腿内侧、胫骨内侧髁后下方凹陷处。

[功效]健脾胃,化湿滞,利下焦,调肝肾。

[主治]腹胀,水肿,小便不利,黄疸,小便失禁,月经不调,带下以及膝关节肿痛等。

[刺灸法]直刺1~2寸;直接灸3壮,悬灸5~10分钟。

(5)血海

[定位]大腿内侧,髌骨内侧端上2寸。

[功效]调理营血,清热利湿。

[主治]崩漏,月经不调,闭经,瘾疹,湿疮,股内侧痛,阴部瘙痒,贫血等。

[刺灸法]直刺1~1.5寸;直接灸3~5壮,悬灸5~10分钟。

## (五)手少阴心经

**1. 经脉循行** 起于心中,走出后属心系,向下穿过膈肌,络小肠。

分支:从心系分出,挟食道上行,连于目系。

直行者:从心系出来,退回上行经过肺,向下浅出腋下(极泉穴),沿上臂内侧后缘,过肘中,沿前臂内侧后缘,经掌后腕骨端,进入掌中,沿小指桡侧端(少冲穴),交于手太阳小肠经(图4-8)。

**2. 常用穴位**

(1)极泉

[定位]腋窝正中,腋动脉搏动处。

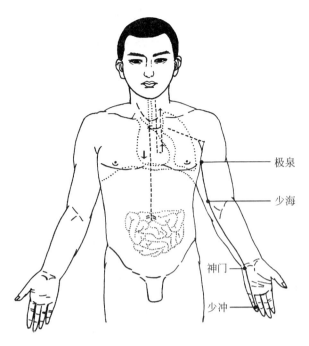

极泉

少海

神门

少冲

图4-8　手少阴心经腧穴

[功效] 行气活血，清心宁神，调理血脉。

[主治] 心痛，咽干烦渴，胁下满痛，腋下瘰疬及腋臭，目黄，乳汁分泌不足，肘臂挛痛等。

[刺灸法] 避开动脉，向肩髃穴方向刺入0.3~0.5寸；少用灸法。

（2）少海　合穴

[定位] 屈肘，当肘横纹内端与肱骨内上髁连线之中点。

[功效] 调气血，化痰湿，宁心神。

[主治] 心痛，瘰疬，腋胁痛，手臂挛痛，癫痫。

[刺灸法] 直刺0.5~1寸；直接灸3~5壮（不留瘢痕），悬灸5~10分钟。

（3）神门　输穴；原穴

[定位] 腕横纹尺侧端，尺侧腕屈肌腱的桡侧凹陷中。

[功效] 理气调血，安神定志。

[主治] 惊悸，怔忡，心痛，心烦，健忘，不寐，癫狂（痫），痴呆，掌中热等。

[刺灸法] 直刺0.3~0.5寸；直接灸3~5壮，悬灸10~15分钟。

（4）少冲　井穴

[定位] 小指桡侧，距指甲根角约0.1寸。

[功效] 生发心气，清热息风，醒神开窍。

[主治] 小儿惊厥，发热，昏迷，脑出血，休克，晕厥，心痛，心悸，胸痛，胸胁痛，癫狂等。

[刺灸法] 斜刺0.1~0.2寸，局部胀痛或用三棱针点刺出血。直接灸1~3壮，悬灸5~10分钟。

## （六）手太阳小肠经

**1. 经脉循行**　起于小指外侧末端（少泽穴），沿着手掌外侧至腕部，出于尺骨茎突，直上沿尺骨后缘经尺骨鹰嘴与肱骨内髁之间，沿上臂外侧后缘，出于肩关节后面，绕行肩胛部，交会于肩上，向下进入缺盆部，并联络心脏，沿着食管，通过横膈，到达胃部，属于小肠。见图4-9。

缺盆支脉：沿着颈部，上达面颊，至目外眦，转入耳中（听宫穴）。

颊部支脉：从面颊部分出，上行眼眶下，抵于鼻旁，至目内眦（睛明穴）与足太阳膀胱经相接。

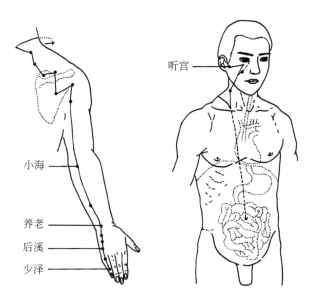

图 4-9 手太阳小肠经腧穴

**2. 常用穴位**

（1）少泽　井穴

[定位] 小指尺侧指甲角旁约 0.1 寸。

[功效] 清心泄热，开窍通络。

[主治] 热病，中风昏迷，头项痛，耳鸣，耳聋，乳汁不通等。

[刺灸法] 斜刺 1 分；直接灸 3～5 壮。

（2）后溪　输穴；八脉交会（穴通于督脉）

[定位] 握拳，第五指掌关节后尺侧，横纹头赤白肉际。

[功效] 解表清热，醒神通阳。

[主治] 头项强痛，耳鸣，耳聋，疟疾，急性腰扭伤等。

[刺灸法] 直刺 0.5～1 寸。

（3）养老　郄穴

[定位] 掌心向胸，当尺骨茎突桡侧缘的骨缝中。

[功效] 明目开窍，通络止痛。

[主治] 目视不明，肩、背、肘、臂酸痛，急性腰痛。

[刺灸法] 掌心向胸时，向肘方向斜刺 0.5～0.8 寸，强身健体可温和灸。

（4）小海　合穴

[定位] 在肘内侧，当尺骨鹰嘴与肱骨内上髁之间凹陷处。

[功效] 清热祛风，宁神定志。

[主治] 肘臂疼痛，麻木，癫痫。

[刺灸法] 直刺 0.3～0.5 寸；直接灸 3～5 壮，悬灸 5～20 分钟。

（5）听宫

[定位] 耳屏前，下颌骨髁状突的后方，张口时呈凹陷处。

[功效] 聪耳开窍，宁神定志。

[主治] 耳鸣，耳聋；失音；齿痛，牙关不利；三叉神经痛；颞颌关节炎。

[刺灸法] 张口直刺 0.5～1.0 寸；直接灸 3～5 壮，悬灸 5～15 分钟。

### （七）足太阳膀胱经

**1. 经脉循行** 起于目内眦（睛明穴），上行到达额部，左右交会于头顶部（百会穴）。

头顶部支脉：从头顶部分出，至耳上角部。

头顶部直行主干脉：从头顶入里联络于脑，复出分开下行至项后（天柱穴），再分左右沿肩胛内侧，脊柱两旁（1.5）寸，到达腰部（肾俞穴），进入脊柱两旁的肌肉（膂），深入体腔，络肾，属膀胱。

腰部的支脉：从腰部分出，沿脊柱两旁下行，穿过臀部，从大腿后侧外缘下行进入腘窝中（委中穴）。

后项的支脉：从项分出下行，经肩胛内侧，从附分穴挟脊（3寸）下行到髀枢，经大腿后侧至腘窝中，与前一支脉会合，然后下行穿过腓肠肌，出走于足外踝后，沿足背外侧缘至小趾外侧端（至阴穴），交于足少阴肾经（图4－10）。

**2. 常用穴位**

（1）肺俞

［定位］第二胸椎棘突下，旁开1.5寸。

［功效］养阴清肺，益气止喘。

［主治］咳嗽，气喘，咯血，骨蒸潮热，盗汗。

［刺灸法］斜刺0.5～0.8寸；直接灸5～7壮，悬灸10～15分钟。

（2）心俞　心之背俞穴

［定位］第五胸椎棘突下，旁开1.5寸。

［功效］宽胸理气，通络安神。

［主治］心痛，惊悸，咳嗽，失眠，健忘，癫痫，吐血，盗汗，遗精。

［刺灸法］斜刺0.5～0.8寸；直接灸5～7壮，悬灸10～15分钟。

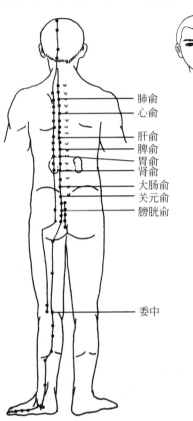

肺俞
心俞
肝俞
脾俞
胃俞
肾俞
大肠俞
关元俞
膀胱俞

委中

图4－10　足太阳膀胱经腧穴

（3）肝俞　肝之背俞穴

［定位］第九胸椎棘突下，旁开1.5寸。

［功效］疏肝利胆，清肝明目，息风定志，活血止痉。

［主治］胸胁痛，腰背痛，黄疸，吐血，目赤，目视不明，夜盲，迎风流泪，癫狂，眩晕。

［刺灸法］斜刺0.5～0.8寸；直接灸5～7壮，悬灸10～15分钟。

（4）脾俞　脾之背俞穴

［定位］第十一胸椎棘突下，旁开1.5寸。

［功效］健脾利湿，舒经活络。

［主治］腹胀，纳呆，呕吐，泄泻，痢疾，便血，水肿，背痛。

［刺灸法］斜刺0.5～0.8寸；直接灸5～7壮，悬灸10～15分钟。

（5）胃俞　胃之背俞穴

［定位］第十二胸椎棘突下，旁开1.5寸。

［功效］养阴清肺，益气止喘。

［主治］胃脘痛，呕吐，腹胀，肠鸣。

［刺灸法］斜刺0.5～0.8寸；直接灸5～7壮，悬灸10～15分钟。

（6）肾俞　肾之背俞穴

[定位] 第二腰椎棘突下，旁开 1.5 寸。

[功效] 补肾益精，壮腰充耳。

[主治] 遗精，阳痿，月经不调，白带，肾虚腰痛，目昏，水肿。

[刺灸法] 直刺 0.5~1 寸；直接灸 5~7 壮，悬灸 10~15 分钟。

（7）大肠俞　大肠之背俞穴

[定位] 第四腰椎棘突下，旁开 1.5 寸。

[功效] 通络止痛，调和肠腑。

[主治] 肠鸣，腹泻，腹胀，腹痛，腰痛，便秘，痔疮。

[刺灸法] 直刺 0.8~1.2 寸；直接灸 3~5 壮，悬灸 10~15 分钟。

（8）关元俞

[定位] 第五腰椎棘突下，旁开 1.5 寸。

[功效] 强腰壮肾，通调腑气。

[主治] 腰痛，遗尿，小便频数，腹胀泄泻，痢疾，便秘，消渴，下肢瘫痪。

[刺灸法] 直刺 0.8~1.5 寸；直接灸 5~7 壮，悬灸 10~15 分钟。

（9）膀胱俞　膀胱之背俞穴

[定位] 第二骶椎棘突下，旁开 1.5 寸。

[功效] 疏调膀胱，调理经血。

[主治] 遗尿，尿闭，淋浊，泄泻便秘，腰骶痛。

[刺灸法] 直刺或斜刺 0.8~1.2 寸；直接灸 3~7 壮，悬灸 10~15 分钟。

（10）委中

[定位] 腘横纹中央。

[功效] 祛风活络，清热解暑。

[主治] 腰腿痛，中暑，高热抽搐，腹痛，下肢痿痹，腘筋挛急，膝关节痛。

[刺灸法] 直刺 1~1.5 寸或用三棱针在腘静脉上点刺出血。禁灸。

### （八）足少阴肾经

**1. 经脉循行**　起于足小趾下，斜向足心（涌泉穴），出于舟骨粗隆下，沿内踝后，进入足跟，再向上行于小腿内侧，出腘窝内侧，向上行大腿内后缘，穿过脊柱，属于肾脏，联络膀胱。

肾脏部直行的主干脉：从肾向上通过肝和横膈，进入肺中，沿着喉咙，挟于舌根部。

肺脏部支脉：从肺出来，联络心脏，流注于胸中，与手厥阴心包经相接（图 4-11）。

**2. 常用穴位**

（1）涌泉　井穴

[定位] 于足底（去趾）前 1/3 处，足趾跖屈时所呈凹陷。

[功效] 清热开窍，醒脑宁神，滋肾降火。

[主治] 惊风，癫痫，头昏目眩，头顶痛，咽痛失音，足心热痛。

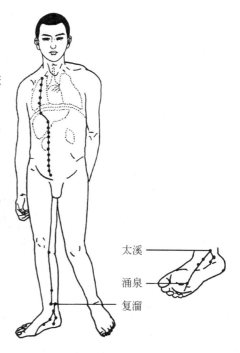

太溪
涌泉
复溜

图 4-11　足少阴肾经腧穴

［刺灸法］直刺 0.5～1 寸，艾灸 3～5 壮，悬灸 5～15 分钟。

（2）太溪　输穴；原穴

［定位］内踝尖与跟腱之间的凹陷处。

［功效］补肾益气，滋阴利窍，益肾纳气，通调二便，温阳散寒。

［主治］头晕，耳鸣，耳聋，齿痛，咽喉肿痛，月经不调，阳痿，遗精，便秘，失眠，健忘，腰脊痛，下肢厥冷，咳嗽，气喘，咯血，胸痛。

［刺灸法］直刺 0.5～0.8 寸或透刺昆仑穴；艾灸 3～5 壮，悬灸 5～15 分钟。

（3）复溜　经穴

［定位］在小腿内侧，太溪穴直上 2 寸，跟腱的前方。

［功效］清热开窍，醒脑宁神，滋肾降火。

［主治］发热，自汗，盗汗，身热无汗，腹胀，泄泻，水肿，腰脊强直，下肢痿痹。

［刺灸法］直刺 0.5～1 寸，艾灸 3～5 壮，悬灸 5～10 分钟。

### （九）手厥阴心包经

**1. 经脉循行**　起于胸中，出属心包络，向下通过横膈，从胸至腹依次联络上、中、下三焦。

胸部支脉：沿胸浅出胁部当腋下 3 寸处（天池穴），上行到腋窝中，沿上臂内侧，行于手太阴和手少阴之间，进入肘窝中，向下行于前臂两筋（桡侧腕曲肌腱与掌长肌腱）的中间，进入掌中（劳宫穴），沿着中指桡侧到指端（中冲穴）。

掌中支脉：从劳宫分出，沿着无名指出其尺侧端（关冲穴），与手少阳三焦经相接（图 4－12）。

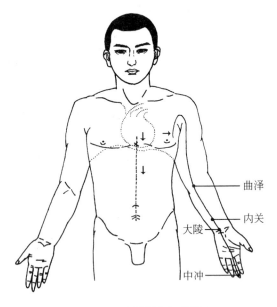

图 4－12　手厥阴心包经腧穴

**2. 常用穴位**

（1）曲泽　合穴

［定位］肘横纹中，肱二头肌腱尺侧。

［功效］调理气血，泻热除烦。

［主治］心痛，心悸，烦热口干，肘臂酸痛，胃痛，呕吐。

［刺灸法］直刺 0.5～1 寸，或点刺出血。少用灸法。

（2）内关　络穴；八脉交会穴（通于维脉）

［定位］腕横纹上2寸，掌长肌腱与桡侧腕屈肌腱之间。

［功效］通经解表，宁心安神，和胃止痛，降逆止呕。

［主治］心痛，心悸，烦热口干，肘臂酸痛，胃痛，呕吐。

［刺灸法］直刺0.5~1寸，直接灸5~7壮，悬灸5~10分钟。

（3）大陵　输穴；原穴

［定位］腕横纹中央，掌长肌腱与桡侧腕屈肌腱之间。

［功效］宽胸理气，和胃止呕，疏经止痛，宁心安神。

［主治］心痛，心悸，胸胁痛，胃痛，呕吐，口臭，肘臂挛痛，癫狂。

［刺灸法］直刺0.3~0.5寸；艾灸3~5壮，悬灸5~10分钟。

（4）中冲　井穴

［定位］中指尖端中央。

［功效］醒神开窍，清心泄热。

［主治］昏迷，热病，小儿惊风，心痛，头痛，休克，中暑，昏厥。

［刺灸法］直刺0.3~0.5寸；艾灸1~3壮，悬灸5~10分钟。

### （十）手少阳三焦经

**1. 经脉循行**　起于无名指末端（关冲穴），向上出于第4、5掌骨间，沿着腕背，出于前臂外侧桡骨和尺骨之间，向上通过肘尖，沿上臂外侧，上达肩部，交出足少阳经的后面，向前进入缺盆部，分布于胸中，联络心包，向下通过横膈，从胸至腹，属于上、中、下三焦。

胸中支脉：从膻中分出，上行出缺盆、上走颈部，沿耳后（翳风穴）直上，出于耳上方，上行额部，再屈曲而下行至颊部，到达眶下部。

耳部支脉：从耳后进入耳中，出走耳前，经上关穴前，与前脉交叉于面颊部，到达目外眦（瞳子髎穴），与足少阳胆经相接（图4-13）。

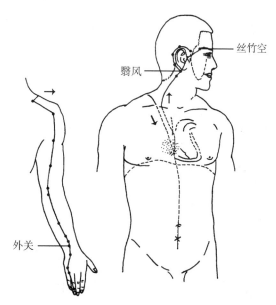

图4-13　手少阳三焦经腧穴

**2. 常用穴位**

（1）外关　井穴

［定位］腕背横纹上2寸，尺桡骨之间。

［功效］通经活络，散风解表。

［主治］偏头痛，颊痛，耳聋，耳鸣，目赤肿痛，肩背痛，外感风热。

［刺灸法］直刺 0.5～1 寸；直接灸 3～5 壮，悬灸 5～10 分钟。

（2）翳风

［定位］乳突前下方，平耳垂后下缘的凹陷中。

［功效］疏风通络，聪耳明目。

［主治］偏头痛，颊痛，耳聋，耳鸣，目赤肿痛，肩背痛，外感风热。

［刺灸法］直刺 0.5～1 寸；直接灸 3～5 壮，悬灸 5～10 分钟。

（3）丝竹空

［定位］眉梢凹陷处。

［功效］疏风通络，聪耳明目。

［主治］头痛，晕眩，目赤肿痛，眼睑瞤动，齿痛，癫痫。

［刺灸法］平刺 0.3～0.5 寸；不宜灸。

### （十一）足少阳胆经

**1. 经脉循行**　起于目外眦（瞳子髎穴），向上到达额角部（颔厌穴），再下行至耳后（完骨穴），经额部至眉上（阳白穴），又向后折至风池穴，沿颈下行至肩上，左右交会于大椎穴，前行入缺盆。

耳部的支脉：从耳后进入耳中，出走耳前，到目外眦后方。

外眦部的支脉：从目外眦处分出，下走大迎，会合于手少阳经到达目眶下，下行经颊车，由颈部向下会合前脉于缺盆，然后向下进入胸中，通过横膈，连络肝脏，属于胆，沿着胁肋内，出于少腹两侧腹股沟动脉部，经过外阴部毛际，横行入髋关节部（环跳穴）。

缺盆部直行的主干脉：下行腋部，沿着侧胸部，经过季胁，向下会合前脉于髋关节部环跳处，再向下沿着大腿的外侧，出于膝外侧，下行经腓骨前面，直下到达腓骨下段，再下到外踝的前面，沿足背部，进入足第 4 趾外侧端（窍阴穴）。

足背部支脉：从足背（足临泣）处分出，沿着第 1、2 跖骨之间，出于大趾端，穿过趾甲，回过来到趾甲后的丛毛处，与足厥阴肝经相接（图 4－14）。

**2. 常用穴位**

（1）风池

［定位］胸锁乳突肌与斜方肌之间凹陷中，平风府穴处。

［功效］祛风解表，清头明目。

［主治］头痛，眩晕，目赤肿痛，鼻渊，颈项强痛，感冒发烧等。

［刺灸法］向对侧眼球方向斜刺 0.8～1.2 寸，直接灸 5～7 壮，悬灸 10～15 分钟。

（2）肩井

［定位］大椎穴与肩峰连线的中点。

［功效］散风祛湿，清热止痛。

［主治］颈项强痛，臂不举，瘰疬，乳痛，难产等。

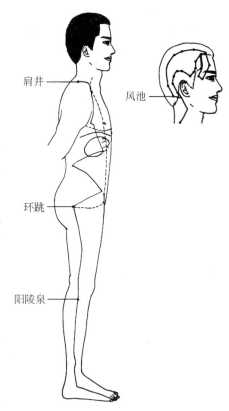

肩井

风池

环跳

阳陵泉

图 4－14　足少阳胆经腧穴

［刺灸法］直刺 0.5~0.8 寸，不可深刺，以免损伤内脏。直接灸 5~7 壮，悬灸 10~15 分钟。

（3）环跳

［定位］股骨大转子高点与骶管裂孔连线的外 1/3 与 2/3 交界处。

［功效］疏通经络，强腰益肾，祛风散寒。

［主治］坐骨神经痛，中风偏瘫，腿股酸痛，脚麻木，下肢瘫痪。

［刺灸法］直刺 2~3 寸；悬灸 3~5 壮。

（4）阳陵泉　合穴；胆下合穴、八会穴之筋会

［定位］小腿外侧，胫骨小头前下方凹陷中。

［功效］疏肝清胆，泄热利湿，舒筋活络。

［主治］半身不遂，疟疾，胆囊炎，坐骨神经痛，胁肋痛。

［刺灸法］直刺 1~1.5 寸；直接灸 7 壮，悬灸 5~15 分钟。

### （十二）足厥阴肝经

**1. 经脉循行**　起于足大趾上丛毛处，沿着足跗部向上，经过内踝前 1 寸处（中封穴），向上沿小腿内侧，至内踝上 8 寸处交出于足太阴经的后面；上行膝内侧，沿着大腿内侧中线，进入阴毛中，绕阴部，上达小腹，挟胃旁，属于肝脏，联络胆，向上通过横膈，分部于胁肋，沿着喉咙的后面，向上进入鼻咽部，连接于目系（眼球连系于脑的部位），向上出于前额，与督脉会合于巅顶。

目系的支脉：从目系分出，下行颊里，环绕唇内。

肝脏部的支脉：从肝分出，通过横膈，向上流注于肺，与手太阴肺经相接（图 4-15）。

**2. 常用穴位**

（1）大敦　井穴

［定位］足大趾外侧，指甲根角旁约 0.1 寸。

［功效］疏肝理气，平息肝风。

［主治］疝气；经闭，崩漏，阴挺，遗尿，小便不利；癫痫。

［刺灸法］浅刺 0.1~0.2 寸或点刺出血，可灸。

（2）行间　荥穴

［定位］足背，第一、二趾骨结合之前凹陷中。

［功效］清肝泻火。

［主治］头痛、目眩、雀目、口干、口渴、胁痛、疝气、小便不利、月经不调、癫痫。

［刺灸法］斜刺 0.5~0.8 寸，直接灸 3~5 壮，悬灸 5~10 分钟。

（3）太冲　输穴；原穴

［定位］足背，第一、二趾骨结合部之前凹陷中。

［功效］疏肝调肾，平肝熄风，调血通经。

［主治］足背、内踝前疼痛，中风，惊痫，眩晕头痛，月经不调，痛经，崩漏。

［刺灸法］直刺 0.5~1 寸；直接灸 3~5 壮，悬灸 10 分钟。

（4）期门　肝之募穴

［定位］乳头直下，第 6 肋间隙中，前正中线旁开 4 寸。

［功效］疏肝利气，和胃降逆，解郁通乳。

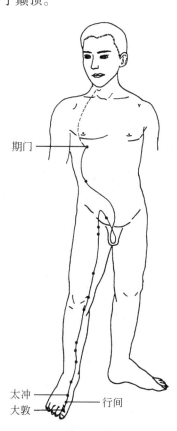

图 4-15　足厥阴肝经腧穴

［主治］胸胁胀痛，呕吐，腹胀，吞酸，腹泻，奔豚气，乳痈。

［刺灸法］斜刺或平刺 0.5~0.8 寸不可深刺，以免伤及内脏。直接灸 3~5 壮，悬灸 5~10 分钟。

### （十三）督脉

**1. 经脉循行**　起于小腹内，下出于会阴部，向后行于脊柱的内部，上达项后风府，进入脑内，上行巅顶，沿前额下行鼻柱（图 4-16）。

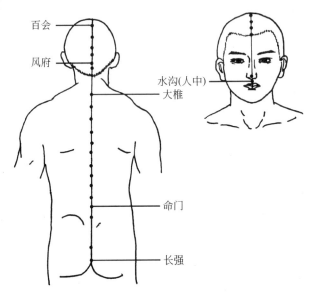

**图 4-16　督脉腧穴**

**2. 常用穴位**

（1）长强　络穴

［定位］尾骨尖下 0.5 寸，约当尾骨尖端与肛门的中点。

［功效］凉血固脱，通利腰脊。

［主治］痔疮，便血，脱肛，腰脊痛。

［刺灸法］针尖靠尾骨前面向上斜刺 0.5~1 寸，勿直刺，以免伤直肠。直接灸 3 壮，温和灸 5 分钟。

（2）命门

［定位］在后正中线上，第 2 腰椎棘突下凹陷处。

［功效］补肾培元，强壮腰脊。

［主治］腰脊强痛，遗尿，阳痿，遗精，月经不调，带下，尿频，泄泻。

［刺灸法］斜刺 0.5~1 寸，多用灸法。

（3）大椎

［定位］第七颈椎棘突下。

［功效］解表退热，宣肺定喘，醒脑安神，通阳止疟。

［主治］热病，疟疾，咳喘，癫狂，头项强痛。

［刺灸法］向上斜刺 0.5~1 寸，有酸、麻胀感向下或向两边扩散应立即退针。直接灸 5~10 壮，悬灸 10~20 分钟。

（4）风府

［定位］后发际直上 1 寸。

［功效］疏风邪，清神志。

［主治］发热，头痛，颈项痛，目眩，鼻衄，咽喉肿痛，中风，癫狂。

［刺灸法］直刺或向下斜刺 0.5 ~ 0.8 寸，禁深刺。避免刺入小脑延髓池及延髓，并严禁捣刺。不宜艾灸。

（5）百会

［定位］后发际正中直上 7 寸。

［功效］升阳回脱，平肝息风，开窍宁神。

［主治］头痛，头晕，中风，癫狂，脱肛，阴挺。

［刺灸法］沿皮刺 0.5 ~ 1 寸；直接灸 5 ~ 7 壮，悬灸 10 ~ 15 分钟。

（6）水沟（人中）

［定位］在人中沟的上 1/3 与中 1/3 交界处

［功效］疏风开窍，通络利腰。

［主治］昏迷，晕厥，中暑，小儿惊风，癫狂（痫），面瘫面肿，急性腰背痛。

［刺灸法］向上斜刺 0.2 ~ 0.3 寸。

## （十四）任脉

**1. 经脉循行**　起于小腹内，下出会阴部，向上行于阴毛部，沿着腹内，向上经过关元等穴，到达咽喉，再上行环绕口唇，经过面部，进入目眶下（承泣，属足阳明胃经）（图 4 – 17）。

**2. 常用穴位**

（1）中极　膀胱募穴

［定位］下腹部前正中线上，脐中下 4 寸。

［功效］益肾调经，通利膀胱。

［主治］遗尿，尿频，尿闭，遗精，阳痿，月经不调，崩漏，阴挺，不孕，带下。

［刺灸法］直刺 0.5 ~ 1 寸，针前嘱患者排便，孕妇慎用。艾炷灸 7 ~ 9 壮，艾条灸 20 分钟。

（2）关元　小肠募穴

［定位］脐下 3 寸。

［功效］益肾调经，回阳补气。

［主治］遗精，疝气，遗尿，尿频，月经不调，带下，不孕，中风脱证，虚劳羸瘦。

［刺灸法］直刺 0.5 ~ 1 寸，针前嘱患者排便，孕妇慎用。艾炷灸 7 ~ 9 壮，艾条灸 20 分钟。

（3）气海　肓之原穴

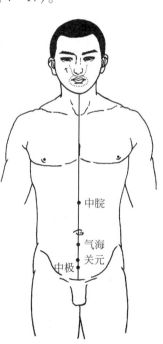

图 4 – 17　任脉腧穴

［定位］脐下 1.5 寸。

［功效］补气升阳，益肾调经。

［主治］遗精，阳痿，月经不调，崩漏，产后恶露不绝，痛经，不孕，中风脱证，脱肛等。

［刺灸法］直刺 1 ~ 1.5 寸；直接灸 10 ~ 15 壮，悬灸 10 ~ 20 分钟。

（4）中脘　胃之募穴

［定位］脐上 4 寸。

［功效］健脾利湿，和胃降逆。

[主治]胃脘痛，呕吐，反胃，水肿，纳差，肠鸣泄泻。

[刺灸法]直刺1～2寸，孕妇禁针，进餐后不宜深刺。直接灸10～15壮，悬灸10～20分钟。

### 💡 知识拓展

#### 腧穴的命名

腧穴的名称均有一定的含意，历代医家以腧穴所居部位和作用为基础，结合自然界现象和医学理论等，采用取类比像的方法对腧穴命名。了解腧穴命名的含意，有助于熟悉、记忆腧穴的部位和治疗作用。

1. 依据所在部位命名：即根据腧穴所在的人体解剖部位而命名，如腕旁的腕骨，乳下的乳根等。

2. 依据治疗作用命名：即根据腧穴对某种病证的特殊治疗作用命名，如治疗目疾的睛明、光明；治疗水肿的水分、水道；治脏腑疾患的肺俞、心俞、肝俞等。

3. 结合中医学理论命名：根据腧穴部位或治疗作用，结合阴阳、脏腑、经络、气血等中医学理论命名。如上肢外侧的阳溪、阳池、阳谷；内侧的阴郄；肺俞、心俞；三阴交、百会；气海、血海等。

4. 利用地貌天体命名：利用自然地理的名称，如承山、大陵、商丘、水沟等。

5. 参照动植物名称命名：即根据动植物的名称，以形容腧穴所在部位的形象而命名，如鱼际、犊鼻、攒竹。

6. 借助建筑物名称命名：即根据建筑物来形容某些腧穴所在部位的形态或作用特点而命名，如天井、印堂、地仓、巨阙等。

## 目标检测

答案解析

1. 什么是经络？经络系统的组成有哪些？
2. 十二经脉的分布规律是什么？
3. 十二经脉循行衔接规律是什么？
4. 腧穴有哪些分类？
5. 腧穴有哪些作用？请举例说明。
6. 腧穴的定位方法有哪些？请结合课文中常用穴位的定位举例说明。

（王莉莉）

书网融合……

本章小结

微课

题库

# 第五章　病因与病机

PPT

## 📖 学习目标

**知识要求：**

1. **掌握**　六淫、疫气、七情内伤、痰饮、瘀血的概念，并解释其致病特点和发病原理。

2. **熟悉**　邪正盛衰、阴阳失调、气血津液失常病机的概念并解释其特点。

**技能要求：**

能够运用病因与病机学说判断发病类型；能够解释并认同病因与病机内容的重要性。

**素质要求：**

愿意主动把病因与病机相关知识运用到临床护理实践中。人体的疾病与健康是相对而言的，正常情况下，机体内部与外界环境之间维持着相对的平衡协调，人体就处于健康状态，即所谓"阴平阳秘"。在某种致病因素作用下，引起各种病理性损害，机体内外环境平衡被破坏，导致疾病的发生。疾病的过程也即邪气与正气的矛盾斗争，双方力量的对比，决定疾病的发生和发展（及结局）。

# 第一节　病　因

## ⇒ 案例引导

**临床案例**　患者，男，68岁。因"大便秘结，排便困难一年"就诊。

患者一年前出现排便困难，大便干结，欲解不得，常临厕努挣，汗出短气，伴有腰膝冷痛，四肢不温，喜热怕冷，舌淡苔白，脉弱无力。入院诊断，便秘（气虚兼阳虚型）。

病因病机分析要点：年老体弱，脾肺气虚，肾阳亦虚，脾虚血亏，不能下润大肠；肺气虚，肃降失司，大肠传导无力；肾阳虚，温煦无权，大肠凝滞，而致大便秘结。

讨论：

1. 该病例中便秘的形成与哪些脏腑有关？
2. 请阐述形成便秘的病机。

病因，也称为病原、病邪等，是指导致人体发生疾病的原因。病因学说是指研究病因的概念、形成、性质、致病特点，这些病因对人体形态结构、生理功能的影响和其所致疾病的临床表现的学说，是中医理论体系的重要组成部分。

中医学认为，各种致病因素作用于人体表现出不同的临床症状和体征，因此在认识病因的时候往往是通过疾病的临床表现来推求病因的。以临床表现为依据，反推引起疾病的原因，称为"辨证求因"，又称为"审证求因"。这种从症状体征推求病因的方法，是中医认识病因的主要方法。

一般将病因分为外感病因、内伤病因、病理产物性病因三个部分。

# 一、外感病因

外感病因，是指自然界的邪气从肌表、口鼻途径入侵人体的一类外感病邪。由外感病因引起的疾病称为外感病，致病具有起病急、病程短、传变快的特点。临床以恶寒发热、鼻塞、头身疼痛、舌苔薄白、脉浮等为特点。外感病因分为六淫和疫气两大类。

## （一）六淫

风、寒、暑、湿、燥、火是自然界的六种正常气候变化，称之为六气。六气的运行是自然万物赖以生存和发展的必要条件。六气的变化存在着一定规律。当气候变化发生异常，人体不能与之相适应时，如六气的太过或者不及，非其时而有其气（如春天应温而反寒，秋天应凉而反热），以及气候变化过于急骤（如暴冷、暴热等），在人体正气不足，抗病能力下降时，则会导致疾病的发生，此时便称为"六淫"，是外感病的主要致病因素。六气与六淫的区别关键在于能否致病。

六淫致病的共同特点如下。

**1. 外感性** 六淫邪气侵犯人体多由外而内，多从肌表口鼻入侵。如风寒湿邪易伤于皮毛腠理，温燥之邪易自口鼻而入。

**2. 季节性** 六淫致病具有明显的季节性特点。如春多风病、夏多暑病、长夏多湿病、秋多燥病、冬多寒病。

**3. 地域性** 六淫致病与居住地区和工作、生活环境密切相关。如北方地区气候寒冷干燥，故多寒病、燥病；南方地区气候温暖潮湿，多热病、湿病。如久居湿地，或长时间水中作业者易患湿病；高温环境作业者多易患暑病、火热燥病。

**4. 相兼性** 六淫邪气既可以单独侵袭人体，又可以两种或两种以上的邪气相兼同时侵犯人体而致病。如伤风、伤寒、中暑，也可见风热感冒、寒湿困脾等。风寒湿三邪同时入侵人体可发为痹证。

**5. 转化性** 六淫致病后，由于体质的不同，治疗护理失宜等因素的影响，证候性质可发生转化。如感受寒邪，病证初起可表现为表寒证，在一定的条件下，可转化为里热证。中医学对于风、寒、暑、湿、燥、火（热）各自的性质和致病特点，主要运用了取象比类的思维方法，是通过长期的临床医疗实践，反复验证、归纳、总结而得出的。

六淫各自的性质和致病特点如下。

**1. 风邪** 凡致病具有风之轻扬开泄、善动不居特性的外邪，称为风邪。外感风邪为病称为外风病。

风为春天的主气，但风气一年四时均可见，故致病多而广泛，且常常兼夹其他外邪侵犯人体。风邪易从皮毛、口鼻入侵人体，其致病具有善动不居、变化无常、动摇不定的特点，是外感病当中致病范围极为广泛的致病因素。

风邪的性质和致病特点如下。 微课

（1）风为阳邪，轻扬开泄，易袭阳位 风邪为病具有轻扬开泄、动摇不定的特性，故为阳邪。风性开泄，是指风邪侵袭人体容易使腠理疏泄，毛孔张开，气随津泄，临床表现为汗出、恶风、发热等证。风邪致病常常侵袭人体的头面部、肌表、腰背部、阳经经络等属阳的部位。如风邪循经上扰，则现头痛、口眼歪斜等证。风邪客于肌表，则见汗出、发热、恶风等证。

（2）善行而数变 "善行"是指风具有善动不居、行无定处的特点。风邪致病，病位游移、患处不固定。如风疹发无定处，此起彼伏；痹证中以风邪偏胜的称为"行痹"，表现为四肢关节游走性疼痛，痛无定处。"数变"是指风邪致病具有发病急骤、变化无常的特点。如风疹来势急剧，可迅速遍及全身；又如小儿风水病，短时间内发生头面一身俱肿。

（3）风性主动 风具动摇不定的特性，故其致病具有震颤动摇的特点。因此，凡动摇不定的症状，皆属于风。临床上可分为动摇之状和物移之状。动摇之状可表现为头晕等。物移之状可出现四肢抽搐、角弓反张、直视上吊等。如感受风邪后导致面部肌肉痉挛、口眼歪斜；金刃外伤后，风邪夹毒邪侵袭人体，出现四肢抽搐、角弓反张等症状。

（4）风为百病之长　长，始也。风邪为六淫之首，是六淫邪气致病的主要致病因素，外感病致病的先导。寒、湿、燥、火（热）邪多依附于风邪侵犯人体，故临床上有风寒、风湿、风燥、风热等证。此外，因为风邪四时皆有，其致病范围极为广泛，种类繁多，因此称风为百病之长。

**2. 寒邪**　凡致病具有寒冷、凝结、收引特性的外邪称为寒邪。外感寒邪为病，称为外寒病。

寒为冬季的主气，故寒邪为病，多见于冬季。此外，气温骤降，淋雨涉水，汗出当风，贪凉露宿，或过食寒凉之品，均为感受寒邪的途径。故寒邪为病，并不独见于冬季，也可见于其他季节。根据寒邪侵犯人体部位深浅的不同，有伤寒、中寒的区别。寒伤肌腠，阻遏阳气，称为"伤寒"；寒邪直中于里，伤及脏腑阳气，称为"中寒"。

寒邪的性质和致病特点如下。

（1）寒为阴邪，易伤阳气　寒为冬的主气，故寒为阴邪。感受寒邪，可见局部或全身性的寒象，如寒邪袭表，卫阳被遏，症见恶寒、发热、无汗、脉浮紧的实寒证。寒邪易损伤人体阳气，表现为"阴盛则阳病"之证。如寒邪直中太阴，损伤脾阳，证见脘腹冷痛、呕吐、腹泻等。寒邪直中少阴，心肾之阳受损，证则可见畏寒蜷卧、手足厥冷、下利清谷、精神萎靡和脉微细等。

（2）寒性凝滞　"凝滞"即凝结、阻滞不通之意。寒性凝滞是指寒邪伤人，具有凝结、阻滞不通的特性，容易使气血凝滞，经脉闭阻不通，"不通则痛"，因此出现各种疼痛的症状，又称"寒胜则痛"。疼痛的性质多为冷痛，遇寒加重，得温缓减。疼痛是寒邪为病的重要临床表现，但寒邪不是引起疼痛的唯一因素。

（3）寒性收引　"收引"，即收缩牵引之意。寒性收引是指寒邪具有收缩、牵引的特性，寒邪伤人体可表现为气机收敛、毛窍腠理闭塞、经络筋脉收缩挛急。寒邪侵袭肌表，腠理闭塞，卫阳被遏，可见恶寒、发热、无汗。寒邪客于经络关节，则筋脉、经络收缩拘急，可见筋脉、关节屈伸不利、拘挛作痛等症。痹证中寒气胜者称为"痛痹"，主要以关节冷痛为主要临床表现。

**3. 湿邪**　凡致病具有水湿之重浊、黏滞、趋下特性的外邪称为湿邪。外感湿邪为病称为外湿病。

湿为长夏的主气，长夏季节雨水较多，为一年中湿气最盛的季节，故长夏多湿病。此外，地域环境、居处潮湿、淋雨涉水、长时间水中作业等均可成为湿邪为病的途径。故湿邪为病与外界环境密切相关。

湿邪的性质和致病特点如下。

（1）湿为阴邪，易阻滞气机，损伤阳气　"湿为水之散，水为湿之聚"。湿邪侵犯人体，停滞于脏腑经络之间，影响气机升降。如湿阻胸膈，气机不畅，则胸闷；湿困脾胃，中焦气机升降不利，纳运失调，则脘腹胀满、大便溏泄不爽；湿停下焦，气化不利，则小便短少不利。阴胜则阳病，故湿邪可损伤人体阳气。脾主运化水液，喜燥而恶湿，湿邪最易困阻脾阳。脾阳不振，运化无权，水湿停聚，而发为泄泻，水肿等。

（2）湿性重浊　"重"即沉重，重着之意。湿邪致病具有症状上的沉重特点。如湿邪袭表，可见头重如束布帛、四肢倦怠、周身困重。湿邪留滞于经络关节，气血阻滞不通，可见肌肤不仁、关节沉重疼痛或腰部重痛。湿邪偏盛的痹证又称为"着痹"，主要表现为关节的沉重感。"浊"即秽浊，垢腻之意。湿邪为病，其排泄物和分泌物具有秽浊不清的特点。如湿邪为病，在上则面垢、眵多；湿浊下注，则小便浑浊不清、大便黏腻、下利脓血黏液，妇女带下过多；湿邪浸淫肌肤，则见湿疹、分泌秽浊脓水、疮面潮湿不净等。

（3）湿性黏滞　　"黏"，即黏腻；"滞"，即停滞，易阻滞气机。湿邪致病，一是具有黏腻、停滞不爽的特点。如湿滞大肠，大便黏滞不爽；湿滞膀胱，小便涩滞不畅；口中黏腻、口甜、苔腻等；二是病程的缠绵性，湿邪致病多起病较缓隐匿，反复发作或时起时伏，缠绵难愈，病程较长。如湿温病中的发热症状，时起时伏，具有明显的病程长、难以速愈的特点；又如湿疹其病程长，反复发作、经久不愈。

（4）湿性趋下，易袭阴位　　湿邪具有趋下的特性，湿邪致病易于伤及人体下部。如湿邪所致的水肿多以下肢较为明显。淋浊、妇女带下、阴囊湿疹以及下肢溃疡，多由湿邪下注所致。

**4. 燥邪**　　凡致病具有干涩、收敛、清肃特性的外邪称为燥邪。外感燥邪为病，称为外燥病。

燥为秋天的主气，秋季气候干燥，自然界呈现一派肃杀景象。秋季为从夏到冬的过渡季节，既兼有夏的余热，又兼有冬的寒凉，故燥邪为病，根据其相兼寒热邪气的不同，又可分为温燥和凉燥。初秋具有夏热余气，燥与热相合，病多温燥；深秋近冬，燥与寒相合，病多凉燥。燥邪为病，也与地理气候环境密切相关。西北地区气候干燥，常年燥气皆盛。

燥邪的性质和致病特点如下。

（1）燥性干涩，易伤津液　　干，干燥；涩，滞涩。性干燥，最易损伤人体的津液，出现各种干燥、涩滞、津液损伤的症状。如口干唇燥，鼻咽干燥，皮肤干燥、皲裂，毛发干枯不荣，小便短少，大便干结等。

（2）燥易伤肺　　肺为娇脏，喜清润而恶燥湿。肺开窍于鼻，外合皮毛，而燥邪伤人，自口鼻而入，最易伤肺。燥邪犯肺，耗伤肺津，肺阴受损，宣降失司，甚则损伤肺络，出现干咳少痰，或痰黏难咳，咽喉干痛，或痰中带血丝。由于肺和大肠相表里，燥邪可由肺影响到大肠，可出现大便干燥难解等症。

**5. 火（热）邪**　　凡致病具有火之炎热特性的外邪称为火（热）邪。外感火（热）之邪为病称为外感热病。

与热邪相近的病因有温邪、火邪、暑邪等。温、热、火三者均属阳邪，异名同类，故常统称为温热之邪、火热之邪，但在程度上又有一定的差别。温为热之渐，火为热之极。热为邪气，而火既可指具有温煦、生化、推动作用的阳气，称为"少火"，又可指火热之邪，称为"壮火"。温邪是指温热病的致病因素，一般只在温病学的范畴中出现。

火（热）之邪的性质和致病特点如下。

（1）火（热）为阳邪，其性炎上　　火（热）之邪具有燔灼之性，故热为阳邪。火（热）邪伤人，热象显著，临床表现为高热、面赤、脉洪数等一派阳热亢盛的症状。火曰炎上，火（热）之邪具升腾向上的特性，侵犯人体多表现在上部，尤以头面部最为常见。如火（热）之邪上扰头面，可见头痛、咽喉肿痛；心火上炎，可见口舌生疮、舌尖红赤；肝火热上炎、可见面红目赤、眩晕、耳鸣，阳明热盛可见牙龈肿痛、齿衄等症。

（2）火（热）易伤津耗气　　火（热）之邪耗伤津液，火（热）之邪蒸迫津液外泄；此外，也可直接消灼阴津。因此，火（热）邪致病，除热象显著之外，往往伴有津液损伤的症状，如咽干口燥、口渴喜冷饮、小便短赤、大便干结等。火（热）邪耗精伤液，可致筋脉失润而动风，逼血妄行而动血。火（热）邪迫津外泄，气也随津而泄。邪热过度亢盛，势必耗伤人体正气，导致全身性的功能减退，津液亏少，无以化气可致气虚。因此，火（热）之邪袭人，可见气虚之象，如倦怠、乏力、少气懒言等症。

（3）火（热）易生风、动血　　火（热）之邪侵犯人体，燔灼肝经，耗竭肝阴，肝筋失于津血濡养，肝风内动，又称为"热极生风"。临床表现为高热、颈项强直、四肢抽搐、角弓反张等。火（热）之邪侵犯血脉，可加速血行，甚则灼伤脉络。血得温则行，得寒则凝。火（热）之邪可迫血妄行，易引起各种出血的病证。火（热）邪煎熬津液，血液黏稠而成瘀。瘀血内阻，阻碍血液正常循行，血液不循常道也可出现出血。如吐血、便血、尿血、皮肤发斑、妇女月经过多、崩漏等。

（4）火（热）易躁扰神明　火（热）性躁动，与心相应，心主血脉而藏神，故火（热）之邪入于营血，尤易扰动心神。轻则烦躁不安、失眠多梦，重则狂躁，神昏谵语、甚则神志狂乱。

（5）火（热）易致疮疡　火（热）之邪侵入血分，聚于局部，腐败血肉而发为疮疡痈肿。局部出现红、肿、热、痛，甚则化脓，中医学称为"阳疮"。

**6. 暑邪**　凡夏至以后，立秋以前，具有炎热、升散特性的火热外邪，称为暑邪。

夏季的火热之邪。暑邪致病具有明显的季节性特征。且暑邪为病，只有外感，没有内生，故有"暑属外邪，并无内暑"之说。这在六淫中是独有的。暑邪所致的暑病，有伤暑和中暑之分。感受暑邪病情轻者，形成"伤暑"；感受暑邪病情重者多形成"中暑"。

暑邪的性质和致病特点如下。

（1）暑性炎热　暑为夏季火热之气所化，是夏季的火热之邪。暑邪之热，较其他季节的热邪更甚。因此，暑邪侵犯人体会出现一派阳热亢盛的征象，如壮热、面赤、目红、大汗出、口渴、心烦、脉洪大等。

（2）暑性升散，最易伤津耗气　暑为阳邪，其性升散，其致病可致腠理开泄而大汗出。汗出过多伤津液，故在临床上出现口大渴、喜冷饮、尿少短赤。在大量出汗的同时，气随津泄，导致津气两虚之证，可见气短乏力、少气懒言。

（3）暑易扰头目心神　暑性上升，暑邪为病易上扰头目心神。暑邪上犯头目，可见头晕、目眩等症；暑性为火，心亦主火，故暑之炎热之性最易扰动心神，轻者出现心烦不宁，重者甚则出现突然晕倒、不省人事。

（4）暑易夹湿　暑季炎热，且多雨潮湿，热蒸湿动，暑热湿气弥漫，故暑邪易夹湿邪侵犯人体。暑湿为病发生在酷暑多湿的季节或炎热潮湿的环境中。临床上除有发热、烦渴等暑热症状外，还兼见肢体困倦、胸闷呕恶、脘痞腹胀、大便溏泄不爽等湿阻症状。

## （二）疫气

疫气是一类具有强烈传染性、致病性的外邪。包括一切瘟疫病邪和某些感染性病因。在中医文献中，疫气又称为"疫气""疫毒""戾气""毒气""乖戾之气"等。疫气引起的疾病称为"疫病""瘟病""瘟疫病""时疫""时毒"。

疫气是有别于六淫，具有强烈传染性的外感病邪。疫气致病种类繁多，如痢疾、白喉、天花、霍乱、鼠疫、艾滋病（AIDS）、严重急性呼吸道综合征（SARS）、甲型 H1N1 流感等，包括了现代临床诸多传染性疾病。

**1. 疫气的性质及致病特点**

（1）传染性强，易于流行　疫气可以通过空气、饮食、蚊虫叮咬、皮肤接触等多种途径在人群中广泛地传播，故具有强烈传染性和流行性是疫气致病的主要特性。在疫气流行的区域，不论男女老幼，正气强弱与否，一旦感邪，立刻发病。这一点是有别于六淫病邪的。疫气致病，既可以散在地发生，也可大面积流行，甚至于在全世界范围内流行。

（2）发病急骤，病情危笃　疫气致病比六淫发病更加急骤。致病过程中易伤津、耗血、攻心，出现生风、动血、扰神等危重证候。伤人之后迅速传变，形式多种复杂，故病情极为严重，死亡率颇高。《瘟疫论·杂气论》提及某些疫病，如"缓者朝发夕死，重者顷刻而亡"，足见疫气致病来势凶猛，病情危笃。

（3）一气一病，症状相似　疫气种类繁多，不同种类的疫气致病的传染途径、传播方式也各不相同，临床表现也异。疫气对机体的作用部位、作用方式具有一定选择性，感染同一种疫气所致的临床症状基本相似。如疹腮，一经感染均都表现为耳垂之前、口角之后的腮部肿胀疼痛。

**2. 疫气发病和流行的原因**

（1）气候反常　自然气候的反常，如久旱、酷热、洪灾涝灾、湿雾瘴气、地震等，均可滋生疫气，而导致疾病的发生。

（2）环境污染和饮食不洁　环境卫生恶劣，如水源、空气、土壤的污染，也会滋生疫气。食物污染、饮食不清洁、进食陈腐变质的食物、被疫气污染的食物也可引发疫病。临床上见到的痢疾、疫黄就是疫气随饮食进入人体而发病的。

（3）预防和隔离工作不力　预防隔离工作不得力也会使疫病发生或流行，这是因为疫气具有强烈的传染性。隔离的措施包括患者的隔离、医疗垃圾的单独处理等。对于易感者，应采取积极的预防措施，进行体育锻炼、饮食调养或药物预防，以提高人体的正气，防止病邪入侵。

（4）社会因素　疫气的发生和流行与社会因素密切相关。若战乱连年、社会动荡不安、生活极度贫困、卫生环境恶劣，疫病则容易发生和流行。若社会安定、经济繁荣、国家注重卫生预防工作、能够采取积极有效的防疫和治疗措施，疫病的发生率会显著下降，也难于流行。

# 二、内伤病因

内伤性病因是指人体的情志、饮食和劳逸等不循常度，导致精气血津液失调，脏腑组织功能失常的致病因素。内伤性病因引起的疾病称为内伤病。在病邪来源、伤人途径、致病特点上均与外感病因不同。内伤性病因包括七情内伤、饮食失宜、劳逸失度等。

## （一）七情内伤

**1. 七情内伤的概念及其形成因素**　当突然、强烈或持久的情志刺激，超过了人体自身的生理调节范围，使人体气机紊乱，脏腑气血失调，导致疾病的发生。七情致病因素，称为"七情内伤"。

良好的情绪活动能使气血调和，脏腑功能协调有序地进行。不良的情绪会影响脏腑功能，如喜伤心，悲（忧）伤肺，思伤脾，怒伤肝，恐伤肾；反过来，脏腑功能的失调，也可表现为情绪活动的异常。因此，中医学非常重视七情内伤在发病当中的重要作用，认为"七情"是导致内伤杂病的主要致病因素之一。人类个体在心理水平上的差异性是巨大的，这与先天禀赋、后天成长环境、受教育程度、性别、体质等因素有关。因此，不同的个体对情绪的刺激就会表现出不同的反应。社会因素也直接关系到人体的身心健康。每个人在社会中的社会地位、政治地位、经济地位、人际关系、家庭关系都会对健康造成不同程度的影响，特别是在这些关系发生重大变化的时候。

**2. 七情内伤致病的特点**

（1）直接伤及脏腑　不同的情志刺激伤及不同的脏腑，产生不同的病理变化。在五脏当中，情志活动与心、肝、脾三脏的关系最为密切。心藏神，为君主之官，五脏六腑之大主；肝主疏泄，调节情绪活动，使情志活动不会太过亢奋，也不会过度低落；脾胃为气血生化之源，气机升降之枢纽，为情绪的正常活动提供充足的物质基础。故情志疾病，多见于心、肝、脾三脏。心神受伤，可见注意力不集中、疲倦、心悸、失眠甚至精神失常等；郁怒、暴怒皆可伤肝，可见两胁胀痛，胸闷，善太息，咽中如有异物，或面红目赤、头晕头痛，甚至昏厥等；劳伤心脾，可见心悸怔忡，健忘，失眠多梦，倦怠乏力、消瘦，食欲不振，脘腹胀满，大便溏泄等。

（2）影响脏腑气机　七情影响脏腑气机，导致气机失调、气血逆乱而发病。《素问》云："怒则气上""喜则气缓""悲则气消""恐则气下""惊则气乱""思则气结"。

①怒则气上　气上，即气机逆上。怒则气上，指暴怒使肝气上逆，可见面红目赤、头痛头晕、耳鸣，若血随气逆，气血并走于上，出现呕血、咯血或晕厥等症。

②喜则气缓　喜是人体对外界刺激的一种良性反应，心情保持愉悦，可使气血调和，心气畅达，有助于健康。气缓，即气机涣散。喜则气缓，指暴喜，喜乐过度，可使心气涣散、神不守舍。可见倦怠乏力、注意力不集中，心绪不宁，健忘失眠、心悸、失神，甚则精神失常等症。

③悲则气消　气消，即肺气消耗。悲则气消，指悲忧过度，可使肺气耗伤，可见意志消沉、乏力懒言、语声低微、气短胸闷、精神萎靡不振等症。

④恐则气下　气下，即气机下陷。恐则气下，指恐惧惊吓过度，可使肾气不固，气陷于下，肾精肾气不能上奉于中上二焦，可见二便失禁、骨痿、遗精滑精等症。

⑤思则气结　气结，即气机郁结。思则气结，指思虑过度，脾气郁结，中焦运化不利，脾失健运。可见纳呆食少、脘腹胀满、便溏、肌肉瘦削等症。

⑥惊则气乱　气乱，即气机紊乱。惊则气乱，指突然受惊，心无所倚，神无所归，惊慌失措。可见心悸、心烦、气短、失眠，甚则精神失常、神智狂乱等。惊恐虽同属肾志，但惊亦为心主。惊恐也有区别，恐自内而生，惊自外而来。

（3）影响病情变化　情志活动与病情变化密切相关。情绪积极乐观，七情反应适当，正确对待疾病，有战胜病魔的信心和勇气，则有利于病情的好转乃至痊愈。反之情绪消沉，悲观失望，或七情异常波动，可诱发疾病，或使病情加重、恶化，甚则死亡。

### （二）饮食失宜

饮食是人体摄取营养，维持生命活动不可缺少的，也是化生气血、完成各种生理功能活动、保证生命活动正常有序进行的最必要的条件之一。饮食失宜是导致疾病发生的重要致病因素，包括饮食不节、饮食不洁、饮食偏嗜三个方面。

**1. 饮食不节**　即饥饱失常和饮食无定时。饮食应以适量、适时为宜。由于性别、年龄、工作性质、体质的不同，每个人的饮食量不尽相同，但不应过饥、过饱或进食时间失其规律。

过饥，是指摄入的饮食量明显低于人体所需的量，长时间处于饥饿状态。由于摄食不足、气血生化无源，表现为消瘦，营养状态不佳，久之则正气虚亏，抗病能力低下，易于患病。过饱，即饮食过量，摄入的饮食量明显高于人体所需的饮食量，超过了脾胃的消化、吸收能力，使饮食物不能及时腐熟和运化，形成食积，可见脘腹胀痛，嗳腐泛酸，呕吐或泻下等食伤脾胃病证。小儿若食滞日久，则可郁而化热，出现手足心热，久之还可聚湿、生痰。食积日久，脾胃功能极虚，又可酿成"疳积"，可见面黄肌瘦、四肢瘦削、大便溏泄、生长发育滞后等。若成年人长期饮食过量，或过度进食肥甘厚味之品，则阻滞肠胃经脉气血的运行，或郁久化热，伤及气血，形成下利、便血及痔疮等病证。

此外，饥饱失时，饮食无规律，可使脾胃气机升降失调，功能减退而发为脾胃病。

**2. 饮食不洁**　是指进食不清洁或陈腐变质或被毒物污染的食物，可引起多种肠胃疾病、寄生虫病及食物中毒等。如进食腐败变质食物，可引起胃肠功能失调，可见脘腹胀痛、恶心呕吐、肠鸣腹泻或下痢脓血等症；若进食被虫卵污染的食物，则可发生寄生虫病，如蛔虫、绦虫等，可见腹痛，嗜食异物，面黄肌瘦；若蛔虫钻入胆道当中，可出现疼痛剧烈难忍，甚则晕厥，称为蛔厥；若进食被毒物污染的食物，则可引发食物中毒，出现剧烈腹痛，呕吐腹泻等中毒症状，重者可出现昏迷或死亡。

**3. 饮食偏嗜**　饮食有寒、热、温、凉的不同，也有酸、苦、甘、辛、咸五味的不同。合理的饮食结构是保证健康的必要条件。食物种类丰富，寒温适度，五味无所偏嗜，脾胃健运，气血生化有源，则身体康健。

饮食偏嗜是指饮食结构失衡，过度偏重于个人嗜好，包括饮食种类、寒温、五味和饮酒偏嗜。

（1）种类偏嗜　饮食种类偏嗜，可致营养成分不均衡，久则因某种营养物质缺乏而致疾病的发生。如瘿瘤、佝偻病、夜盲病等。过食肥甘厚味之品，有碍脾胃运化，脾失健运，聚湿生痰、化热化火，易患痈疽疔疮，甚则肥胖、眩晕、胸痹、中风等病证。

（2）寒温偏嗜　饮食过寒、过热都可影响脾胃的功能。寒热既指食物的性，又指食物本身的温度。过食生冷寒凉，易损伤脾阳，导致脾胃虚寒，可见腹痛、泄泻，甚至下利清谷、完谷不化等症。过食辛辣温燥之品，易伤胃阴，或使胃肠积热，可出现口干、口臭、口舌生疮、消谷善饥、便秘、下痢脓血便、痔疮等。

（3）五味偏嗜　酸、苦、甘、辛、咸五味入于五脏，五味偏嗜，则可影响脏腑正常功能，导致脏气偏胜或偏衰。长期偏食或不食某一种味道，不仅会导致该脏功能的异常，还可发生脏腑之间的传变，引发多种病证。如酸入肝，过食酸味，可导致肝气胜而乘脾；苦入心，过食苦味，可导致心气胜而乘肺；甘入脾，过食甘味，可导致脾气胜而乘肾；辛入肺，过食辛味，可导致肺气胜而乘肝；咸入肾，过食咸味，可导致肾气胜而乘心。

（4）饮酒偏嗜　酒之性味温热，适量饮酒，可以促进经络气血的流通，对健康有一定的益处。但长期大量过度的饮酒，甚至嗜酒无度，可酿生湿热而为病。可见脘腹胀满、纳食减退、舌苔厚腻等症。久之伤及肝，可见面色黧黑、消瘦、腹水、腹中硬块等，也可伤及脑，甚至危及生命。

### （三）劳逸失度

劳逸过度是指劳逸失当，或过度劳累超过人体正常生理承受范围，或过度安逸，导致气血不能流通，从而引发疾病。劳逸失度包括过度劳累和过度安逸两个方面。

**1. 过劳**　是指过度劳累。包括劳力过度、劳神过度和房劳过度三个方面。

（1）劳力过度　是指长时期过度的体力劳动，积劳成疾；或大病初愈，又从事繁重的体力劳动。劳力过度伤及人体正气，主要耗伤肺脾之气。《素问·举痛论篇》云"劳则气耗"，临床表现为一派气虚之象，可见倦怠乏力、少气懒言、汗出、喘息等。此外，长时间站立、端坐、行走，同一姿势保持时间过久，可导致肌肉筋骨的损伤。《素问·宣明五气篇》言"久卧伤气，久坐伤肉，久立伤骨，久行伤筋。"

（2）劳神过度　是指脑力劳动的时间过长，或精神负担过重，长期处于紧张的状态得不到缓解，或思考谋虑过度，以致耗伤心脾气血，心神失养，症见心悸、健忘、失眠多梦；脾失健运，则见纳呆、食少、腹胀、便溏、消瘦等。

（3）房劳过度　是指性生活不节，房事过度，或早婚、多育。房劳肾精耗伤，则见腰膝酸软、眩晕耳鸣、性功能减退等症，男子可见遗精、滑精、早泄甚至阳痿等。

**2. 过逸**　过度安逸是指长期不从事体力或脑力劳动。若长期不劳动，又不从事体育锻炼，容易使人体气血不畅，脾胃功能减弱，可现食少、腹胀、精神不振、肢体软弱、发胖臃肿、心悸、气喘、汗出等，或继发他病，如眩晕、胸痹、中风、消渴等。

## 三、病理产物性病因

病理产物性病因是由其他病理过程中产生的，但又作为致病因素作用于下一个病理环节的病因。在各种致病因素的作用下，人体气血运行失常，脏腑功能紊乱，从而导致病理产物的产生，如痰饮、瘀血、结石等。这些病理产物又可成为新的致病因素，作用于下一个病理环节，产生新的病理变化，故又称为继发性病因。

### （一）痰饮

痰饮，是机体水液代谢障碍所形成的病理产物。

痰饮与水湿，都是水液代谢失常所形成的病理产物，且皆为阴邪，异名同类，湿聚为水，积水成饮，饮凝成痰。痰、饮、水、湿也有区别。稠浊者为痰，清稀者为饮，更清者为水，湿则是水的弥漫状态。水、湿、痰、饮并不能截然分开，故常常统称"水湿""水饮""痰湿""痰饮"等。此外因饮的流动性较大，可留积于人体脏器组织的间隙或疏松部位，因其所停留的部位不同，表现各异，而有不同的名称，如有"痰饮""悬饮""溢饮""支饮"等。

痰可分为有形与无形两类。有形之痰是指视之可见、触之可及、闻之有声，有一定形质的痰。无形之痰是指只见其证，不见其形，如梅核气、眩晕、恶心呕吐、胸痹、癫狂痫等，用治疗痰饮的方法对其治疗，能收到良好的疗效，故称其为无形的痰。虽然无形之痰，无实质性痰饮可见，但可见一些痰饮为病的特殊症状或体征，如苔腻、脉滑等。

**1. 痰饮的形成**　痰饮是水液代谢障碍所形成的病理产物。因此，无论是外感还是内伤病因，凡能导致水液代谢障碍的致病因素均可致痰饮的形成，主要与肺、脾、肾、肝及三焦的功能失常有关。

六淫之邪外袭，如风寒外束，肺气宣降失常，可使水停于上焦；或内外湿邪困阻于脾，水湿不运，湿阻于中焦；或火热灼津，津液凝结成痰等，都可导致痰湿内生。或因饮食不节，过食肥甘厚味之品，损伤脾胃，使脾失健运，水湿不能运化，变生痰浊水饮。或七情内伤，脏腑气机紊乱，升降失调，影响水津布散，停蓄为痰饮。肾阳不足，无力蒸腾气化，水液内停，亦可生痰；肝失疏泄，气机郁滞，影响水液在体内的运行而成痰饮；三焦气化不利，水液输布排泄障碍，亦可成痰饮。

**2. 痰饮的致病特点**

（1）阻滞气机，影响脏腑功能，阻碍经络气血运行　痰饮为有形之邪，可随气流行全身，无处不到。有形之邪易阻滞气机，使脏腑气机失常。如饮停于肺，肺失宣降，出现胸闷、咳喘，咯痰；饮停肠胃，胃失和降，则见恶心、呕吐、腹胀、肠鸣、泄泻；饮停胁下，则见胸胁胀满、咳唾引痛；痰气交阻于咽喉，则咽中如有异物，咳之不出，咽之不下等。若痰饮流注经络，阻滞气血运行，出现肢体麻木、屈伸不利，甚则口眼歪斜、半身不遂。若结聚于局部，则形成痰核瘰疬、阴疽流注等。

（2）影响水液代谢　痰饮为水液代谢障碍的病理产物，但形成之后，又作为一种致病因素影响肺、脾、肾的功能，使水液代谢失常进一步加重。

（3）易扰乱神明　痰浊易蒙蔽清阳，扰乱神明，可见神志异常的表现，如头昏，精神不振，耳鸣；痰郁化火，痰火扰心，还可见神昏、谵语、癫狂（痫）等症。

（4）症状复杂，变幻多端　痰饮为病临床表现各异，大体可归纳为咳、喘、悸、眩、呕、满、肿、痛八大症状。痰之为病，无处不到，变化多端，症状复杂多样，故有"怪病多痰"之说。可表现为胸部胀闷、咳嗽痰多、恶心呕吐、肠鸣腹泻、心悸眩晕、癫狂（痫）、皮肤麻木、皮下肿块或溃破流脓。故有"百病多有痰作祟"之说。

（5）病势缠绵，病程较长　痰饮与水湿邪同类，具有湿之黏滞特性，致病具有症状黏滞不爽、起病隐匿、病势缠绵、难以速愈的特点。例如眩晕、胸痹、中风、瘰疬、瘿瘤、阴疽、流注、癫狂（痫）等，反复发作，缠绵难愈。

**（二）瘀血**

瘀血，又称"蓄血""恶血""败血""衃血"等，是指血液运行障碍，停滞不行所形成的病理产物，包括离经之血和停滞在脏腑经脉当中运行不畅的血液。

瘀血一旦形成，又可成为致病因素，进一步阻滞气机，阻碍气血运行，导致血液瘀滞不行，形成血瘀。瘀血和血瘀的含义有所区别，两者皆是由血行异常产生的，瘀血是病理产物，也是导致新的病变的致病因素，属于病因学概念；血瘀是指血液运行不畅或瘀滞不通的病理状态，属于病机学概念。二者互为因果，瘀血阻滞于血脉或脏腑之中，阻碍血行，可致血瘀；血瘀日久之则为瘀血。

**1. 瘀血的形成**　人体血液的正常运行，与心、肺、肝、脾等脏的功能关系密切。心主血脉推动血行；肺主气而朝百脉；肝主疏泄促进血液的运行；脾主统血而固摄血液。血液的运行还与气的推动和固摄作用以及脉道的通利、气候寒温等内外环境因素密切相关。因此凡能影响血液正常运行，使血液运行不畅或血液离经的各种因素，都可导致瘀血的形成。

（1）气虚　血液的正常运行靠气的推动和固摄。气虚无力推动血行，则血液运行迟缓而成瘀。或气虚无力统摄血液，则血溢出脉外而成瘀。

（2）气滞　"气行则血行，气滞则血瘀"。外邪闭阻，或情志不舒，痰饮、瘀血、结石、食积等有形之邪壅塞，造成气机阻滞，血液迟滞不畅，则停蓄成瘀。

（3）寒凝　血得温则行，遇寒则凝。外感寒邪或阴寒内盛，阳气受损，或素体阳虚，均可使血液失于温煦推动，致血运不畅而成瘀。

（4）血热　外感火热之邪，或脏腑郁热，或邪郁化火，五志过极化火，火热之邪煎熬津血，血液黏滞不畅而成瘀。或因血热互结，灼伤脉络，血溢脉外，停蓄脏腑组织之间而成瘀。

（5）津亏　津液是血液的重要组成部分。汗、吐、下太过，高热、大面积烧伤，均可使津液亏耗，血液黏稠，血行不畅而成瘀。

（6）外伤　各种外伤，如跌仆、金刃、负重过度，或外伤肌肤，或内伤脏腑，使血液离经，或停留体内，不能及时消散或排出体外，而形成瘀血。

（7）七情内伤　暴怒而致肝气上逆，血随气逆，出血而为瘀；或肝气郁结，阻碍血行，气滞血瘀；或因五志化火，消灼津液，津亏而致瘀血。

（8）治疗不当　治疗出血证，过用、误用寒凉收涩之品，使瘀血凝而不化，阻滞于脉道当中而成瘀。

**2. 瘀血的致病特点**　瘀血形成以后，不仅失去了正常血液的濡养功能，同时也作为致病因素引起更为复杂的病理变化。

（1）阻碍气机，影响气的运行　瘀血为有形之邪，易于阻滞于局部，影响气的运行，出现气机失调、升降出入失常的各种病理变化。而气的失常又影响到血行，加重血瘀。两者互为因果，相互影响，从而形成恶性循环。

（2）瘀阻经脉　血瘀于经脉之中，可致血运不畅或血行停滞。经脉阻塞，血液不能正常运行，受阻部位得不到血液的濡养，局部可出现疼痛、癥积。

（3）病位固定　瘀血一旦停留于体内，则难以消散，故其病位相对固定，如局部刺痛固定不移，或癥积肿块日久不散等。

（4）易生顽症、险症　瘀血阻滞脏腑，留而不去，变生顽症、急症、险症。如瘀阻于肺、瘀阻于心、瘀阻于脑等。

**3. 瘀血致病的临床特点**　瘀血形成后，因部位不同，症状表现亦不同，但其共同的特征如下。

（1）疼痛　其特点为刺痛，痛处固定、拒按、夜间加重，或久痛不愈、反复发作。如胸痹心痛，脱疽疼痛等。因经脉阻滞和组织失养而致。

（2）肿块　由于血瘀经脉、脏腑组织之间或外伤而致。在局部可见青紫肿胀，在脏腑可形成癥积，按之有块，固定不移。

（3）出血　因瘀血阻滞经脉，血溢脉外而见出血，血色多呈紫暗。如因瘀而致的崩漏下血等。

（4）发绀　面部、爪甲、肌肤和口唇青紫。

另还可见舌质紫暗，或有瘀点瘀斑，或舌下静脉曲张，脉细涩、沉弦或结代等。

# 第二节　病　机

病机，是指疾病发生、发展和变化的机理。病机学说是研究疾病发生、发展与变化、转归全过程中的本质特点及其基本规律的理论。中医学认为，病邪作用于人体，机体正气奋起抗邪，正邪相争，使脏腑气机升降失常，或使脏腑经络、气血津液功能紊乱，产生全身或局部多种病理变化。病机包括邪正斗争、阴阳失调、气血津液失常等。

## 一、发病的基本原理

疾病的发生和变化，在于正气与邪气的相互作用，即邪气对机体的损害与正气抗损害之间的矛盾斗争过程。正气是决定发病与否的内在因素，邪气是发病的重要条件。正邪力量的消长和盛衰变化，影响着疾病的发生、发展和转归。

正气，是一身之气相对邪气时的称谓，是人体具有的抗病、祛邪、调节、修复等能力。正气充盛取决于精气血津液等生命物质的充沛，以及各种功能活动的正常及相互协调。邪气，是泛指各种致病因素，简称为"邪"，包括如六淫、疫气、七情内伤、饮食失宜、痰饮、瘀血、结石等。

### （一）正气不足是疾病发生的内在依据

中医发病学认为，正气的强弱对于疾病的发生、发展及其转归起着主导作用。正气是决定发病与否的关键因素。邪气之所以能够侵袭人体，必然是因正气虚弱。

**1. 正气的防御作用**

（1）抵御外邪的入侵　当人体受到邪气侵犯时，正气必然会与之抗争。若正气强盛，抗邪有力，则病邪难以入侵，故不发病。或虽发病，但邪气难以深入，病较轻浅，预后良好。

（2）调节修复　邪气侵入人体而导致的机体阴阳失调、脏腑组织损伤，精血津液亏耗及生理机能失常，正气有自行调节、修复、补充的作用，可使疾病向愈。

（3）维持脏腑经络功能的协调　正气分布到脏腑经络，则为脏腑经络之气。脏腑经络之气运行不息，推动和调节各脏腑经络及全身精血津液的代谢及输布正常，从而防止内生病邪的产生。

**2. 正气在发病中的主导作用**

（1）正虚邪侵而发病　正气虚弱，抗病能力低下，无力祛邪外出，病邪乘虚而入。

（2）正虚生邪而发病　正气亏虚，导致脏腑经络功能及精血津液的代谢运行失常，可产生痰饮、瘀血、结石等病理产物产生而引起新的病变。

（3）正气的强弱可决定发病的证候性质　邪气侵袭人体，若正气充盛，邪正相搏剧烈，多表现为实证；若正气不足，脏腑功能减退，精气血津液亏损，多表现为虚证或虚实夹杂证；若正气虚衰，正不胜邪，邪气深入内脏，多发为重证和危证。

### （二）邪气是疾病发生的重要条件

中医发病学既重视正气在发病过程中的主导作用，同时认为邪气是疾病发生的重要条件，在一定条件下，甚至可以起到主导作用。

**1. 邪气侵害的影响**

（1）导致生理机能失常　邪气侵入机体发病，可导致阴阳失调，精气血津液的代谢和功能障碍以及脏腑经络的功能失调等。

（2）造成脏腑组织的形质损害　邪气作用于人体，可对机体的皮肉筋骨、脏腑器官造成不同程度的损伤，或致精气血津液亏耗。

（3）改变体质类型　邪气侵入，还能改变个体的体质特征，进而影响其对疾病的易倾向。

**2. 邪气在发病中的作用**

（1）邪气是导致发病的原因　疾病是邪气作用于人体而引起正邪相搏的结果，没有邪气的侵袭，机体一般不会发病。

（2）影响发病的性质、类型和特点　不同的邪气作用于人体，表现出不同的发病特点、证候类型。如六淫邪气致病，发病急，病程较短；七情内伤，发病多缓慢，病程较长，直接伤及内脏，使脏腑气机紊乱、气血失调产生病变。饮食所伤，常损伤脾胃，或致五脏的功能失调，或致气血不足，或致食物中毒等。

（3）影响病情和病位　邪气的性质与感邪的轻重，与发病时病情的轻重有关。一般情况下，疫气伤人，病情较重；六淫伤人，病情轻浅。感邪轻者，症状表现较轻；感邪重者，症状表现也重。受邪表浅者，多形成表证；受邪部位深者，多形成里证；表里两部同时受邪，称为"两感"，临床症状、传变、转归都较重。邪气的性质与发病部位有关。如风邪轻扬，易袭阳位，病位多在肺卫；湿邪易阻遏气机，多伤及于脾；疠气发病急，传变快，病位易传入于里，损伤人体的重要脏器。

（4）某些情况下在发病中起主导作用　邪气的毒力和致病力特别强，如疠气、高温、高压、电流、枪弹伤、虫兽伤等，正气虽盛，但也难以抗邪。

### （三）正邪斗争的胜负决定发病与否

疾病过程中，正气与邪气相互斗争，邪正相搏的胜负，决定疾病的发生与否。

**1. 正胜邪却则不发病**　病邪入侵，正气抗邪，正气充足，祛邪外出，正胜邪却，机体不受邪气的侵害，不出现临床症状和体征，即不发病。

**2. 邪胜正负则发病**　正虚抗邪无力，邪气得以入侵或导致病邪深入，造成阴阳气血失调，脏腑功能异常及形质损害，出现临床症状和体征，机体即发生疾病。发病后，正邪的盛衰也影响着疾病的证候类型、病变性质、病情轻重。如正盛邪实，多形成实证；正虚邪衰，多形成虚证；正虚邪盛，多形成较为复杂的虚实夹杂证。感受阳邪，易形成实热证，感受阴邪，易形成实寒证或寒湿证。感邪轻或正气强，病位多表浅，病变多轻；感邪重或正气弱，病位常较深，病变多重。

## 二、影响发病的主要因素

邪正盛衰直接影响疾病的发生，其他因素对发病的影响可归纳为环境因素、体质因素和情志因素等。

### （一）环境与发病

环境，指与人类生存密切相关的自然环境与社会环境，主要包括气候变化、地域因素、生活工作环境等。

**1. 气候因素**　四时气候的异常变化，是产生和传播邪气继而导致疾病发生的条件，故易形成季节性的多发病。如春易伤风、夏易中暑、秋易伤燥、冬易感寒等。特别是反常的气候，如久旱、水涝、暴热暴冷，既可伤及人体正气，又可促成疠气病邪的传播，形成瘟疫流行。如麻疹、水痘等多在冬春季发生和流行。

**2. 地域因素**　不同地域，其气候特点、水土性质、生活习俗不同，影响人的体质特性而导致疾病的发生，形成地域性的多发病和常见病。如北方多寒病，南方多热病或湿热病。某些山区，人群中易患瘿瘤等。另外，有些人易地而居，或异域旅行，由于机体正气不足导致机体抵抗力下降，初期常有"水土不服"的表现。

**3. 生活工作环境**　不良的生活和工作环境，可成为疾病发生的因素而致病。如工作环境中的废气、废渣、噪声，均可成为直接的致病因素，造成矽肺、肿瘤或急性中毒、慢性中毒。居住阴暗潮湿，造成空气秽浊、蚊蝇滋生等，常会传播病邪而致病。

**4. 社会环境**　人在社会中的政治地位、经济状况、文化程度、家庭情况、境遇变迁和人际关系等，与疾病的发生亦有一定的联系。各种社会因素，均能影响人的情志活动，若自行不能调节与之适应，则可促使罹病或成为某些疾病的诱发因素。

## （二）体质与发病

正气在发病过程中具有主导作用，而体质反映正气盛衰，往往会影响疾病的发生、发展和变化。体质在发病中的作用，具体表现如下。

**1. 决定发病倾向**  一般而言，体质强盛，则抗病力亦强，不易感受病邪而发病；或虽被内外邪气侵袭，发病后易表现为实证。体质虚弱，则易感受病邪而发病，发病后易表现为虚实夹杂证或虚证。

**2. 决定对某些病邪的易感性**  不同的体质，对某种病邪具有不同的易感性。阳虚之体，每易感受寒邪；阴虚之质，每易感受热邪。肥人或痰湿内盛之体，易感寒湿之邪，易患眩晕、中风之疾；瘦人或阴虚之质，易感燥热之邪，易患肺痨咳嗽等疾病。

**3. 决定某些疾病发生的证候类型**  感受相同的病邪，由于个体体质不同，可表现出不同的证候类型。如同感风寒之邪，卫气盛者，易形成表实证；卫气虚者，易为表虚证或虚实夹杂证。同感湿邪，阳盛之体易热化形成湿热证，阳虚者又易寒化为寒湿证。反之，若体质相同，虽感受不同的病邪，也可表现出相同的证候类型。如阳热体质无论感受热邪或寒邪，都可表现出热性的证候。

## （三）情志因素与发病

人的精神状态直接影响脏腑气血的功能活动，从而影响正气的强弱，故可影响发病。若突然强烈的情志刺激可扰乱气机、伤及内脏而致疾病突发，如突发性胸痹、中风病等，可因强烈的情志刺激而诱发；或长期持续性的精神刺激，如思虑过度、悲哀忧愁，易致气机郁滞或逆乱而缓慢发病，可引起胃脘痛、癥积等病的发生。

此外，禀赋因素对发病也有一定的影响，不但可形成遗传性疾病，也可影响人的体质状态而影响发病。机体的营养状况、锻炼状况也与发病有关。

# 三、发病类型

在疾病发生过程中，由于机体正气强弱、感受邪气种类性质等不同，其发病类型因而有差异。临床常见的发病类型，主要有感邪即发、伏而后发、徐发、继发、复发等。

## （一）感邪即发

感邪即发，又称为卒发、顿发，是指机体感受病邪后立即发病。感邪后，正气抗邪反应强烈，迅速导致人体的阴阳失调，并显示出明显的临床症状。感邪即发多见于急性外伤、新感伤寒或温病、情志剧烈变化、毒邪伤人、暴饮暴食所伤等疾病。如暴怒可使气血并走于上，脑络瘀阻或血溢脉外，出现猝然昏仆、半身不遂。

## （二）伏而后发

伏而后发，是指机体感受病邪后，邪气在机体内潜伏一段时间，或在一定诱因的作用下，过时而发病，此时病邪又称伏邪。其机理是邪气尚未强盛到足以致病的程度，并且正气的力量也不足以祛邪外出，在某种条件或诱因刺激下，使病邪增强或使正气减弱则发病。如狂犬病受邪后，有的可潜伏体内十多年至二十多年。

## （三）徐发

徐发，是指感邪后缓慢发病，又称为缓发。徐发多见于内伤邪气致病，如思虑过度、忧愁不解、嗜酒成癖、劳逸失度等病因，长期作用于机体，引起机体渐进性病理改变，逐渐出现各种临床症状和体征。在外感病邪中，如感受湿邪，因其性黏滞重浊，起病多缓慢。

## （四）继发

继发，是指原发疾病未愈，又发生新的疾病。继发病发生于原发病之后，并且继发病是在原发病基础上产生，继发病与原发病存在着密切的内在联系。如肝阳上亢所致的中风；小儿食积而致的疳积；肝气郁结日久继发的"癥积""鼓胀"；久疟继发的"疟母"等。

### （五）复发

复发，是指疾病初愈或疾病的缓解阶段，在某些诱因的作用下，引起疾病再度发作或反复发作的一种发病形式。

## 四、基本病机

基本病机是指机体对于致病因素侵袭所产生的最基本的病理反应，是病机变化的一般规律，主要包括邪正盛衰、阴阳失调和气血津液失常。

### （一）邪正盛衰

邪正盛衰，是指在疾病过程中，机体的抗病能力与致病邪气之间相互斗争中所发生的盛衰病理变化。

邪气侵犯人体后，一方面邪气对机体的正气起着损害作用，另一方面正气对邪气具有抗御、驱除作用以及正气的康复机能。邪正双方不断斗争出现邪正力量盛衰变化，不仅关系着疾病的发生，而且直接影响着疾病的发展和转归，同时也决定病证的虚实变化。

**1. 邪正盛衰与虚实变化**　在疾病过程中，正气和邪气两种力量的消长盛衰变化，形成了疾病的虚实病机变化。

（1）虚实病机　《素问·通评虚实论篇》云："邪气盛则实，精气夺则虚。"说明虚实的病机变化是由邪正盛衰决定的。

实，是指邪气亢盛，是以邪气盛为矛盾主要方面的一种病理变化。即邪气的致病力强盛，而正气的抗病能力未衰，故正邪相争剧烈，反应明显，临床上出现一系列病理反应比较剧烈的、有余的证候，称为实证。常见于外感六淫和疠气致病的初期和中期，多由外感病邪侵袭，或由于痰涎壅盛、食积不化、水湿泛滥、气滞瘀血等所致。临床上常见壮热、狂躁、声高气粗、腹痛拒按、二便不通、脉实有力、舌苔厚腻等症。

虚，是指正气不足，是以正气虚损为主要矛盾的一种病理变化。亦即机体正气虚弱，抗邪无力，而邪气已退或不明显，故难以出现邪正斗争剧烈的病理反应，临床上表现一系列虚弱、衰退和不足的证候，称为虚证。多见于素体虚弱，或外感病的后期以及多种慢性病证，或因暴病吐利、大汗、大出血等致正气虚弱。临床上常见神疲体倦、面色无华、气短、自汗、盗汗，或五心烦热，或畏寒肢冷，脉虚无力等症。

（2）虚实变化　邪正的消长盛衰，不仅可以产生比较单纯的虚或实的病理变化，还会出现虚实之间的多种变化。

1）虚实错杂　是指在疾病过程中，邪盛和正虚同时存在的病理状态。依据虚实两方面病理变化的主次，则虚实错杂又有虚中夹实和实中夹虚两种情况。

①虚中夹实　是指病理变化以正虚为主，又兼有邪实的病理状态。如脾气不足、运化无权所致湿邪内生。临床上既有属脾气虚弱的神疲肢倦、饮食少思、食后腹胀、大便不实等症状，又兼见属湿滞病变的口黏、脘痞、舌苔厚腻等表现。

②实中夹虚　是指病理变化以邪实为主，又兼有正气虚损的病理状态。如外感热病发展过程中，由于邪热炽盛、气阴耗伤。临床表现既有高热气粗、心烦不安、面红目赤、尿赤便秘、苔黄脉数等实热症，又兼见口渴引饮、气短心悸、舌燥少津等气阴不足症。

2）虚实转化　指在疾病过程中，由于邪气伤正，或正虚而邪气积聚，邪正双方的力量处于相互斗争的变化状态，因而疾病虚、实也会发生性质由实转虚或因虚致实的变化。

①由实转虚 是指病变属实，由于失治或误治等原因，虽邪气渐退，但人体正气和脏腑功能已损伤，出现一系列虚性的病理反应，也即疾病由实转虚。如外感病邪初期多属实，若失治或误治，或护理失宜等原因，使病情迁延、正气渐衰，临床可见肌肉消瘦、面色无华、气短乏力等虚象。

②因虚致实 是指正气本虚，脏腑组织机能减退，以致气、血、水等失去正常的生理功能，产生气滞、血瘀、痰饮等实邪滞留于体内。由于邪实是因正气亏虚所致，故称之为因虚致实。如脾肾阳虚，无力温运水液，导致水肿或腹水等实邪潴留。

3）虚实真假 指在某些特殊情况下，疾病的临床表现出现与其病机的虚实本质不符的假象，主要有真实假虚和真虚假实两种情况。

①真实假虚 是指病机的本质为"实"，但表现出"虚"的临床假象。一般是由于邪气亢盛，结聚体内，阻滞经络，气血不能外达所致，故又称为"大实有羸状"。如热结胃肠的里热炽盛证，一方面可见大便秘结、腹痛硬满、谵语等实热症状，另一方面，又因阳气被郁、不能四布，而见面色苍白、四肢逆冷、精神萎靡等似虚寒的假象。

②真虚假实 是指病机的本质为"虚"，但表现出"实"的临床假象。一般是由于正气虚弱，脏腑经络之气不足，推动、激发功能减退所致，故又称为"至虚有盛候"。临床可见疲乏无力、纳食减少、舌胖嫩苔润、脉虚细弱等虚证，又可见由于脾气虚弱，运化无力，而出现脘腹胀满、疼痛（但时作时减）等假实征象。

**2. 邪正盛衰与疾病转归** 邪正双方消长盛衰的变化，对疾病转归起着决定性的作用。在疾病过程中，可见四种转归：①正胜邪退，若正气奋起抗邪，正气渐趋强盛，而邪气渐趋衰减，疾病向好转和痊愈方向发展的一种病理变化；②邪胜正衰，若邪气亢盛，正气虚弱，无力抗邪外出，疾病向恶化、危重，甚至向死亡方面转归的一种病理变化；③邪正相持，若机体正气不甚虚弱，而邪气亦不亢盛，则邪正双方势均力敌，病势处于迁延状态的一种病理过程，则疾病迁延难愈或发展成慢性病；④邪去正虚，若正气抗御邪气，邪气退却而正气大伤的病理状态，多见于重病的恢复期，疾病的最终转归，一般仍然是趋向好转、痊愈。

### （二）阴阳失调

阴阳失调，即阴阳之间失去平衡协调的简称，是指在疾病的发生发展过程中，由于各种致病因素的影响，导致机体的阴阳双方失去相对的平衡协调，从而形成阴阳偏胜、偏衰、互损、格拒、亡失等病理变化。阴阳失调主要用以阐释阴阳对立制约关系失调的寒热虚实或真假的病证，也可用以说明阴阳互根互用关系失常的精血津液与气之间的互损性病证。

**1. 阴阳偏盛** 是指人体阴阳双方中的某一方的病理性亢盛状态，属"邪气盛则实"的实证。邪气侵入人体，在性质上多从其类，即阳邪侵入人体可形成阳偏胜，阴邪侵入人体可形成阴偏胜。阴和阳是相互制约的，一方偏盛必然制约另一方而使之虚衰。阳偏盛伤阴，可引起阳盛兼阴虚，并可进一步发展为阴虚的病变；阴偏盛伤阳，可导致阴盛兼阳虚，也可进一步发展为阳虚的病变。

（1）阳偏盛 是指机体在疾病过程中所出现的一种阳邪偏盛，机能亢奋，机体反应性增强，产生热象的病理状态。一般地说，其病机特点多表现为阳盛而阴未虚的实热证。多由于感受温热阳邪，或虽感受阴邪，但从阳化热，或由于情志内伤，五志过极而化火，或因气滞、血瘀、食积等郁久化热所致。阳邪亢盛，以热、动、燥为其病机特点，临床可见壮热、烦渴、面红、目赤、尿黄、便干、苔黄、脉数等症。

（2）阴偏盛是指机体在疾病过程中所出现的一种阴邪偏盛、机能抑制，而产生寒象的病理状态。一般地说，其病机特点多表现为阴盛而阳未虚的实寒证。多由于感受寒湿阴邪，或过食生冷，寒邪中阻等所致。阴邪亢盛，以寒、静、湿为其病机特点，临床可见形寒、肢冷、蜷卧、舌淡而润、脉迟等症。

**2. 阴阳偏衰** 是指人体阴阳双方中的一方虚衰不足的病理状态，属"精气夺则虚"的虚证。如阴气或阳气某一方减少或功能减退时，则不能制约对方而引起对方的相对亢盛，从而形成阳虚则阴盛、阳虚则寒（虚寒）、阴虚则阳亢、阴虚则热（虚热）的病理变化。

（1）阳偏衰 即是阳虚，是指机体阳气虚损，机能减退或衰弱，代谢减缓，产热不足的病理状态。一般地说，其病机特点多表现为机体阳气不足，阳不制阴，阴气相对偏亢的虚寒证。多由于先天禀赋不足，或后天失养，或劳倦内伤，或久病损伤阳气所致。阳气虚衰，温煦、推动功能减弱，脏腑经络等组织器官的某些功能活动也因之而减退。临床常见面色㿠白、畏寒肢冷、喜静蜷卧、脘腹冷痛、小便清长、下利清谷、舌淡胖、苔白滑、脉沉迟无力等。阳气不足，一般以脾肾阳虚为主，其中尤以肾阳虚衰最为重要。

（2）阴偏衰 即是阴虚，是指机体阴气不足，阴不制阳，导致阳气相对偏盛，机能虚性亢奋的病理状态。一般地说，其病机特点多表现为阴气不足，阳气相对偏盛的虚热证。多由于阳邪伤阴，或因五志过极，化火伤阴，或因久病伤阴所致。阴气不足，不能制阳，阳气相对亢盛，从而形成阴虚内热、阴虚火旺和阴虚阳亢等多种表现，临床可见五心烦热、骨蒸潮热、面红升火、消瘦、盗汗、咽干口燥、舌红少苔、脉细数等症。阴虚病证，以肺、肝、肾三脏为多见，尤其以肾阴亏虚为主。

**3. 阴阳互损** 是指在阴或阳任何一方虚损到一定程度，病变发展影响及相对的一方，形成阴阳两虚的病理变化。在阴虚的基础上，继而导致阳虚，称为阴损及阳；在阳虚的基础上，继而导致阴虚，称为阳损及阴。由于肾藏精气，内寓真阴真阳，为五脏阴阳之本，故无论阴虚或阳虚，多在损及肾之阴阳，在肾本身阴阳失调的情况下，才易于发生阴阳互损的病理变化。

（1）阴损及阳 是指由于阴精或阴气亏损，导致阳气生化不足或无所依附而耗散，从而在阴虚的基础上又导致了阳虚，形成了以阴虚为主的阴阳两虚病理状态。临床可见低热、盗汗、遗精、咽干、脉虚数等阴虚，待发展到一定程度，继而出现畏寒、肢冷、面色㿠白等阳虚之症，即为阴损及阳，最终发展成阴阳两虚证。

（2）阳损及阴 是指由于阳气亏虚，导致阴液生成减少，从而在阳虚的基础上又导致了阴虚，形成以阳虚为主的阴阳两虚病理状态。临床可见畏寒肢冷、神疲乏力、少气懒言、尿清便溏、脉沉迟无力等阳虚，日久病变发展，可出现日益消瘦、咽干、失眠等阴虚之象，即为阳损及阴，最终发展为阴阳两虚证。

**4. 阴阳格拒** 是指在阴阳偏盛基础上，阴阳双方相互排斥而出现寒热真假病变的一类病机，包括阴盛格阳和阳盛格阴两方面。其机理在于阴或阳的一方偏盛至极，壅遏于内，将另一方排斥格拒于外，迫使阴阳之间不相维系，从而出现真寒假热或真热假寒的复杂病理现象。

（1）阴盛格阳 又称格阳，系指阴寒偏盛至极，壅闭于内，逼迫阳气浮越于外，而相互格拒的一种病理状态。阴寒内盛是疾病的本质，由于排斥阳气于外，临床可见面色苍白、四肢逆冷、精神萎靡、畏寒蜷卧、脉微欲绝等真寒表现，又可见面浮红、身热、口渴、脉大无根等假热之象，故称其为真寒假热证。

（2）阳盛格阴 又称格阴，是指阳热偏盛至极，深伏于里，阳气被遏，郁闭于内，不能外达于肢体，而格阴于外的一种病理状态。阳盛于内是疾病的本质，但由于格阴于外，临床可见壮热、面红、气粗、烦躁、舌红、脉数大有力等真热表现，又可见四肢厥冷、脉象沉伏等假寒之象，故称为真热假寒证。

**5. 阴阳亡失** 包括亡阴和亡阳两类，是指机体的阴气或阳气突然大量地亡失，导致生命垂危的一种病理状态。

（1）亡阳 是指机体的阳气发生突然大量脱失，而致全身机能严重衰竭的一种病理状态。亡阳多由于邪气太盛，正不敌邪，阳气突然脱失；或汗出过多，吐泻无度，津液过耗，阳随阴泄，阳气外脱；或由于素体阳虚，劳伤过度，阳气消耗过多所致；亦可因慢性疾病，长期大量耗散阳气，终至阳气亏损殆尽，而出现亡阳。临床多见冷汗淋漓、心悸气喘、面色苍白、四肢逆冷、畏寒蜷卧、精神萎靡、脉微欲绝等生命垂危征象。

（2）亡阴　是指由于机体阴气发生突然大量消耗或丢失，而致全身机能严重衰竭的一种病理状态。亡阴多由于热邪炽盛，煎灼津液，或剧烈吐泻、大汗等，以致阴气随之大量消耗而突然脱失。临床多见汗出如油、面赤、四肢温和、烦躁不安、呼吸急促，口舌干燥、脉细数疾等危重征象。

### （三）气血津液失常

气血津液失常，是指气、血、津液的不足和各自生理功能的异常，以及气、血和津液相互关系失调等病理变化。如果人体气血津液失常，必然会影响机体的各种生理功能，从而导致疾病的发生，脏腑机能失常，也会引起气血津液发生病理变化。

**1. 气的失调**　主要包括两个方面：一是气的生化不足或耗散太过，形成气虚的病理状态。二是气的运动失常，出现气滞、气逆、气陷、气闭或气脱等气机失调的病理变化。

（1）气虚　是指一身之气不足及其功能低下的病理状态。主要由于先天禀赋不足或后天失养，或肺脾肾的功能失调而致气的生成不足，或劳倦过度、久病不复等，使气消耗过多而致。气虚常见精神萎顿、倦怠乏力、少气懒言，动则尤甚，眩晕、自汗、易于感冒、面色淡白、舌淡苔白、脉虚无力等症状。

（2）气机失调　是指气的升降出入失常而引起的气滞、气逆、气陷、气闭、气脱等病理变化。气的升降出入失常，则能影响脏腑。经络及气血津液等各种功能的协调平衡，病变涉及脏腑经络、形体官窍等各个方面。一般地说，气机失调可概括为气滞、气逆、气陷、气闭和气脱等几种情况。

①气滞　是指气机阻滞，运行不畅所产生的病理状态。主要由于情志抑郁或痰湿、食积、瘀血等阻滞，影响气的正常流通，形成局部或全身的气机不畅或郁滞，从而导致某些脏腑、经络的功能障碍。气滞一般属于邪实为患，但亦有因气虚推动无力而滞者。气滞于某一经络或局部，可出现相应部位的胀满、疼痛，以肺、肝、脾胃等脏腑气滞为多见。肺气壅塞，见胸闷、咳喘；肝郁气滞，见情志不畅、胁肋、乳房或少腹胀痛；脾胃气滞，见脘腹胀痛、休作有时、大便秘结等。因气虚而滞者，一般在闷、胀、痛方面不如实证明显，并兼见相应的气虚征象。

②气逆　指气机升降失常，脏腑之气逆上的病理状态。多由情志所伤，或饮食不当，或感受外邪，或痰浊壅阻所致。气逆最常见于肺、胃和肝等脏腑。肺气上逆，则咳逆上气；胃气上逆，发为恶心、呕吐、嗳气、呃逆。肝气上逆，发为头痛头胀、面红目赤、易怒等，甚则咯血、吐血、昏厥。

③气陷　指以气虚升举无力而下陷为特征的一种病理状态。多由气虚进一步发展而来，与脾气虚的关系最为密切。若素体虚弱，或病久耗伤，致脾气虚损，清阳不升，或中气下陷，从而形成气虚下陷的病变。临床可见头晕、目眩、耳鸣及某些内脏的下垂，如胃下垂、肾下垂、子宫脱垂、脱肛等。由于气陷是在气虚的基础上形成的，而且与脾气不升的关系最为密切，故常伴见面色无华、气短乏力、语声低微、脉弱无力，以及腰腹胀满重坠、便意频频等症。

④气闭　即气机闭阻，外出严重障碍，以致清窍闭塞，出现昏厥的一种病理状态。多由情志刺激，或外邪、痰浊等闭塞气机，使气不得外出而闭塞清窍而神失所主所致。气闭发生急骤，临床可见突然昏厥，不省人事，牙关紧闭，肢体强直或剧痛，二便不通等症。

⑤气脱　即气不内守，大量向外亡失，以致机能突然衰竭的一种病理状态。多由于正不敌邪，或慢性疾病，正气长期消耗而衰竭，以致气不内守而外脱，或因大出血、大汗等气随血脱或气随津泄而致。临床可见面色苍白、汗出不止、目闭口开、全身瘫软、手撒、二便失禁、脉微欲绝或虚大无根等症。

**2. 血的失常**　血的失常包括两个方面，一是因血液的生成不足或耗损太过引起的血虚；二是血液运行失常而出现的血瘀、出血等病理变化。

（1）血虚　是指血液不足、血的濡养功能减退的病理状态。多由失血过多，新血未能及时生成补充；或脾胃虚弱，运化无力，血液生化乏源；或肾精亏虚，精不化血；或久病不愈，慢性消耗等所致。临床以心、肝两脏的血虚比较多见，常见面色淡白无华或萎黄、唇舌爪甲色淡、头目眩晕、两目干涩，或心悸、失眠、多梦或手足麻木、妇女月经量少色淡或经闭，脉细等症。

（2）血液运行失常　血液运行失常出现的病理变化，主要有血瘀、出血、血寒与血热。

①血瘀　是指血液的循行迟缓，流行不畅，甚则血液停滞的病理状态。多由气虚、气滞、痰浊、瘀血、血寒、血热等所致。可以为全身性病变，亦可瘀阻于脏腑、经络、形体、官窍的某一局部，从而产生不同的临床表现。临床常见疼痛，且痛有定处，甚则局部形成肿块，触之较硬，位置比较固定，如肿块生于腹内，称为"癥积"。同时可见唇舌紫暗以及舌有瘀点、瘀斑，皮肤赤丝红缕或青紫，肌肤甲错，面色黧黑等。

②出血　是指血液不循常道，逸出脉外的病理状态。多由血热、气虚、外伤及瘀血内阻等所致。由于病因病机不同，出血可发生在各个部位，表现出各种出血特征。临床常见咯血、吐血、尿血、便血、皮下出血、月经过多等。

③血寒　是指寒邪客于血脉，血流滞缓，乃至停止不行的病理状态。多因外感寒邪，侵犯血分，形成血寒；亦可因阳气失于温煦所致。临床表现除见一般的阴寒证候外，常见血脉瘀阻而引起的疼痛和手足、爪甲、皮肤及舌色青紫等。若寒凝心脉，心脉血气痹阻，可发生真心痛；寒凝肝脉，肝经血气瘀滞，可见胁下、少腹、阴部冷痛，或妇女痛经、闭经等。寒阻肌肤血脉，则见冻伤等症。寒瘀互结，酿毒于内，可生癥积。

④血热　是指热入血脉之中，使血行加速，或迫血妄行的病理状态。多由于温热邪、疫气入于血分，或其他外感病邪入里化热，伤及血分所致。此外，情志郁结，五志过极化火，内火炽盛郁于血分，或阴虚火旺，亦致血热。临床表现可见面红目赤、肤色发红、舌色红绛，并常见心烦或躁扰不安，甚则神昏、谵语、发狂，以及各种出血，如吐血、衄血、尿血、皮肤斑疹、月经提前或量多等。血热的临床表现，以既有热象又有动血为其特征。

**3. 津液失调**　津液失调指津液生成不足，或输布、排泄障碍的病机变化。肺、脾、肾等有关脏腑生理功能异常，气的升降出入运动失去平衡，气化功能失常，均能导致津液生成、输布或排泄的失常，形成津液不足或津液停聚，产生痰饮、水肿等病变。

（1）津液不足　是指津液在数量上的亏少，导致脏腑、组织官窍失其濡润滋养作用，产生一系列干燥失润的病理变化。多由热邪伤津，或吐泻、大汗、多尿及大面积烧伤等津液大量耗伤，或感受秋燥之邪损伤津液等。临床常见咽干唇焦口渴、皮肤干燥、毛发枯槁，甚者目陷、尿少、便干等症。

（2）津液输布与排泄障碍　津液输布障碍，是指津液得不到正常的转输和布散，导致津液在体内环流迟缓，或在体内某一局部发生滞留，可致水湿内生，酿痰成饮。多由各种原因使肺失宣发和肃降；或脾运化和转输水液功能减退；或肝失疏泄，气机不畅，气滞津停；或三焦的水道不利，导致津液输布障碍产生痰饮。津液排泄障碍，是指津液转化为汗液和尿液的功能减退，导致水液潴留体内，产生水肿或腹水。

**（四）气血津液关系失调**

气与血、津液之间具有相互滋生、相互依存和相互为用的关系。气的虚衰和升降出入异常，必然影响及血和津液。血和津液的亏耗或功能失调，亦必然影响气。

**1. 气滞血瘀**　是指气的运行郁滞不畅，血液循行障碍，继而出现血瘀的病理状态。多因情志不畅，因气滞病变进一步发展而导致血瘀或外伤等因素，因血瘀病变进一步发展为气滞。临床常见胸胁胀满疼痛、瘀斑以及癥积、痞聚等症。

**2. 气血两虚**　是指气虚和血虚同时存在的病理状态。多因久病消耗，气血两伤所致；或先有失血，气随血耗；或先因气虚，血液无以化生而日渐衰少，从而形成气血两虚。临床常见面色淡白或萎黄、少气懒言、疲乏无力、形体瘦怯、心悸失眠、肌肤干燥、肢体麻木，甚至感觉障碍、肢体痿废不用等。

**3. 气不摄血**　是指由于气虚不足，统摄血液的功能减退，血不循经，逸出脉外，导致各种出血的病理状态。由于脾主统血，所以气不摄血的病变，主要表现为中气不足，气不摄血导致咯血、吐血、紫斑、便血、尿血和崩漏等，同时兼见面色无华、疲乏倦怠、脉虚无力、舌淡等气虚的表现。脾气主升，脾不统血的病机，易见肌衄及便血、尿血、崩漏等。

**4. 气随血脱**　是指在大量出血的同时，气也随着血液的流失而急剧散脱，从而形成气血并脱的危重病理状态。多由外伤失血、呕血、便血，或妇女崩中、产后大出血等所致。血为气之载体，血脱则气失去依附，故气亦随之散脱而亡失。临床常见精神萎靡、眩晕或晕厥、冷汗淋漓、四末不温，或有抽搐，或见口干、脉芤或微细。

**5. 津血两伤**　是指津液亏乏枯竭，导致血燥，虚热内生或血燥生风的病理状态。津液是血液的重要组成部分，津血又同源于后天的水谷精微，若因高热伤津，或烧伤引起津液损耗，或阴虚痨热，津液暗耗，均会导致津枯血燥，见心烦、鼻咽干燥、肌肉消瘦、皮肤干燥或肌肤甲错、皮肤瘙痒或皮屑过多、舌红少津等。

**6. 血瘀水停**　是指因血脉瘀阻导致津液输布障碍而水液停聚的病理状态。脉中运行的血液主要由营气和津液组成，血液瘀阻则津液环流不利；此外，血瘀必致气滞，也导致津停为水，故血瘀常伴水停。因导致血瘀的原因不同，临床也有多种表现。如心阳亏虚，运血无力，血脉瘀阻，除见心悸、气喘、口唇爪甲青紫、舌有瘀点或瘀斑，甚则胁下痞块等瘀血之症外，亦见下肢、面目浮肿，尿少等水停之症。

## 目标检测

答案解析

1. 六淫致病的共同特点是什么？
2. 六淫各自的性质和致病特点是什么？
3. 七情内伤的致病特点有哪些？
4. 瘀血的形成原因有哪些？
5. 如何理解虚实的概念？

（刘迎春）

书网融合……

本章小结　　　　　　微课　　　　　　题库

# 第六章　中药与方剂

PPT

📖 学习目标

**知识要求：**

**1. 掌握**　中药的配伍关系；方剂的组成原则。

**2. 熟悉**　中药的性味、升降浮沉、归经、毒性；中药的分类，常用中药的功效及应用；常用方剂的剂型、组成、功用、主治及使用注意事项。

**3. 了解**　中药的产地、采集、用药禁忌；方剂的组成变化。

**技能要求：**

学会常用中药本草和饮片的辨认，具备辨证施药（食）的护理技能。

**素质要求：**

养成实事求是、爱岗敬业的科学精神和职业素养；培养严谨、认真、细致的工作作风。

我国地域辽阔，物产丰富，天然药材资源种类繁多，包括植物、动物和矿物。这些宝贵资源的开发与利用，已有悠久的历史。几千年来，中药作为防病治病的主要物质，是我国医药学发展的物质基础，为保障人民健康发挥了重要的作用；方剂是辨证论治的产物，是中医临床防治疾病的主要工具，是理法方药的重要组成部分，是古今医家临床经验与学术思想的载体。

## 第一节　中　药

⇒ 案例引导

**临床案例**　2015 年 10 月 5 日，瑞典卡罗琳医学院在斯德哥尔摩宣布，中国女科学家屠呦呦因发现青蒿素治疗疟疾的新疗法，和一名日本科学家及一名爱尔兰科学家分享 2015 年诺贝尔生理学和医学奖，以表彰他们在疟疾治疗研究中取得的成就。由此，屠呦呦成为迄今为止第一位获得诺贝尔科学奖项的中国科学家、第一位获得诺贝尔生理学或医学奖的华人科学家，实现了中国人在自然科学领域诺贝尔奖零的突破。

讨论：

1. 青蒿素有什么功效？

2. 古籍中关于青蒿素的记载有哪些？

中药的来源绝大部分来自天然的植物、动物和矿物，少数是人工制品，其中植物药占绝大多数。因此，人们习惯把中药称作"本草"。

### 一、中药的产地、采集和贮存

中药的产地、采集和贮存是影响药材质量的重要因素，不合理的采收会破坏药材资源，降低药材产量。《神农本草经》指出："阴干、暴干，采造时月，生熟，土地所出，真伪陈新，并各有法。"历代医家都十分重视中药的产地与采集，并在长期的实践中，积累了丰富的经验和知识。

### （一）产地

天然药材的分布和生产离不开一定的自然条件。我国地跨寒、温、热三带，地形错综复杂，气候条件多种多样。不同地区的地形、海拔高度、土壤、气候、日照、降雨量等条件，形成了不同的道地药材。道地药材，又称"地道药材"，是指在特定自然条件、生态环境的地域内所产的药材。道地药材可以理解为由某个或某几个行政区划所出产的，生产集中、历史悠久、产地适宜、品质优良、炮制考究、疗效突出、带有地域特点的药材，是优质药材的代名词。如东北的人参、五味子，山西的党参，河南的地黄、牛膝，甘肃的当归，宁夏的枸杞，内蒙古的黄芪，云南的三七，四川的干姜，山东的阿胶，浙江的杭菊，江苏的薄荷，广东的陈皮，海南的槟榔等。

### （二）采集

中药采收的季节、时间和方法与其品质好坏有着密切的关系。动植物在其生长发育的不同时期药用部分所含有效及有害成分各不相同，药物的疗效和毒副作用往往也有差异，故中药必须在适当的时节采集。一般以入药部分的成熟程度作为依据，即用有效成分含量或有效成分总量来指导中草药的采收，一般在有效成分含量最高的时节采集。如叶类和全草应在植物生长最旺盛时，或在花蕾将开放时，或在花盛开而果实种子尚未成熟时采收。但桑叶需经霜后采收，枇杷叶、银杏叶需落地后收集。

### （三）贮存

中药在采集后，除少数用鲜品外，都要采取一定的加工处理，以便贮存。在贮存保管中，因受周围环境和自然条件等因素的影响，常会发生霉烂、虫蛀、变色、泛油等现象，导致药材变质，影响或失去疗效。药材在贮存前，须经过必要的过筛，除去泥沙、杂物等，采用干燥、低温、避光、密闭保存或化学药物熏杀等方法消除上述因素的影响。贵重药与剧毒药物，应专人专管，谨防发生中毒和药材变质。

## 二、中药的炮制

炮制，又称炮炙，是指药物在应用或制成各种剂型前必要的加工处理过程，包括对原药材进行的一般修治整理和部分药物的特殊处理。中药材大多是生药，一般不宜直接用于临床，所以必须经过炮制处理，才更符合治疗需要和充分发挥药效。一般来讲，按照不同的药性和治疗要求会有多种炮制方法，有的药材炮制还要加用适宜的辅料，并注意操作技术和火候讲究，"不及则功效难求，太过则性味反失"。炮制是否得当直接关系到药效，少数有毒药物的合理炮制，是保证用药安全的重要措施。药物经过炮制后的制成品，称为饮片（咀片），饮片可供制成各种剂型。

### （一）炮制目的

不同的药物，有不同的炮制目的，中药炮制目的大致可以归纳为以下五个方面。

**1. 减轻药物的毒性、副作用或烈性** 如附子、川乌、草乌、半夏、天南星、马钱子等生用内服易于中毒，炮制后能降低其毒性。

**2. 改变药物的性能** 如生姜煨熟，能减缓其发散力，而增强温中之效，尤宜于治疗中寒腹痛之证。

**3. 增强药物的疗效** 如蜜炙百部、紫菀，能增强润肺止咳功效。

**4. 便于制剂或贮存** 如桑螵蛸为螳螂之卵鞘，内有虫卵，应蒸后晒干，杀死虫卵，以防贮存过程中因虫卵孵化而失效。

**5. 除臭矫味，便于服用** 如麸炒僵蚕、地龙，可去除腥味。

### （二）炮制方法

中药的炮制方法有修制、水制、火制、水火共制以及其他制法。修制主要是进行纯净处理、粉碎处理或切制处理。水制常用的方法有洗、淋、泡、漂、浸、润、水飞等。火制常用的方法有炒、炙、煅、煨、烘焙等。水火共制常用的方法有煮、蒸、燀、淬等。其他制法包括制霜、发酵、发芽等。

## 三、中药的性能 e 微课

中药的性能，又称药性，是指与中药治疗作用有关的性质和功能，包括药物发挥疗效的物质基础和治疗过程中所体现出来的作用，是对药物性质和特征的高度概括，主要包括四气、五味、升降、浮沉、归经、毒性等。

### （一）四气

四气又称四性，指药物寒、热、温、凉四种不同的药性。它反映了药物对人体阴阳盛衰、寒热变化的作用倾向，是药性理论重要组成部分和说明药物作用的重要概念之一。

四气的确定是由药物作用于人体所产生的不同反应和所获得的不同疗效而总结出来的，它与所治疗疾病的性质是相对而言的。一般能够减轻或消除热证的药物，其药性属于寒性或凉性。反之，能够减轻或消除寒证的药物，其药性属于温性或热性。温热属阳，寒凉属阴。在相同性质中又有程度上的差异，温次于热，凉次于寒。

一般寒凉药具有清热泻火、凉血解毒、滋阴除蒸、泻热通便、清热利尿、清化热痰、清心开窍、凉肝息风等作用，如栀子、石膏、知母等。温热药具有温里散寒、暖肝散结、补火助阳、温阳利水、温经通络、引火归元、回阳救逆等作用，如干姜、附子、肉桂等。

此外，还有一类平性药物，此类药寒热界限不明显、药性平和、作用缓和，如甘草、党参、山药等。

### （二）五味

五味是指药物因作用不同而具有辛、甘、酸、苦、咸五种最基本的味道。此外，还有淡味和涩味，因"淡附于甘""涩乃酸之变味"，所以习惯上称为"五味"，而不称为"七味"。

药味的确定最初只是依据"口尝之味"，即用人的感觉器官直接感知药物的真实滋味，如黄连味苦，乌梅味酸等，但五味不仅仅是药物味道的真实反映，更重要的是对药物作用规律的高度概括。

**1. 辛** 具有发散、行气、活血等作用，多用于表证、气滞、血瘀等。如苏叶发散风寒，木香行气除胀，川芎活血化瘀等。辛味药多辛散燥烈、耗气伤阴，故气虚、阴津亏损、表虚多汗者不宜用。

**2. 甘** 具有补益、和中、调和药性和缓急止痛的作用，多用于正气虚弱、身体诸痛、调和药性、中毒解救等方面。如人参大补元气，饴糖缓急止痛，甘草调和药性并解药食中毒等。甘味药多腻滞，易助湿壅气，故湿阻、食积中满气滞者慎用。

**3. 酸** 具有收敛、固涩的作用，多用于体虚多汗、久泻肠滑、肺虚久咳、遗精滑精、遗尿尿频、崩带不止等。如五味子固表止汗，五倍子涩肠止泻，乌梅敛肺止咳，山茱萸涩精止遗，赤石脂固崩止带等。酸味药大多能收敛邪气，邪未尽者慎用。

**4. 苦** 具有清泄火热、泄降气逆、通泄大便、燥湿、泻火存阴等作用，多用于热证、火证、喘咳、呕恶、便秘、湿证、阴虚火旺。如黄芩清热泻火，杏仁降气平喘，半夏降逆止呕，大黄泻热通便，龙胆草清热燥湿，厚朴苦温燥湿，知母泻火存阴等。苦味药能伤津、伐胃，阴津不足及脾胃虚弱者不宜多用。

**5. 咸** 具有泻下通便、软坚散结的作用，多用于大便燥结、痰核、瘰疬、癥瘕痞块等。如芒硝泻热通便，鳖甲软坚消癥等。多食咸则脉凝滞而变色，能伤脾胃，脾虚便溏者慎用。

**6. 淡** 具有渗湿利小便的作用，多用于水肿、脚气、小便不利。如通草、茯苓、猪苓、薏苡仁等。

**7. 涩** 与酸味药的作用相似，多用于虚汗、泄泻、尿频、遗精、滑精、出血等。如莲子固精止带，禹余粮涩肠止泻，乌贼骨收涩止血等。

## （三）升降浮沉

升降浮沉是指药物在人体作用的趋向性，这种趋向与所疗疾患的病势趋向相反，但与所疗疾患的病位相同。升，即上升提举，趋向于上。降，即下降，趋向于下。浮，即向外发散，趋向于外。沉，向内收敛，趋向于内。疾病在病势上常表现出向上、向下、向内、向外等不同趋向，凡药能针对病变部位在上、在表或病势下陷发挥治疗作用者，一般确定其作用趋向为升浮性质。凡药能针对病变部位在下、在里或病势上逆发挥治疗作用者，一般确定其作用趋向为沉降性质。

药物升降浮沉的性质与其四气五味、药物质地密切相关，并受到炮制和配伍的影响。

**1. 药物的性味、质地**　凡味属辛、甘，性属温热的药物，多为升浮药。味属苦、酸、咸，性属寒凉的药物，多为沉降药。凡花、叶以及质轻的药物，多为升浮药。种子、果实、矿石以及质重的药物，多为沉降药。但是，上述情况又并不是绝对的，还必须从各种药物的功效特点来考虑，如苏子辛温、沉香辛微温，从性味来说应是升浮，但因为质重，其作用为沉降。药用胡荽子应是沉降，但因为药性辛温，其作用为升浮。

**2. 药物的炮制、配伍**　药物的炮制可以转变其升降浮沉的性能。如有些药物酒制则升，姜炒则散，醋炒收敛，盐炒下行；药物的升降浮沉也可随配伍发生转化，如升浮药升麻配当归、肉苁蓉等咸温润下药共用时，其药性随大量沉降药而下降。牛膝引血下行为沉降药，与桃仁、红花、桔梗、柴胡、枳壳等升达清阳、开胸行气药同用时，其药性也随之上升。一般而言，升浮药在大量沉降药中能随之下降。反之，沉降药在大量升浮药中能随之上升。

由此可见，药物的升降浮沉在一定的条件下可相互转化，受多种因素的影响。

## （四）归经

归即趋向，经指脏腑经络。归经是指药物对机体某部分的选择性作用，即药物对某经或某几经的治疗效果明显，而对其他经作用则相对较小甚或没有作用。药物的归经不同，其治疗作用也不同，如治疗头痛，葛根、白芷善治阳明经头痛，羌活善治太阳经头痛，柴胡善治少阳经头痛，吴茱萸善治厥阴经头痛。四气五味、升降浮沉、归经同是药性理论的重要组成部分，在应用时必须结合起来，全面分析，才能准确地指导临床用药。

## （五）毒性

毒性是指药物对机体所产生的损害性。毒性反应与副作用不同，它对人体的危害性较大，甚至可危及生命。为了确保用药安全，必须按规定的方法炮制，恰当配伍、正确煎服，严格掌握适应证和剂量等，同时还需掌握中药中毒的解救方法和预防措施。

🌐 **知识链接**

---

### 《本草纲目》

《本草纲目》是由明朝伟大的医药学家李时珍（1518—1593 年）为修改古代医书中的错误而编，他以毕生精力，亲历实践，广收博采，对本草学进行了全面的整理总结，历时 29 年编成，是 30 余年心血的结晶。全书共有 52 卷，载有药物 1892 种，其中载有新药 374 种，收集药方 11096 个，书中还绘制了 1160 幅精美的插图，约 190 万字，分为 16 部、60 类。这种分类法，已经过渡到按自然演化的系统来进行。李时珍对植物的科学分类比瑞典的分类学家林奈早二百年。

---

## 四、中药的用法

### (一) 配伍

配伍，指根据病情需要和药性特点有目的地选择两味或两味以上药物配合使用，旨在增强疗效、降低毒性及不良反应，同时分清主次、全面兼顾病情。在长期临床用药实践中，把单味药的应用，以及药与药之间的配伍关系称为药物的"七情"。

**1. 单行** 指单用一味药来治疗某种病情单一的疾病。如独参汤，即单用一味人参，治疗大失血所引起元气虚脱的危重病证。

**2. 相须** 指将两种以上功效类似的药物配合应用，以增强原有药物的功效。如麻黄配桂枝，能增强发汗解表、祛风散寒的作用。

**3. 相使** 指药物的性能功效有某些共性，或性能功效虽不相同，但是治疗目的一致，两药合用，以一种药为主，另一种药为辅，辅药可以提高主药的功效。如黄芪配茯苓治脾虚水肿，黄芪为健脾益气、利尿消肿的主药，茯苓淡渗利湿，可增强黄芪益气利尿的作用。

**4. 相畏** 指一种药物的毒副作用能被另一种药物减轻或消除。如甘遂畏大枣，大枣可抑制甘遂峻下逐水，减伤正气的毒副作用。

**5. 相杀** 指一种药物能减轻或消除另一种药物的毒副作用。如麝香杀杏仁毒，绿豆杀巴豆毒，防风杀砒霜毒等。

相畏、相杀实际上是同一配伍关系的两种提法，是从自身的毒副作用受到对方的抑制和自身能消除对方毒副作用的不同角度提出来的配伍方法。

**6. 相恶** 指两药合用，一种药物能使另一种药物原有功效降低，甚至丧失。如人参恶莱菔子，莱菔子能削弱人参的补气作用。相恶，只是两药的某方面或某几方面的功效减弱或丧失，并非二药的各种功效全部相恶。

**7. 相反** 指两种药物同用能产生剧烈的毒副作用。如"十八反""十九畏"。

(1) 十八反 甘草反甘遂、大戟、海藻、芫花，乌头反贝母、瓜蒌、半夏、白蔹、白及，藜芦反人参、沙参、丹参、玄参、苦参、细辛、芍药。

(2) 十九畏 硫黄畏朴硝，水银畏砒霜，狼毒畏密陀僧，巴豆畏牵牛，丁香畏郁金，川乌、草乌畏犀角，牙硝畏三棱，官桂畏石脂，人参畏五灵脂。

在配伍应用的情况下，有些药物因产生协同作用而增进疗效，是临床用药时要充分利用的；有些药物可能互相拮抗而抵消、削弱原有功效，用药时应加以注意；有些药物则由于相互作用，而能减轻或消除原有的毒性或副作用，在应用毒性药或烈性药时必须谨慎选用；一些药物因相互作用而产生或增强毒副作用，属于配伍禁忌，原则上应避免配用。

### (二) 禁忌

为确保疗效、安全用药、避免毒副作用的产生，必须注意用药禁忌。中药的用药禁忌主要包括配伍禁忌、证候禁忌、妊娠禁忌和饮食禁忌四个方面。

**1. 配伍禁忌** 是指某些药物合用会产生剧烈的毒副作用，或降低或破坏药效，因而应该避免配合应用。目前公认的中药配伍禁忌主要是"十八反"和"十九畏"。

**2. 证候禁忌** 由于药物的药性不同，其作用各有专长和一定的适应范围，临床用药也就有所禁忌，称"证候禁忌"。如黄精甘平，功能滋阴补肺、补脾益气，主要用于肺虚燥咳、脾胃虚弱及肾虚精亏的病证。但因其性质滋腻，易助湿邪，因此，凡脾虚有湿、咳嗽痰多，以及中寒便溏者则不宜服用。总的来说，除了药性极为平和者无须禁忌外，一般药物都有证候用药禁忌。

**3. 妊娠禁忌** 凡易对母体、胎儿或产程产生损害的药物，均为妊娠用药禁忌。根据药物对胎儿损害程度的不同，一般可分为慎用与禁用两大类。慎用的药物包括通经去瘀、行气破滞、辛热滑利之品，如桃仁、牛膝、红花、大黄、枳实、附子、肉桂、干姜、木通等；而禁用的药物毒性较强或药性猛烈，如巴豆、大戟、商陆、麝香、牵牛、三棱、莪术、水蛭、斑蝥、雄黄、砒霜等。

**4. 饮食禁忌** 是指服药期间对某些食物的禁忌，又称食忌，俗称"忌口"。一般服药期间应忌食生冷、油腻、腥膻及刺激性的食物。病情不同，饮食禁忌也有区别，如胸痹患者应忌食肥肉、脂肪、动物内脏及烟、酒等；脾胃虚弱者应忌食油炸黏腻、寒冷固硬、不易消化的食物；肾病水肿应忌盐碱过多、酸辣太过的刺激性食品；疮疡、皮肤病患者应忌食鱼、虾、蟹等腥膻发物及辛辣刺激性食品。

### （三）剂量

中药的用量即剂量，是指临床用药的分量。一般指单味药的成人内服一日用量，除特别注明以外，都是指干燥后的生药，在汤剂中每一单味药成人一日用量；其次是指方剂中药物与药物之间的比较分量，也称相对剂量；第三，剂量还可以指制剂类药物的一次用药剂量。确定中药的剂量，应根据药物的性质、方剂配伍、剂型种类、患者病情以及年龄等因素综合考虑。一般而言，药材质优力强者，用量宜小些；质次力不足者，用量可大些。单味药使用时剂量宜重；复方中，君药比辅药重；入汤剂要比入丸、散剂量重。老年人、小儿、妇女产后、体质虚弱者用量宜小；成人及体质壮实者用量宜重。病情轻、病势缓、病程长者用量宜小；病情重、病势急、病程短者用量宜大。

除了剧毒药、峻烈药、精制药及某些贵重药外，一般中药常用内服剂量约 5 ~ 10g；部分常用量较大剂量为 15 ~ 30g；新鲜药物常用量 30 ~ 60g。

## 五、中药的分类与常用中药

### （一）解表药

凡以发散表邪，治疗表证为主的药物，称解表药，亦称发表药。根据解表药性能，可分为发散风寒、发散风热两类，有时亦称辛温解表药与辛凉解表药。

**1. 发散风寒药** 性味多辛温，以发散肌表风寒邪气为主要作用。主治风寒表证，部分发散风寒药分别兼有祛风止痒、止痛、止咳平喘、利水消肿、消疮等功效，又可用治兼有风寒表证者，如风疹瘙痒、风湿痹证、咳喘，以及水肿、疮疡初起等。常用药物有麻黄、桂枝、紫苏、生姜、防风、荆芥、羌活、白芷、细辛等（表6-1）。

表6-1 发散风寒药简表

| 药名 | 性味归经 | 功效 | 应用 | 用量（g） | 备注 |
|---|---|---|---|---|---|
| 麻黄 | 辛、微苦，温，肺、膀胱经 | 发汗（生用），平喘（蜜炙），利水 | 外感风寒表实证，咳喘，风水水肿 | 2 ~ 10 | 发汗解表第一要药，喘家圣药 |
| 桂枝 | 辛、甘，温，心、肺、膀胱经 | 发汗解肌，温经通阳 | 外感风寒表虚证，风寒湿痹，胸痹，痛经 | 3 ~ 10 | |
| 紫苏 | 辛，温，肺、脾经 | 解表散寒，行气和胃，理气安胎 | 外感风寒，脾胃气滞，鱼蟹中毒 | 3 ~ 10 | 后下；叶长于解表，梗长于理气 |
| 生姜 | 辛，温，肺、脾、胃经 | 解表散寒，温中止呕，化痰止咳，解鱼蟹毒 | 外感风寒（轻症），多种呕吐、脾胃寒症，寒痰咳嗽，鱼蟹中毒 | 3 ~ 10 | 阴虚内热者忌用 |
| 防风 | 辛、甘、微温，膀胱、肝、脾经 | 祛风解表，除湿止痛，解痉 | 外感表证，风寒湿痹，破伤风 | 5 ~ 10 | 风药中之润剂；治风通用药 |

续表

| 药名 | 性味归经 | 功效 | 应用 | 用量（g） | 备注 |
|---|---|---|---|---|---|
| 羌活 | 辛、苦、温，膀胱、肾经 | 解表散寒，祛风，胜湿止痛 | 外感风寒，风寒湿痹（偏上偏表） | 3～10 | 善治表证夹湿、太阳头痛及上半身风湿痹痛 |
| 白芷 | 辛，温，胃、大肠、肺经 | 祛风散寒，通窍止痛，消肿排脓，燥湿止带 | 外感风寒头痛（阳明经头痛）、牙痛，鼻塞鼻渊，疮疡肿毒，寒湿带下 | 3～10 | |
| 细辛 | 辛，温，有小毒，肺、肾、心经 | 祛风解表，散寒止痛，温肺化饮，通窍 | 外感风寒，头痛、牙痛，寒饮咳喘 | 1～3 | 阴虚阳亢头痛、肺燥阴伤干咳者忌用 |
| 荆芥 | 辛，温，肺、肝经 | 祛风解表，透疹止痒，止血 | 外感表证，疹出不透，吐衄下血 | 5～10 | |

**2. 发散风热药** 性味多辛苦而偏寒凉，以发散风热为主要作用，发汗解表作用较发散风寒药缓和。主要适用于风热感冒以及温病初起邪在卫分。部分发散风热药分别兼有清头目、利咽喉、透疹、止痒、止咳的作用，又可用治风热所致目赤多泪、咽喉肿痛、麻疹不透、风疹瘙痒以及风热咳嗽等证。常用药物有薄荷、桑叶、菊花、柴胡、升麻、葛根等（表6-2）。

表6-2 发散风热药简表

| 药名 | 性味归经 | 功效 | 应用 | 用量（g） | 备注 |
|---|---|---|---|---|---|
| 薄荷 | 辛，凉，肺、肝经 | 发散风热，清利咽喉，透疹解毒，疏肝解郁 | 外感风热，头痛、咽喉肿痛，疹出不透，肝气郁滞证 | 3～6 | 后下；叶长于发汗，梗偏于理气 |
| 桑叶 | 甘、苦，寒，肺、肝经 | 发散风热，润肺止咳（蜜炙），平肝明目 | 外感风热，温病初起，肺热咳嗽，肝阳眩晕，目赤肿痛 | 5～10 | |
| 菊花 | 辛、甘、苦，微寒，肺、肝经 | 发散风热，清肝明目，平抑肝阳，清热解毒 | 外感风热，温病初起，肝火目赤，肝阳头痛，疔疮肿毒 | 5～10 | 眼科要药。疏散风热用黄菊，平肝清肝明目用白菊 |
| 柴胡 | 苦、辛，微寒，肝、胆经 | 和解泻热，疏肝，升阳 | 寒热往来，肝气郁结，内脏下垂 | 3～10 | 疏散少阳半表半里之邪（要药） |
| 升麻 | 辛、微甘，微寒，肺、脾、胃、大肠经 | 发表透疹，升阳，解毒 | 风热头痛，麻疹不透，内脏下垂，崩漏下血，热毒所致诸证 | 3～10 | |
| 葛根 | 甘、辛，凉，脾、胃经 | 解肌退热，透疹，升阳止泻，生津 | 感冒头颈痛，疹出不畅，热泻热痢，脾虚泄泻，热病烦渴 | 10～15 | |

### （二）清热药

凡以清除里热为主要作用，主治热性病证的药物，称清热药。清热药大多药性苦寒，过用易伤脾胃，故脾胃虚弱者慎用。根据功效及其主治证的差异，可分为以下五类。

**1. 清热泻火药** 性味多苦寒或甘寒，清热力较强，用以治疗火热较盛的病证。本类药物以清泄气分邪热为主，适用于热病邪入气分而见高热、口渴、汗出、烦躁、甚或神昏谵语、舌红苔黄、脉洪数实者。此外，因各药归经的差异，还分别适用于肺热、胃热、心火、肝火等引起的脏腑火热证。常用药物有石膏、知母、栀子、夏枯草、芦根、天花粉、决明子等（表6-3）。

表6-3　清热泻火药简表

| 药名 | 性味归经 | 功效 | 应用 | 用量（g） | 备注 |
|---|---|---|---|---|---|
| 石膏 | 辛、甘、大寒，肺、胃经 | 生用：清热泻火，除烦止渴；煅用：收敛生肌，止血 | 气分实热证，肺热咳喘，胃火牙痛，疮疡溃不收口 | 15～60 | 清泻肺胃二经气分实热要药 |
| 知母 | 苦、甘、寒，肺、胃、肾经 | 清热泻火，生津润燥 | 气分实热证，热病烦渴，肺热燥咳，内热消渴，骨蒸潮热，肠燥便秘 | 6～12 | 脾虚便溏者不宜用 |
| 栀子 | 苦、寒，心、肝、肺、三焦经 | 泻火除烦，清热利湿，凉血解毒；焦栀子：凉血止血 | 热病心烦，湿热黄疸，血热出血，血淋涩痛，火毒疮疡 | 6～10 | 皮去肌肤之热，仁 |
| 夏枯草 | 辛、苦、寒，肝、胆经 | 清肝火，散郁结 | 目赤肿痛，头痛眩晕，目珠夜痛，瘰疬、瘿瘤、乳痈肿痛 | 9～15 | 偏清内热 |
| 芦根 | 甘、寒，肺、胃经 | 清肺胃热，生津止渴 | 温热病高热口渴，胃热呕吐，肺热咳嗽 | 15～30，（干品）鲜品加倍 | 鲜品清热生津、利尿之效优于干品 |
| 天花粉 | 甘、酸、微苦、微寒，肺、胃经 | 清热生津，消肿排脓 | 肺热燥咳，热病伤津，痈肿疮疡 | 10～15 | 孕妇忌用 |
| 决明子 | 甘、苦、咸、微寒，肝、大肠经 | 清热明目，润肠通便 | 目赤肿痛、羞明多泪、目暗不明，头痛、眩晕，肠燥便秘 | 9～15 | 用于润肠通便，不宜久煎 |

**2. 清热燥湿药**　性味苦寒，清热泻火，燥湿力强，主要用于湿热证。本类药物苦寒性大，燥湿力强，过服易伐胃伤阴，故用量不宜过大。凡脾胃虚寒，津伤阴损者应慎用，必要时可与健胃药或养阴药同用。常用药物有黄芩、黄连、黄柏、龙胆、苦参等（表6-4）。

表6-4　清热燥湿药简表

| 药名 | 性味归经 | 功效 | 应用 | 用量（g） | 备注 |
|---|---|---|---|---|---|
| 黄芩 | 苦，寒，肺、胆、脾、胃、大肠、小肠经 | 清热燥湿（中上焦），泻火解毒，止血，安胎 | 湿热下痢，黄疸，肺热咳嗽，热病烦渴，痈肿疮毒，血热吐衄，胎动不安 | 3～10 | 生用清热，炒用安胎，炒炭用止血，酒炒清上焦热 |
| 黄连 | 苦，寒，心、脾、胃、胆、大肠经 | 清热燥湿（中焦），泻火解毒 | 湿热泻痢，高热神昏，痈肿疔毒，消渴，外治湿疹、湿疮、耳道流脓 | 2～5，外用适量 | 湿热泻痢要药 |
| 黄柏 | 苦，寒，肾、膀胱、大肠经 | 清热燥湿（下焦），泻火除蒸，解毒疗疮 | 湿热痢疾，带下，黄疸，疮疡湿疹，骨蒸劳热，盗汗，遗精 | 3～12 | |
| 龙胆 | 苦，寒，肝、胆、膀胱经 | 清热燥湿，泻肝胆火 | 肝经热证，黄疸，湿疹，带下，肝火头痛、目赤，惊风抽搐 | 3～6 | |
| 苦参 | 苦，寒，心、肝、胃、大肠、膀胱经 | 清热燥湿，杀虫止痒，利尿 | 湿热痢疾，带下，黄疸，皮肤瘙痒、湿疹、疮疡，小便涩痛 | 4.5～9 | |

**3. 清热解毒药**　性质寒凉，清热之中更长于解毒，具有清解火热毒邪的作用。主要适用于痈肿疮毒、丹毒、瘟毒发斑、痄腮、咽喉肿痛、热毒下痢、虫蛇咬伤、癌肿、水火烫伤以及其他急性热病等。本类药物易伤脾胃，中病即止，不可过服。常用药物有金银花、连翘、板蓝根、蒲公英、野菊花、穿心莲、白头翁、败酱草、马齿苋、鱼腥草、射干等（表6-5）。

表6-5　清热解毒药简表

| 药名 | 性味归经 | 功效 | 应用 | 用量（g） | 备注 |
|---|---|---|---|---|---|
| 金银花 | 甘，寒，心、肺、胃经 | 清热解毒，疏散风热 | 痈肿疮疡，外感风热、温病初起，热毒痢疾 | 6～15 | 一切痈肿疔疮阳证要药 |
| 连翘 | 苦，微寒，肺、心、胆经 | 清热解毒，消肿散结，疏风热 | 痈肿疮肿、瘰疬结核，风热外感、温病初起，热淋涩痛 | 6～15 | 疮家圣药 |

续表

| 药名 | 性味归经 | 功效 | 应用 | 用量 (g) | 备注 |
|---|---|---|---|---|---|
| 板蓝根 | 苦, 寒, 心、胃经 | 清热解毒, 凉血, 利咽 | 外感发热, 温病初起, 咽喉肿痛, 温毒发斑, 痄腮, 丹毒, 痈肿疮毒 | 9～15 | 体虚无实火热毒者忌服 |
| 蒲公英 | 苦、甘, 寒, 肝、胃经 | 清热解毒, 消痈散结, 利湿通淋 | 痈肿疔毒, 乳痈内痈, 热淋涩痛, 湿热黄疸 | 10～15 | 乳痈要药。用量过大可致缓泻 |
| 野菊花 | 苦、辛, 微寒, 肝、心经 | 清热解毒 | 痈疽疔疮, 咽喉肿痛, 目赤肿痛, 头痛眩晕 | 9～15 | 痈肿疔疮良药 |
| 穿心莲 | 苦, 寒, 肺、胃、大肠、小肠经 | 清热解毒, 燥湿消肿 | 温病初起咽喉肿痛, 湿热泻痢, 痈肿疮毒, 毒蛇咬伤 | 6～9 | |
| 白头翁 | 苦, 寒, 大肠经 | 清热解毒, 凉血止痢 | 热毒血痢, 疮痈肿毒 | 9～15 | 热毒血痢良药 |
| 败酱草 | 辛、苦, 微寒, 肝、胃、大肠经 | 清热解毒, 消痈排脓, 祛瘀止痛 | 肠痈、肺痈, 产后瘀阻腹痛 | 6～15 | 肠痈要药 |
| 马齿苋 | 酸, 寒, 肝、大肠经 | 清热解毒, 凉血止痢 | 疮痈肿毒, 热毒痢疾, 热淋血淋, 崩漏便血 | 9～15 | 鲜品加倍 |
| 鱼腥草 | 辛, 微寒, 肺经 | 清热解毒, 消痈排脓, 利尿通淋 | 肺痈吐脓, 肺热咳嗽, 热毒疮毒, 湿热淋证 | 15～25, 鲜品加倍 | 肺痈吐脓要药 |
| 射干 | 苦, 寒, 肺经 | 清热解毒, 消痰, 利咽 | 咽喉肿痛, 痰盛咳喘 | 3～10 | |

**4. 清热凉血药** 性味多为苦寒或咸寒, 偏入血分以清热。主要用于营分、血分等实热证。亦可用于其他疾病引起的血热出血证。若气血两燔, 可配清热泻火药同用, 使气血两清。常用药物有生地黄、玄参、丹皮、赤芍等 (表6-6)。

表6-6 清热凉血药简表

| 药名 | 性味归经 | 功效 | 应用 | 用量 (g) | 备注 |
|---|---|---|---|---|---|
| 生地黄 | 甘、苦, 寒, 心、肝、肾经 | 清热凉血, 生津 | 热入营血证, 吐衄便血, 热毒斑疹, 消渴, 阴虚诸证 | 10～15 | 清热凉血养阴生津之要药 |
| 玄参 | 甘、苦、咸, 微寒, 肺、胃、肾经 | 清热凉血, 滋阴解毒 | 温病热入营分, 咽喉肿痛, 瘰疬痰核, 阴虚发热, 咯血 | 9～15 | |
| 丹皮 | 苦、辛, 微寒, 心、肝、肾经 | 清热凉血, 活血散瘀 | 热病斑疹, 吐衄, 虚热证, 血瘀经闭, 痛经, 疮痈、肠痈 | 6～15 | |
| 赤芍 | 苦, 微寒, 肝经 | 清热凉血, 活血散瘀 | 血热妄行, 血瘀经闭, 癥瘕积聚, 跌打损伤, 肝热目赤肿痛 | 6～12 | |

**5. 清虚热药** 性质寒凉, 以清虚热、退骨蒸为主要作用。主要用于虚热证。使用本类药常配伍清热凉血及清热养阴之品, 以标本兼顾。常用药物有青蒿、地骨皮、银柴胡、胡黄连等 (表6-7)。

表6-7 清虚热药简表

| 药名 | 性味归经 | 功效 | 应用 | 用量 (g) | 备注 |
|---|---|---|---|---|---|
| 青蒿 | 苦、辛, 寒, 肝、胆经 | 清虚热, 解暑, 凉血, 截疟 | 热病伤阴, 阴虚发热, 中暑, 疟疾, 发热口渴 | 6～12 | 疟疾寒热要药 |
| 地骨皮 | 甘, 寒, 肺、肝、肾经 | 凉血退蒸, 清泻肺热 | 阴虚发热, 血热妄行, 肺热咳嗽 | 9～15 | |
| 银柴胡 | 甘, 微寒, 肝、胃经 | 清虚热, 除疳热 | 阴虚发热, 骨蒸盗汗, 疳积发热 | 3～10 | 外感风寒, 血虚无热者忌用 |
| 胡黄连 | 苦, 寒, 肝、胃、大肠经 | 退虚热, 除疳热, 清湿热 | 骨蒸潮热, 小儿疳热, 湿热泻痢 | 3～10 | 湿热泻痢及痔疮肿痛良药 |

### （三）化痰止咳平喘药

凡具有驱除或化痰祛痰、减轻或制止咳嗽和喘息的药物，称化痰止咳平喘药。治疗上化痰药常与止咳药配伍使用。根据功效及用途分为三类。

**1. 温化寒痰药**　味多辛苦，性多温燥，治寒痰、湿痰证，以及由寒痰、湿痰所致的眩晕、肢体麻木、阴疽流注以及疮痈肿毒。如属阴虚燥咳或有吐血、咯血病史，应慎用。常用药物有半夏、天南星、旋覆花等（表6-8）。

表6-8　温化寒痰药简表

| 药名 | 性味归经 | 功效 | 应用 | 用量（g） | 备注 |
|---|---|---|---|---|---|
| 半夏 | 辛，温，有毒，脾、胃、肺经 | 燥湿化痰（善治脏腑湿痰），降逆止呕，消痞散结；外用消肿止痛 | 湿痰，寒痰证，呕吐，心下痞，结胸，梅核气，瘿瘤，痰核，痈疽肿毒及毒蛇咬伤 | 3~9 | 止呕要药 |
| 天南星 | 苦、辛，温，有毒，肺、肝、脾经 | 燥湿化痰，祛风解痉，外用消肿止痛 | 湿痰寒痰，风痰眩晕，瘰疬痰核，毒蛇咬伤，痈疽肿痛 | 3~10 | |
| 旋覆花 | 苦、辛、咸，微温，肺、胃 | 降气行水化痰，降逆止呕 | 咳喘痰多，痰饮蓄结，胸膈痞满，噫气，呕吐 | 3~9 | |

**2. 清化热痰药**　多属苦寒，或甘寒质润，有清化热痰的作用。主要适应于热痰壅肺所致咳嗽气喘、痰多黄稠、舌红苔黄腻等证。清化热痰药多属苦寒或甘寒质润之品，易伤阳助湿，故寒痰、湿痰及脾胃虚寒者忌用。常用药物有桔梗、贝母、瓜蒌、竹茹等（表6-9）。

表6-9　清化热痰药简表

| 药名 | 性味归经 | 功效 | 应用 | 用量（g） |
|---|---|---|---|---|
| 桔梗 | 苦、辛，平，肺经 | 宣肺祛痰，排脓，利咽 | 咳嗽痰多、胸闷不畅，肺痈，咽喉肿痛失声 | 3~10 |
| 川贝母 | 苦、甘，微寒，肺、心经 | 清热化痰，润肺止咳，散结消肿 | 虚劳咳嗽，肺热燥咳，瘰疬，乳痈，肺痈 | 3~10 |
| 浙贝母 | 苦，寒，肺、心经 | 清热化痰，散结消痈 | 风热、痰热咳嗽，瘰疬，瘿瘤，乳痈疮毒，肺痈 | 5~10 |
| 瓜蒌 | 甘、微苦，寒，肺、胃、大肠经 | 清肺化痰，宽胸散结，润肠通便 | 痰热咳喘，胸痹，结胸，肺痈，肠痈，乳痈 | 9~15 |
| 竹茹 | 甘，微寒，肺、胃经 | 清热化痰，除烦止呕（姜炙） | 痰热、肺热咳嗽，痰热心烦不寐，胃热呕吐、妊娠恶阻 | 5~10 |

**3. 止咳平喘药**　味或辛或苦或甘，其性或温或寒。由于药物性味不同，止咳平喘的作用有宣肺、清肺、润肺、降肺、敛肺及化痰。本类药物主治咳喘。咳喘的病情较复杂，有寒热虚实之异，外感内伤之别，必须辨证论治，选用相宜的配伍，不可见咳治咳，见喘治喘。常用药物有苦杏仁、紫苏子、款冬花、枇杷叶等（表6-10）。

表6-10　止咳平喘药简表

| 药名 | 性味归经 | 功效 | 应用 | 用量（g） | 备注 |
|---|---|---|---|---|---|
| 苦杏仁 | 苦，微温，有小毒，肺、大肠经 | 止咳平喘，润肠通便 | 咳喘诸证，肠燥便秘 | 5~10 | |
| 紫苏子 | 辛，温，肺、大肠经 | 降气化痰，止咳平喘，润肠通便 | 咳喘痰多，肠燥便秘 | 5~10 | |
| 款冬花 | 辛，微苦，温，肺经 | 润肺下气，止咳化痰 | 咳喘 | 5~10 | 外感暴咳宜生用，内伤久咳蜜炙用 |
| 枇杷叶 | 苦，微寒，肺、胃经 | 清肺止咳，降逆止呕 | 肺热咳嗽，胃热呕逆 | 6~10 | 止咳炙用，止呕生用 |

### （四）化湿药

此类药物气味芳香，性偏温燥，具有疏畅气机，宣化湿浊，醒脾和胃，消胀除痞的功效。湿温、暑温等证亦可选用。常用药物有藿香、佩兰、苍术、厚朴、砂仁、豆蔻等（表6-11）。

表6-11 芳香化湿药简表

| 药名 | 性味归经 | 功效 | 应用 | 用量（g） |
|---|---|---|---|---|
| 藿香 | 辛，微温，脾、胃、肺经 | 化湿，止呕，解暑 | 湿滞中焦（湿浊中阻），呕吐，暑湿、湿温 | 3~10 |
| 佩兰 | 辛，平，脾、胃、肺经 | 解暑，化湿 | 湿阻中焦，暑湿、湿温 | 3~10 |
| 苍术 | 辛、苦，温，脾、胃经 | 燥湿健脾，祛风散寒 | 湿阻中焦证，风湿痹证，风寒挟湿表证 | 3~9 |
| 厚朴 | 辛、苦，温，脾、胃、肺、大肠经 | 燥湿消痰，下气除满 | 湿阻中焦，脘腹胀满，食积气滞，腹胀便秘，痰饮喘咳 | 3~10 |
| 砂仁 | 辛，温，脾、胃、肾经 | 化湿开胃（寒湿尤宜），温中止泻，安胎 | 湿阻中焦，脾胃气滞，虚寒吐泻，妊娠恶阻，胎动不安 | 3~6 |
| 豆蔻 | 辛，温，肺、脾、胃经 | 化湿行气，温中止呕（胃寒湿阻气滞呕吐尤宜） | 湿阻中焦及脾胃气滞证，呕吐 | 3~6 |

### （五）消食药

消食药一般味甘性平，具有消食化积、健脾开胃、和中之功。主治宿食停留、饮食不消所致的脘腹胀满、嗳气吞酸、恶心呕吐、不思饮食、大便失常等症。常用药物有山楂、神曲、麦芽、鸡内金、莱菔子等（表6-12）。

表6-12 消食药简表

| 药名 | 性味归经 | 功效 | 应用 | 用量（g） | 备注 |
|---|---|---|---|---|---|
| 山楂 | 酸、甘，微温，脾、胃、肝经 | 消食化积，行气散瘀（炒用） | 乳、肉食积证，痢疾腹泻，气滞血瘀所致诸痛 | 9~12 | |
| 神曲 | 甘、辛，温，脾、胃经 | 消食和胃（炒用） | 食积证 | 6~15 | |
| 麦芽 | 甘，平，脾、胃、肝经 | 消食和中，回乳消胀（炒用） | 米面薯芋食滞证，断乳、乳房胀痛 | 10~60 | |
| 鸡内金 | 甘，平，脾、胃、小肠、膀胱经 | 消食健胃，涩精止遗 | 食积不化，遗尿、遗精，砂石淋证，胆结石 | 3~10 | 研末服优于煎服 |
| 莱菔子 | 辛、甘，平，脾、胃、肺经 | 消食除胀，降气化痰 | 食积气滞证，咳喘痰多，胸闷食少 | 5~12 | |

### （六）活血化瘀药

凡以通利血脉，促进血行，消散瘀血为主要作用，治疗瘀血病证的药物，称活血化瘀药。其中活血作用较强者，又称破血药或逐瘀药。活血化瘀药性味多为辛、苦、温，部分动物类药味咸，主入心、肝两经。常用药物有川芎、延胡索、郁金、乳香、丹参、红花、桃仁、益母草、牛膝、鸡血藤等（表6-13）。

表6-13　活血化瘀药简表

| 药名 | 性味归经 | 功效 | 应用 | 用量（g） | 备注 |
|---|---|---|---|---|---|
| 川芎 | 辛，温，肝、胆、心包经 | 活血行气，祛风止痛 | 血瘀气滞痛证，头痛，风湿痹痛 | 3~10 | |
| 延胡索 | 辛、苦，温，心、肝、脾经 | 活血，行气，止痛 | 气血瘀滞之痛证 | 3~10 | 醋制可增强止痛功效 |
| 郁金 | 辛、苦，肝、胆、心经 | 活血止痛，行气解郁，清心凉血，利胆退黄 | 气滞血瘀之胸胁痛，热病神昏，癫痫痰闭，吐血、衄血、倒经、尿血、血淋，肝胆湿热黄疸、胆石证 | 3~10 | |
| 乳香 | 辛、苦，温，心、肝、脾经 | 活血止痛，消肿生肌 | 气滞血瘀之疼痛，疮疡痈肿，瘰疬 | 3~5 | 外伤科要药 |
| 丹参 | 苦，微寒，心、肝经 | 活血调经，凉血消肿，清心安神 | 瘀血所致月经不调，血瘀疼痛，疮疡肿痛，心烦不寐 | 10~15 | |
| 红花 | 辛，温，心、肝经 | 活血化瘀，通经止痛 | 瘀血所致月经不调，痛经，癥瘕积聚、跌打损伤，血热瘀滞斑疹 | 3~10 | |
| 桃仁 | 辛、苦，平，小毒，心、肝、大肠经 | 活血化瘀，润肠通便，止咳平喘 | 多种瘀血证，肠痈、肺痈，肠燥便秘，咳嗽气喘 | 5~10 | |
| 益母草 | 辛、苦，微寒，肝、心、膀胱经 | 活血调经，利尿消肿，清热解毒 | 月经不调、经闭、痛经，水肿小便不利，跌打损伤，疮痈肿毒 | 9~30 | |
| 牛膝 | 苦、甘、酸，平，肝、肾经 | 活血通经（尤宜妇科），补肝肾，强筋骨，引血火下行，利尿 | 血瘀疼痛经闭，肾虚腰酸腿软，治气火上逆、血热妄行出血证，淋证、水肿、小便不利 | 5~12 | |
| 鸡血藤 | 苦、甘，温，肝、肾经 | 调经，补血活血，舒经活络 | 血瘀血虚之月经不调，风湿痹痛，肢体麻木、半身不遂 | 9~15 | |

### （七）泻下药

凡能润滑大肠，促进排便的药物，称为泻下药。本类药物能利大便，排除肠胃积滞及其他有害物质，或清热泻火，使热毒通过泻下得以缓解。一般可分为攻下药、润下药、逐水药三类。

**1. 攻下药**　多苦寒沉降，主入胃、大肠经。既有较强的攻下通便作用，又有清热泻火之效。主要适用于大便秘结及实热积滞之证。常用药物有大黄、芒硝、番泻叶等（表6-14）。

表6-14　攻下药简表

| 药名 | 性味归经 | 功效 | 应用 | 用量（g） | 备注 |
|---|---|---|---|---|---|
| 大黄 | 苦，寒，脾、胃、大肠、肝、心包经 | 泻下攻积（生），清热泻火，凉血解毒，逐瘀通经 | 积滞便秘，血热吐衄，目赤咽肿，热毒疮疡，烧烫伤，瘀血证，湿热痢疾，黄疸，淋证 | 3~15 | 积滞便秘要药 |
| 芒硝 | 咸、苦，寒，胃、大肠经 | 泻下攻积，润燥软坚，清热消肿 | 积滞便秘，咽痛，口疮，目赤及痈疮肿痛 | 6~12 | |
| 番泻叶 | 甘、苦，寒，大肠经 | 泻下通便 | 热结便秘，腹水肿胀 | 2~6 | 温开水泡服 |

**2. 润下药**　多为植物种仁，含油脂，味甘质润，多入脾、大肠经，具有润燥滑肠作用促使排便而不致峻泻。适用于年老体弱、久病、产后血虚、热病伤津等所致的便秘。常用药物有火麻仁、郁李仁等（表6-15）。

表 6 – 15　润下药简表

| 药名 | 性味归经 | 功效 | 应用 | 用量（g） |
|------|---------|------|------|---------|
| 火麻仁 | 甘，平，脾、胃、大肠经 | 润肠通便 | 肠燥便秘，兼能滋养补虚 | 10 ~ 15 |
| 郁李仁 | 辛、苦、甘，平，大肠、小肠经 | 润肠通便，利水消肿 | 肠燥便秘兼气滞，水肿胀满及脚气浮肿 | 6 ~ 10 |

**3. 逐水药**　多苦寒有毒，药力峻猛，能引起剧烈腹泻，部分兼利尿，能使水液通过二便排出体外，消除肿胀。适用于全身水肿、大腹胀满以及停饮等正气未衰之证。常见药物有甘遂、京大戟、芫花等（表 6 – 16）。

表 6 – 16　逐水药简表

| 药名 | 性味归经 | 功效 | 应用 | 用量（g） |
|------|---------|------|------|---------|
| 甘遂 | 苦，寒，有毒，肺、肾、大肠经 | 泄水逐饮，消肿散结 | 鼓胀胸水腹水，风痰癫痫，痈肿疮毒 | 0.5 ~ 1.5 |
| 京大戟 | 苦、辛，寒，有毒，肺、肾 | 泄水逐饮，消肿散结 | 胸腹积水，痈肿疮毒，瘰疬，结核 | 1.5 ~ 3 |
| 芫花 | 辛、苦，温，有毒，肺、肾、大肠经 | 泄水逐饮，祛痰止咳，杀虫疗疮 | 胸胁停饮，水肿，臌胀，咳嗽痰喘，头疮、白秃、顽癣及痈肿 | 1.5 ~ 3 |

### （八）理气药

凡以疏理气机为主要作用，治疗气滞或气逆证的药物，称为理气药，又名行气药。味多辛苦温而芳香。其味辛能行，味苦能泄，芳香能走窜，性温能通行，故有行气、降气、解郁、散结的作用，并可通过畅达气机、消除气滞而达到止痛之效。常见药物有陈皮、枳实、木香、沉香、香附、川楝子等（表 6 – 17）。

表 6 – 17　理气药简表

| 药名 | 性味归经 | 功效 | 应用 | 用量（g） | 备注 |
|------|---------|------|------|---------|------|
| 陈皮 | 辛、苦，温，脾、肺经 | 理气健脾，燥湿化痰 | 脾胃气滞，呕吐，腹胀，湿痰、寒痰咳嗽，胸痹证 | 3 ~ 10 | |
| 枳实 | 苦、辛，微寒，脾、胃、大肠经 | 破气消积，化痰除痞 | 胃肠积滞，湿热泻痢，胸痹、结胸，气滞胸胁疼痛，产后腹痛 | 3 ~ 9 | |
| 木香 | 辛、苦，温，脾、胃、大肠、胆经、三焦 | 行气、止痛、健脾消食 | 脾胃气滞诸证，大肠气滞，泻痢里急后重（煨用），肝胆气滞，胸痹 | 3 ~ 6 | 湿热泻痢里急后重之要药 |
| 沉香 | 辛、苦，微温，脾、胃、肾经 | 行气止痛，温中止呕，纳气平喘 | 胸腹胀痛，胃寒呕吐，虚喘证 | 1 ~ 5 | |
| 香附 | 辛、微苦、微甘，平，脾、肝、三焦经 | 疏肝理气，调经止痛 | 肝郁气滞诸证，月经不调诸证 | 6 ~ 10 | |
| 川楝子 | 苦，寒，有小毒，肝、胃、小肠、膀胱经 | 行气止痛，杀虫 | 肝郁化火所致诸痛证，虫积腹痛 | 4.5 ~ 9 | |

### （九）止血药

凡能制止体内外出血，治疗各种出血性疾病的药物，称止血药。主要适用于咯血、衄血、吐血、便血、尿血、崩漏、紫癜及外伤出血等。止血药的药性各有不同，如性属寒凉，味多甘苦，能凉血止血，适用于血热妄行所致的各种出血；性属温热，能温经止血，适用虚寒性出血；兼有化瘀作用，能化瘀止血，适用于瘀血内阻，血不循经之出血；味涩性平，能收敛止血，适用于热性或寒性出血。常用药物有小蓟、大蓟、地榆、三七、茜草、艾叶等（表 6 – 18）。

表 6 - 18 止血药简表

| 药名 | 性味归经 | 功效 | 应用 | 用量（g） | 备注 |
|---|---|---|---|---|---|
| 小蓟 | 苦、甘，凉，心、肝经 | 凉血止血，散瘀解毒，消痈 | 血热出血（善治尿血、血淋），热毒痈肿 | 5～12 鲜品加倍 | |
| 大蓟 | 苦、甘，凉，心、肝经 | 凉血止血，散瘀解毒，消痈 | 血热出血，热毒痈肿 | 9～15 | |
| 地榆 | 苦、酸、涩，微寒，肝、大肠经 | 凉血止血，解毒敛疮 | 血热出血（善治下焦出血），疮疡痈肿、烫伤湿疹 | 9～15 | |
| 三七 | 甘、微苦，温，肝、胃经 | 化瘀止血，活血定痛 | 出血证（尤宜瘀滞者），跌打损伤，瘀血肿痛 | 3～9 | 活血定痛首选药 |
| 茜草 | 苦，寒，肝经 | 凉血化瘀止血（炒碳），通经（酒炒） | 出血证（尤宜血热夹瘀出血），血瘀经闭，跌打损伤，风湿痹痛 | 6～10 | |
| 艾叶 | 苦、辛，温，肝、脾、肾经 | 温经止血（炒碳），散寒调经，安胎 | 虚寒性出血病证、崩漏、痛经，胎动不安 | 3～9 | |

## （十）驱虫药

凡能驱除或杀灭人体内寄生虫的药物，称为驱虫药。适用于治疗蛔虫病、蛲虫病、绦虫病、钩虫病、姜片虫病等多种肠道寄生虫病。常用药物有使君子、槟榔、南瓜子、苦楝皮等（表 6 - 19）。

表 6 - 19 驱虫药简表

| 药名 | 性味归经 | 功效 | 应用 | 用量（g） | 备注 |
|---|---|---|---|---|---|
| 使君子 | 甘，温，脾、胃经 | 杀虫消积 | 蛔虫、蛲虫证，小儿疳积 | 9～12 | 服用时忌饮热茶 |
| 槟榔 | 辛、苦，温，大肠、胃经 | 杀虫消积，行气利水，截疟 | 多种肠道寄生虫病，食积气滞，小儿疳积，水肿，疟疾 | 3～10 | 脾虚便溏或气虚下陷者忌用 |
| 南瓜子 | 甘，平，胃、大肠经 | 杀虫 | 用于绦虫病 | 60～120 | |
| 苦楝皮 | 苦，寒，有毒，肝、脾、肾经 | 杀虫，疗癣 | 蛔虫、蛲虫、钩虫病，疥癣，湿疮 | 3～6 | 文火久煎 |

## （十一）开窍药

凡具通关、开窍、醒神作用，治疗闭证神昏的药物，称为开窍药，又名芳香开窍药。主要适用于热病神昏谵语，以及惊风、癫痫、中风等猝然昏厥、痉挛抽搐等病证。开窍药辛香走窜，为救急、治标之品，但耗伤正气，故只宜暂服，不可久用。常用药物有麝香、冰片、苏合香、石菖蒲等（表 6 - 20）。

表 6 - 20 开窍药简表

| 药名 | 性味归经 | 功效 | 应用 | 用量（g） | 备注 |
|---|---|---|---|---|---|
| 麝香 | 辛，温，心、脾经 | 开窍避秽，活血散结，催生下胎 | 闭证神昏，疮疡肿毒，血瘀闭经，难产、死胎、胞衣不下 | 0.03～0.1 | 孕妇忌用 |
| 冰片 | 辛、苦，微寒，心、脾、肺经 | 开窍醒神，清热止痛 | 闭证神昏（热闭），目赤肿痛，口疮，疮疡，肿痛溃后不敛 | 0.15～0.3 | |
| 苏合香 | 辛，温，心、脾经 | 开窍醒神，辟秽止痛 | 寒闭神昏，胸腹冷痛满闷 | 0.3～1 | 入丸散，不入煎剂 |
| 石菖蒲 | 辛、苦，温，心、脾经 | 开窍宁神，化湿和胃 | 痰蒙清窍所致神志昏蒙，湿阻中焦、脘腹胀满、痞满疼痛 | 3～10 鲜品加倍 | |

### （十二）温里药

凡能温里祛寒，治疗里寒证的药物，称温里药，又名祛寒药。温里药味辛而性温热，能温里祛寒，温经止痛，可用治里寒证，尤以里寒实证为主。个别药物尚能助阳、回阳，用以治疗虚寒证、亡阳证。常用药物有附子、肉桂、干姜、吴茱萸、丁香、小茴香等（表6-21）。

表6-21 温里药简表

| 药名 | 性味归经 | 功效 | 应用 | 用量（g） | 备注 |
|---|---|---|---|---|---|
| 附子 | 辛、甘，大热，有毒，心、肾、脾经 | 回阳救逆，补火助阳，祛寒止痛 | 亡阳证，阳虚证，寒痹证 | 3~15 | 先煎，久煎，至口尝无麻辣感。孕妇及阴虚阳亢者忌用 |
| 肉桂 | 辛、甘，大热，肾、脾、心、肝经 | 补火助阳，散寒止痛，温经通脉，引火归源 | 阳痿，宫冷，腹痛，寒疝，腰痛，胸痹，阴疽，闭经，痛经，虚阳上浮 | 1~5 | |
| 干姜 | 辛，热，脾、胃、心、肾、肺经 | 温中驱寒，回阳通脉，温肺化饮 | 腹痛，呕吐，泄泻，亡阳证，寒饮咳喘 | 3~10 | 阴虚内热，血热妄行者忌用 |
| 吴茱萸 | 辛、苦，热，有小毒，肝、脾、胃、肾经 | 散寒止痛，降逆止呕，助阳止泻 | 寒凝疼痛，胃寒呕吐，虚寒泄泻 | 2~5 | 肝寒气滞诸痛之主药。阴虚有热者忌用 |
| 丁香 | 辛，温，脾、胃、肾经 | 温中降逆，散寒止痛，温肾助阳 | 呕吐呃逆，脘腹冷痛，肾虚阳痿 | 1~3 | 胃寒呕吐、呃逆要药 |
| 小茴香 | 辛，温，脾、胃、肝、肾经 | 散寒止痛，理气和中 | 寒疝腹痛，胃寒气滞疼痛 | 3~6 | |

### （十三）平肝熄风药

凡具有平肝潜阳或熄风止痉的作用，治疗肝阳上亢或肝风内动病证的药物，称平肝熄风药。适用于肝阳上亢、头晕目眩，以及肝风内动、惊风抽搐等证。本类药物有性偏寒凉或性偏温燥之不同，故当注意使用。若脾虚慢惊者，不宜用寒凉之品；阴虚血亏者，当忌温燥之品。常用药物有羚羊角、牛黄、天麻、钩藤、地龙、全蝎等（表6-22）。

表6-22 平肝熄风药简表

| 药名 | 性味归经 | 功效 | 应用 | 用量（g） | 备注 |
|---|---|---|---|---|---|
| 羚羊角 | 咸，寒，肝、心经 | 平肝息风，清肝明目，散血解毒 | 肝风内动（尤宜热极生风），惊痫抽搐，肝阳上亢，头晕目眩，目赤头痛，温病发斑 | 1~3 | 肝风内动，惊痫抽搐要药。脾寒慢惊者忌用 |
| 牛黄 | 苦，凉，肝、心经 | 息风止痉，开窍豁痰，清热解毒 | 热病神昏，小儿惊风，癫痫，口舌生疮，咽喉肿痛，牙痛，痈疽疔毒 | 0.15~0.35 | |
| 天麻 | 甘，平，肝经 | 息风止痉，平抑肝阳，祛风通络 | 肝风内动，惊痫，肝阳头痛，肢体麻木，风湿痹痛 | 3~10 | 眩晕头痛要药 |
| 钩藤 | 甘，凉，肝、心包经 | 息风止痉，清热平肝 | 肝风内动，惊痫抽搐，头痛，眩晕 | 3~12 | |
| 地龙 | 咸，寒，肝、脾、膀胱经 | 清热定惊，通络，平喘，利尿 | 高热抽搐，癫狂，气滞血瘀，半身不遂，肺热痰喘，湿热小便不利，痹证 | 5~10 | |
| 全蝎 | 辛，平，有毒，肝经 | 息风止痉，攻毒散结，通络止痛 | 痉挛抽搐，疮疡肿毒，瘰疬结核，风湿顽痹，头痛 | 3~6 | 痉挛抽搐要药。孕妇忌用 |

### （十四）安神药

凡能安定神志、治疗心神不宁的药物，称安神药。根据治疗作用不同，可分为以下两类。

**1. 重镇安神药**　多为矿石、化石、贝壳类药物，具有质重沉降之性，故有重镇安神、平惊定志功效。主要用于心神不宁、烦躁易怒、心悸失眠及惊痫、癫狂等证。常用药物有朱砂、磁石、龙骨等（表6-23）。

表6-23　重镇安神药简表

| 药名 | 性味归经 | 功效 | 应用 | 用量（g） | 备注 |
|---|---|---|---|---|---|
| 朱砂 | 甘，寒，有毒，心经 | 清心镇惊，安神解毒 | 心神不宁，心悸，失眠，惊风，癫痫，疮疡肿毒，咽喉肿痛，口舌生疮 | 0.1~0.5 | 孕妇及肝肾功能不全者忌用 |
| 磁石 | 咸，寒，心、肝、肾经 | 镇惊安神，平肝潜阳，聪耳明目，纳气定喘 | 惊悸失眠，癫痫，肝阳眩晕、耳鸣，肾亏目暗耳聋，肾虚喘促 | 9~30 | |
| 龙骨 | 甘、涩，平，心、肝、肾经 | 镇惊安神，平肝潜阳，收敛固涩（煅用） | 心悸失眠，肝阳眩晕，滑脱诸证，湿疮痒疹 | 15~30 | |

**2. 养心安神药**　多为植物种子、种仁类药物，具有滋养心肝、养阴补血等作用。主要用于心悸怔忡、虚烦不眠、健忘多梦等症。常用药物有酸枣仁、柏子仁、合欢皮、远志等（表6-24）。

表6-24　养心安神药简表

| 药名 | 性味归经 | 功效 | 应用 | 用量（g） |
|---|---|---|---|---|
| 酸枣仁 | 甘、酸，平，心、肝、胆经 | 养心益肝，安神，敛汗 | 心悸失眠，自汗、盗汗 | 10~15 |
| 柏子仁 | 甘，平，心、肾、大肠经 | 养心安神，润肠通便 | 心悸失眠，肠燥便秘 | 3~10 |
| 合欢皮 | 甘，平，心、肝、肺经 | 解郁安神，活血消肿 | 心神不宁，忿怒忧郁，烦躁失眠，跌打骨折，血瘀肿痛，肺痈，疮痈肿毒 | 6~12 |
| 远志 | 辛、苦，微温，心、肾、肺经 | 安神益智，祛痰开窍，消散痈肿 | 心悸失眠健忘，痰阻心窍、癫痫发狂，咳嗽痰多，痈疽肿毒 | 3~10 |

### （十五）补虚药

凡能滋补人体气血阴阳，改善脏腑功能，治疗各种虚证的药物，称补虚药，又称补益药。根据各种药物功效及其主要适应证的不同，可分为四类。

**1. 补气药**　能补益脏腑之气，增强机体抵抗力，尤其以补益脾气、肺气作用显著。适用于脾气虚或肺气虚证。常用药物有人参、党参、西洋参、太子参、黄芪、白术、大枣、山药等（表6-25）。

表6-25　补气药简表

| 药名 | 性味归经 | 功效 | 应用 | 用量（g） | 备注 |
|---|---|---|---|---|---|
| 人参 | 甘、微苦，平，心、肺、脾经 | 大补元气，补脾益气，生津止渴，安神益智 | 元气虚脱，肺脾心肾气虚证，消渴，热病气虚津伤口渴 | 3~9 | 补气第一要药，另煎兑服 |
| 党参 | 甘，平，脾、肺经 | 补中益气，生津养血 | 脾肺气虚证，气津两伤证，气血两虚证 | 9~30 | |
| 西洋参 | 微苦、甘，寒，心、肺、胃经 | 补气养阴，清热生津 | 气阴两伤证，肺气虚及肺阴虚证，热病气虚津伤口渴及消渴 | 3~6 | |

续表

| 药名 | 性味归经 | 功效 | 应用 | 用量（g） | 备注 |
|------|----------|------|------|-----------|------|
| 太子参 | 甘、微苦，平，脾、肺经 | 补气健脾，生津润肺 | 脾肺气阴两虚证 | 9~30 | |
| 黄芪 | 甘，微温，脾、肺经 | 健脾补中（炙），升阳举陷，益卫固表，利尿，托毒生肌 | 脾气虚证，肺气虚证，气虚自汗证，气血亏虚，疮疡难溃难腐或溃久难敛 | 9~30 | 疮家圣药 |
| 白术 | 苦、甘，温，脾、胃经 | 补气健脾（炒），燥湿利水，固表止汗，安胎 | 脾气虚证，气虚自汗，脾虚胎动不安 | 6~12 | 补气健脾第一要药 |
| 大枣 | 甘，温，脾、胃经 | 补中益气，养血安神 | 脾虚证，失眠，脏躁 | 6~15 | |
| 山药 | 甘，平，脾、肺、肾经 | 补脾养胃（麸炒），生津益肺，补肾涩精 | 脾虚证，肺虚证，消渴，肾虚证 | 6~15 | |

**2. 补血药** 能补益心血、肝血，主要用于血虚证。使用补血药常配伍补气药，即所谓"有形之血不能自生，生于无形之气"；若兼见阴虚者，可与补阴药或兼有补阴补血的药物配伍；脾为气血生化之源，血虚源于脾虚，故多配伍补益脾气之品。常用药物有当归、熟地黄、白芍、何首乌、阿胶、龙眼肉等（表6-26）。

表6-26 补血药简表

| 药名 | 性味归经 | 功效 | 应用 | 用量（g） | 备注 |
|------|----------|------|------|-----------|------|
| 当归 | 甘、辛，温，肝、心、脾经 | 补血调经，活血止痛，润肠通便 | 血虚诸证，血虚血瘀之月经不调、经闭、痛经，虚寒性腹痛，跌打损伤，痈疽疮疡，风寒痹痛，血虚肠燥便秘 | 6~12 | 补血圣药。湿盛中满、大便泄泻者忌用 |
| 熟地黄 | 甘，微温，肝、肾经 | 补血滋阴，补精益髓 | 血虚诸证，肝肾亏虚诸证 | 9~15 | 气滞痰多、腹胀、便溏者忌用 |
| 白芍 | 苦、酸、甘，微寒，肝、脾经 | 养血敛阴，柔肝止痛，平抑肝阳 | 阴血不足所致月经不调，肝气不舒诸证，肝阳上亢，阴虚盗汗 | 6~15 | |
| 何首乌 | 苦、甘、涩，微温，肝、肾经 | 制用：补益精血。生用：解毒，截疟，润肠通便 | 血虚之心悸失眠乏力，乌须发，血虚肠燥便秘 | 3~6 | |
| 阿胶 | 甘，平，肺、肝、肾经 | 补血，滋阴，润肺，止血 | 血虚诸证（尤宜出血所致），出血证（尤宜兼阴虚、血虚者），肺阴虚燥咳，热病伤阴之心烦失眠及阴虚风动，手足瘛疭等 | 3~9 | |
| 龙眼肉 | 甘，温，心、脾经 | 补益心脾，养血安神 | 惊悸怔忡，失眠健忘，脾虚便血崩漏 | 9~15 | 湿盛中满或有停饮、痰、火者忌用 |

**3. 补阴药** 具有滋养阴液、生津润燥的作用。主要用于阴液亏虚所致咽干口燥、便秘尿黄及阴虚内热所致五心烦热、潮热盗汗等病证。常用药物有北沙参、麦门冬、天冬、石斛、玉竹、枸杞子等（表6-27）。

表 6 – 27　补阴药简表

| 药名 | 性味归经 | 功效 | 应用 | 用量（g） | 备注 |
|---|---|---|---|---|---|
| 北沙参 | 甘、微苦，微寒，肺、胃经 | 滋阴润肺，益胃生津 | 肺阴虚，胃阴虚 | 5～12 | |
| 麦门冬 | 甘、微苦，微寒，心、肺、胃经 | 养阴益胃，润肺清心 | 胃阴虚，肺阴虚，心阴虚 | 6～12 | |
| 天冬 | 甘、苦，寒，肺、肾、胃经 | 养阴润燥，清肺生津 | 肺阴虚，肾阴虚，热病伤津之食欲不振、口渴、便秘等证 | 6～12 | 脾胃虚寒，食少便溏及外感风寒咳嗽者忌用 |
| 石斛 | 甘，微寒，胃、肾经 | 益胃生津，滋阴清热 | 胃阴虚及热病伤津证，肾阴虚证 | 6～12 | |
| 玉竹 | 甘，微寒，肺、胃经 | 养阴润燥，生津止渴 | 肺阴虚证，胃阴虚证 | 6～12 | |
| 枸杞子 | 甘，平，肝、肾经 | 滋养肝肾，明目，润肺 | 肝肾不足之遗精、目眩、视物不清、阴虚劳嗽 | 6～12 | |

**4. 补阳药**　能补益心阳、脾阳、肾阳的作用，主要用于阳虚证。常用药物有鹿茸、紫河车、淫羊藿、杜仲、续断、肉苁蓉、补骨脂、益智仁等（表 6 – 28）。

表 6 – 28　补阳药简表

| 药名 | 性味归经 | 功效 | 应用 | 用量（g） | 备注 |
|---|---|---|---|---|---|
| 鹿茸 | 甘、咸，温，肾、肝经 | 补肾阳，益精血，强筋骨，调冲任，托疮毒 | 肾阳虚衰、精血不足证，肾虚骨弱、腰膝无力或小儿五迟，妇女冲任虚寒、崩漏带下，疮疡久溃不敛，阴疽疮肿内陷不起 | 1～2 | 从小剂量开始，热证忌用 |
| 紫河车 | 甘、咸，温，肺、肝、肾经 | 补肾益精，益气养血 | 阳痿遗精、腰酸头晕耳鸣，气血不足诸证，肺肾两虚之咳喘 | 1.5～3 | 研末吞服 |
| 淫羊藿 | 咸，平，肺、肾经 | 补肾壮阳，祛风除湿 | 肾阳虚衰，阳痿尿频，腰膝无力，风寒湿痹，肢体麻木 | 6～10 | |
| 杜仲 | 甘，温，肝、肾经 | 补肝肾，强筋骨，安胎 | 肾虚腰痛、阳痿，肝肾亏虚所致胎动不安 | 6～10 | 炒用比生用效果佳 |
| 续断 | 苦、辛，微温，肝、肾经 | 补益肝肾，强筋健骨，止血安胎，疗伤续折 | 阳痿，遗精遗尿，腰膝酸痛，寒湿痹痛，崩漏，胎动不安，跌打损伤，筋伤骨折 | 9～15 | 风湿热痹者忌用 |
| 肉苁蓉 | 甘、咸，温，肾、大肠经 | 补肾助阳，润肠通便 | 肾阳虚证，肠燥津枯便秘 | 6～10 | |
| 补骨脂 | 苦、辛，温，肾、脾经 | 补肾壮阳，固精缩尿，温脾止泻，纳气平喘 | 肾虚阳痿、腰膝冷痛，遗精、遗尿、尿频，脾肾阳虚五更泄泻，虚寒喘咳 | 6～10 | 阴虚火旺及大便秘结者忌用 |
| 益智仁 | 辛，温，肾、脾经 | 暖肾固精缩尿，温脾开胃摄唾 | 下元虚寒遗精、遗尿、小便频数，脾胃虚寒，腹痛吐泻及口涎自流 | 3～10 | |

## （十六）祛风湿药

凡能祛除风寒湿邪，治疗风湿痹证的药物，称为祛风湿药。主要用于风湿痹证之肢体疼痛，关节不利、肿大，筋脉拘挛等症。本类药物味多辛苦，性或温或凉，能祛除留着于肌肉、经络、筋骨的风湿之邪，有的还兼有散寒、舒筋、通络、止痛、活血或补肝肾、强筋骨等作用。部分药物还适用于腰膝酸软、下肢痿弱等。常用药物有独活、威灵仙、木瓜、防己、桑枝、雷公藤、丝瓜络、五加皮、桑寄生等（表 6 – 29）。

表 6-29　祛风湿强筋骨药简表

| 药名 | 性味归经 | 功效 | 应用 | 用量（g） | 备注 |
|------|---------|------|------|----------|------|
| 五加皮 | 辛、苦，温，肝、肾经 | 祛风湿，补肝肾，强筋骨，利水 | 风湿痹证，筋骨痿软，小儿行迟，体虚乏力，水肿，脚气 | 4.5~9 | |
| 桑寄生 | 苦、甘，平，肝、肾经 | 祛风湿，补肝肾，强筋骨，安胎 | 风湿痹证，崩漏经多，妊娠漏血，胎动不安 | 9~15 | |

### （十七）利水渗湿药

凡能通利水道，渗泄水湿，治疗水湿内停病证的药物，称利水渗湿药。利水渗湿药具有利水消肿、利尿通淋、利湿退黄等功效。主要用于小便不利、水肿、泄泻、痰饮、淋证、黄疸、湿疮、带下、湿温等水湿所致的各种病证。常用药物有茯苓、猪苓、泽泻、薏苡仁、车前子、滑石、木通、茵陈等（表6-30）。

表 6-30　利水渗湿药简表

| 药名 | 性味归经 | 功效 | 应用 | 用量（g） | 备注 |
|------|---------|------|------|----------|------|
| 茯苓 | 甘、淡，平，心、脾、肾经 | 利水消肿，渗湿，健脾，宁心 | 水肿，痰饮，脾虚泄泻，心悸，失眠 | 10~15 | |
| 猪苓 | 甘、淡，平，肾、膀胱经 | 利水消肿，渗湿 | 水肿，小便不利，泄泻 | 6~12 | |
| 泽泻 | 甘、淡，寒，肾、膀胱经 | 利水消肿，渗湿，泻热 | 水肿，小便不利，泄泻，淋证，遗精 | 6~10 | |
| 薏苡仁 | 甘、淡，微寒，脾、肾、肺经 | 利水消肿，渗湿，健脾，除痹，清热排脓 | 水肿小便不利，脾虚泄泻（湿盛），肺痈，肠痈，湿痹拘挛 | 9~30 | |
| 车前子 | 甘，微寒，肾、肝、小肠、肺经 | 利水通淋，止泻，清热明目，清肺化痰 | 热淋水肿、小便不利，泄泻，肝热目赤昏花，痰热咳嗽 | 9~15 | |
| 滑石 | 甘、淡，寒，胃、肺、膀胱经 | 利水通淋，清暑解热，收湿敛疮 | 热淋，石淋，暑热烦渴，温病初起，湿疹，痱子 | 10~20 | |
| 关木通 | 苦，寒，有毒，心、小肠、膀胱经 | 利尿通淋，清心火，通经下乳 | 热淋，心烦尿赤，口疮，乳汁不下，血瘀闭经 | 3~6 | |
| 茵陈 | 苦、辛，微寒，脾、胃、肝、胆经 | 利湿退黄，解毒疗疮 | 黄疸，湿疮瘙痒 | 6~15 | 黄疸要药。蓄血发黄及血虚萎黄者慎用 |

### （十八）固涩药

凡能收敛固涩，治疗各种滑脱证的药物为固涩药，亦称收涩药。本类药物味多酸涩，有固表敛汗、涩肠止泻、固精缩尿、止血、止带、敛肺止咳等作用。常用药物有麻黄根、五味子、诃子、肉豆蔻、山茱萸、桑螵蛸等（表6-31）。

表 6-31　固涩药简表

| 药名 | 性味归经 | 功效 | 应用 | 用量（g） | 备注 |
|------|---------|------|------|----------|------|
| 麻黄根 | 甘，平，肺经 | 敛肺止汗 | 自汗，盗汗 | 3~9 | 有表邪者忌用 |
| 五味子 | 酸、甘，温，肺、心、肾经 | 敛肺滋肾，生津敛汗，涩精止泻，宁心安神 | 久咳虚喘，津伤口渴及消渴，自汗盗汗，遗精滑精，久泻不止 | 3~6 | |

续表

| 药名 | 性味归经 | 功效 | 应用 | 用量（g） | 备注 |
|---|---|---|---|---|---|
| 诃子 | 苦、酸、涩、平，肺、大肠经 | 涩肠止泻，敛肺止咳，利咽开音 | 久泻、久痢、脱肛，久咳、失音 | 3~10 | 外有表邪、内有湿热积滞者忌用 |
| 肉豆蔻 | 辛，温，脾、胃、大肠经 | 涩肠止泻，温中行气 | 脾肾虚寒久泻，胃寒胀痛、食少呕吐 | 3~9 | 湿热泻痢者忌用 |
| 山茱萸 | 酸、涩，微温，肝、肾经 | 补益肝肾，收敛固涩 | 肝肾亏虚，腰膝酸软，遗尿，崩漏下血，大汗不止 | 6~12 | |
| 桑螵蛸 | 甘、咸，平，肝、肾经 | 固精缩尿，补肾助阳 | 遗精、遗尿，肾虚阳痿 | 6~10 | 阴虚多火，膀胱有热而小便频数者忌用 |

### （十九）外用药

凡以在体表使用为主要给药途径，具有解毒消肿、散结止痛、杀虫止痒、化腐排脓、生肌收口、收敛止血等功效的药物，称外用药。本类药物主要适用于疥癣、湿疹、痈疽疔毒、麻风、梅毒、毒蛇咬伤等。其外用方法有研末外敷，或用香油及茶水调敷，或做成药捻、栓剂置入，或制成软膏涂抹，或煎汤浸渍及热敷等。外用药多数具有毒性，甚至有剧毒，须注意用量，以防意外（表6-32）。

表6-32　外用及其他药简表

| 药名 | 性味归经 | 功效 | 应用 | 用量（g） | 备注 |
|---|---|---|---|---|---|
| 炉甘石 | 涩，平，肝、胃经 | 解毒明目退翳（水飞），收湿生肌敛疮 | 目赤肿痛，溃疡不敛，皮肤湿疹 | 外用适量，禁内服 | |
| 硼砂 | 甘、咸，凉，肺、胃经 | 外用消肿解毒，内服清肺化痰 | 外用治口舌糜烂、咽喉肿痛，内服治痰热咳嗽 | 外用适量，内服1.5~3 | |
| 硫黄 | 酸、温，有毒，肾、大肠经 | 外用解毒杀虫止痒，内服补火壮阳通便 | 用于疥癣湿疹皮肤瘙痒，肾虚阳痿，寒喘，便秘 | 外用适量，内服1~3 | 阴虚火旺及孕妇忌用 |
| 雄黄 | 辛，温，有毒，肝、胃、大肠经 | 解毒，杀虫 | 痈肿疔疮，湿疹疥癣，蛇虫咬伤 | 外用适量，内服0.05~0.1 | 孕妇忌用 |
| 白矾 | 酸、涩，寒，肺、脾、肝、大肠经 | 外用解毒杀虫，燥湿止痒；内服止血，止泻，化痰 | 外用治湿疹瘙痒、疮疡疥癣，内服治便血、吐衄、崩漏、久泻久痢 | 外用适量，内服0.6~1.5 | 体虚胃弱及无湿热痰火者忌用 |

# 第二节　方　剂

## ⇒ 案例引导

**临床案例**　患者，男，50岁。隆冬季节，因工作需要出差，途中不慎感受风寒之邪，当晚即高热，体温达39.8℃，恶寒甚重，虽覆两床棉被，仍渐渐恶寒、发抖，周身关节无一不痛，无汗，皮肤滚烫而咳嗽不止。舌苔薄白，脉浮紧有力。

讨论：

1. 该患者为何证？治法如何？

2. 应用何方？由何药物组成？

方剂中"方"指医方，"剂"，古作齐，指调剂，方剂就是治病的药方。中国古代早已使用单味药物治疗疾病。经过长期的医疗实践，又将几种药物配合起来，经过煎煮制成汤液，即是最早的方剂。方剂是中医临床治疗疾病的重要手段，古人曰"法从方出，方从法立，以法统方"，即指方剂是在辨证立法的基础上，按照组方的配伍原则，通过选择合适的药物、适当的用量、合理配伍而成。

## 一、方剂的组成与变化

### （一）组成原则

方剂组成应符合组方的基本结构，即"君、臣、佐、使"的组方原则，使得全方主次分明、全面兼顾、多而不杂，更好地提高临床疗效。

**1. 君药**　是针对主病或主证起主要治疗作用的药物。君药在方中起决定性作用，占主导地位，是不可缺少的，其性能直接规定和影响着整个方剂的功能。

**2. 臣药**　有两种含义：一是辅助君药加强治疗主病或主证作用的药物；二是针对重要的兼病或兼证起主要治疗作用的药物。

**3. 佐药**　有三种含义：一是佐助药，即配合君药、臣药以加强治疗作用，或直接治疗次要兼证的药物；二是佐制药，即用以消除或减弱君药、臣药的毒性，或能制约君药、臣药峻烈之性的药物；三是反佐药，即病重邪甚，可能拒药时，配用与君药性味相反而又能在治疗中起相成作用的药物，以防止拒药。

**4. 使药**　有两种含义：一是引经药，即能引领方中诸药至特定病所的药物；二是调和药，即具有调和方中诸药作用的药物。

### （二）组成变化

在临证运用成方时，应根据患者体质状况、年龄、四时气候、地理环境以及病情变化而灵活加减。

**1. 药味加减的变化**　是在主病、主证、基本病机以及君药不变的前提下，随着兼证的变化，加入或移去某些药物，即改变方中的次要药物，以适应变化了的病情需要，也叫"随症加减"。

**2. 药量加减的变化**　指方剂的药物组成不变，但药量有所改变，因其用量各异，致使方剂的配伍关系及功用主治亦不相同。

**3. 剂型的变化**　同一方剂尽管药物组成、用量完全相同，但由于剂型不同，作用也就有差别。但这种差别只是在主治病情上有轻重缓急之分而已。

## 二、方剂的常用剂型

### （一）汤剂

汤剂，古称汤液，是将药物饮片加水或酒浸泡后，再煎煮一定时间，去渣取汁，制成的液体剂型，如麻黄汤、桂枝汤、白虎汤等，主要供内服。外用的多作洗浴、熏蒸、灌肠及含漱。其特点为吸收快、能迅速发挥药效，特别是能根据病情的变化而随证加减，能照顾到各种体质的患者及不同病证的特殊性，是临床使用最广泛的一种剂型。适用于一般病证和急性病证。不足之处为服用量大，某些药的有效成分不易煎出或易挥发散失，不适于大生产，亦不便于携带。

### （二）散剂

散剂是将药物粉碎，混合均匀，制成粉末状制剂。分为内服与外用两类。内服散末细量少者，可直接冲服，或用汤剂、米汤等调服，如川芎茶调散、七厘散；量多末粗者，可加水煮沸后取汁服用，即谓煮散，如香苏散。外用散剂一般作为外敷、外洗之用，如生肌散、金黄散等；还有吹喉、点眼等外用散剂，如冰硼散、八宝眼药等。其特点是制作简便，吸收较快，节省药材，便于服用与携带，但吸收较汤剂要慢。

### （三）丸剂

丸剂是将药物研成细粉或药材提取物，加适宜的黏合剂制成球形的固体剂型。黏合剂有蜜、水或米糊、面糊、酒、醋、药汁等。其特点是吸收缓慢，药力持久，体积小，服用携带贮存方便。某些峻猛有毒以及贵重、芳香不易煎煮者，多配成丸剂使用。适用于慢性、虚弱性疾病，如六味地黄丸等。某些丸剂药性比较峻急，多为芳香类药物与毒剧药物，不宜作汤剂煎服，如安宫牛黄丸。丸剂与汤剂相比，吸收较慢，药效持久，节省药材，便于携带与服用。常用的丸剂有蜜丸、水丸、糊丸、浓缩丸等。

### （四）膏剂

膏剂是将药物用水或植物油煎熬去渣而制成的剂型。膏剂有内服和外用两种。

**1. 内服膏剂** 有流浸膏、浸膏、煎膏3种。

（1）流浸膏 具有有效成分含量高，服用量少，溶媒副作用小的特点，如益母草流浸膏。

（2）浸膏 具有浓度高，体积小，剂量少的特点，如毛冬青浸膏、紫珠草浸膏。

（3）煎膏 体积小，冲服方便，且有滋补作用，适用于久病体虚者，如参芪膏。

**2. 外用膏剂** 一般称膏药，指药物与适宜的基质制成专供外用的半固体或近似固体的一类制剂。具有保护润滑、局部治疗等作用，也可透过皮肤和黏膜起全身治疗作用，常用于疮疡患者和外感表证。外用膏剂分软膏、硬膏两种。

（1）软膏 主要有保护创面、润滑皮肤和局部治疗作用，如三黄软膏、穿心莲软膏、金黄膏、玉露膏等。

（2）硬膏 硬膏外治具有消肿、拔毒、去腐生肌等局部作用；或经透皮吸收，起到内治作用，祛风散寒、行滞祛瘀、通经活络，治疗跌打损伤、风湿痹痛等，如太乙膏、风湿跌打止痛膏、狗皮膏药等。

### （五）酒剂

酒剂又称药酒，是将药物用白酒或黄酒浸泡，或加温隔水炖煮，去渣取液供内服或外用。酒有活血通络、易于发散和助长药效的特性，故适用于祛风通络和补益剂中使用，如风湿药酒、参茸药酒、五加皮酒等，对于阴虚火旺之证的患者禁用。外用酒剂尚可祛风活血、止痛消肿、杀虫止痒。

### （六）丹剂

丹剂，多指用含汞、硫黄等矿物药，经加热升华而成的剂量小、作用大的一种化合制剂。分内服和外用两种。外用时常研粉涂撒疮面，亦可制成药条、药线和外用膏剂，主要用于外科的疮疡、痈疽、瘰疬等病，常用的药物有红升丹、白降丹等。临床上把某些较贵重的药物，或有特殊功效的药物制剂，亦称之为丹，如至宝丹、活络丹等，这类丹主要供内服。

### （七）茶剂

茶剂是将药物经粉碎加工而制成的粗末状制品或加入适宜黏合剂制成的方块状制剂，亦可制成圆饼状或颗粒状。茶剂用量小，服用方便，并且制法简单，便于携带和贮运，多用于治疗感冒、食积、腹泻，如感冒茶、午时茶等。近年来又有健身、减肥的新产品，如刺五加茶、减肥茶等。使用时以沸水泡汁或煎汁，不定时饮用。

### （八）露剂

露剂亦称药露，多用新鲜含有挥发性成分的药物，用蒸馏法制成的澄明水溶液。露剂气味清淡，芳洁无色，便于口服，一般作为饮料及清凉解暑剂，如金银花露、青蒿露等。

### （九）片剂

片剂是将中药加工或提炼后与辅料混合，压制成圆片状的一种剂型。其特点是剂量准确、体积小、易于服用，便于携带，临床应用较广，若需在肠道中作用或遇胃酸易被破坏的药物，可外包肠溶衣，使之在肠道中崩解。片剂一般内服，如银翘解毒片、复方丹参片等。

### （十）其他

此外还有锭剂、搽剂、栓剂、注射剂、糖浆、胶囊等多种剂型。

## 三、方剂的分类及常用方剂

中医治法的内容极为丰富，临床常用的治法有："汗、吐、下、和、温、清、补、消"八法。本书介绍部分常用方剂。

### （一）解表剂

解表剂是以解表药为主组成，具有发汗、解肌、透疹等作用，用于治疗表证的方剂。属于"八法"中"汗法"的范畴。解表剂多为辛散轻扬之品，使用时不宜久煎，否则药性耗散，药效减弱，同时服用解表剂后宜避风寒，或增衣被以助发汗，但以遍身微汗出为佳，不可使汗出太过或汗出不畅。若汗出不畅则病邪不解；汗出太多，易耗气伤津，严重的可导致亡阴亡阳。饮食应忌食生冷、油腻食物，以免影响药物的吸收和药效的发挥。

解表剂可分为：①辛温解表剂，适用于表寒证，代表方如麻黄汤、桂枝汤、小青龙汤；②辛凉解表剂，适用于表热证，代表方如银翘散、桑菊饮；③扶正解表剂，适用于体质虚弱之人的表证，代表方如败毒散（表6-33）。

表6-33 解表剂简表

| 方名 | 组成 | 功用 | 主治 | 备注 |
|---|---|---|---|---|
| 麻黄汤 | 麻黄、桂枝、杏仁、甘草 | 发汗解表，宣肺平喘 | 风寒表实证。恶寒发热，头身疼痛，无汗而喘，舌苔薄白，脉浮紧 | 发汗之峻剂，凡表虚自汗、体虚外感、新产妇人、失血者均不宜使用 |
| 桂枝汤 | 桂枝、芍药、甘草、生姜、大枣 | 解肌发表，调和营卫 | 风寒表虚证。头痛发热，汗出恶风，关节肌肉疼痛，舌苔薄白，脉浮紧 | |
| 小青龙汤 | 麻黄、芍药、细辛、五味子、桂枝、半夏、炙甘草 | 温肺化饮，止咳平喘 | 寒饮客肺。咳嗽气喘，咳痰清 | |
| 银翘散 | 金银花、连翘、桔梗、薄荷、淡竹叶、荆芥穗、淡豆豉、牛蒡子、生甘草、芦根 | 辛凉透表，清热解毒 | 风热表证。发热微恶风寒，无汗或汗不多，头痛，咽痛口渴，咳嗽，舌尖红，舌苔薄黄，脉浮数 | 辛凉平剂 |
| 桑菊饮 | 桑叶、菊花、连翘、杏仁、薄荷、桔梗、芦根、甘草 | 疏风清热，宣肺止咳 | 风热犯肺证。身热不甚，口微渴，咳嗽有痰，舌苔薄白或薄黄，脉浮紧 | 辛凉轻剂 |
| 败毒散 | 人参、柴胡、前胡、川芎、枳壳、羌活、独活、茯苓、桔梗、甘草 | 益气解表 | 气虚外感风寒湿表证。恶寒发热无汗，头项强痛，肢体酸痛，胸膈痞闷，鼻塞声重，咳嗽有痰，舌苔白腻，脉浮重取无力 | |

### （二）清热剂

清热剂是以清热药为主要组成，具有清热泻火，凉血解毒，滋阴透热等作用，用于治疗里热证的方剂。属于八法中"清法"的范畴。清热剂大多为寒凉之品，易伤脾胃，故脾胃虚弱、食少便溏者慎用。

清热剂分为：①清气分热剂，代表方为白虎汤；②清营凉血剂，代表方为清营汤和犀角地黄汤；

③清热解毒剂，代表方为黄连解毒汤；④清脏腑热剂，代表方为龙胆泻肝汤、清胃散等；⑤清虚热剂，代表方为青蒿鳖甲汤（表6-34）。

表6-34 清热剂简表

| 方名 | 组成 | 功用 | 主治 | 备注 |
|------|------|------|------|------|
| 白虎汤 | 石膏、知母、粳米、甘草 | 清热生津 | 气分热盛之证。壮热烦渴多饮，面赤汗出恶热，舌红苔黄，脉洪大 | |
| 清营汤 | 犀角、生地黄、银花、连翘、玄参、黄连、丹参、竹叶心 | 清营解毒，透热养阴 | 热入营分证。高热烦渴，心烦少寐，时有谵语，斑疹隐隐，舌绛而干，脉滑而数 | "透热转气"法代表方 |
| 犀角地黄汤 | 犀角、生地黄、芍药、丹皮 | 清热解毒，凉血散瘀 | 热入血分证。身热、神昏谵语，斑色紫黑，或见吐血、衄血、便血，舌绛起刺，脉细数 | |
| 黄连解毒汤 | 黄连、黄柏、黄芩、栀子 | 泻火解毒，清热解毒 | 三焦热盛。大热烦躁，口燥咽干，谵语不眠，或吐衄发斑，外科痈肿疔毒，舌红苔黄，脉数有力 | "苦寒直折"法代表方，非火盛者不宜使用 |
| 龙胆泻肝汤 | 龙胆草、黄芩、栀子、生甘草、泽泻、木通、车前子、当归、生地黄、柴胡 | 泻肝胆实火，清下焦湿热 | 肝胆实火上炎。头痛目赤，胁痛口苦，耳聋，耳肿。或见肝经湿热下注。阴肿、阴痒、囊痈，便毒，妇女带下，小便短赤淋浊，舌红苔黄腻，弦滑有力 | |
| 清胃散 | 黄连、当归、生地黄、牡丹皮、升麻 | 清胃凉血 | 胃有积热。牙痛，牵引头痛，喜寒恶热，面颊发热，牙龈红肿溃烂或出血，口气臭秽，口干舌燥，舌红苔黄，脉滑而数 | |
| 青蒿鳖甲汤 | 青蒿、鳖甲、生地黄、知母、丹皮 | 养阴透热 | 热病后期，阴液已伤。夜热早凉，热退无汗，舌红少苔，脉细数 | |

## （三）祛痰剂

祛痰剂是以祛痰药为主组成，具有消除痰饮作用，治疗各种痰病的方剂。属于"八法"中"消法"的范畴。应用祛痰剂应注意先辨痰证的性质，痰之兼夹，如兼寒、湿、燥、热、风不同，配用相应药物治之，根据不同证型，可结合燥湿、清热、温里、润燥、息风、散结、开窍等法联合运用。

祛痰剂分为：①燥湿化痰剂，适用于湿痰证，症见痰多易咳、胸脘痞闷、呕恶眩晕、肢体困倦等，代表方如二陈汤；②清热化痰剂，适用于热痰证，症见咳嗽痰黄、黏稠难咳，代表方如清肺化痰丸；③润燥化痰剂，适用于燥痰证，症见痰稠而黏、咳之不爽、咽喉干燥，声音嘶哑等，代表方如贝母瓜蒌散；④温化寒痰剂，适用于寒痰证，症见咳痰清稀色白，代表方如苓甘五味姜辛汤；⑤治风化痰剂适用于风痰证，症见恶风发热、咳嗽痰多，代表方如止嗽散（表6-35）。

表6-35 治痰剂简表

| 方名 | 组成 | 功用 | 主治 | 备注 |
|------|------|------|------|------|
| 二陈汤 | 半夏、橘红、茯苓、炙甘草 | 燥湿化痰，理气和中 | 湿痰之证。痰多色白，胸膈胀满，恶心呕吐，或肢体倦怠，舌苔白腻，脉滑 | 阴虚燥咳、痰中带血者不宜用 |
| 清气化痰汤 | 瓜蒌、黄芩、陈皮、杏仁、枳实、茯苓、胆南星、半夏 | 清热化痰，理气止咳 | 痰热咳嗽。痰黄黏稠难咳，胸膈痞满，甚则气急呕恶，舌质红，苔黄腻，脉滑数 | |
| 贝母瓜蒌散 | 贝母、瓜蒌、花粉、橘红、茯苓、桔梗、 | 润肺化痰 | 燥痰咳嗽。干咳，咳痰不爽，痰黏难出，咽喉干燥，苔黄而干，脉弦 | |

续表

| 方名 | 组成 | 功用 | 主治 | 备注 |
|------|------|------|------|------|
| 苓甘五味<br>姜辛汤 | 茯苓、甘草、干姜、细辛、<br>五味子 | 温肺化饮 | 寒饮内蓄。咳嗽痰多，清稀色白，胸<br>膈不舒，舌苔白滑，脉弦滑 | |
| 止嗽散 | 桔梗、荆芥、紫菀、百部、<br>陈皮、甘草 | 止咳化痰，疏表宣肺 | 风邪犯肺。咳嗽咽痒，或微有恶寒发<br>热，舌苔薄白 | |

### （四）祛湿剂

祛湿剂是以祛湿药物为主组成，具有化湿利水、通淋泄浊作用，治疗水湿内停病证的方剂。本类方剂多由辛香温燥或甘淡渗利之药组成，易于耗伤阴液，对素体阴虚津亏，病后体弱及孕妇水肿者慎用。

祛湿剂分为：①燥湿和胃剂，适用于外感风寒，内伤湿滞之证，代表方如藿香正气散、平胃散等；②清热祛湿剂，适用于湿热外感，或湿热内盛，或湿热下注所致的暑湿、黄疸、热淋等证，代表方如茵陈蒿汤；③利水渗湿剂，适用于水湿内停，小便不利、水肿、淋浊、癃闭等证，代表方如五苓散；④温化水湿剂，适用于湿从寒化，阳不化水，如水肿、痰饮、寒湿脚气，代表方如真武汤；⑤祛风胜湿剂，适用于外感风湿所致的头痛、身痛、腰膝痹痛，代表如独活寄生汤（表6-36）。

表6-36 祛湿剂简表

| 方名 | 组成 | 功用 | 主治 | 备注 |
|------|------|------|------|------|
| 藿香正<br>气散 | 藿香、紫苏、白术、白芷、<br>厚朴、半夏、陈皮、桔梗、<br>茯苓、大腹皮、甘草 | 芳香化湿，解表和中 | 外感风寒，内伤湿滞。恶寒发热，疼<br>痛，恶心呕吐，腹痛腹泻，脘闷，口<br>淡，舌苔白腻，脉浮缓 | 霍乱吐泻属湿热证者<br>禁用 |
| 平胃散 | 苍术、厚朴、陈皮、甘草、<br>生姜、大枣 | 燥湿运脾，行气和胃 | 湿困脾胃。脘腹胀满，恶心呕吐，食<br>欲不振，四肢倦怠，或有腹泻，舌苔<br>白厚腻，脉缓 | 阴津不足或脾胃虚弱者<br>及孕妇不宜使用 |
| 茵陈蒿汤 | 茵陈蒿、栀子、大黄 | 清热利湿退黄 | 湿热黄疸。皮肤巩膜俱黄，黄色鲜<br>明，小便黄赤，大便不畅，腹微满，<br>舌苔黄腻，脉滑数 | 黄疸阳黄代表方 |
| 五苓散 | 茯苓、猪苓、泽泻、白术、<br>桂枝 | 通阳化气，渗湿利水 | 水湿停聚，膀胱气化不利。小便不<br>利，小腹胀满，水肿，腹泻 | 利水化气代表方 |
| 真武汤 | 附子、白术、茯苓、生姜、<br>芍药 | 温阳利水 | 阳虚水肿。全身浮肿，小便不利，四<br>肢沉重，恶寒肢冷，腹痛下利，舌淡<br>胖，苔白滑，脉沉细 | |
| 独活寄<br>生汤 | 独活、秦艽、防风、细辛、<br>桂心、牛膝、杜仲、人参、<br>茯苓、当归、芍药、地黄、<br>川芎、桑寄生、甘草 | 祛风湿，止痹痛 | 痹证日久。感受风寒湿邪，腰膝关节<br>疼痛，屈伸不利或麻木不仁，畏寒喜<br>温，舌淡苔白，脉细弱 | |

### （五）消导剂

消导剂是以消导药为主组成，具有消食导滞，化积消痞作用，治疗食积痞满、积聚结块的方剂。消法的应用范围比较广泛，凡由气、血、痰、湿、食等壅滞而成的积滞痞块，均可用之。但不宜久服，纯虚无实者禁用。代表方如保和丸、枳实导滞丸（表6-37）。

表 6 - 37　消导剂简表

| 方名 | 组成 | 功用 | 主治 | 备注 |
|---|---|---|---|---|
| 保和丸 | 山楂、神曲、半夏、茯苓、陈皮、连翘、莱菔子 | 消食和胃 | 食积停滞。脘腹痞满或胀痛，嗳腐吞酸，恶心呕吐，或大便泄泻，舌苔厚腻，脉滑 | "一切食积"轻证 |
| 枳实导滞丸 | 大黄、枳实、神曲、茯苓、黄芩、黄连、白术、泽泻 | 消食导滞，清热利湿 | 食积。脘腹胀痛，嗳腐吞酸，泄泻，或腹痛便秘，小便短赤，舌苔黄腻或浊腻，脉沉有力 | |

## （六）和解剂

和解剂是指具有和解少阳、调和肝脾、调和寒热、表里双解等作用，用于治疗少阳证、肝脾不和证、寒热错杂等病的方剂。属于"八法"中"和法"的范畴。和解剂旨在以驱邪为主，故纯虚者不宜用；凡邪在肌表、未入少阳，或邪已入里、阳明热盛者，均不宜使用和解剂。

和解剂分为：①和解少阳剂，代表方为小柴胡汤；②调和肝脾剂，代表方为逍遥散；③调和肠胃剂，代表方如半夏泻心汤（表 6 - 38）。

表 6 - 38　和解剂简表

| 方名 | 组成 | 功用 | 主治 | 备注 |
|---|---|---|---|---|
| 小柴胡汤 | 柴胡、黄芩、半夏、人参、生姜、大枣、炙甘草 | 和解少阳 | 少阳病证。寒热往来，胸胁苦满，心烦喜呕，口苦咽干，目眩，默默不欲饮食，脉弦 | 和解少阳法代表方 |
| 逍遥散 | 柴胡、当归、白芍、白术、茯苓、炙甘草 | 疏肝解郁，养血健脾 | 肝郁血虚证。两胁作痛，胸闷嗳气头痛目眩，口燥咽干，神疲食少，或月经不调，乳房胀痛，脉弦细 | |
| 半夏泻心汤 | 半夏、黄芩、黄连、干姜、人参、炙甘草、大枣 | 和胃降逆，开结除痞 | 寒热中阻，胃肠不和。心下痞满、干呕，肠鸣泄泻 | |

## （七）泻下剂

泻下剂是以泻下药为主组成，具有通导大便，排除肠胃积滞、荡涤实热或攻逐水饮、寒积等作用，以治疗里实证的方剂，属于"八法"中"下法"范畴。泻下剂大都易于耗损胃气，得效即止，慎勿过剂，而且要注意饮食护理，对油腻及不易消化的食物，不宜早进，以防重伤胃气。对年老、孕妇、产妇及病后体虚者，均应慎用或禁用。

泻下剂分为：①寒下剂，代表方如大承气汤；②温下剂，代表方如温脾汤；③润下剂，代表方如麻子仁丸；④逐水剂，代表方如十枣汤；⑤攻补兼施剂，代表方如新加黄龙汤（表 6 - 39）。

表 6 - 39　泻下剂简表

| 方名 | 组成 | 功用 | 主治 | 备注 |
|---|---|---|---|---|
| 大承气汤 | 大黄、枳实、厚朴、芒硝 | 峻下热结 | 阳明腑实证。大便秘结，腹胀满拒按，矢气频作，日晡潮热，神昏谵语，苔黄厚而干，脉实有力 | |
| 温脾汤 | 大黄、干姜、人参、甘草、熟附子 | 温补脾阳，攻逐寒积 | 脾阳不足，寒积便秘。大便秘结，腹部冷痛，手足不温，口不渴，舌苔白，脉沉弦而迟 | |
| 麻子仁丸 | 杏仁、芍药、枳实、大黄、厚朴、火麻仁 | 润肠通便 | 肠胃燥热，津液不足，大便秘结，或脘腹胀满，小便频数，苔少，脉细 | 从小剂量逐渐加重，以取效为度 |

续表

| 方名 | 组成 | 功用 | 主治 | 备注 |
|------|------|------|------|------|
| 十枣汤 | 甘遂、芫花、大戟、大枣 | 攻逐水饮 | 悬饮证。胁下有水气，咳唾胸胁引痛，心下痞硬，干呕气短，头痛目眩，胸背掣痛，不得息，舌苔滑，脉沉弦 | 治疗悬饮、水肿实证代表方。孕妇忌服 |
| 新加黄龙汤 | 细生地黄、甘草、人参、大黄、芒硝、玄参、麦冬、当归、姜汁、海参 | 泻热通便，滋阴益气 | 大便秘结，脘腹胀满，身热口渴，神疲少气，舌苔焦黄，脉弱 | |

### （八）理气剂

理气剂是以理气药为主组成，具有行气或降气的作用，治疗气滞、气逆病证的方剂。理气剂多属芳香辛燥之品，容易伤津耗气，应适可而止，勿使过剂，尤其是年老体弱，以及孕妇素有崩漏、吐衄者，更应慎用。

理气剂分为：①行气剂，适用于气机郁滞之证，以舒畅气机、化郁散结为主，代表方如越鞠丸；②降气剂，适用于肺胃之气上逆之证，以肃降肺气、和胃降逆为主，代表方如苏子降气汤（表6-40）。

表6-40 理气剂简表

| 方名 | 组成 | 功用 | 主治 | 备注 |
|------|------|------|------|------|
| 越鞠丸 | 苍术、香附、川芎、神曲、栀子 | 行气解郁 | 六郁证。胸膈痞闷或脘腹胀痛，吞酸呕吐，嗳腐纳呆，脉弦或滑 | 气血痰火湿食"六郁"代表方 |
| 苏子降气汤 | 紫苏、半夏、当归、甘草、前胡、厚朴、肉桂 | 降气平喘，祛痰止咳 | 上实下虚痰喘证。痰涎壅盛，咳喘短气，痰稀色白，胸膈满闷，或腰痛脚弱，肢体倦怠，或肢体浮肿，舌苔白滑或白腻 | |

### （九）理血剂

理血剂是以理血药为主组成，具有活血调血或止血作用，以治血瘀或出血证的方剂。应用理血剂必须辨清血证致病原因，分清标本缓急，做到"急则治其标，缓则治其本，或标本兼顾"。同时止血慎防留瘀，可配伍活血药。

理血剂分为：①活血祛瘀剂，主要适用于瘀血阻滞的病证，代表方如血府逐瘀汤；②止血剂，适用于各种出血证，代表方如小蓟饮子（表6-41）。

表6-41 理血剂简表

| 方名 | 组成 | 功用 | 主治 | 备注 |
|------|------|------|------|------|
| 血府逐瘀汤 | 当归、生地黄、桃仁、红花、枳壳、赤芍、柴胡、甘草、桔梗、川芎、牛膝 | 活血祛瘀，行气止痛 | 胸中血瘀证。胸痛头痛，痛如针刺有定处，或呃逆日久不止，或内热烦闷，心悸失眠，急躁易怒，唇暗，两目黯黑，舌暗红有瘀斑，脉涩或弦 | 胸中血瘀证代表方 |
| 小蓟饮子 | 生地黄、小蓟、滑石、木通、蒲黄、藕节、当归、栀子、淡竹叶、炙甘草 | 凉血止血，利尿通淋 | 下焦热结之血淋。尿血，小便频数，赤涩热痛，舌红苔黄，脉数 | 血淋、尿血日久兼寒或阴虚火动或气虚不摄者不宜使用 |

### （十）驱虫剂

凡以驱虫药为主，具有驱杀人体寄生虫、治疗人体寄生虫的方剂，统称驱虫剂。驱虫剂一般应在空腹时服，尤其是临睡前，并根据大便的正常与否，适当配伍泻下药，以促使虫体排出。由于某些驱虫药具有相当的毒性，应用时必须注意剂量，孕妇、老弱患者应慎用（表6-42）。

表 6-42 驱虫剂简表

| 方名 | 组成 | 功用 | 主治 | 备注 |
|---|---|---|---|---|
| 乌梅丸 | 乌梅、花椒、细辛、附子、干姜、桂枝、人参、当归 | 缓肝调中，清上温下 | 蛔厥，久痢，厥阴头痛，症见腹痛下痢、巅顶头痛、时发时止、躁烦呕吐、手足厥冷 | 肾脏病、孕妇、新生儿忌用 |

## （十一）开窍剂

开窍剂是以芳香开窍药物为主组成，具有开窍醒神作用，治疗神昏窍闭之证的方剂。开窍剂中的药物多为芳香之品，易于挥发，只宜为丸为散，不宜加热煎煮，以免药性耗散，降低疗效。开窍剂分为：①凉开剂，适用于温热之邪内陷心包所致的高热烦躁、神昏谵语甚或痉厥等热闭证，代表方如安宫牛黄丸；②温开剂，适用于寒湿痰浊所致的突然晕倒，牙关紧闭，神昏不语等寒闭证，代表方如苏合香丸（表 6-43）。

表 6-43 开窍剂简表

| 方名 | 组成 | 功用 | 主治 | 备注 |
|---|---|---|---|---|
| 安宫牛黄丸 | 牛黄、郁金、黄连、黄芩、雄黄、山栀、朱砂、冰片、麝香、珍珠、犀角、金箔衣 | 清热解毒，开窍安神 | 邪热内陷心包。高热烦躁，神昏谵语，舌红或绛，脉数 | 凉开法代表方 |
| 苏合香丸 | 苏合香、安息香、麝香、沉香、丁香、白术、木香、乌犀香、香附 | 芳香开窍，行气止痛 | 突然昏倒，牙关紧闭，不省人事，舌苔白，脉迟 | 温开法代表方，孕妇忌用者不宜使用 |

## （十二）温里剂

温里剂是以温里祛寒药为主要药物组成，具有温中祛寒、回阳救逆、温经通脉等作用，治疗里寒证的方剂，属于八法中"温法"的范畴。温里剂多由辛燥温热之品组成，易耗伤阴液，故须中病即止，勿使过剂，以免寒去热生或重伤其阴，以及辛热之品劫阴动血。

温里剂分为：①温中祛寒剂，代表方为理中丸、吴茱萸汤、小建中汤等；②回阳救逆剂，代表方为四逆汤；③温经散寒剂，代表方为当归四逆汤（表 6-44）。

表 6-44 温里剂简表

| 方名 | 组成 | 功用 | 主治 | 备注 |
|---|---|---|---|---|
| 理中丸 | 人参、干姜、白术、炙甘草 | 温中祛寒，健脾益气 | 脾胃虚寒证。自利不渴，呕吐腹痛，食少，畏寒肢冷，舌苔白，脉沉细 | |
| 四逆汤 | 附子、干姜、炙甘草 | 回阳救逆，温中散寒 | 阴盛阳衰，四肢厥逆，畏寒倦卧，冷汗淋漓，神疲欲寐，下利腹痛，舌苔白滑，脉微 | 真热假寒者禁用 |
| 当归四逆汤 | 桂枝、细辛、当归、芍药、通草、甘草 | 温经散寒，养血通脉 | 血虚受寒证。手足厥寒，腰腿疼痛，妇女痛经，舌淡苔白，脉沉细 | |

## （十三）治风剂

治风剂是以辛散祛风或熄风止痉的药物为主组成，具有疏散外风或平息内风作用，治疗风病的方剂。

治风剂分为：①疏散外风剂，适用于外风所致的风病，症见头痛、恶风、肌肤瘙痒，肢体麻木，筋骨挛痛，关节屈伸不利等，代表方如川芎茶调饮；②平息内风剂，适用于内风病证，代表方如镇肝熄风汤、羚角钩藤汤等（表 6-45）。

表 6 - 45　治风剂简表

| 方名 | 组成 | 功用 | 主治 | 备注 |
|---|---|---|---|---|
| 川芎茶调饮 | 川芎、羌活、白芷、细辛、荆芥、薄荷、防风、甘草 | 疏风止痛 | 外感风邪头痛。偏正头痛或巅顶作痛，恶寒发热，目眩鼻塞，舌苔薄白，脉浮 | 用量宜轻，不宜久煎 |
| 镇肝熄风汤 | 怀牛膝、赭石、龙骨、牡蛎、龟板、白芍、玄参、天冬、川楝子、麦芽、茵陈、甘草 | 镇肝息风 | 阴虚阳亢，肝风内动。头晕目眩，目胀耳鸣，心中烦热，面色如醉，或肢体渐觉不利，或口角渐斜，甚或颠仆，昏不识人，脉弦长有力 | |
| 羚角钩藤汤 | 羚羊角、钩藤、贝母、生地黄、菊花、白芍、甘草、竹茹、茯神、桑叶 | 平肝息风，清热止痉 | 热盛动风证。高热神昏，烦闷躁动，手足抽搐，舌绛而干，或起芒刺，脉弦数有力 | |

### （十四）安神剂

安神剂是以安神药为主组成，具有安神定志等作用，治疗神志不安病证的方剂。

安神剂分为：①重镇安神剂，适用于因受惊吓或肝郁化火，扰乱心神所致的烦躁易怒，惊悸不安，失眠多梦，代表方如朱砂安神丸；②养血安神剂，适用于阴血不足，心神失养所致的心悸怔忡，虚烦失眠，头晕健忘等虚证者，代表方如酸枣仁汤、天王补心丹（表 6 - 46）。

表 6 - 46　安神剂简表

| 方名 | 组成 | 功用 | 主治 | 备注 |
|---|---|---|---|---|
| 朱砂安神丸 | 朱砂、黄连、当归、炙甘草、生地黄 | 重镇安神，清热泻火 | 心阴不足，心火亢盛。心烦，失眠多梦，惊悸怔忡，舌红，脉细数 | 心火亢盛、阴血不足而致神志失宁代表方，素体脾胃虚弱慎用 |
| 酸枣仁汤 | 酸枣仁、知母、茯苓、川芎、炙甘草 | 养血安神，清热除烦 | 肝血不足，虚烦不得眠。失眠心悸，心烦头晕，咽干，舌红，脉弦细 | 酸枣仁先煎 |

### （十五）补益剂

补益剂是以补益药为主组成，具有滋养、补益人体气血阴阳之不足，用以治疗各种虚证的方剂，属于八法中"补法"范畴。应用补益剂时须因证制宜，适当配伍健脾、和胃、理气等药品。补益剂宜文火久煎，服药时间以空腹服用为佳。

补益剂分为：①补气剂，代表方如四君子汤、补中益气汤、生脉散；②补血剂，代表方如四物汤、当归补血汤、归脾汤；③补阴剂，代表方如六味地黄丸；④补阳剂，代表方如肾气丸（表 6 - 47）。

表 6 - 47　补益剂简表

| 方名 | 组成 | 功用 | 主治 | 备注 |
|---|---|---|---|---|
| 四君子汤 | 人参、炙甘草、茯苓、白术 | 补气健脾 | 脾胃气虚，运化无力。食少便溏，语音低微，倦怠无力，舌淡，苔白，脉虚弱 | |
| 四物汤 | 熟地黄、当归、白芍、川芎 | 补血调经 | 血虚血滞证。心悸失眠，头晕目眩，面色无华，月经不调，行经腹痛，舌淡，脉细或细涩 | |
| 六味地黄丸 | 熟地、山药、茯苓、泽泻、山萸肉、丹皮 | 滋补肾阴 | 腰膝酸软，头晕目眩，耳鸣耳聋，潮热盗汗，遗精，消渴，五心烦热，舌红少苔，脉细数 | "三补""三泻"法代表方 |
| 肾气丸 | 干地黄、山药、山萸肉、泽泻、茯苓、丹皮、桂枝、附子 | 温补肾阳 | 肾阳不足。腰膝酸软，肢冷，少腹拘急，小便清长，或夜尿多，阳痿或水肿，舌淡苔薄白，脉沉细 | 补肾助阳、化生肾气代表方 |

### （十六）治燥剂

治燥剂是以轻宣辛散或甘凉滋润的药物为主组成，具有轻宣燥邪或滋阴润燥作用，以治疗燥证的方剂。治燥剂多为滋腻之品，易于助湿碍气，故素体多湿者忌用，脾虚便溏以及气滞、痰盛者亦应慎用。

治燥剂分为：①轻宣润燥剂，适用于外燥证，症见恶寒头痛，咳嗽鼻塞，咽干口燥等，代表方如杏苏散；②滋阴润燥剂，适用于脏腑津液不足之证，症见干咳少痰，呕逆不食，口中燥渴，消渴，大便干燥等，代表方如百合固金汤（表6-48）。

表6-48　治燥剂简表

| 方名 | 组成 | 功用 | 主治 | 备注 |
|---|---|---|---|---|
| 杏苏散 | 苏叶、半夏、茯苓、前胡、桔梗、枳壳、生姜、橘皮、杏仁、甘草、大枣 | 轻宣凉燥，理肺化痰 | 外感凉燥头微痛，恶寒无汗，咳嗽痰稀，鼻塞咽干，苔白，脉弦 | 凉燥证代表方 |
| 百合固金汤 | 生地黄、熟地黄、百合、麦冬、白芍、当归、贝母、甘草、玄参、桔梗 | 养阴润肺，化痰止咳 | 肺肾阴虚。咳痰带血，咽喉燥痛，手足心热，骨蒸盗汗，舌红少苔，脉细数 | |

### （十七）固涩剂

固涩剂是以固涩药为主组成，具有收敛固涩的作用，以治气血精津滑脱散失之证的方剂。由实邪所致的热病多汗，火扰遗泄，伤食泻痢或血热崩漏，为本方禁忌。

固涩剂分为：①固表止汗剂，适用于气虚卫外不固的自汗，或阴虚盗汗证，代表方如牡蛎散；②涩精止遗剂，适用于肾虚失藏、精关不固的遗精滑泄，尿频遗尿证，代表方如金锁固精丸；③涩肠固脱剂适用于脾肾虚寒所致之泻痢日久，滑脱不禁等病证，代表方如四神丸；④固崩止带剂适用于妇女血崩及带下淋漓等病证，代表方如固经丸、固冲汤（表6-49）。

表6-49　固涩剂简表

| 方名 | 组成 | 功用 | 主治 | 备注 |
|---|---|---|---|---|
| 牡蛎散 | 煅牡蛎、黄芪、浮小麦、麻黄根 | 固表敛汗 | 表虚自汗。自汗，夜卧更甚，神疲畏寒，或心悸气短，舌淡红，脉细弱 | |
| 金锁固精丸 | 沙苑蒺藜、芡实、莲须、煅龙骨、煅牡蛎 | 固肾涩精 | 肾虚精关不固。遗精、滑泄、腰酸耳鸣、神疲乏力，舌淡苔白，脉细弱 | |
| 四神丸 | 补骨脂、肉豆蔻、五味子、吴茱萸 | 温肾暖脾，止泄 | 脾肾阳虚泄泻。五更泄泻，不思饮食，食不消化，或腹痛腰酸，肢冷，神疲乏力，舌淡苔薄白，脉沉迟无力 | 命门火衰、火不暖土所致五更泄泻或久泻证代表方 |
| 固经丸 | 黄芩、白芍、龟板、黄柏、香附、椿根皮 | 滋阴清热，止血固经 | 阴虚内热。行经不止，崩中漏下，血色深红，或夹紫黑瘀块，心胸烦热，腹痛溲赤舌红，脉弦数 | |

目标检测

答案解析

1. 中药的"四气五味"是指什么？
2. 试述中药的"七情"配伍关系。

3. 简述补益药的分类及其主治功效。

4. 试以四君子汤为例，分析方剂君臣佐使的组成原则。

5. 方剂的常用剂型有哪些？

（彭丽丽）

---

**书网融合……**

本章小结            微课            题库

# 中篇　中医护理基本辨证知识

# 第七章　中医护理诊法

📖 **学习目标**

**知识要求：**

1. **掌握**　望闻问切四诊和四诊合参的概念、原理及意义。
2. **熟悉**　四诊内容的具体临床表现和主病。
3. **了解**　四诊的注意事项。

**能力要求：**

能够应用四诊收集临床资料、分析辨识临床证候。

**素质要求：**

在四诊过程中培养学生认真负责、实事求是的工作态度；训练良好的医患沟通技巧和四诊合参的中医临床思维；树立学生对患者的理解、同情和关心的意识以及中医职业自豪感和自信心。

中医护理诊法是以中医学理论为指导，通过收集临床资料，探求病因、病位、病性及病势，辨别证候，诊断疾病，从而指导临床治疗和施护的方法。中医诊法包括望、闻、问、切四个方面，简称"四诊"。

中医学认为"有诸内必形诸外"。中医护理诊法的基本原理，是以整体观念为指导思想，医护人员通过目察、耳闻、鼻嗅、口问和触摸按压等诊察方法，收集疾病显现在各方面的症状、体征，以及病史等病情资料，以了解疾病的病因、性质、部位及其内在联系等，为辨证施护提供依据。

临床运用四诊诊察疾病时要望、闻、问、切四诊并用，做到"四诊合参"，将其有机地结合起来，这样才能全面、系统、真实地了解病情，做出正确的判断。

此外，现代诊断技术的发展，极大地丰富和开拓了人们的视野，使依靠人类感官的望、闻、问、切四诊的视野得以延伸，运用宏观与微观、定性与定量相结合的方式，提高了临床诊疗水平。

➡ **案例引导**

**临床案例**　患者，女，35岁。两天前因气候突变受凉，出现恶风，发热，无汗，头痛，咯白色稀痰，胸闷气短，体温38.6℃。今晨体温达39.2℃，诸证加重，遂来医院就诊。现症见高热，咳喘声高，痰色黄稠，口渴烦躁，舌红苔黄腻，脉滑数。

**讨论：**

1. 对该患者进行接诊时，主要运用哪些中医诊断方法，诊察的内容有哪些？
2. 如何指导该患者的生活起居及饮食？

本章主要介绍望、闻、问、切四诊内容。

PPT

# 第一节 望 诊

望诊，是指医护人员通过视觉对人体的全身、局部及排出物等方面进行有目的的观察，以了解健康状况，测知病情的方法。望诊是四诊之首，在中医护理诊法中占重要地位，正如《难经》云"望而知之谓之神"。

望诊时应注意：一是选择适宜的光线，以自然光为佳；二是充分暴露受检部位，以便客观准确地进行观察；三是实施检查时要注意保护患者的隐私。

全身望诊包括望神、色、形、态四个方面，局部望诊包括望头面、五官、颈项、躯体、四肢、二阴及皮肤等，望舌包括望舌质、舌苔、舌下络脉，望排出物包括望分泌物、呕吐物和排泄物等。儿科有望小儿食指络脉等。

## 一、望神

神是人体生命活动的总称，是对脏腑功能活动和意识、思维、情志活动的外在表现的高度概括。神可以通过精神、意识、面色、眼神、呼吸、语言、形体动态、舌、脉等呈现于外，其中尤以眼神最为重要。

望神，是通过观察人体生命活动的整体表现来判断健康状态、了解病情的方法。望神可以了解脏腑精气的盛衰，推断病情的轻重，判断疾病的预后。望神时应注意将精神意识状态与形体动态综合分析，并注意对典型症状和体征的把握，以利于迅速准确地诊断。根据神的不同表现，可分为得神、少神、失神、假神、神乱五种类型。

### （一）得神

得神又称"有神"。表现为神志清楚，两目精彩，呼吸平稳，语言清晰，面色红润，表情自然，肌肉不削，体态自如，动作灵活，反应灵敏等。提示精气充足，是健康的表现；若病而有神，表明正气未伤，脏腑未衰，病多较轻，预后良好。

### （二）少神

少神又称"神气不足"。表现为精神不振，两目乏神，少气懒言，面色少华，神情疲惫，肌肉松弛，动作迟缓，思维迟钝，食欲减退等。提示精气不足，脏腑功能减退，多见于轻病或疾病恢复期患者；亦见于身体虚弱者。

### （三）失神

失神又称"无神"。表现为精神萎靡，意识模糊，目光呆滞，表情淡漠，面色晦暗，骨枯肉脱，动作艰难，气息微弱，语声断续，循衣摸床，撮空理线，多为精亏神衰而失神，提示精气大伤，脏腑功能严重受损，预后不良。临床表现为神昏谵语或猝然晕倒，两手握固，牙关紧闭，二便闭塞，为邪盛扰神而失神，提示邪气亢盛，邪陷心包，内扰神明；或肝风夹痰，蒙蔽清窍，多见于急性患者，属病情危重。

### （四）假神

假神是指危重患者，精气本已极度衰竭，突然出现神气暂时"好转"的假象。临床表现为本已神识不清，突然精神转佳，意识似清；本已不欲言语，语声低微，突然转位语声高亢，想见亲人；本已面色晦暗枯槁，或苍白，突然两颧泛红如妆；本已毫无食欲或久不能食，却突然食欲大增或主动索食。提示脏腑精气衰竭至极，阴阳即将离决，即所谓"回光返照""残灯复明"，常为临终先兆。

### （五）神乱

神乱又称"神志错乱"，指神志意识错乱失常。多见于脏躁、癫狂及痫症等患者。脏躁多表现为焦虑不安，时时恐惧，心悸不宁，不敢独处一室等，多属心胆气虚，心神失常；癫多表现为表情淡漠，神识痴呆，喃喃自语，哭笑无常，多属痰蒙心神，或先天禀赋不足；狂多表现为狂妄躁动，呼号怒骂，打人毁物，不避亲疏，甚或登高而歌，弃衣而走，妄行不休，力逾常人，多属痰火扰心；痫多表现为突然晕倒，不省人事，口吐涎沫，口出异声，四肢抽搐，醒后如常，多与先天禀赋因素有关，属肝风夹痰，上蒙清窍。

## 二、望色

望色，是指观察人体皮肤颜色和光泽的变化以诊察病情的方法，又称"色诊"。除了皮肤色泽之外，望色还包括望体表黏膜、排出物等的颜色，临证过程中望色的重点是面部皮肤的色泽。观察面部色泽变化，可以了解脏腑精气的盛衰，判断病情的轻重和预后。面色分为常色和病色两类。

### （一）常色

常色指人体健康时面部皮肤的色泽。我国正常人的常色特点是红黄隐隐，明润含蓄。说明人体脏腑功能正常，精气血津液充盛。由于先天禀赋、季节、气候、环境等因素会导致肤色偏红、白、青、黄、黑等差异。常色又分为主色与客色。主色是指人与生俱来、终生基本不变的肤色；客色是指由于受季节、气候、情绪等外界因素而发生相应变化的肤色。

### （二）病色

病色是指人体在疾病状态时面部显示的色泽。病色是脏腑和精气血津液失常的外在表现，可以由此判断疾病的不同性质以及所属脏腑病位。观察病色关键在于辨别五色善恶与主病。

**1. 五色善恶**　根据病色有无光泽，分为善色与恶色。凡五色光明润泽者为善色，提示病变尚轻，脏腑精气未衰，胃气尚能上荣于面，预后良好；凡五色晦暗枯槁者为恶色，说明脏腑精气已衰，胃气不能上荣于面，预后不良。

**2. 五色主病**　根据患者面部青、赤、黄、白、黑五色不同，以诊察疾病的方法，称为五色主病，又称"五色诊"。

（1）青色　主气滞、血瘀、寒证、痛证、惊风。为气血不通，经脉瘀阻所致。面色淡青或青黑者，多属寒盛、痛证；面色青灰，口唇青紫，肢冷脉微，伴心胸闷痛者，多属心阳不振、心脉闭阻；小儿高热，伴见眉间、鼻柱、唇周发青者，多属惊风或欲作惊风。

（2）赤色　主热证及戴阳证。为热邪致面部脉络扩张充盈所致。如脏腑火热炽盛或外感邪热亢盛时满面通红，伴发热、口渴、便秘等，为实热证；阴虚阳亢时见午后两颧潮红，伴午后发热、盗汗、五心烦热等，为虚热证。久病、重病患者，面色苍白，却时而颧赤泛红如妆、游移不定，是阴寒内盛，阴盛格阳，虚阳浮越之戴阳证。

（3）黄色　主脾虚、湿证。为脾虚失运，气血生化不足，或湿邪内蕴、脾失运化所致。面色黄而枯槁无光，称萎黄，多属脾胃气虚；面色黄而虚浮，称黄胖，多属脾虚湿蕴；面目一身俱黄，称黄疸。其中黄而鲜明如橘皮色者，称阳黄，多属湿热；黄色晦暗如烟熏者，称阴黄，多属寒湿。

（4）白色　主虚证、寒证、失血、夺气。为气血不能充盈脉络所致。面色淡白无华，唇、舌色淡者，多属气血亏虚；面色㿠白者，多属虚寒证；㿠白虚浮者，多属阳虚水泛；面色苍白伴大出血者，为失血；面色苍白伴四肢厥冷、冷汗淋漓，多属亡阳证。

（5）黑色　主肾虚、寒证、水饮、血瘀、痛证。肾属水，为肾阳虚衰，阴寒内盛，血失温养，经脉拘急所致。面色黧黑晦暗者，多属肾阳亏虚；面黑而干焦者，多属肾阴亏虚；面色紫暗黧黑，伴肌肤甲错者，多属瘀血日久；眼眶周围发黑，伴眼睑水肿者，多属肾虚水停，或寒湿带下；面色青黑，伴剧痛者，多属寒凝瘀阻。

## 三、望形态

望形态是通过观察患者的形体胖瘦、强弱及动静姿态，以诊察疾病的方法，包括望形体和望姿态。

### （一）望形体

望形体是指通过观察患者形体强弱、胖瘦、体质特点及异常表现等来诊察疾病的方法。一般来说，形体的强弱与五脏的生理病理有密切的关系，内盛则外强，内衰则外弱。体强，即形体强壮，表现为筋骨健壮，肌肉坚实，肤色润泽，提示气血旺盛，脏腑坚实，抗病力强，病后恢复力强，预后良好；体弱，即形体虚弱，表现为筋骨不坚，肌肉消瘦，肤色不荣，提示气血不足，脏腑脆弱，抗病力弱，患病后恢复力弱，预后较差。形体肥胖，肌肉松软，神疲倦怠，多因嗜食肥甘，形盛气虚，痰湿脂膏积聚所致，古人有"肥人多痰""肥人多湿"之说；形体消瘦，胸廓平坦，腹部瘦瘪，多因脾胃虚弱，气血亏虚，或病气消耗所致，阴虚居多，即所谓"瘦人多火"。若久病卧床不起，骨瘦如柴者，为脏腑精气衰竭，病属危重，预后不良。此外，体质也会影响人的生理、病理。所谓体质，是指个体在先后天等因素影响下，在发育过程中逐渐形成的个体性形体结构和机能状态。按阴阳理论进行分类，一般可分为偏阴质、偏阳质与平和质三种：①偏阴质，体形偏于矮胖，平时喜热恶凉，多阳虚阴盛，患病易从阴化寒；②偏阳质，体形偏于瘦长，平时喜凉恶热，多阴虚阳盛，患病易从阳化热；③平和质，介于前两种体质之间，提示气血调和，阴阳和谐，平时无寒热喜恶之偏，是大多数人的体质类型。

### （二）望姿态

望姿态是指观察患者的动静姿态和肢体异常动作以诊察病情的方法。不同的疾病，患者动静姿态、体位的改变有所不同，总体上可归纳为"阳主动，阴主静"。动、强、仰、伸患者，多属阳、热、实证；静、弱、俯、屈患者，多属阴、寒、虚证。

坐而仰首，喘粗痰多，多为痰涎壅盛的肺实证；坐而俯首，气短懒言，属肺虚或肾不纳气。坐不得卧，卧则气逆，多为肺气壅滞，水气凌心；卧而不能坐，坐则晕眩，多为肝阳化风或气血俱虚。

患者卧时喜静懒动，身重不能转侧，面常向内，多属阴、寒、虚证；卧时躁动不安，身轻自能转侧，面常向外，多属阳、热、实证。仰卧伸足，掀去衣被，多属实热证；蜷卧缩足，喜加衣被者，多属虚寒证。

行走站立不稳，头晕目眩，多属肝风内动或气血亏虚；不耐久立，立则常欲倚物支撑，多属气血虚衰；行走时身体震颤，为肝风内动；行走时突然止步不前，以手护心，多为真心痛；行动艰难，以手护腰，转动不便，多为腰腿病。

## 四、望头面五官

### （一）望头面

望头面主要观察头部的形态、囟门、头发及面部等情况。

**1. 头部形态**　头为精明之府，诸阳之会，内藏脑髓，髓为肾精所化，所以望头部形态，可以测知脑、肾的病变和精气盛衰。小儿头形过大或过小，伴智力低下者，多因先天不足，肾精亏损；方颅多因肾精不足或脾胃虚弱、颅骨发育不良所致。

**2. 囟门**　囟门是婴幼儿颅骨接合处尚未完全闭合所形成的骨间隙，可分为前囟、后囟。小儿哭闹时囟门暂时稍突起，安静后恢复正常，不作病态；小儿囟门突起，多因热邪炽盛，或颅内积水所致，多属实证；囟门凹陷，多因吐泻伤津、气血不足和先天肾精亏虚所致，多属虚证。囟门迟闭，骨缝不合者，称解颅，为先天肾精不足或后天脾胃虚弱所致，常兼有"五迟"（立迟、行迟、发迟、齿迟、语迟）、"五软"（头项软、口软、手软、足软、肌肉软）等表现。

**3. 头发**　望发可以诊察肾气的强弱和精血的盛衰。发黑稠密润泽，提示肾气充足；发黄干枯，稀疏易落，多属精血不足；青壮年头发稀疏易落或发白，若兼眩晕、健忘、腰膝酸软者，为肾虚；发脱兼头皮发痒、多屑、多脂者，为血热生风；头发突然成片脱落，称斑秃，多属血虚受风，或精神刺激所致；小儿发结如穗，枯黄无泽，兼面黄肌瘦，腹大便溏者，常见于疳积。

**4. 面部**　面为心之华，脏腑精气上荣于面。根据面部的色泽（前文中的五色主病）、形态能够反映出心的气血和心神活动的情况。面部浮肿，皮色不变者，多见于水肿病；颜面红肿，色如涂丹，焮热疼痛者，为抱头火丹，多为风热火毒上攻；腮部突然肿起，面赤咽痛，或喉部肿痛，称"痄腮"，为瘟毒壅结；面部肌肉消瘦，两颧高耸，眼窝、颊部凹陷者，多为气血虚衰，脏腑精气耗竭；口眼㖞斜者，多为面瘫或口僻。惊恐貌常见于小儿惊风、客忤、癫病及痫病等；若遇高声、光刺激或水而出现症状者，多见于狂犬病；面部肌肉痉挛而出现苦笑貌，为破伤风的特殊征象。

**（二）望五官**

目、耳、口、鼻、舌五官，分别与五脏相关联。观察五官的变化，可以了解相关脏腑的生理、病理，以利于诊察疾病。

**1. 望目**　目为肝之窍，心之使，五脏六腑之精气皆上注于目。"五轮学说"即瞳仁属肾，为水轮；黑睛属肝，为风轮；两眦血络属心，为血轮；白睛属肺，为气轮；眼睑属脾，为肉轮。观察目的神色形态的变化，可以诊察相应脏腑的病变。

（1）目神　眼神是望神的重点。目睛灵活有神，是精气充足的表现；目无光彩，则为精气不足。

（2）目色　目赤伴肿痛，多属实热证；白睛发黄，为黄疸；目眦淡白，多属血虚、失血；目胞色黑晦暗，多属肾虚。

（3）目形　目胞浮肿，皮色不变或较光亮，为水肿；眼睑红肿，若眼睑边缘起节肿，状若麦粒，多为针眼，多属脾胃有热；眼窝凹陷，多因吐泻伤津或久病、重病，脏腑精气衰竭；眼突而喘，属肺胀；眼突颈肿，为瘿病。

（4）目态　瞳孔缩小，多因肝胆火炽，或劳损肝肾，虚火上扰，或中毒；瞳孔散大，多属肾精耗竭；目睛凝视，固定上视、侧视者，多属肝风内动；嗜睡露睛，多属脾胃虚弱；眼睑下垂，多为先天禀赋不足，脾肾亏虚，眼睑失养，或外伤所致。

**2. 望口唇**　脾开窍于口，其华在唇，望口唇的异常变化，可以诊察脾与胃的病变。口角流涎，小儿多因脾虚湿盛，成人多为中风口㖞；口腔黏膜溃疡者，为口疮，多因心脾积热，或阴虚火旺；口疮反复发作，疮面色淡，伴少气乏力，多为中气不足；口开而不闭，属虚证；口闭难开，牙关紧闭，属实证（兼四肢抽搐，多为痉病或惊风；兼半身不遂，为中风）。唇色淡白，多属血虚或失血；唇色深红，多属热盛；唇色青紫或青黑，多属血瘀；口唇干裂，为津液损伤；口唇糜烂，多因脾胃积热上蒸；唇色樱桃红色，多见于煤气中毒；环口黧黑，唇卷露齿，为脾气将绝之危候。

**3. 望齿龈**　齿为骨之余，骨为肾所主；龈护于齿，为手足阳明经分布之处，故望齿龈可诊察肾与胃肠的病变，以及津液的盈亏。齿龈润泽，提示肾气充足；牙齿干燥，为胃阴已伤；牙齿燥如枯骨，多为肾阴枯竭；牙关紧闭，多属风痰阻络或热极动风；咬牙龂齿，多为热盛动风，或见于痉病；睡中龂齿，多因胃热、食滞或虫积所致，也可见于正常人；牙龈淡白，多因血虚或失血；牙龈红肿疼痛，多因胃火亢盛；龈肉萎缩，齿根外露，牙齿松动者，多属肾虚或胃阴不足；牙龈溃烂，口气腐臭者，多属邪毒上攻；牙龈出血，可见于胃肠有热或脾不统血。

**4. 望咽喉**　咽喉是呼吸、饮食的通道，肺、胃之门户。望咽喉主要观察咽喉的红肿疼痛、溃烂和伪膜等情况。健康人咽喉色淡红润泽，不痛不肿，呼吸通畅，发音正常，吞咽无阻。新病咽喉红肿疼痛较甚或溃烂，多属实热证；久病咽喉淡红，肿痛不甚，反复发作，多属阴虚证；咽喉部一侧或两侧喉核红肿突起，形如乳头，称乳蛾，多属外感风热，邪客肺卫，或肺胃热盛；咽喉溃烂，表面覆盖一层黄白或灰白色腐膜，刮之不去，强剥出血，或剥后再生，为"白喉"，多属外感时疫或热毒伤阴。

**5. 望鼻**　鼻为肺之窍，亦为脾所主，与足阳明胃经亦有联系。望鼻可诊肺、脾、胃等脏腑的病变。望鼻时应注意观察鼻部色泽、形态及鼻内病变。鼻端明润，为胃气未伤或病后胃气来复；鼻端晦暗枯槁，为胃气已衰，属病重；鼻端色白，多为气血亏虚；色赤为肺脾蕴热；色黄为有湿热；色青为阴寒腹痛；色黑，为肾虚寒水内停。鼻头红肿生疮，多为热盛；鼻及鼻周围皮色暗红或血络扩张，伴丘疹、脓疱，为酒渣鼻，多因肺胃蕴热；鼻柱溃陷，多见于梅毒；鼻柱塌陷，兼眉毛脱落，为麻风病；鼻翼翕动，多属肺热，或见于哮病。鼻流清涕，伴恶寒发热、鼻塞等，多属风寒表证；鼻流浊涕，伴恶寒发热、咽痛等，多属风热表证；鼻流浊涕而腥臭，为鼻渊；鼻腔出血，为鼻衄，多因风热壅肺，或脾不统血，或外伤所致；鼻腔内赘生带蒂光滑小肉，为鼻痔，多属湿热蕴结。

**6. 望耳**　耳为肾之外窍，手足少阳经脉布于耳，手足太阳和足阳明经也分布于耳或耳周围，故耳为"宗脉之所聚"。耳与全身均有联系，尤与肾、肝胆关系密切。望耳主要是观察耳郭色泽、形态及耳内情况。耳郭色泽红润，外形厚而大，提示肾气充足、气血充盛；耳郭焦黑干枯，瘦小而薄，属先天不足，肾精亏虚；耳郭淡白，多属气血亏虚；耳轮红肿，耳内流脓，多属肝胆湿热或热毒上攻；耳轮青黑，多属阴寒内盛或有痛剧；小儿耳背有红络，耳根发凉，多为麻疹先兆；耳轮甲错，多属久病血瘀。

### （三）望颈项

颈项是手足三阳经上达头面必经之处，又是气道与食管所经之处。颈项经脉阻滞，可引起全身的病变，而脏腑气血失调，亦可在颈项部反映出来。望颈项应注意观察其外形和动态变化。颈前喉结处，单侧或双侧，有肿块突起，或大或小，随吞咽上下移动，为瘿瘤，多因肝郁气结，痰凝血瘀所致，或与地方水土有关；颈侧颌下、耳后皮里膜外，有肿块如豆，累累如串珠，为瘰疬，多属肺肾阴虚，虚火灼液，结成痰核，或因外感风热时毒，气血壅滞于颈部所致；项强伴恶寒，多为风寒侵表、热极生风或落枕。项软，见于小儿，为五软之一，多因先天不足，或后天失养；久病、重病项软，多为脏腑精气衰竭；颈侧人迎脉搏动明显，多见于肝阳上亢，或血虚重证；侧卧颈静脉怒张更加明显，多属心阳衰微，水气凌心。

## 五、望舌

望舌，又称舌诊，是通过观察人体舌质、舌苔和舌下络脉的变化，了解人体生理功能和病理变化的诊察方法。望舌是望诊的重要内容，也是中医独具特色的诊法之一。舌与脏腑主要是通过经络构成联系，脏腑的病变反映于舌面，有一定的分布规律，舌尖属心肺，舌边属肝胆，舌中属脾胃，舌根属肾（图 7-1）。望舌的内容包括望舌质和舌苔两个方面。舌质，即舌体，是舌的肌肉和脉络组织，与气血的盛衰和运行状态有关；舌苔是指舌面上附着的一层苔状物，是胃气上蒸所生。正常舌象，简称"淡红舌，薄白苔"。说明胃气旺盛，气血津液充盈，脏腑功能正常。由于年龄、性别、体质禀赋、气候环境等因素会引起舌象的生理性变异，因此，在临床诊察时应综合考虑。

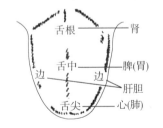

**图 7-1　舌面脏腑部位分属图**

望舌以白天充足而柔和的自然光线为佳，嘱患者尽量张口，自然伸舌于口外，舌体放松，舌尖略向下，舌面平展，使舌体充分暴露。望舌的顺序是先看舌尖，再看舌中、舌边，最后看舌根部。某些食物或药物会使舌苔染色，称染苔。诊察时应询问饮食、服药情况，必要时可采用压舌板或棉签刮除舌苔表面附着物，即揩舌或刮舌，进行鉴别，以免误诊。另外，牙齿残缺、镶牙、牙床不规整会导致同侧舌苔偏厚或舌边齿痕等异常；睡觉时张口呼吸，可使舌苔增厚、干燥等；伸舌时过分用力，或时间过长，会影响舌色变化。

### （一）望舌质

望舌质包括观察舌的神、色、形、态四个方面，以判断脏腑的虚实、气血的盛衰。

**1. 舌神**　主要观察舌质的荣枯与灵动方面。①荣舌：舌质荣润红活，有生气，有光彩，舌体活动自如，谓舌之有神，是脏腑气血充盛，生机旺盛之象，常见于健康人。或虽病也是善候。②枯舌：舌质干枯死板，毫无生气，失去光泽，活动不灵，谓舌之无神，是气血衰败之象，多属危重病证，为恶候。

**2. 舌色**　舌质的颜色，一般分为淡红、淡白、红、绛、青紫五种。脏腑精气血津液失调，可导致舌色发生变化。根据舌色的变化，可以判断气血盛衰和病邪性质。

（1）淡红舌　舌色淡红润泽。常见于健康人；若患病，也多属表证、轻病。提示心血充足、胃气旺盛，或为疾病转愈之佳兆。

（2）淡白舌　舌色较淡红舌色浅淡。舌色白而几无血色者，称枯白舌。多因舌体脉络气血充盈不足所致，主虚证、寒证。舌淡白瘦薄者，多属气血两虚；舌淡白胖嫩者，多属阳虚水泛；舌枯白无华者，属亡血夺气，病情危重。

（3）红舌　舌色鲜红，较淡红舌色深。多因舌体脉络充盈过盛所致，主热证。舌鲜红而起芒刺，或兼黄厚苔，多属实热证；舌鲜红少苔，或有裂纹，或红光无苔，为虚热证；舌尖红，多为心火上炎；舌两边红，多为肝经有热。

（4）绛舌　较红舌颜色更深，或略呈暗红色。多由红舌进一步发展而成，主热盛证。舌绛有苔，多属温热病热入营血，或脏腑内热炽盛；舌绛少苔或无苔，或有裂纹，多属久病阴虚火旺，或热病后期阴液耗损。

（5）青紫舌　全舌淡紫而无红色，称青舌；深绛而色暗，称紫舌。多因舌体脉络气血运行不畅所致，主气血瘀滞。舌淡紫而湿润，由淡白舌发展而来，则属寒盛；舌紫红、绛紫舌而干枯少津，由红绛舌转变而成，则属热毒炽盛；全舌青紫，或舌面出现瘀点、瘀斑，多为瘀血蓄积。

**3. 舌形**　舌形是指舌质的形状，包括老嫩、胖瘦、点刺、裂纹、齿痕等方面的特征。

（1）苍老舌　舌质纹理粗糙或皱缩，形色坚敛苍老，舌色较暗。多主实证、热证。

（2）娇嫩舌　舌质纹理细腻，形色浮胖娇嫩，舌色浅淡。多主虚证、寒证。

（3）胖舌　又有胖大、肿胀之分，舌体比正常舌大而厚，伸舌满口，称胖大舌，多为脾肾阳虚、水饮痰湿所致；舌体肿大满嘴，甚至不能闭口，伸出则难以缩回，称肿胀舌，多为心脾热盛或邪热夹酒毒上壅或中毒导致血液瘀滞所致。

（4）瘦薄舌　舌体比正常舌瘦小而薄。由气血阴液不足，不能充盈舌体所致，主虚证。舌体瘦薄而色淡者，多属气血两虚；舌体瘦薄红绛，舌干少苔或无苔者，多属阴虚火旺。

（5）点、刺舌　点，是由蕈状乳头增生，数目增多，充血肿大而形成。刺，是蕈状乳头增大高突，形成尖峰，形如芒刺。舌生点刺是邪热炽盛，充斥舌络所致，主热证。点刺的大小、数量，与热邪的轻重成正比。根据点刺出现的部位，可以判断热在何脏，如舌尖生点刺，多为心火亢盛；舌边有点刺，多属肝胆火盛；舌中有点刺，多为胃肠热盛。

（6）裂纹舌　舌面上出现各种形状的裂纹，深浅不一，多少不等。舌红绛而有裂纹，多属热盛伤阴；舌淡白而有裂纹，多为血虚不润；舌淡白胖嫩，边有齿痕又兼有裂纹，多属脾虚湿侵。若生来舌面就有较浅裂纹，其中覆盖舌苔，而无不适感觉者，为先天性舌裂，应与病理性裂纹舌鉴别。

（7）齿痕舌　舌体边缘有牙齿压迫的痕迹，又称齿印舌。舌边有齿痕，多因舌体胖大而受牙齿挤压所致，故多与胖大舌同见。舌淡胖大而润，舌边有齿痕者，多属寒湿壅盛，或阳虚水湿内停；舌质淡红而舌边有齿痕者，多为脾虚或气虚；舌红而肿胀满口，舌有齿痕者，为内有湿热痰浊壅滞。舌淡红而嫩，舌体不大而边有轻微齿痕，无不适感觉，可为先天性齿痕舌，或牙齿不规整所致。

**4. 舌态**　指舌体的动态。常见的病理舌态包括痿软、强硬、歪斜、颤动、吐弄、短缩等。

（1）痿软舌　舌体软弱，无力伸缩，痿废不用。多因气血亏虚，阴液亏损，舌肌筋脉失养所致。舌痿软而淡白无华者，多属气血俱虚；舌痿软而红绛少苔或无苔者，多见于热极伤阴，或阴虚火旺。

（2）强硬舌　舌体板硬强直，失于柔和，屈伸不利，甚者语言謇涩。多因外感热病，邪入心包，扰乱心神；或热盛伤津，筋脉失养；或肝风夹痰，风痰阻络所致。

（3）歪斜舌　伸舌时舌体偏向一侧。多因肝风内动，夹痰或夹瘀，痰瘀阻络所致。多见于中风或中风先兆。

（4）颤动舌　舌体震颤抖动，不能自主。主肝风内动证。久病舌淡白而颤动者，多属血虚动风；新病舌绛而颤动者，多属热极生风；舌红少津而颤动者，多属阴虚动风、肝阳化风；酒毒亦可致舌体颤动。

（5）吐弄舌　舌伸于口外，不即回缩者，称吐舌；舌微露出口，立即收回，或舌舔口唇四周，掉动不停者，称弄舌。主心脾有热。吐舌可见于疫毒攻心，或正气已绝；弄舌多见于热甚动风先兆，或小儿智力发育不全。

（6）短缩舌　舌体卷缩、紧缩，不能伸长，甚者伸舌难于抵齿，是病情危重的表现。舌短缩，色淡白或青紫而湿润者，多属寒凝筋脉，或气血俱虚；舌短缩而胖，苔滑腻者，多属脾虚不运，痰浊内蕴；舌短缩而红绛干燥者，多属热盛伤津；先天性舌系带过短，亦可出现舌短缩，不属病态。

### （二）望舌苔

望舌苔包括诊察苔质和苔色两方面，以判断病位的深浅、病邪的性质、邪正的消长。

**1. 苔质**　指舌苔的质地、形态。常见的变化有薄厚、润燥、腻腐、剥落、偏全、真假等。

（1）薄厚苔　舌苔的薄厚以能否"见底"为标准，透过舌苔能隐隐见到舌质者，称薄苔，又称见底苔；不能透过舌苔见到舌质者，称厚苔，又称不见底苔。苔质的薄厚主要反映邪正的盛衰和病位的浅深。薄苔，多见于正常人，或疾病初起，病邪在表；厚苔多主邪盛入里。

（2）润燥苔　舌苔之润燥主要反映津液的盈亏和输布情况。舌苔润泽有津，干湿适中，称润苔，是正常舌苔的表现之一，病中见润苔提示体内津液未伤；舌面水分过多，扪之湿滑，甚者伸舌欲滴，称滑苔，主痰饮、水湿；舌苔干燥，望之干枯，扪之无津，甚则舌苔干裂，称燥苔，提示邪热炽盛，体内津液受损，或津液输布障碍；苔质颗粒粗糙如砂石，扪之糙手，称糙苔，多由燥苔加重而成，为热盛伤津之重症。

（3）腻腐苔　苔质颗粒细腻致密，融合成片，紧贴舌面，揩之不去，刮之不脱，称腻苔，多为湿浊、痰饮、食积；苔质颗粒疏松，粗大而厚，形如豆腐渣堆积舌面，揩之易去，称腐苔，多因阳热有余，蒸腾胃中秽浊之邪上泛所致；舌上黏厚一层，犹如疮脓，称脓腐苔，多见于内痈或邪毒内结，是邪盛病重的表现。

（4）剥落苔　舌苔全部或部分脱落，脱落处光滑无苔。主胃气不足，或胃阴损伤。舌前半部苔剥脱者，称前剥苔；舌中部苔剥脱者，称中剥苔；舌根部苔剥脱者，称根剥苔；舌苔多处剥脱，舌面仅斑驳残存少量舌苔者，称花剥苔；舌苔不规则剥脱，边缘凸起，界限清楚，形似地图，部位时有转移者，称地图舌；舌苔全部剥脱，舌面光洁如镜者，称镜面舌；舌苔剥脱处舌面不光滑，仍有新生苔质颗粒可见者，称类剥苔。多主正虚邪恋，常见于疾病的相持阶段。

（5）偏全苔 舌苔遍布舌面，称全苔，病中见全苔，常主邪气散漫；舌苔半布，偏于某一局部，称偏苔，常提示该处所候脏腑有邪气停聚。

（6）真假苔 舌苔的真、假以有根无根为依据。舌苔坚敛着实，紧贴舌面，刮之难去，像从舌体上长出来者，称有根苔，即真苔。正常人薄苔有根，提示胃气充盛；病之初期、中期，见真苔，属实证；久病见真苔，提示正气虽虚，但胃气尚存，预后较佳。若舌苔不着实，似浮涂舌上，刮之即去，称无根苔，即假苔，提示脾、胃、肾之气不能上潮，苔若无根，无论厚薄，均提示正气衰竭，预后不良。

**2. 苔色** 指舌苔的颜色。苔色的变化主要有白苔、黄苔、灰黑苔三类，临床即可单独出现，亦可相兼出现。望苔色可以判断疾病的性质和病情的变化。

（1）白苔 舌苔呈白色。多主表证、寒证。其他苔色均可由白苔转化而成。苔薄白而润，可为正常舌苔，或病情轻浅；苔薄白而滑，多为外感寒湿，或阳虚水停；苔薄白而干，多为外感风热或凉燥所致；苔白厚腻，多为湿浊、痰饮、食积。苔白如积粉，扪之不燥者，称积粉苔，常见于瘟疫或内痈等病，为秽浊湿邪与热毒相结而成。苔白而燥裂，粗糙如砂石，提示燥热伤津，阴液亏损。

（2）黄苔 舌苔呈黄色。主热证、里证。浅黄苔为热轻，深黄苔为热重，焦黄苔为热结。薄黄苔提示热势轻浅，多见于风热表证，或风寒化热入里之初；苔淡黄而润滑者，多为寒湿、痰饮聚久化热，或气血亏虚，复感湿热之邪。苔黄而干燥，为邪热伤津，燥结腑实；黄苔而质腻，主湿热、痰热或食积化腐。

（3）灰黑苔 苔色浅黑，称灰苔；黑苔较灰苔色深，多由灰苔或焦黄苔发展而来。灰苔与黑苔只是颜色深浅差别，故常并称为灰黑苔。可以根据苔质的润燥辨别其寒热属性，寒证多湿润；热证多干燥。

### （三）望舌下络脉

正常人舌下位于舌系带两侧各有一条纵行的大络脉，称舌下络脉。舌下络脉是分析气血运行情况的重要依据。望舌下络脉主要观察其长度、形态、色泽、粗细、舌下小血络等变化。舌下络脉短而细，周围小络脉不明显，舌色偏淡者，多属气血不足，脉络不充；舌下络脉粗胀、分叉，或呈青紫、绛、绛紫、紫黑色，或舌下细小络脉呈暗红色或紫红色网络，或有结节，为血瘀的征象。

## 六、望皮肤

望皮肤，主要观察皮肤的色泽、形态变化。

### （一）色泽异常

患者全身皮肤发黄，多为黄疸，多属湿邪阻遏；皮肤鲜红成片，色如涂丹，边缘清楚，灼热肿胀者，为"丹毒"，多属风热或湿热化火；皮肤黄中显黑，黑而晦暗者，称"黑疸"，多由劳损伤肾所致；局部皮肤出现点、片状白色改变，大小不等，边缘清楚，称"白驳风"或"白癜风"，多属风湿侵袭，气血失和。

### （二）形态异常

皮肤干枯、皲裂、脱屑，多属阴津耗伤，营血亏虚，或燥邪侵袭，气血滞涩；皮肤干枯，状若鱼鳞，为肌肤甲错，多因血瘀日久；全身皮肤肿胀，按之凹陷，举之不起，为水肿，又分为阳水与阴水，起病急骤，上半身肿甚，尤以眼睑颜面明显者，为阳水；起病缓慢，下半身肿甚，尤以胫踝明显者，为阴水。多由外感风邪，肺失宣降，或脾肾阳衰，水湿泛溢所致。

### （三）皮肤病症

**1. 斑疹**  斑、疹常并称，但实质有别。斑多表现为深红色或青紫色片状斑块，平铺于皮下，抚之不碍手，压之不褪色；疹多表现为红色或紫红色、粟粒状疹点，高出皮肤，抚之碍手，压之褪色，常见有麻疹、风疹、隐疹等，多因外感风热时疫或过敏所致。

**2. 水疱**  指皮肤上出现成簇或散在小水疱的表现。

（1）水痘  小儿皮肤出现粉红色斑丘疹，很快变成椭圆形小水疱，随后结痂，常伴发热。其特点为顶满无脐，晶莹明亮，浆液稀薄，皮薄易破，大小不等，分批出现，多因外感时邪，内蕴湿热所致，属儿科常见传染病。

（2）白㾦  一种白色小疱疹，晶莹如粟，又称白疹，多因外感湿热所致。

（3）湿疹  周身皮肤出现红斑，迅速形成丘疹、水疱，破后渗液，出现红色湿润之糜烂面，多因先天禀赋，饮食失节，湿热内蕴，复感风邪所致。

（4）热气疮  口唇、鼻孔周围、面颊及外阴等皮肤黏膜交接处，出现针头至绿豆大小簇集成群的水疱，灼热瘙痒，溃后结痂，多因外感风温热毒，郁阻肺卫，湿热蕴蒸皮肤，或肝经湿热下注，阻于阴部所致。

（5）缠腰火丹  多见于一侧腰部或胸胁部，初起皮肤灼热刺痛，继之出现粟米至黄豆大小簇集成群的水疱，排列如带状，多因肝经湿热熏蒸所致。

**3. 疮疡**  指各种致病因素侵袭人体后引起的体表化脓性疾病。

（1）痈  红肿高大，根盘紧束，焮热疼痛，多因湿热火毒蕴结所致。

（2）疽  发于皮肤肌肉间，初起局部有粟粒样脓头，焮热红肿胀痛，易向深部及周围扩散，脓头相继增多者，称有头疽，属阳证，多因外感热邪火毒，气血壅滞而成；漫肿无头，皮色不变，无热少痛，称无头疽，具有难消、难溃、难敛，溃后易伤筋骨的特点，属阴证，多因气血亏虚，寒痰凝滞所致。

（3）疔  形小如粟，根深坚硬，状如钉丁，麻木疼痛，多发于颜面和手足等处。多因竹木刺伤，或感受疫毒、疠毒、火毒所致。

（4）疖  形小而圆，根浅局限，红肿不甚，容易化脓，脓溃即愈。因外感火热毒邪，或湿热蕴结所致。

**4. 痤疮**  以颜面、胸、背等处生丘疹如刺，可挤出白色碎米样粉汁者，又称"粉刺"。多因肺经风热阻于肌肤所致，或过食肥甘、油腻、辛辣食物，脾胃蕴热所致；或因阳热较盛，劳汗当风，风寒之邪与阳热相搏，郁阻肌肤所致。

## 七、望分泌排出物

望分泌排出物主要是指观察患者的分泌物、排泄物和某些排出体外病理产物的形、色、质、量的变化以了解脏腑病变的方法。颜色淡或白、质稀、无明显异味者，多属虚证、寒证；颜色深或黄、质稠、气味较臭者，多属实证、热证。

### （一）望痰涎涕唾

痰白质稀者，多属寒痰；痰黄质稠者，多属热痰；痰少而质黏，难于咯出者，多属燥痰；痰白质滑量多，易于咯出者，多属湿痰；痰中带血，色鲜红者，称咯血，多因火热灼伤肺络；咯吐脓血痰，味腥臭者，为肺痈，是热毒壅肺，肉腐成脓所致。鼻塞流清涕，属风寒表证；鼻塞流浊涕，属风热表证；反复阵发性清涕，量多如注，伴鼻痒、喷嚏频作者，多属鼻鼽，是肺气虚，卫表不固，风寒乘虚侵入所致。久流浊涕，质稠、量多、气腥臭者，多为鼻渊，是湿热蕴阻所致；口流清涎量多者，多属脾胃虚寒；口中时吐黏涎者，多属脾胃湿热；小儿口角流涎，涎渍颐下，称滞颐，多属脾虚不能摄津，或胃热虫积；睡中流涎者，多为胃中有热或宿食内停，痰热内蕴。时时吐唾，多因胃中虚冷，肾阳不足，水液上泛，或胃有宿食，或湿邪留滞所致；唾液量少，甚或口干无唾，多属肾精不足。

### （二）望呕吐物

呕吐物清稀无酸臭，多属胃寒；呕吐物秽浊酸臭，多属胃热；呕吐清水痰涎，胃有振水声，口干不饮者，为痰饮；呕吐不消化、气味酸腐的食物，多属伤食；呕吐黄绿苦水，多属肝胆湿热或郁热；呕吐暗红血或紫暗血块，夹有食物残渣者，属胃有积热，或肝火犯胃，或胃腑血瘀。

望排出物还包括望二便、望经带等，但在临床上这些通常是通过询问患者加以了解，故二便、经带等情况将在问诊中结合相关内容进行阐述。

## 八、望小儿指纹

望小儿指纹，又称望小儿示指络脉，是观察 3 岁以下小儿示指掌侧前缘部的浅表络脉形色变化以诊察病情的方法，因示指掌侧前缘络脉为寸口脉的分支，与寸口脉同属手太阴肺经，故望小儿指纹与诊寸口脉意义相同，可以诊察体内的病变。

望小儿指纹的方法：诊察时，可抱小儿面向光亮，医生用左手拇指和示指握住小儿示指末端，再以右手拇指的侧缘在小儿示指掌侧前缘从指尖向指根部轻推几次，用力要适中，使络脉显露，便于观察。

小儿示指按指节分为三关。掌指横纹至第二节横纹之间，为风关；第二节横纹至第三节横纹之间，为气关；第三节横纹至指端，为命关（图 7 - 2）。

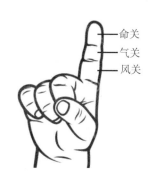

命关
气关
风关

**图 7 - 2 三关示意图**

### （一）小儿正常指纹

小儿正常示指指纹在掌侧前缘，纹色浅红，红黄相间，指纹隐隐显露于风关之内，粗细适中，单支不分叉。年幼儿指纹显露而较长；年长儿指纹不显而略短。皮肤薄嫩者，指纹较显而易显；皮肤较厚着，指纹常模糊不显。肥胖儿指纹较深而不显；体瘦儿指纹较浅而易显。天热脉络扩张，指纹增粗变长；天冷脉络收缩，指纹变细缩短。因此，望诊时要排除相关影响。

### （二）小儿病理指纹

对小儿病理指纹的观察，应注意其深浅、颜色、形态和长短四方面的变化。

（1）沉浮分表里 指纹浮而显露，为病邪在表，见于外感表证；指纹沉隐不显，为病邪在里，见于内伤里证。

（2）红紫辨寒热 指纹色鲜红，主外感风寒表证；指纹紫红，主内热证；指纹色青，主疼痛、惊风；指纹淡白，主脾虚、疳积；指纹色紫黑，为血络郁闭，多属病危。总的来讲，指纹色浅淡者，多属虚证；指纹色深暗着，多属实证。

（3）淡滞定虚实 指纹浅淡而纤细者，多属虚证；指纹浓滞而增粗者，多属实证。

（4）三关测轻重 指纹显于风关，是邪气入络，邪浅病轻，可见于外感初起；指纹达于气关，是邪气入经，邪深病重；指纹达于命关，是邪入脏腑，病情严重；指纹直达指端，称"透关射甲"，提示病情凶险，预后不良。

望小儿指纹，在临床运用时，需要结合其他诊法和具体病情进行分析，以便做出正确的结论。

## 九、望躯体

### （一）望胸胁

胸内藏心、肺等脏器，胸廓前有乳房。胁肋是肝胆经循行之处。望胸胁可以诊察心、肺，以及肝胆、乳房等的疾患。正常人的胸廓左右径与前后径比例约为 1.5 : 1，呈扁圆柱形，两侧对称，两侧锁骨上下窝亦对称。胸廓呈扁平形，前后径较常人明显缩小，小于左右径的一半，为扁平胸，多属气阴两虚、肺肾阴虚；胸廓呈圆筒状，前后径较常人增大，与左右径几乎相等，为桶状胸，多为素有痰饮，壅滞肺气，或久病肾不纳气，日久胸廓变形；胸骨形如鸡之胸廓，下部明显前突，胸廓前后径长而左右径短，肋骨侧壁凹陷，为鸡胸，因先天不足或后天失养，骨骼发育畸形；胸骨形成漏斗状，下段及与其相连的两侧肋软骨向内凹陷，为漏斗胸，多因先天不足。哺乳期妇女乳房局部红肿热痛，甚则破溃流脓，伴乳汁不畅，身发寒热者，称乳痈，多因外感邪毒，胃热壅滞或肝气郁结所致。

### （二）望腹部

腹部内藏脾、胃、肝、胆、肠、膀胱、胞宫等脏腑，望腹部可以诊察其内脏腑的病变和气血的盛衰。

若腹部膨隆，四肢消瘦，为鼓胀，多属气滞血瘀水停；若腹部膨隆，伴周身俱肿，为水肿病，为肺、脾、肾功能失调，水湿内停；腹局部膨隆，多为腹内有癥积。若腹部凹陷，形体消瘦，多因久病脾胃气虚，或津液大伤；若腹部凹陷着脊，伴腹皮甲错，为脏腑精气耗竭。腹壁青筋，伴腹部膨隆，可因肝气郁结，或脾肾阳虚，气滞湿阻，导致气血运行不畅，脉络瘀阻所致。

### （三）望腰背部

背外围心、肺，亦与肝胆相关。腰为肾之府。望腰背部的异常表现，可以诊察相关脏腑经络的病变。

脊柱过度后弯，以致背部凸起如龟，称"龟背"。若见于小儿，多因先天不足，肾精亏虚，或后天失养；若见于成年，多为脊椎疾患。脊柱形成侧向弧形或"S"形，多因小儿发育期坐姿不良，或先天不足，肾精亏虚，或一侧胸部疾患所致。背部肌肉消瘦，脊骨突出如锯齿状，称脊疳，为脏腑精气极度亏虚。腰部疼痛，活动受限，多因感受寒湿，或跌扑闪挫所致。

## 十、望四肢

望四肢时应注意观察手足、掌腕、肘膝、指趾的外形和动态变化。

### （一）外形

四肢关节肿胀，兼灼热疼痛者，多因湿热郁阻经络；足跗肿胀，兼全身浮肿，多见于水肿病；下肢肿胀，皮肤粗厚如象皮者，多见于丝虫病。四肢或某一侧肢体肌肉消瘦、萎缩、无力，多属气血亏虚或经络闭阻。膝部红肿热痛，屈伸不利，多因风湿郁久化热；膝关节形如鹤膝，肿大疼痛，股胫肌肉消瘦，称"鹤膝风"，多因气血亏虚，寒湿日久。双下肢自然伸直或直立时，两足内踝并拢而两膝不能靠拢，或两膝相碰而两足内踝不能靠拢者，称膝内翻，或膝外翻，亦称"O"形腿，或"X"形腿；踝关节呈固定型内收位，或呈固定外展位，称足内翻，或足外翻，均为先天肾气不足，或后天脾胃虚弱所致。手指关节呈梭形畸形，活动受限，称梭状指，多因风湿日久，痰瘀结聚；指趾末端增生、变厚，呈杵状膨大，称杵状指，常兼气喘唇暗，多因久病心肺气虚，痰阻血瘀所致。

### （二）动态

四肢肌肉萎缩，筋脉弛缓，萎废不用，多因脾胃虚弱，或肝肾亏虚，或肺热伤津，或湿热浸淫，或瘀血阻滞，多见于萎病。若一侧上下肢萎废不用者，称半身不遂，多见于中风患者；若双下肢萎废不用者，多见于截瘫患者。四肢筋脉挛急与弛张交替，动作有力，多因肝风内动，筋脉拘急，见于惊风。手足筋肉挛急不舒，屈伸不利，多属寒邪凝滞或气血亏虚，筋脉失养。四肢颤抖，不能自主，多为血虚筋脉失养，或动风先兆，或饮酒过量。

## 十一、望二阴

前阴病变与肾、膀胱、肝关系密切；后阴病变与脾、胃、肠、肾关系密切。

### （一）望前阴

望诊时应注意观察有无结节、肿胀、溃疡和形色改变。

**1. 外阴肿胀** 男性阴囊或女子阴户肿胀，阴肿而不痒不痛者，常见于水肿病。阴囊肿大，若因小肠坠入阴囊所致者，为疝气；阴囊红肿热痛，皮紧光亮，伴寒热交作，称囊痈；阴户红肿、瘙痒、灼热，属肝经湿热下注。

**2. 外阴收缩** 男性阴囊阴茎，或女性阴户收缩，拘急疼痛，多为寒邪侵袭，气血凝滞，肝脉拘急所致。

**3. 阴部生疮** 前阴生疮或有硬结破溃腐烂，时流脓血，多为肝经湿热下注，或感染梅毒；若硬结溃后呈菜花样，伴腐臭，多为癌肿。

**4. 子宫脱垂** 又称阴挺，指妇女阴部有物下坠或挺出阴道口外，多因气虚下陷，带脉失约，冲任虚损或生育过多或产后劳伤所致。

### （二）望后阴

**1. 肛裂** 肛管皮肤全层纵行裂开，久不愈合，或伴有溃疡，排便时疼痛流血。多因大便秘结，排便用力，使肛管皮肤裂伤，伤口染毒或湿热下注所致。

**2. 痔疮** 肛门内、外生有紫红色柔软肿块。生于肛门齿状线以上或以下，称内痔，或外痔；内外皆有者为混合痔。多因肠中湿热蕴结，或血热肠燥，或血脉瘀滞所致。

**3. 肛痈** 肛门周围局部红肿热痛，甚或破溃流脓，多因湿热下注，或外感邪毒所致。

**4. 肛瘘** 肛痈成脓自溃或切开后，外流脓水，直肠或肛管与周围皮肤相通形成管腔，多因肛痈余毒未尽，溃口不敛所致。

**5. 脱肛** 直肠黏膜或直肠全层脱出肛外，多因脾虚气陷所致。

PPT

# 第二节 闻 诊

闻诊，是通过听声音和嗅气味以了解健康状况，诊察疾病的方法。听声音包括听辨患者的语声、语言、呼吸、咳嗽、呕吐、呃逆、嗳气、太息、喷嚏、呵欠、肠鸣等各种声响的高低、强弱、清浊等。嗅气味包括嗅病体发出的异常气味、排出物及病室的气味。

## 一、听声音

正常声音具有发声自然，声调和畅，语言流畅，应答自如，言与意符等特点。此为气血充盈，发声器官和脏腑功能正常的表现。因年龄、性别及禀赋不同，也有差异。此外，语声的变化与情志有关，不属病态。

### （一）发声

通过声音的变化来判断正气的盛衰、邪气的性质及病情的轻重。一般而言，凡语声高亢洪亮有力、声音连续者，多属阳证、实证、热证；语声低微细弱，声音断续而懒言者，多属阴证、虚证、寒证。

**1. 声重** 指语声重浊，发出的声音沉闷不清或似有鼻音。临床常伴见鼻塞、流涕或咳嗽、咳痰等症状。多为外感风寒，或湿浊阻滞，以致肺气不宣，鼻窍不利。

**2. 音哑与失音** 语音嘶哑者为音哑，语而无声者为失音。新病音哑或失音，多属实证，多因外感风寒或风热袭肺，或痰湿壅肺，肺气不宣，即"金实不鸣"；久病音哑或失音，多属虚证，多因各种原因导致阴虚火旺，或肺气不足，津亏肺损，即"金破不鸣"；若久病重病，突现语声嘶哑，多是脏气将绝之危象。

**3. 惊呼** 指突然发出的惊叫声。其声尖锐，表情惊恐者，多为剧痛或惊恐所致；小儿阵发惊呼，多为受惊。小儿惊呼，伴高热或抽搐，多为惊风。

**4. 呻吟** 指病痛难忍时，口中发出痛苦的哼哼声。呻吟声高有力或声低无力，多取决于疼痛的程度，也与患者宗气充盛程度有关。

### （二）语言

语言的异常主要是心神的病变，常见以下几种。

**1. 谵语** 指神识不清，语无伦次，声高有力。多伴身热烦躁等症，属邪热内扰神明之实证。多见于温病热入心包或阳明腑实证。

**2. 郑声** 指神识不清，语言重复，时断时续，声低无力，多因久病脏气衰竭，心神散乱之虚证。

**3. 独语** 指自言自语，喃喃不休，见人语止，首尾不续，多因心气不足，神失所养，或气郁痰阻，蒙蔽心神所致。多见于癫病、郁病。

**4. 错语** 指神识清楚而语言时有错乱，说后自知言错。虚证多因心气不足，神失所养，多见于久病体虚或年老脏气衰微之人；实证多为痰浊、瘀血、气郁等阻碍心神所致。

**5. 狂言** 指精神错乱，语无伦次，狂躁妄言。多属阳证、实证，多因痰火扰心所致。多见于狂病、伤寒蓄血证等。

**6. 语謇** 指神志清楚，思维正常，但语言不流利，或吐字不清。因习惯而成者，称口吃，不属病态。病中语謇，每与舌强并见者，多因风痰阻络所致，为中风先兆或中风后遗症。

### （三）呼吸

一般而言，呼吸气粗，疾出疾入者，多属实证、热证；呼吸气微，徐出徐入者，多属虚证、寒证。久病肺肾将绝，出现的呼吸急促气粗者，亦属虚证。

**1. 喘** 又称气喘，指呼吸困难，短促急迫，甚至张口抬肩，鼻翼翕动，不能平卧。其发病多与肺、肾有关，有虚实之分。实喘发作急骤，呼吸深长，声高息粗，以呼出为快，脉实有力，多为风寒袭肺或痰热壅肺，痰饮停肺，肺气上逆或水气凌心射肺所致；虚喘发病缓慢，声低息微，不相接续，动则喘甚，以深吸为快，脉虚无力，多为肺气不足，肺肾亏虚，气失摄纳所致。

**2. 哮** 指呼吸急促似喘，喉间有哮鸣音，常反复发作，缠绵难愈。多因痰饮内伏，复感外邪而诱发，或久居寒湿之地，或过食酸咸生冷等而诱发。

临床上哮症、喘症常同时出现，故常哮喘并称。二者的鉴别：喘以气息言，是以呼吸急促困难为特点；哮以声响言，在呼吸急促困难的同时，喉间必有哮鸣音，病有宿根，往往反复发作。喘不一定兼哮，但哮必兼喘。

**3. 短气** 指呼吸气急短促，气短不足以息，数而不相接续，似喘而不抬肩，喉中无痰鸣音。虚证者，形瘦神疲，声低息微，多因体质虚弱或元气亏损所致；实证者，呼吸声粗，或胸部窒闷，或胸腹胀满等，多因痰饮、气滞或胃肠积滞所致。

**4. 少气** 又称气微。指呼吸微弱而声低，气少不足以息，言语无力。主诸虚劳损，多因久病体虚或肺肾气虚所致。

**5. 鼻鼾**　指熟睡或昏迷时鼻喉发出的一种声响，是气道不利所发出的异常呼吸声。熟睡有鼾声，无其他明显症状者，多因慢性鼻病，或睡姿不当所致，老年人及体胖多痰者较常见。若昏睡不醒或神识昏迷而鼾声不断者，多属高热神昏，或中风入脏之危候。

### （四）咳嗽

有声无痰谓之咳，有痰无声谓之嗽，有痰有声谓之咳嗽。多因肺失宣降，肺气上逆所致。临床上首先应分辨咳声和痰的色、量、质的变化，以及发病时间、病史及兼症等，以鉴别病证的寒热虚实。

咳声重浊沉闷，多属实证；咳声轻清低微，多属虚证。咳声重浊，痰白清稀，鼻塞不通者，多因风寒袭肺；咳嗽声高响亮，痰稠色黄，不易咯出者，多属热证，多因热邪犯肺；咳嗽痰多，易于咯出者，多属痰浊阻肺；干咳无痰或痰少而黏，不易咳出者，多属燥邪犯肺或阴虚肺燥。咳呈阵发连续不断，咳止时常有鸡鸣样回声，称为顿咳。因其病程较长，缠绵难愈，又称"百日咳"，常见于小儿，多因风邪与痰热搏结，阻遏气道所致。咳声如犬吠，伴有声音嘶哑，吸气困难，喉中有白膜生长，擦破流血，随之复生，是时行疫毒攻喉所致，多见于白喉。

### （五）呕吐

有声无物为干呕，有物无声为吐，有声有物为呕吐，是胃失和降，胃气上逆的表现。吐势徐缓，声音微弱，呕吐物清稀者，多属虚寒证。常因脾胃阳虚，脾失健运，胃失和降，胃气上逆所致。吐势较猛，声音洪亮，呕吐出黏稠黄水，或酸腐食糜者，多属实热证。常因邪热犯胃，或暴饮暴食，或过食肥甘厚味，损伤脾胃，致胃失和降，胃气上逆所致。

### （六）呃逆

呃逆指胃气上逆动膈，从咽喉冲出，发出的一种不由自主的冲击声。新病呃逆，呃声频作，其声有力，高亢而短，多属寒邪或热邪客于胃；久病呃逆，呃声低沉而长，音弱无力，良久一声，多属脾胃气衰或脾胃虚寒；久病、重病呃逆不止，声低无力，不相连续者，属胃气衰败之危候。

### （七）嗳气

古称"噫"，俗称打饱嗝，指胃中气体上逆冲出咽喉所发出的一种长而缓的声音。若饱食或喝汽水后偶见嗳气者，不属病态。嗳气声重浊、响亮，多属实证；嗳气酸腐，兼脘腹胀满者，多因宿食内停；嗳气频作，伴胁胀脘痛，脉弦，常随情绪变化而嗳气减轻或增剧，多属肝气犯胃；嗳声低沉断续，无酸腐气味，兼见食少纳呆，舌淡脉弱者，多因脾胃虚弱，属虚证。

### （八）太息

太息又称叹息，指患者情志抑郁，胸闷不畅时发出的长吁或短叹声。常是情志不遂，肝气郁结的表现。

### （九）喷嚏

喷嚏指肺气上逆于鼻而发出的声响。偶发喷嚏，不属病态。若新病喷嚏，兼有恶寒发热、鼻塞流清涕等症状，多因外感风寒，客于皮毛，肺气失宣，上冲于鼻窍所致；外邪郁表日久不愈，忽有喷嚏者，为病愈之佳兆；若久病喷嚏频作、鼻塞流涕，兼神疲乏力、气短、自汗、易感冒等，多属于气虚、阳虚之体，易受风邪袭扰所致。

### （十）肠鸣

肠鸣又称腹鸣，指腹中辘辘作响。肠鸣音增多，并闻及振水声，为水饮留聚于胃；鸣响在脘腹，得温得食则减，饥寒则重者，为胃肠虚寒；腹中雷鸣切痛，伴胸胁逆满、呕吐者，为实寒证。肠鸣稀少多因肠道传导功能障碍所致。肠鸣音完全消失，脘腹部胀满疼痛拒按者，多属肠道气滞不通。

## 二、嗅气味

嗅气味，是指嗅辨患者身体气味与病室气味以诊察疾病的方法。一般气味酸腐臭秽者，多属实热；气味偏淡或微有腥臭者，多属虚寒。

### （一）病体气味

**1. 口气**　指从口中散发出的异常气味。口气酸臭，兼见食少纳呆，脘腹胀满者，多属食积胃肠；口气臭秽者，多属胃热；口气腐臭，或兼咳吐脓血者，多是内有疮疡溃脓；口气臭秽难闻，牙龈腐烂者，为牙疳。龋齿，或口腔不洁亦可闻及口中臭气。

**2. 汗气**　指患者随汗出而散发出的气味。汗出腥膻，多见于风温、湿温、热病，是风湿热邪久蕴皮肤，津液受到蒸变或汗后衣物不洁所致；汗出腥臭，多见于瘟疫，或暑热火毒炽盛；腋下随汗散发臊臭气味者，称狐臭，是湿热郁蒸或遗传所致。

**3. 分泌物及排泄物之气**　痰涎涕唾、呕吐物、大小便、妇女经带恶露的异常异味，皆可以提示疾病的寒热虚实属性。一般来说，热邪或湿热致病，其分泌物和排泄物多浑浊黏稠而臭秽难闻；寒邪或寒湿致病，分泌物和排泄物多清稀而臭秽不甚，或无特殊气味。

（1）痰涕之气　咳吐痰涎清稀量多，无特异气味者，属寒证；咳痰黄稠味腥者，为肺热壅盛所致；咳吐浊痰脓血，腥臭异常者，多属肺痈，为热毒炽盛所致。鼻流浊涕腥秽如鱼脑者，为鼻渊。

（2）呕吐物之气　呕吐物清稀无臭味者，多属胃寒；气味酸腐臭秽者，多属胃热；呕吐未消化食物，气味酸腐者为食积；呕吐脓血而腥臭者多为内有痈疡。

（3）二便之气　大便臭秽难闻者，多为肠中郁热；大便溏泄而腥者，多属脾胃虚寒；大便泄泻臭如败卵，或夹有未消化食物，矢气酸臭者，为伤食。小便黄赤混浊，臊臭异常者，多属膀胱湿热；尿液若散发出烂苹果样气味者，多属消渴病后期。

（4）经带、恶露之气　月经臭秽者，多属热证；经血味腥者，多属寒证。带下臭秽而黄稠者，多属湿热；带下腥臭而清稀者，多属寒湿。崩漏或带下奇臭，兼见颜色异常者，常见于癌症。产后恶露臭秽者，多属湿热或湿毒下注。

### （二）病室气味

病室气味是由病体本身或排泄物、分泌物散发而形成。室有血腥味，病者多患失血证；病室有烂苹果样气味，多见于重症消渴病患者；病室有腐臭气，病者多患溃腐疮疡；病室有尿臊味，多见于浮肿晚期患者；病室尸臭，多为脏腑衰败，病属危重；病室有蒜臭味，多见于有机磷农药中毒。

# 第三节　问　诊

PPT

问诊是医护人员通过对患者或陪诊者进行有目的的询问，以了解健康状态，诊察病情的方法。问诊是医患之间直接进行语言交流的临床信息采集方法，在四诊中占重要地位。

通过问诊，了解疾病发生、发展、变化过程及诊治经过、患者现在症状、既往史、个人生活史、家族史等与疾病有关的情况。通过问诊，可以直接了解患者的情绪和心理状况，通过医患间的交流和沟通，减轻患者的思想负担，有利于对精神、情志因素所致的疾病进行正确诊断与心理疏导。

在进行问诊时，应注意以下几方面内容。首先是要抓住重点。重点是患者的主诉，然后围绕主诉，进行有目的、有步骤的深入细致地询问，切忌主次不分。其次是要态度和蔼，语言通俗。问诊时既要严肃认真，更要和蔼可亲，耐心细致地倾听患者的叙述，获得患者的信任，从而主动陈述病情。同时，还应注意适当给患者以语言和非语言的反馈，切忌审问式交谈。语言要通俗易懂，忌用患者不易理解的医学术语。再者是要问辨结合，避免暗示。必须注重和善于对患者的主诉从病、证两个角度进行思考分析，做到边问边辨，边辨边问，问辨结合，减少问诊的盲目性。若是患者对病情叙述不够清楚，医护人员可适当给予启发式提问，但要避免凭自己的主观臆断去暗示、诱导或套问患者，以免所获病情资料失真。最后，对于危重患者，要注意主次，应简明扼要地询问，抓住主症，迅速抢救治疗，待患者病情缓解能叙述时，再进行详细询问，加以核实或补充，切不可因过分苛求资料的完整性而耽误抢救。

## 一、问诊的内容

问诊主要包括一般情况、主诉、现病史、既往史、个人生活史、家族史六方面的内容。询问时，应根据就诊对象的具体情况，采取针对性的询问。

### （一）一般情况

一般情况包括患者的姓名、性别、年龄、婚否、民族、职业、籍贯、工作单位、现住址、联系方式等。询问一般情况，可使医护人员获取与疾病有关信息，为当前疾病的诊治提供依据；又便于与患者或家属进行联系和随访，对患者的诊治负责。

### （二）主诉

主诉是患者对就诊原因的叙述，即促使患者就诊最感痛苦的症状、体征及其持续时间。如"发热、咳嗽5天，加重1天"。主诉一般只有1~2个症状，是当时疾病的主症，体现当前疾病的主要矛盾，为准确诊治疾病提供重要线索。对主诉的询问，有助于医护人员初步估计疾病的类别和范围、病情的轻重与缓急等。因此，主诉具有重要的诊断价值。临床上要善于抓住主诉，问深问透，自己询问清楚引起主诉产生的原因、部位、时间、性质、程度、过程以及相关症状等。在记录主诉时，应当用精炼的医学术语，简洁地归纳，一般不超过20个字，不能把病名或诊断结果作为主诉。

### （三）现病史

现病史是指患者从起病到本次就诊时疾病的发生、发展及其诊治的经过。包括四个方面的内容。

**1. 起病情况**　主要包括发病时间、起病缓急、发病原因或诱因、最初症状及其性质、部位、当时处理情况等。询问患者的发病情况，对于辨识病因、病位及病性具有重要意义。一般起病急、病程短者，多为外感病，多属实证；病程长，反复发作者，多为内伤病，多属虚证或虚实夹杂证。

**2. 病变过程**　指从患者起病到本次就诊时病情发展变化的情况。一般可按疾病发生的时间顺序进行询问，如发病后出现哪些症状，症状的性质、程度有何变化，变化有无规律等。通过询问，有助于了解疾病的病机演变情况及发展趋势。

**3. 诊治经过**　指患者患病后至此次就诊前所接受过的检测、诊断和治疗情况。对当前的诊断和治疗有重要的参考作用。

**4. 现在症状**　指患者就诊时所感到的痛苦和不适，是问诊的主要内容，是辨病辨证的重要依据之一，包含内容较多，故在后文详细叙述。

### （四）既往史

既往史是指患者平素身体健康状况和既往患病情况，又称过去病史。

**1. 平素健康状况**　患者平素健康状况，可以反映其身体素质，与当前疾病可能有一定联系，故可作为分析判断病情的参考依据。如素体健壮者，现患疾病多属实证；素体虚弱者，现患疾病多属虚证；素体阴虚者，易感温燥之邪而多为热证；素体阳虚者，易受寒湿之邪而多为寒证、湿证等。

**2. 既往患病情况**　指患者过去曾患疾病的情况。曾患过的疾病，可能与现患疾病有密切关系，因而对诊断现患疾病有一定的参考价值。同时，还应注意了解有无传染病史及其接触史，有无药物、食物过敏史、手术史及小儿预防接种史等。如哮、痫等病，虽经治疗后症状消失，但由于尚未根除，某些诱因可导致其旧病复发。

### （五）个人生活史

个人生活史包括生活经历、平素的饮食起居、精神情志及婚育状况等。

**1. 生活经历**　包括出生地、居住地及经历地。要特别注意询问某些地方病，传染病的流行区域和患者的居住环境与条件，以便判断现患疾病是否与此相关。如长期居住潮湿地带，易患风湿痹病等。

**2. 饮食起居**　包括平时的饮食嗜好与生活起居习惯等。这些习惯均可导致疾病的发生。如嗜食肥甘者，多病痰湿；偏食辛辣者，易患热证；贪食生冷者，可致寒证；饮食无节、嗜酒者，易患胃病、肝病等；好逸懒动者，气血周流不畅，易生痰湿；劳累过度、房事不节者，易耗伤精气，多患诸虚劳损；素体阳气偏盛者多喜凉恶热；素体阴气偏盛者多喜热恶凉。

**3. 精神情志**　中医认为，不良的情志刺激会导致脏腑气血功能紊乱，引起或加重疾病。询问、了解患者平素的性格特征、疾病的发生变化与情志的关系等，有助于疾病的诊断与治疗。如患者平素性格内向，或忧思恼怒者，易患抑郁、焦虑等病，此类疾病在药物治疗的同时，还应辅以心理疏导，帮助患者尽快康复。

**4. 婚育状况**　对成年男女应询问其是否结婚、结婚年龄、有无生育、配偶健康状况以及有无传染病、遗传病等。对女性患者要记录其经、带、胎、产的情况，如初潮年龄、绝经年龄、月经周期、行经日数、月经和带下的量、色、质情况等。对已婚妇女还应询问妊娠次数、生产胎数，以及有无流产、早产和难产等。

**5. 小儿出生前后情况**　了解小儿先天情况，询问妊娠期及产褥期母亲的营养健康状况，分娩时的情况；了解小儿后天情况，询问喂养和生长发育情况等。

### （六）家族史

主要询问与患者有血缘关系的直系亲属（如父母、子女、兄弟姐妹等）及与本人生活有密切关系的亲属（如配偶等）的健康与患病情况。必要时应注意询问亲属的死亡原因，有助于某些遗传性疾病和传染性疾病的诊断。

## 二、问现在症

问现在症是询问患者就诊时所感受到的痛苦和不适，以及与病情相关的全身情况。

通过问诊掌握患者的现在症状，了解疾病目前的主要矛盾，并围绕主要矛盾进行辨证，揭示疾病本质，对疾病做出确切的判断，是医护人员进行诊病、辨证的主要依据。问现在症是问诊的主要内容，为历代医家所重视。

明代医学家张景岳在总结前人问诊经验的基础上编成《十问篇》，清代陈修园将其略作修改而成《十问歌》，即"一问寒热二问汗，三问头身四问便，五问饮食六胸腹，七聋八渴俱当辨，九问旧病十问因，再兼服药参机变，妇女尤必问经期，迟速闭崩皆可见，再添片语告儿科，天花麻疹全占验"。临床实际运用时，要根据患者的具体病情，灵活而有主次地进行询问。

### （一）问寒热

"问寒热"是指询问患者有无怕冷或发热的感觉。寒热是临床最常见症状，为问诊的重点内容。

"寒"指患者自觉怕冷的感觉。常分为三种：恶风、恶寒和畏寒。恶风，是指患者遇风觉冷，避之可缓；恶寒，是指患者自觉怕冷，多加衣被或近火取暖仍不能缓解；畏寒，是指患者自觉怕冷，多加衣被或近火取暖能够缓解。"热"指发热，包括患者体温升高，或体温正常而患者自觉全身或局部发热的感觉。

寒与热的产生，主要取决于病邪的性质和机体阴阳的盛衰两个方面。邪气致病者，寒邪致病，怕冷症状突出；热邪致病，发热症状明显。机体阴阳失调时，阳盛则热，阴盛则寒，阴虚则热，阳虚则寒。通过询问患者怕冷与发热的情况，可以辨别病邪性质和机体阴阳盛衰。

临床上常见的寒热类型有以下四种。

**1. 恶寒发热**　指患者恶寒与发热同时出现，常见于外感病初起阶段，是表证的特征性症状。古人有"有一分恶寒就有一分表证"的说法。其机理是外邪袭表，卫阳被遏，肌腠失于温煦则恶寒；正气奋起抗邪，正邪交争，卫阳失于宣发，则郁而发热。邪正相争，恶寒与发热并见。由于感受外邪性质的不同，寒热症状可有轻重的区别。

恶寒重发热轻，由外感风寒之邪所致，是风寒表证；发热重恶寒轻，由外感风热之邪所致，是风热表证；发热轻而恶风，由外感风邪所致，是伤风表证。外感表证的寒热轻重，不仅与感受病邪的性质有关，而且与感受病邪的轻重密切相关。一般情况下，病邪轻者，则恶寒发热俱轻；病邪重者，则恶寒发热俱重。同时，外感表证的寒热轻重，还常与机体正气与病邪的盛衰相关。正气邪气俱盛，则恶寒发热俱重；病邪盛而正气衰，则恶寒重而发热轻。

**2. 但寒不热**　指患者只感寒冷而不发热的症状，是阴盛或阳虚的里寒证的特征。新病恶寒，指患者病初即感觉怕冷但体温不高的症状。多伴见脘腹或其他局部冷痛剧烈，或四肢不温或呕吐泄泻或咳喘痰鸣，脉沉紧等症，主要见于里实寒证。多因感受寒邪较重，寒邪直中脏腑、经络，郁遏阳气，肌体失于温煦所致。久病畏寒，指患者经常怕冷，四肢凉，得温可缓的症状，兼面色㿠白，舌淡胖嫩，脉沉迟无力，主要见于里虚寒证。多因阳气虚衰，形体失于温煦所致。

**3. 但热不寒**　指患者只觉发热，而无怕冷之感的症状，是阳盛或阴虚的里热证的特征。根据发热的轻重、时间、特点等，临床上常见以下三种类型。

（1）**壮热**　指高热（体温在39℃以上）持续不退，不恶寒只恶热的症状。常伴满面通红、口渴、大汗出、脉洪大等症。属里实热证，常见于伤寒阳明经证或温病气分证。

（2）**潮热**　指按时发热，或按时热势加重，如潮汐之有定时的症状。①阳明潮热，日晡（下午3～5时，即申时）发热明显，且热势较高，亦称日晡潮热。兼见口渴饮冷、腹胀便秘等症，常见于阳明腑实证。②阴虚潮热，午后和夜间有低热，兼见颧红、盗汗、五心烦热等症；甚或感觉有热自骨内向外透发者，称骨蒸潮热，多见阴虚证。③湿温潮热，午后热甚，兼身热不扬（即肌肤初扪之不觉很热，但扪之稍久即感灼手）、头身困重等症。常见于湿温病。

（3）**低热**　即微热，体温一般在38℃以下，或仅自觉发热的症状。发热时间一般较长，病因病机较为复杂。常见于温病后期和某些内伤杂病。

**4. 寒热往来**　指患者自觉恶寒与发热交替发作的症状，是正邪相争，互为进退的病理反映。寒热往来无定时，常见于伤寒病少阳证。邪在半表半里，正邪相争，正盛则发热，邪盛则恶寒，故恶寒与发热交替发作，发无定时；寒热往来有定时，每日或2～3日发作一次，常见于疟疾。疟邪侵入人体，潜伏于半表半里的部位，入与阴争则寒，出与阳争则热，故恶寒战栗与高热交替出现，休作有时。

**（二）问汗**

"问汗"是要了解患者有无异常汗出、汗出时间、汗量多少、出汗部位及兼症等。汗是阳气蒸化津液，经玄府达于体表而成。正常汗出有调和营卫、调节体温、滋润皮肤的作用。正常人在体力活动、进食辛辣、气候炎热、衣被过厚、情绪激动等情况下出汗，属于生理现象。若当汗出而无汗，不当汗出而多汗，或仅见身体的某一局部汗出，均属病理现象。病理性汗出的有无，与病邪的性质和机体正气的亏虚有着密切的关系。由于病邪的性质，或正气亏损的程度不同，可出现各种病理性的汗出异常。询问患者汗出的异常，对于判断病邪的性质和机体阴阳的盛衰有着重要的意义。

问汗应首先询问患者汗出与否。若有汗，则进一步询问汗出的时间、多少、部位及主要兼症，以及近期是否有服用发汗的中西药等；若无汗，则应重点询问其兼症，以进一步明确诊断。

**1. 有汗无汗**　汗的有无是判断病邪性质和正气盛衰、津液盈亏的重要依据。

（1）无汗　表证无汗，若兼见恶寒重、发热轻者，多属风寒表证；里证无汗，若兼见口不甚渴、舌绛而干者，多因阴津亏虚，化汗乏源；若兼见面唇色淡，舌色淡白者，多为血虚，化源不足；若兼见畏寒乏力，舌淡苔白者，多因阳气虚，无力化汗所致。

（2）有汗　表证有汗，多见于风热表证和伤风表证；里证有汗，若兼见发热面赤，口渴饮冷者，多见于里热证；里虚证亦可见汗出，如阳气亏虚，肌表不固，或阴虚内热，蒸津外泄。

**2. 特殊汗出**　是指具有某些特征的病理性汗出。见于里证。

（1）自汗　指醒时经常汗出，活动后尤甚。多见于气虚证和阳虚证。

（2）盗汗　指睡时汗出，醒则汗止。多见于阴虚证。

（3）绝汗　指在病情危重的情况下，出现大汗不止，常是亡阴或亡阳的表现，属危重证候。若冷汗淋漓，面色苍白，肢冷脉微，属亡阳；汗热如油，烦躁口渴，脉细数或疾，属亡阴。

（4）战汗　指先恶寒战栗而后汗出。常见于外感热病或伤寒邪正剧烈斗争的阶段，是疾病发展的转折点。若汗出热退，脉静身凉，提示邪去正复，疾病向愈；若汗出而身热不退，烦躁不安，脉来急疾，提示邪盛正衰，病情恶化。

（5）黄汗　指汗出沾衣，色如黄柏汁的症状，多见于腋窝部。多因风湿热邪交蒸所致。

**3. 局部汗出**　是指身体某一部位的汗出。

（1）头汗　指头部或头颈部汗出量多，又称但头汗出，多见于上焦热盛，或中焦湿热蕴结，或虚阳上越。

（2）手足汗出　指手足心汗出，多见于阴虚证，或阳明热结，或脾胃湿热。

（3）心胸汗出　指心胸部易出汗或汗出过多，见于虚证。

（4）半身汗出　指仅一侧身体汗出，多见于痿病、中风及截瘫患者。一般汗出常见于健侧，无汗的半身常是病侧。

### （三）问疼痛

疼痛是临床上最常见的一种自觉症状。实证疼痛多因感受外邪、气滞血瘀、痰浊凝滞，或食积、虫积、结石等阻滞脏腑经脉，气血运行不畅所致，即所谓"不通则痛"。虚证疼痛多因阳气亏虚，精血不足，脏腑经脉失养所致，即所谓"不荣则痛"。问疼痛，应注意询问疼痛的部位、性质、程度、时间及喜恶等。

**1. 问疼痛的性质**　导致疼痛的病因、病机不同，故疼痛的性质各异。

（1）胀痛　指疼痛兼有胀感或胀甚于痛。常表现为部位不固定，因情绪波动而加剧，嗳气、矢气而减轻，多因气滞或肝火上炎、肝阳上亢所致。

（2）刺痛　指疼痛如针刺或刀割，部位比较固定，多见于瘀血。

（3）窜痛　指疼痛部位走窜不定，或攻冲作痛，多见于气滞。

（4）固定痛　指疼痛部位固定不移，多见于瘀血，或寒湿、湿热阻滞，或热壅血瘀所致。

（5）游走痛　指疼痛部位游走不定，多见于痹证，因风邪偏胜所致。

（6）冷痛　指疼痛有冷感而喜暖，主寒证。寒邪阻滞经络所致者，为实证；阳气亏虚，脏腑经脉失于温煦所致者，为虚证。

（7）灼痛　指疼痛有灼热感而喜凉，主热证。火邪窜络所致者，为实证；阴虚火旺所致者，为虚证。

（8）绞痛　指痛势剧烈，如刀绞割，多因瘀血、结石、蛔虫等有形实邪阻闭气机，或寒邪凝滞气机所致。

（9）隐痛　指疼痛不剧烈，但绵绵不休，多见于虚证。

（10）重痛　指疼痛兼有沉重感，多见于湿邪困阻气机。

（11）酸痛　指疼痛兼有酸软感，多见于湿证。腰膝酸痛，属肾虚，或剧烈运动后肌肉疲劳。

（12）掣痛　指抽掣牵引作痛，由一处连及他处，也称引痛、彻痛。多因筋脉失养，或筋脉阻滞不通所致。

（13）空痛　指疼痛兼有空虚感。多见于虚证。

一般而言，新病疼痛，痛势剧烈，持续不解，拒按，多属实证；久病疼痛，痛势较轻，时痛时止，喜按，多属虚证。

**2. 问疼痛的部位**　由于机体的各个部位与一定的脏腑、经络相联系，所以通过询问疼痛的部位，可以了解病变所在的脏腑、经络，对于诊断有重要的意义。

（1）头痛　指头的某一部位或整个头部疼痛。头痛有虚实之分。凡外感六淫或瘀血、痰浊、郁火、阳亢、癥积、寄生虫等所致者，多属实证；凡气血阴精亏虚，不能上荣于头所致者，多属虚证。临床可根据病史、兼症及头痛的性质，辨别头痛的原因。手足三阳经、足厥阴肝经循行于头部，可以根据头痛的部位，确定病变所属经络。前额连眉棱骨痛，病在阳明经；后头连项痛，病在太阳经；头两侧痛，病在少阳经；巅顶痛，病在厥阴经。

（2）胸痛　指胸的某一部位疼痛，多与心肺病变有关。左胸心前区憋闷作痛，时痛时止，痛引肩臂者，多因痰、瘀等邪阻滞心脉所致，可见于胸痹；胸背彻痛剧烈，面色青灰，手足青至节者，多因心脉急骤闭塞不通所致，可见于真心痛；胸痛，颧赤盗汗，午后潮热，咳痰带血者，多因肺阴亏虚，虚火灼伤肺络所致，可见于肺痨；胸痛，喘促鼻煽，壮热面赤者，多因热邪壅肺，可见于肺热；胸痛，壮热，咳吐脓血腥臭痰者，多因痰热壅肺，腐肉成脓所致，可见于肺痈；此外，肺癌、胸部外伤等，亦可导致胸部疼痛。

（3）胁痛　指胁的一侧或两侧疼痛，多与肝胆病变有关。肝郁气滞、肝胆湿热、肝胆火盛、肝阴亏虚及饮停胸胁，阻滞气机，经脉不利，均可导致胁痛。

（4）胃脘痛　指上腹中部鸠尾下，胃之所在部位疼痛。因胃失和降、气机不畅所致。因寒、热、气滞、瘀血和食积所致者，属实证；因胃阴虚或胃阳不足，胃失所养引起者，属虚证。实证多在进食后疼痛加剧，虚证多在进食后疼痛缓解。胃脘冷痛剧烈，得热痛减者，为寒证；胃脘灼热疼痛，消谷善饥，口臭便秘者，为热证；胃脘胀痛，嗳气，郁怒则痛甚者，为气滞；胃脘刺痛，痛有定处者，为瘀血；胃脘疼痛无规律，痛无休止而明显消瘦者，应考虑胃癌可能。

（5）腹痛　指剑突下至耻骨毛际以上（胃脘所在部位除外）的腹部疼痛，或其中某一部位疼痛。因寒、热、寒湿、湿热、气滞、瘀血、结石、虫积和食积等所致者，多属实证；因气虚、血虚、阳虚、阴虚所致者，多属虚证。腹痛病因复杂，涉及内、外、妇、儿各科，需要问诊与按诊相配合，根据病史，结合疼痛的性质及兼症，确定疼痛的原因。

（6）背痛　指自觉背部疼痛。脊痛不可俯仰者，多属寒湿证或督脉损伤；背痛连项者，多属风寒客于足太阳经。

（7）腰痛　指腰部两侧或腰脊正中疼痛。腰部中间为脊骨，腰部两侧为肾所在部位，故称"腰为肾之府"，带脉横行环绕腰腹，总束阴阳诸经。因此，腰痛多与肾及带脉病变有关。腰部经常绵绵作痛，酸软无力者，多属肾虚；腰部冷痛沉重，阴雨天加重，多属寒湿；腰部刺痛，或痛连下肢者，多属瘀血或腰椎病变；腰部突然剧痛，向少腹部放射，兼见尿血者，多属结石阻滞；腰痛连腹，绕如带状，多属带脉损伤；另外，骨痨、外伤亦可导致腰痛。

（8）四肢痛　指四肢的肌肉、筋脉和关节等部位疼痛，多见于痹病，或脾胃虚损，四肢失养。若独见足跟痛或胫膝酸痛者，多因肾虚所致，常见于年老体弱者。

（9）周身疼痛　指头身、腰背及四肢等部位皆痛。新病者，多属实证，多因外感风寒、风湿或湿热疫毒所致。久病者，多属虚证，多因气血亏虚，形体失养所致。

### （四）问头身胸腹

问头身胸腹是指询问患者头身、胸腹除疼痛之外的其他不适或异常。主要包括头晕、胸闷、心悸、胁胀、脘痞、腹胀、身重、身痒、麻木、拘挛、乏力等不适症状。

**1. 头晕**　自觉头脑眩晕，轻者闭目自止，重者感觉自身或眼前景物旋转，不能站立。头晕胀痛，口苦，易怒，脉弦数者，多属肝火上炎、肝阳上亢；头晕面白，神疲乏力，舌淡脉弱者，多属气血亏虚；头晕而重，如物缠裹，痰多苔腻者，多属痰湿内阻；头晕耳鸣，遗精健忘，腰膝酸软者，多属肾虚精亏；外伤后头晕刺痛者，多属瘀血阻滞。

**2. 胸闷**　自觉胸部痞塞满闷。多与心肺气机不畅有关。胸闷，心悸气短者，多属心气虚或心阳不足；胸闷，咳喘痰多者，多属痰饮停肺；胸闷，壮热，鼻翼翕动者，多属热邪或痰热壅肺；胸闷气喘，畏寒肢冷者，多属寒邪客肺；胸闷气喘，少气不足以息者，多属肺气虚或肺肾气虚；另外，气管或支气管异物、气胸以及肝气郁结等，均可导致胸闷。

**3. 心悸**　自觉心跳不安，不能自主。包括惊悸与怔忡，多是心与心神病变的反映。因受惊而发，或心悸易惊者，谓之惊悸；无明显外界诱因，心跳剧烈，上至心胸，下至脐腹，悸动不安者，谓之怔忡，多由惊悸发展而来。心悸，气短，乏力，自汗，多属心气、心阳亏虚；心悸，面白唇淡，头晕气短，多属气血两虚；心悸，颧红，盗汗，多属心阴不足；心悸，时作时止，胸闷不适，痰多，多属胆郁痰扰，心神不安；心悸，下肢或颜面浮肿，喘促，多属阳虚水泛，水气凌心；心悸，短气喘息，胸痛不移，舌紫暗，多属心脉痹阻；心胆气虚而突受惊吓等常致心悸不安。

**4. 胁胀**　自觉一侧或两侧胁部胀满不舒。胁胀多属肝胆及其经脉的病变。胁肋胀痛，太息易怒，脉弦者，多属肝气郁结；胁肋胀痛，身目发黄，口苦，苔黄腻者，多属肝胆湿热；胁胀，患侧胁间饱满，咳唾引痛者，多属饮停胸胁。

**5. 脘痞**　自觉胃脘胀闷不舒，是脾胃病变的表现，有虚实之分。脘痞，饥不欲食，干呕，舌红少苔者，多属胃阴亏虚；脘痞，食少，便溏者，多属脾胃气虚；脘痞，嗳腐吞酸者，多属食积胃脘；脘痞，纳呆呕恶，苔腻者，多属湿邪困脾；脘痞，胃脘有振水声者，多属饮邪停胃。

**6. 腹胀**　自觉腹部胀满，痞塞不适，甚则如物支撑。食后腹胀，多属脾虚不运；腹胀，冷痛、呕吐清水，多属寒湿犯胃或脾胃阳虚；腹胀，身热面赤、便秘、腹硬痛拒按，多属热结阳明的阳明腑实证；腹胀，食欲不振、嗳腐吞酸，或腹痛拒按、大便秘结，多属食积；腹胀，嗳气太息、遇情志不舒加重，多属肝气郁滞；腹胀，呃逆呕吐，腹部按之有水声，多属痰饮；小儿腹大，面黄肌瘦，不欲进食，发结如穗，多属疳积。

**7. 身重**　自觉身体沉重。多与水湿泛溢及气虚不运有关。身重，脘闷苔腻者，多属湿困脾阳；身重，浮肿者，多属水湿泛溢肌肤；身重，嗜卧，疲乏者，多属脾气虚；热病后期见身重乏力者，多为邪热耗伤气阴所致。

**8. 身痒**　自觉全身皮肤瘙痒不适。多由风邪袭表、血虚风燥、湿热浸淫所致。多见于风疹、瘾疹、疮疖、黄疸等。

**9. 麻木** 自觉皮肤发麻或肌肤感觉减退甚至消失的症状，亦称不仁。多因肌肤、筋脉失养所致。气血亏虚、风寒入络、肝风内动、风痰阻络、痰湿或瘀血阻络等皆可引起麻木。

**10. 拘挛** 手足筋肉挛急不舒，屈伸不利，也称"痫挛"，多属寒邪凝滞或气血亏虚。

**11. 乏力** 自觉肢体懈怠，疲乏无力，多为气血亏虚或湿困阳气所致。

### （五）问耳目

问耳目不仅能够了解耳目局部有无病变，还可以了解肝、胆、肾等脏腑的病变情况。

**1. 问耳** 肾开窍于耳，手足少阳经脉分布于耳，为宗脉之所聚。耳的病变多与肾、肝胆有关。

（1）重听、耳聋 听力略有减退或听觉迟钝，称重听；严重者听力明显减退，甚至听觉完全丧失，称耳聋。日久渐成者，多属虚证，常见于年老体弱者，多属肾精亏虚；骤发者，多属实证，常因肝胆火扰、痰浊上蒙，或风邪上袭耳窍所致。

（2）耳鸣 自觉耳内有响声如潮水或蝉鸣。单侧或双侧，或持续，或时发时止。突发耳鸣，声大如雷，按之尤甚，属实证；渐起耳鸣，声细如蝉，按之可减，或耳渐失聪而听力减退者，多属虚证。

**2. 问目** 肝开窍于目，五脏六腑之精气皆上注于目。

（1）目痛 自觉单目或双目疼痛。目剧痛难忍，面红目赤者，多属肝火上炎；目赤肿痛，羞明多眵者，多属风热上袭；目微痛微赤，时痛时止而干涩者，多属阴虚火旺。

（2）目痒 自觉眼睑、眦内或目珠瘙痒，轻者揉拭则止，重者极痒难忍。两目痒甚如虫行，伴有羞明流泪、灼热者，多属实证，多为肝火上扰或风热上袭；目微痒而势缓，多属虚证，多因血虚，目失濡养。

（3）目眩 即眼花，指自觉视物旋转动荡，如坐舟车，或眼前如有蚊蝇飞动。因气虚、血亏、阴精不足，目失所养所致者，多属虚证；因肝火上炎、肝阳化风及痰湿上蒙清窍所致者，多属实证，或本虚标实证。

（4）目昏、雀盲、歧视 目昏是指视物昏暗，模糊不清；雀盲是指白昼视力正常，每至黄昏以后视力明显减退，视物不清，亦称夜盲；歧视是指视一物成二物而不清。三者多因肝肾亏虚，精血不足，目失所养引起。

### （六）问睡眠

睡眠是人体适应自然界昼夜节律变化的重要生理活动。睡眠的情况与人体卫气的循行、阴阳、气血的盛衰、心肾等脏腑的功能活动有着密切的关系。通过询问睡眠的异常变化，有助于了解机体阴阳气血的盛衰，心神是否健旺安宁等。

**1. 失眠** 指经常不易入睡，或睡而易醒，难以复睡，轻者时时惊醒，睡不安宁，甚者彻夜不眠，或伴有多梦，又称不寐、不得眠。失眠主要由于阴虚阳盛，阳不入阴所致。营血亏虚，或阴虚火旺，心神失养，或心胆气虚，心神不安所致者，属虚证；火邪、痰热内扰心神，心神不安，或食积胃脘所致者，属实证。

**2. 嗜睡** 指精神疲倦，睡意很浓，经常不自主地入睡，又称多寐、多眠。嗜睡主要是阳虚阴盛所致。困倦嗜睡，头目昏沉，胸闷脘痞，肢体困重，苔腻，脉濡者，多属痰湿困脾；饭后困倦嗜睡，形体衰弱，纳呆腹胀，少气懒言者，多属脾气虚弱；精神极度疲惫，神识昏蒙，困倦易睡，肢冷脉微者，多属心肾阳虚；大病之后，神疲嗜睡，乃属正气未复；嗜睡伴轻度意识障碍，叫醒后不能正确回答问题者，多属邪闭心神。

### （七）问饮食口味

询问口渴与饮水、食欲与食量以及口味等三方面情况，可以了解津液盈亏、脾胃功能的盛衰以及其他脏腑的病变。

**1. 口渴与饮水** 口渴是指患者自觉口中干渴不适；饮水是指实际饮水量的多少。两者主要反映体内津液的盈亏、输布的情况和疾病的寒热虚实。询问时，应注意患者有无口渴、饮水的多少、喜冷饮还是热饮，以及其他兼症。

（1）口不渴饮 指无明显口渴的感觉，饮水也不多。提示津液未伤，多见于寒证、湿证，或无明显燥热证。

（2）口渴多饮 指口渴明显，饮水量多，提示津液损伤。口渴咽干，鼻干唇燥，发于秋季者，多属燥邪伤津；口大渴喜冷饮，兼见高热面赤，汗出心烦，小便黄短，脉洪数者，属里热伤津；口渴多饮，甚或饮一溲一，小便量多，多食易饥，身体消瘦者，属消渴病，乃素体阴虚内燥，津液耗损。大量汗出或发汗太过，剧烈吐泻，以及利尿太过，也会见口渴多饮。

（3）渴不多饮 指有口干口渴的感觉，但又不欲饮水，或饮水不多。提示轻度伤津，或津液输布障碍。温病见口渴而不多饮，身热夜甚，心烦不寐，舌质红绛者，为营分证；口干不欲饮，兼见五心烦热，颧红盗汗，舌红少苔，脉细数者，属阴虚证；口渴不多饮，兼身热不扬，头身困重，胸闷纳呆，舌苔黄腻者，属湿热证。口渴喜热饮，饮入不多，或水入即吐者，属痰饮病。口干，但欲漱水不欲咽，兼舌质青紫、脉涩者，为血瘀证。

**2. 食欲与食量** 食欲指进食的要求和对进食之欣快感；食量指实际的进食量。询问两者可以了解脾胃功能的盛衰及疾病的预后转归。

（1）食欲减退 指进食的欲望减退，又称纳呆，甚至不想进食，常伴食量的减少。多与脾胃病变有关。纳呆食少，兼见面黄肌瘦，属脾胃亏虚；纳呆腹胀，呕吐泄泻，头身困重，属湿邪困脾；不欲饮食，兼见寒热往来，胸胁苦满，口苦咽干，属少阳病。

（2）厌食 指厌恶食物，食欲大减，甚至恶闻食臭。厌食腹胀，脘闷欲呕，嗳腐食臭，属食积；厌油，泛恶欲呕，便溏不爽，肢体困重，属湿热蕴脾；厌油，身目发黄，胁肋胀痛，属肝胆湿热；女子妊娠早期，出现厌食恶心，属妊娠反应，不作病态；若反复呕吐，尤其在妊娠中后期，伴有胎动减少，为妊娠恶阻，属病态。

（3）消谷善饥 指食欲亢进，进食量多，易感饥饿，又称多食易饥。兼口臭便结，属胃火亢盛；兼多饮多尿，身体消瘦，属消渴；兼大便溏泄，属胃强脾弱。

（4）饥不欲食 指虽有饥饿的感觉但不欲进食，或进食不多的症状，见于胃阴虚证。

（5）偏嗜食物 指偏嗜某种食物或异物。小儿偏嗜生米、泥土，兼见腹胀腹痛，面色萎黄，属虫积。妇女妊娠期间，偏嗜酸辣食物，此为生理现象，不属病态。

（6）食量变化 若食欲逐渐减退，食量渐少，日渐消瘦，提示脾胃渐衰，疾病加重；反之，久病患者，食欲逐渐好转，食量渐增，精神转好者，提示胃气渐复，预后较好；若危重患者，本来毫无食欲，突然索食，食量大增，称为除中，提示胃气败绝，是假神的表现之一。

**3. 口味** 指询问口中有无异常的味觉。常可反映脾胃功能的盛衰及其他脏腑的病变。口淡乏味，常伴食欲减退，属脾胃虚弱或寒湿内阻；口苦，多见于心火上炎或肝、胆火旺；口中甜而胶黏，脘闷不舒，舌苔黄腻者，为脾胃湿热；口甜而食少，神疲乏力，为脾虚；口中泛酸，嗳气，脘腹疼痛，属肝火犯胃；口中酸馊，口气酸臭，属伤食证；口咸，见于肾虚或寒证；口涩，属燥热伤津或脏腑热盛；口黏腻，多见于脾胃湿热，或食积化热，或痰湿内盛。

## （八）问二便

二便是人体新陈代谢的产物。大便由大肠产生，与脾胃的腐熟运化、肾阳的温煦、肝的疏泄、肺的肃降关系密切。小便由膀胱排出，亦与肾的气化、脾的运化、肺的肃降及三焦的通调等关系密切。询问二便的变化，可以了解脏腑功能的盛衰以及疾病的寒热虚实。应注意着重询问二便的次数、气味、性状、颜色、便量、排便时间、排便时的感觉及其伴随症状等。

**1. 问大便**　正常人一般每日或隔日一次大便，质软成形，干湿适中，排便通畅，内无脓血、黏液及未消化的食物。

（1）便次异常　①便秘：指排便时间延长，便次减少，便质干燥，或时间虽不延长但排便困难。实证多由热邪内结或寒邪凝滞大肠所致；虚证多由阴血、津液亏虚，肠道失润，或气虚、阳虚，肠道传导无力所致。②泄泻：指大便次数增多，粪质稀薄，甚至泻下如水样。实证多因寒湿、湿热、食积等引起；虚证多由脾虚，或肾阳虚所致。

（2）便色异常　大便黄褐如糜而臭，兼发热，腹痛腹胀，舌苔黄腻，属大肠湿热；大便色灰白如陶土，溏结不调，见于黄疸。

（3）便质异常　①完谷不化：指大便中夹有很多未被消化的食物，多属脾肾阳虚或伤食。②溏结不调：指大便时稀时干，粪质难以正常者，多因肝郁或脾虚所致。③便血：指便中带血，先便后血，便血暗红或紫黑，甚至色黑如柏油样，称远血，多因脾不摄血，瘀阻胃肠所致；大便带血，血色鲜红，血液附于粪便表面，或于排便前后点滴而出，称近血，多因大肠湿热或大肠风燥，伤及血络所致。④便脓血：指大便中含有脓血黏液，多见于痢疾或肠癌患者。

（4）排便感异常　①肛门灼热：指排便时自觉肛门周围有灼热不适之感，多属大肠湿热。②里急后重：指腹痛窘迫，时时欲泻，肛门重坠，便出不爽，常见于痢疾，多因湿热内阻，肠道气滞。③排便不爽：指排便不通畅，有涩滞难尽之感。腹痛欲便，排便不爽，抑郁易怒者，多属肝郁乘脾；排便不爽，腹痛泄泻，黄褐臭秽，肛门灼热，或伴里急后重者，属大肠湿热；大便不爽，腹胀腹泻，夹有未消化食物，酸臭难闻者，属伤食。④滑泄失禁：指大便不能随意控制，呈滑出之状，甚至便出而不自知的症状，属脾肾阳虚。⑤肛门重坠：指患者自觉肛门有沉重下坠的感觉，属脾虚气陷或大肠湿热。

**2. 问小便**　健康成人在一般情况下，白天小便 3～5 次，夜间 0～1 次，一天的尿量为 1000～1800ml，尿色淡黄而清亮，无特殊气味。尿次和尿量受饮水、温度、汗出、年龄等因素影响。

（1）尿量异常　①尿量增多：指每天的尿量较正常明显增多，见于虚寒证和消渴病。②尿量减少：指每天的尿量较正常明显减少者，多见于津液不足、水肿病。

（2）尿次异常　①小便频数：指小便次数增多，时欲小便。小便频数、短赤、尿急、尿痛者，常见于淋病，多属湿热蕴结；老年人或久病患者小便频数，色清量多，夜间明显者，多属肾阳虚衰，或肾气不固。②癃闭：小便不畅，点滴而出者为"癃"；小便不通，点滴不出者为"闭"，统称"癃闭"。实证多因湿热下注、瘀血、结石等；虚证多因年老气虚，或肾阳不足。

（3）尿色质异常　①小便清长：指小便色清量多，见于寒证。②小便短黄：指小便色黄而短少，多属热证。③尿中带血：指小便色赤，混有血液甚至血块，多因热伤膀胱血络，或心火亢盛移热小肠；或脾不统血、肾气不固所致。④小便混浊：指小便混浊，如膏脂或米泔。小便混浊如膏脂，或尿时疼痛，苔黄腻，脉滑数者，为膏淋，属湿热下注；小便混浊如米泔，小腹坠胀，面色淡白，神疲乏力，劳则尤甚者，属中气下陷证。⑤尿中有砂石：尿中夹有砂石，兼见小便短赤疼痛，或有尿血，属石淋，因湿热内蕴膀胱，煎熬尿液，结为砂石，伤及血络。

（4）排尿感异常　①小便涩痛：排尿时自觉尿道灼热疼痛，小便涩滞不畅，见于淋病，多属湿热蕴结。②余沥不尽：排尿后仍有小便点滴不尽，多属肾阳虚、肾气不固。③小便失禁：指神志清醒时，小便不能随意控制而自行溢出的症状，多属肾气亏虚，或尿路损伤，或湿热、瘀血阻滞。④遗尿：指睡眠中经常不自主排尿的症状，多见于 3 岁以上小儿或老年人。多因禀赋不足，肾气未充，或肾气亏虚。

## 三、妇科问诊

妇女有特殊的生理特点，因此，妇科问诊时，除了前文的内容外，还应对其月经、带下、妊娠、产育等情况进行询问。这些情况可以反映脏腑功能及气血的盛衰，亦可推断疾病的寒热虚实性质，可作为诊断妇科或其他疾病的依据。

**1. 月经** 是正常性发育成熟女子有规律的周期性宫腔出血的生理现象，又称月事、月水等。正常情况下，月经一般每月1次，周期为28天左右，行经天数为3~5天，经量50~100ml左右，经色红，无血块，14岁左右月经初潮，49岁左右绝经，妊娠期和哺乳期月经不来潮。月经的形成与肾、肝、脾、胞宫、冲任脉及气血等关系密切。临床中应主要询问月经的周期，行经的天数，月经的色、质、量以及有无闭经或行经腹痛等情况。必要时可询问末次月经日期，以及初潮或绝经年龄。

（1）经期异常 ①月经先期：指连续3个月经周期或以上，出现月经来潮提前7天以上，多因血热妄行，或气虚不摄。②月经后期：指连续3个月经周期或以上，出现月经来潮延后超过7天以上，多见于血虚、阳虚、血瘀。③月经先后不定期：指连续3个月经周期以上，月经时而提前，时而延后达7天以上，多因肝气郁滞，或脾肾虚损。

（2）经量异常 ①月经过多：指月经血量较常量明显增多，多因血热妄行，或气虚不固，或瘀血。②崩漏：指非正常行经期间阴道出血。来势迅猛，出血量多者，谓之崩；势缓而量少，淋漓不断者，谓之漏，合称崩漏。主要与气虚、血热、血瘀有关。③月经过少：指月经血量较常量明显减少，甚至点滴即净，多因营血不足，或肾气亏虚，或寒凝、血瘀、痰湿。④闭经：指女子年逾16周岁，月经尚未来潮，或已行经，未受孕、不在哺乳期，而又停经达6个月以上，也称经闭。多因肝肾不足，或因痨虫侵及胞宫，或气滞血瘀、阳虚寒凝、痰湿阻滞。

（3）经色、经质异常 经色淡红质稀，为血虚；经色深红质稠，为血热；经色暗紫，夹有血块，为血瘀。

（4）痛经 指在行经期间或行经前后，阵发性出现下腹部疼痛，或痛引腰骶，甚至剧痛难忍，并伴随月经呈周期性发作，亦称行经腹痛。经前或经期小腹胀痛或刺痛拒按，多属气滞血瘀；月经后期或行经后小腹隐痛、空痛，多属气血两虚，或肾精不足。

**2. 带下** 正常情况下，妇女阴道内有少量无色、无臭的分泌物，具有濡润阴道的生理性作用。若带下明显过多，淋漓不断，或色、质、气味异常，为病理性带下。因带下颜色不同，有白带、黄带、赤带、青带、黑带、赤白带及五色带等名称。一般情况下，带下色深，质地黏稠，有臭味，多属实热；色浅，质稀或有腥气味，多属虚寒。问带下，应注意询问带下的量、色、质、味等情况。

带下色白量多，质稀如涕，淋漓不绝而无臭味者，多属脾肾阳虚，或寒湿下注；带下色黄，质黏臭秽，多属湿热下注，或湿毒蕴结；白带中混有血液，赤白杂见，多属肝经郁热，或湿毒蕴结，或与癥瘤有关。

**3. 胎、产** 已婚妇女还应询问妊娠次数、生产胎数，以及有无流产、早产、难产等。如妊娠期间的恶阻、胎漏、胎动不安、妊娠肿胀等；腹痛妇女妊娠腰酸见红者，多属堕胎先兆。产后须注意有无寒热、腹痛，有寒热、头痛，多为外感；恶露不畅，腹痛拒按，多为瘀血；恶露紫红，质稠，味臭，多为血热；恶露量多，舌淡红，无臭味，伴神疲乏力，小腹坠胀，多为气血亏虚。

## 四、儿科问诊

小儿生理上具有脏腑娇嫩、生机蓬勃、发育迅速的特点，病理上具有发病较快、变化较多、易虚易实的特点。因此，在问诊时，除询问一般内容外，还应根据小儿的生理、病理特点，询问小儿出生与发育情况和容易导致小儿发病的因素，以便掌握疾病的整体情况。

**1. 出生前后情况** 小儿的某些疾病，多与其母亲妊娠期健康状况及分娩情况有关，应注意询问女性妊娠期和哺乳期的营养状况如何，有无疾病、治疗用药情况，以及小儿是否难产、早产，颅脑是否受到损伤等。在婴幼儿期，发育较快，若出现五迟、五软，应注意询问小儿的喂养情况。

**2. 预防接种情况及传染病史** 小儿6个月~5周岁，自身免疫机能尚未健全，通过预防接种，能帮助小儿建立后天免疫机能，以减少感染麻疹、水痘等传染病的概率，且部分传染病获病后，常可获得终身免疫。因此，询问预防接种、传染病史及传染病接触史，可为确定诊断提供依据。

**3. 发病原因** 小儿脏腑娇嫩，抗病能力弱，易受寒热等气候环境影响，感受外邪而致病；小儿脾胃虚弱，消化能力差，容易伤食而出现呕吐、腹泻等；小儿脑发育不完善，易受惊吓，而见哭闹、惊叫、夜啼，甚至出现惊风抽搐等。因此，询问小儿发病原因时，应围绕上述内容加以询问。

# 第四节 切 诊

PPT

切诊是医护人员用手指或手掌对患者的某些部位进行触、摸、按、压，从而了解健康状态，诊察病情的方法。切诊包括切脉和按诊两个部分。

## 一、切脉

切脉又称诊脉或脉诊，是医护人员用手指触按患者某些特定部位的动脉搏动，以探察脉象，了解身体状况，辨别病证的一种诊察方法，是中医特色诊法之一。

脉诊的基本原理，主要在于脉为人体气血运行的通道，五脏均与血脉密切相关，心气推动血液在脉中运行；肺通过参与宗气生成助心行血；脾为气血生化之源，并主统血；肝藏血，主疏泄，调畅人体气血；肾藏精，精化血，不断充养血脉。因此，通过切脉可以了解全身脏腑气血盛衰的变化。

### （一）脉诊部位

诊脉的部位有多种，不同的诊脉方法所选取的诊脉部位不尽相同。《素问·三部九候论》有遍诊法，即诊头、手、足三部，每部又再分天、地、人三个位置，共诊九个部位的脉象，又称为三部九候诊法；《伤寒杂病论》中提出三部诊法，即诊人迎（颈动脉）、寸口（桡动脉）、趺阳（足背动脉）三个部位的诊法；《难经》最早提出"独取寸口"的诊脉方法，自晋朝后被推广运用。

现代临床常用寸口诊法。寸口又称气口、脉口，即是腕后桡动脉搏动处。寸口脉分为寸、关、尺三部，以桡骨茎突为标记，其内侧的部位为关，关前（腕侧）为寸，关后（肘侧）为尺。两手共六部脉，分候不同脏腑，左手寸、关、尺分别候心、肝、肾的变化；右手寸、关、尺分别候肺、脾、肾（命门）的变化。独取寸口理论的原理：肺经起于中焦，为全身经脉的起止，中焦乃气血生化之源，且肺胃气之主，故一身气血的盛衰情况可由属于肺的动脉，即寸口处诊察到，而诊断五脏六腑的病变。

### （二）脉诊方法

**1. 时间** 诊脉的最佳时间是清晨（平旦），尚未进食及活动时，气血经脉受到外界干扰最少，此时脉象能比较准确地反映机体脏腑经脉气血的盛衰及运行状况。现在临床诊脉时要在外在环境安静、患者静息状态下诊脉，同时，要求医护人员要呼吸自然均匀，以自己一次正常呼吸为时间单位，来测量患者的脉搏搏动次数。现代临床上每次诊脉单手应不少于1分钟（候五十动），两手以3分钟左右为宜。

**2. 体位** 诊脉时患者的取正坐或仰卧位，前臂自然向前平展，与心脏保持同一水平，手腕伸直，手掌向上，手指自然放松，在腕关节下面垫一松软的脉枕，以免寸口部气血运行受阻而影响脉象。

**3. 布指** 医生先以中指按在掌后高骨内侧动脉处，用中指定关，然后用食指按在关前（腕侧）定寸，用无名指按在关后（肘侧）定尺。布指的疏密根据患者的手臂长短或医者手指粗细进行适当的调整。小儿寸口部位短，多用"一指（拇指或示指）定关法"（图7-3）。

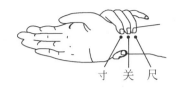

图7-3 脉诊布指图

**4. 指法** 诊脉时医护人员的食指、中指、无名指呈弓形，指头平齐，以使指目（指尖和指腹交界隆起处）按脉。三指以相同的指力同时诊三部脉，称"总按"，用一个手指诊察一部脉象，称"单按"。常用指法有举、按、寻。举法是以较轻的指力体察脉象，又称"浮取"或"轻取"；按法是以较重的指力甚至按到筋骨以体察脉象，又称"沉取"或"重取"；寻法是指力适中，不轻不重，介于举按指尖以体察脉象。寻还有"寻找"的意思，指力从轻到重，从重到轻，左右推寻，寻找脉动最明显的部位。

### （三）正常脉象

正常脉象又称为平脉、常脉。平脉表现为：寸关尺三部有脉，不浮不沉，中取即得，不快不慢，一息四五至（72~80次/分），节律一致，不大不小，从容和缓，应指有力。

**1. 平脉的特点** 平脉具有胃、神、根三个特点。脉象不浮不沉、不疾不徐、从容和缓、节律一致，是为有胃气，提示机体脾胃之气充盛；脉象柔和有力、节律整齐，为脉有神气，是心血充盈、心神健旺的表现；尺脉沉取应指有力，为脉有根，是肾精气充盈的反映。

**2. 生理性变异** 正常脉象受性别、年龄、体质、饮食、劳逸、情绪、昼夜等因素的影响而具有生理性变化。此外，少数人脉不见于寸口，而从尺部斜向手背，称斜飞脉；若脉出现在寸口的背侧，称反关脉；还有出现于腕侧其他位置的，都是生理特异的脉位，不属病脉。

**3. 常见病脉** 凡脉象异于平脉和正常变异的脉象，均属于病理性脉象。王叔和的《脉经》是我国最早的脉学专著，记载24种脉象，李时珍的《濒湖脉学》记载27种脉象，李中梓的《诊家正眼》记载28种脉象。近代临床所提及的脉象，有浮、沉、迟、数、洪、细、虚、实、滑、涩、弦、紧、结、代、促、长、短、缓、濡、弱、微、散、芤、伏、牢、革、动、疾等28种。现将16种常见病脉的脉象特征与临床意义总结见表7-1。

表7-1 常见病脉的脉象特征与临床意义

| 脉象 | 特征 | 临床意义 |
|---|---|---|
| 浮 | 轻取即得，重按稍减而不空 | 主表证，浮而有力为表实，浮而无力为表虚。亦见于虚阳外越证 |
| 沉 | 轻取不应，重按始得 | 主里证，沉有力为里实，沉无力为里虚 |
| 迟 | 脉来迟慢，一息不足四至（每分钟60次以下） | 主寒证，迟而有力为实寒，迟而无力为虚寒。亦可见于邪热结聚之里实热证 |
| 数 | 脉来急促，一息五六至（每分钟90~120次） | 主热证，数而有力为实热，数而无力为虚热 |
| 虚 | 三部脉举之无力，按之空虚，应指松软。亦为无力脉象的总称 | 主虚证 |
| 实 | 三部脉举按均充实有力，脉体宽大略长。亦为有力脉象的总称 | 主实证 |
| 滑 | 往来流利，应指圆滑，如盘走珠 | 主痰饮、食积、实热，亦见于青壮年、妊娠期妇女 |
| 涩 | 脉细而行迟，往来艰涩不畅，如轻刀刮竹 | 主精亏、血少、气滞、血瘀、痰食阻滞 |
| 洪 | 脉体宽大而浮，充实有力，来盛去衰，状若波涛汹涌 | 主热盛 |
| 细 | 脉细如线，但应指明显 | 主虚证，又主湿证 |
| 濡 | 浮细无力而软 | 主虚证，亦主湿证 |
| 弦 | 端直以长，如按琴弦 | 主肝胆病、痛证、痰饮 |

续表

| 脉象 | 特征 | 临床意义 |
|---|---|---|
| 紧 | 脉来绷急弹指，状如牵绳转索 | 主寒证、痛证、食积 |
| 结 | 脉来缓慢，时有一止，止无定数 | 主阴盛气结、寒痰血瘀 |
| 代 | 脉来一止，止有定数，良久方还 | 主脏气衰微，痛证、惊恐、跌仆损伤 |
| 促 | 脉来数而时有一止，止无定数 | 主阳盛实热、气血痰食停滞、脏气衰败 |

## 二、按诊

按诊，是医护人员直接用手对患者的某些部位进行触摸、以了解被测部位的冷热、润燥、软硬、疼痛、肿块或其他异常变化，探察病情的一种诊断方法。

按诊的手法大致包括触法、摸法、按法、叩法。触法是以手指或手掌轻轻接触或轻柔地进行滑动触摸患者局部皮肤，如额部、四肢及胸腹部的皮肤，以了解凉热、润燥等；摸法是用指掌稍用力寻抚局部，如胸腹、腧穴、肿胀部位等，以了解有无疼痛和肿物，肿胀部位的范围及肿胀程度、质地等；按法是以重手力按压或推寻局部，如腹部或某一肿胀或肿瘤部位，了解深部有无压痛或肿块，肿块的大小、形态、质地、光滑度、活动程度等；叩法是医生用手叩击患者身体某部，使之震动产生叩击音、波动感或震动感的方法。按诊时，医者手法要轻巧，先触摸，后按压，由轻到重，由浅入深，避免突然暴力，寒冷天气时要先温暖手部后再进行检查。同时，要嘱咐患者配合，随时反映检查时的感觉，还要边检查边观察患者的表情，以了解其痛苦所在。

### （一）按肌肤

通过触摸患者某些部位肌肤的寒热、润燥、滑涩、疼痛、肿胀、皮疹、疮疡等情况，可以判断病情的寒热虚实及气血阴阳盛衰。肌肤灼热，一般为阳热炽盛；肌肤寒冷，多为寒证；胸腹灼热而肢厥者，属真热假寒证。身热初按热甚，久按轻者为热在表；久按热愈甚者为热在里。皮肤湿润而凉者，见于阳虚自汗，亦可见于汗出热退后；外感热病恶寒发热而皮肤干燥者为表实证；肌肤甲错多见于瘀血内阻。按压到肿胀时，当辨别水肿和气肿。若按之凹陷，举手不能即起者为水肿；按之凹陷，举手即起者为气肿。

### （二）按手足

通过触摸患者手足部位的冷热，可以判断病情的寒热虚实及表里内外顺逆。手足俱冷者，为阳虚寒盛证；壮热，兼手足俱热者，多为阳热炽盛证。若胸腹灼热而四肢厥冷，属真热假寒证。手足背热甚者，多为外感发热；手足心热甚者，多为内伤发热。

### （三）按胸胁

按胸胁可诊察胸胁部皮肤、经络、骨骼病变，主要是可以诊察心、肺、肝、胆、乳房等脏器组织的病变。

按虚里是按胸部的重要内容。虚里位于左乳下第四、五肋间，乳头下稍内侧，为心尖搏动处，宗气之外候。故诊察虚里的情况，可以推断宗气的强弱，以及心、肺的状态。按虚里，其动微弱者为不及，是宗气内虚之征，或为因饮停心包之支饮；搏动迟弱，或久病体虚而动数者，多为心阳不足；若动而应衣太过，是宗气外泄之象；按之弹手，洪大而搏，或绝而不应者，是心肺气绝，证属危候。

肺居胸中，按胸部还可以了解肺部病变。如前胸高突，叩之呈清音者，多为肺胀，可见于气胸；叩之呈浊音或实音，并有胸痛，多为饮停胸膈，或肺痨损伤，或肺内有肿瘤，或为肺痈、痰热壅肺者。

乳房局部压痛，可见于乳痈、乳发、乳疽等病变。若乳房内发现肿块时，应注意肿块的数目、部位、大小、形态、硬度、压痛和活动度等情况。胸部压痛，有局限性青紫肿胀者，应考虑外伤可能性。

肝胆位居右胁，肝胆经脉分布两胁，故按胁肋主要了解肝胆疾病。若胁痛喜按，胁下按之空虚无力为肝虚；胁下肿块，刺痛拒按，为血瘀；若右胁下肿块，质硬，表面平或呈小结节状，边缘锐利，压痛不明显，为肝积；若右胁下肿块，质地坚硬，按之表面凹凸不平，边缘不规则，常有压痛，应考虑肝癌；若右侧腹直肌外缘与肋缘交界处有压痛，多属胆囊病变。

**（四）按脘腹**

膈以下统称为腹部。剑突的下方，称为心下；心下至脐上为脘腹，其上半部称胃脘部，其下半部称大腹；脐周围部位称脐腹；脐下至耻骨上缘为小腹；小腹两侧称少腹。

**1. 按脘部**　脘部按之较硬而疼痛者属实证，多因寒邪、食积结聚胃脘所致；按之濡软而痛不甚者属虚证，多因胃腑虚弱所致；按之有形而胀痛，推之辘辘有声者，为胃中有水停。

**2. 按腹部**　凡腹部按之肌肤凉而喜温者，属寒证；腹部按之肌肤灼热而喜凉者，属热证；腹痛喜按者，多属虚证；腹痛拒按者，多属实证。腹部高度胀大，如鼓之状者，称为臌胀，其中叩之声音重浊，按之有波动感，伴腹部青筋暴露，皮色苍黄者，为水臌，多因血瘀水停所致；叩之声音空响，按之无波动感者，为气臌，为气机阻滞所致。

若腹部有肿块，当辨其部位、大小、形态、硬度、有无压痛和活动度等情况。凡肿块按之坚硬，推之不移，痛有定处者，为癥积，病属血分；按之无形，聚散不定，推之可移，痛无定处者，为瘕聚，病属气分。左少腹作痛，按之累累有硬块，多为肠中宿粪；右少腹作痛而拒按，按之有包块应手者，常见于肠痈。

**（五）按腧穴**

按腧穴主要看有无压痛、结节和条索状物以及其他敏感反应等。如脾胃病常在胃俞或足三里有压痛；肝病者在肝俞或期门穴常有压痛；肠痈者在上巨虚穴或阑尾穴有明显压痛；肺病者常在肺俞或中府穴有结节或压痛。

⊕ **知识链接**

**寸口诊法**

独取寸口的切脉方法，最早载于《黄帝内经》。《素问·五脏别论》云："气口何以独为五脏主？胃者，水谷之海，六腑之大源也。五味入口，藏于胃，以养五脏气，气口亦太阴也，是以五脏六腑之气味，皆出于胃，变见于气口。"经文阐述了独取寸口诊察五脏六腑病变的道理。《难经》在《黄帝内经》的基础上，进一步阐述独取寸口的原理。《难经·一难》云："寸口者，脉之大会，手太阴之动脉也。……寸口者，五脏六腑之所终始，故法取寸口也。"阐明寸口脉属手太阴肺经之脉，而肺朝百脉，全身气血循行流经肺脏，会聚于寸口，故五脏六腑发病，则可影响肺经而反映于寸口。因此，独取寸口便可测候脏腑病变。又因寸口部脉动明显，便于切诊，故切脉自《难经》时代至今，都以独取寸口为主。

答案解析

# 目标检测

## 一、简答题

1. 试述外感病恶寒发热的机理及其类型。

2. 简述五色主病的主要内容。

3. 舌色变化分别有何主病?

4. 潮热包括哪几种表现形式? 分别多由什么病机导致?

5. 平脉的表现和特点是有哪些?

## 二、病例分析题

患者，男，60岁。咳嗽痰多3年余，清晨、傍晚阵咳剧烈，影响睡眠，痰白色稠，声音重浊，伴胸闷，食少，舌苔白腻，脉滑。今日收入院治疗。

（1）对患者进行病情观察时，主要观察内容有哪些?

（2）如何对患者进行生活起居的指导?

（刘　莹）

书网融合……

本章小结

微课

题库

# 第八章　中医辨证施护

## 学习目标

**知识要求：**

1. **掌握**　辨证、八纲的概念；脏腑辨证的分类及各证型的辨证要点、施护原则。
2. **熟悉**　八纲辨证、气血津液辨证的分类及辨证要点、施护原则。
3. **了解**　八纲辨证、脏腑辨证、气血津液辨证的概念及各证型护理措施。

**技能要求：**

学会运用中医辨证思维分析病情；学会运用辨证施护技术开展临床工作。

**素质要求：**

增强热爱中国传统文化的信念，厚植爱国主义情怀；培养大医精诚、救死扶伤的职业素养；
贯彻守正创新理念，传承中医传统辨证施护技能，树立与时俱进、勇于创新的意识。

## 案例引导

**临床案例**　患者，男，27 岁，发热、恶寒 1 天。1 天前气温骤降，患者衣着单薄，随后出现
恶寒、发热、头身疼痛，伴有鼻塞、流清涕、咽喉痒，舌苔薄白，脉浮紧。查体温 38.2℃。

**讨论：**

1. 该患者所患何病？其病因是什么？
2. 属于八纲辨证中的什么证型？请为该患者制定施护原则。

　　辨证是在藏象、经络、病因、病机等中医理论指导下，通过综合分析四诊所获得的症状、体征、病
史等资料，探明疾病的病因、病性、病位，明确病理本质，并概括为具体证名的思维过程。

　　辨证施护是中医护理学的特色和精华，是在护理患者时应遵循的原则，在长期的中医临床实践和护
理过程中形成了病因辨证、气血津液辨证、经络辨证、脏腑辨证、六经辨证、卫气营血辨证、三焦辨证
等多种辨证施护的方法。其中，八纲辨证是各种辨证施护的基础，病因辨证是外感病辨证施护的基础，
脏腑辨证是内伤杂病辨证施护的基础。

　　无论疾病病种是否明确，辨证施护都能够根据患者个体的具体病情进行灵活处理，为治疗和护理指
明方向，从而提高中医护理人员对疾病的处理能力。本章仅重点介绍临床治疗和护理中最常用的八纲辨
证施护、脏腑辨证施护和气血津液辨证施护。

## 第一节　八纲辨证施护

PPT

　　八纲，即表、里、寒、热、虚、实、阴、阳八个辨证的纲领，是辨证论治的理论基础之一。八纲辨
证施护是指通过四诊合参，收集辨证资料之后，进一步辨别病位的表里、病性的寒热、邪正盛衰趋势，
以判断出疾病总体阴阳属性。并针对不同的证候确定相应的护理原则和方法，制定出具体的护理措施。
八纲辨证施护在诊断疾病和施护过程中具有执简驭繁、提纲挈领的作用，适用于临床各科的辨证施护。

八纲辨证施护并不意味着把各种证候截然划分为八个区域，它们是相互联系而不可分割的。在临床上以单因素"纲"的形式出现的情况非常少，因此在运用八纲辨证施护时，不仅要掌握八纲单因素"纲"各类证候的各自特点，更要掌握八纲复合因素"纲"的辨别，充分认识它们之间的相兼、转化、夹杂、真假等相互关系，才能全面地认识疾病和正确诊断疾病及调护。

## 一、表里辨证施护

表里，是辨别病位内外和病势浅深的一对纲领。

从病位而言，人体的皮毛、肌腠、经络在外，属表；脏腑、气血、骨髓在内，属里。病位在外者属表，在内者属里。从病势浅深趋势而论，外感病病邪由表入里，是病势渐重；从里出表，为病势渐轻。因此，辨别病位浅深，病势进退，有助于医者明确疾病的轻重缓急以及用药层次。

### （一）表证

表证，是指六淫、疫疬等外邪经皮毛、口鼻侵入人体，正邪在肌表交争所产生的一类证候。表证多见于外感病的初期阶段，一般具有起病急，病程短的特点。

【临床表现】恶寒（或恶风）、发热、头身疼痛，舌苔薄白或薄黄，脉浮。可兼见鼻塞流清涕或黄涕、咽喉痒痛、咳嗽等症。

【证候分析】六淫邪气侵袭皮毛肌表，郁遏卫气的宣发，气郁化热则见发热；卫气受遏，不能温煦肌肤腠理，故出现恶风寒的症状；邪气郁滞经络，气血流行不畅，以致头身疼痛；邪未入里，舌苔薄，风寒邪气所致则苔白，风热邪气所致则苔黄；外邪袭表，正气奋起抗邪，脉气鼓动于外，故脉浮。肺主皮毛，鼻为肺窍，邪客皮毛，肺失宣降，则出现鼻塞流涕、咽喉痒痛、咳嗽等症状。

【辨证要点】以恶寒发热并见、苔薄、脉浮为主要辨证依据。

【施护原则】辛散解表。

### （二）里证

里证，是指病邪深入于里（脏腑、气血、骨髓）所致的一类证候。里证多见于外感病的中、后期或内伤病。

【临床表现】里证症状繁多，其基本特点是无新起之寒热并见，而以脏腑、气血、阴阳失调的症状为主要表现。由于形成原因不同，其证候各异，临床表现为里寒证、里热证、里实证、里虚证。以里实热证为例，可见壮热烦躁，神昏谵语，口渴喜冷饮，溲赤便干，舌红苔黄，脉数。

【证候分析】邪热内传于里，或寒邪化热入里，里热炽盛则见壮热；热扰心神，蒙闭心包，故烦躁昏谵；热邪灼伤津液，可见口渴、小便短赤、便秘；舌红苔黄、脉数均为里热炽盛之象。

【辨证要点】以提示病位非表，而在脏腑、气血、阴阳失调的症状为里证的辨证依据。

【施护原则】以"和里"为要，根据虚实寒热的不同具体开展施护。

### （三）表证与里证的关系

经络沟通人体脏腑与肌表，使其成为一个有机的整体，生理上表里相通，病理时当相互影响，出现表里同病或表里出入等病理变化。

**1. 表里同病**　是指表证和里证同时出现在疾病的某一阶段，称表里同病。表里同病的出现，大致有以下三种情况：一为外邪同时侵犯表、里部位；二为表证未解，邪入于里；三为旧病未愈，又加外感等。如外感风寒、发热无汗、肢节烦痛、鼻塞身重的基础上，气郁化热侵袭于肺，肺气失宣而见咳嗽气急、痰黄黏稠，即为表里同病之证。

**2. 表里出入**　是指疾病发生过程中病邪由表入里、由浅入深，或病邪从里向外透达等疾病发展或转归的走势。

（1）表邪入里　凡病表证，内传入里，称表邪入里。如初为外感风寒表证，症见恶寒发热，鼻塞流涕，苔薄白，脉浮紧。若疾病过程中恶寒消失，身热增盛，兼见烦渴引饮，大便干结，舌红苔黄，脉数等症，表明表邪已入里化热，结于肠腑，转化为里热证。

（2）里邪出表　某些里证，病邪从里透达于外，称为里邪出表。如麻疹发病见身热烦躁，咳逆胸闷，继而出现汗出热退，疹点透发，烦热减轻，表明病邪已由里出表。需要注意的是，这种情况并不能称为里证转为表证。

表里证辨证施护时，要注意以下措施：①居处宜通风，保持室内空气清新，忌汗出当风；②饮食以清淡易消化食物为主，注意适当多饮水，忌辛辣油腻滋补之品；③保持心情舒畅，保证充足睡眠。

## 二、寒热辨证施护

寒热，是辨别病证性质的一对纲领。寒证与热证反映机体阴阳的偏盛与偏衰，阴盛或阳虚体现为寒证；阳盛或阴虚体现为热证。

### （一）寒证

寒证，是指感受寒邪，或机体阴盛阳虚所表现的证候。临床上将寒证分为实寒证及虚寒证、表寒证及里寒证。凡感受外寒，或过食生冷，发病急骤，体质壮实者，多形成实寒证；若内伤久病，阳气耗伤而阴寒偏盛者，多形成虚寒证；寒邪袭表，称为表寒证；寒邪直中脏腑，或过服生冷，或因阳气亏虚所致者，称为里寒证。

【临床表现】各类寒证的临床表现不尽一致，但常见的有：畏寒肢冷，蜷卧，喜暖，痛得温则减，面色㿠白，口淡不渴，痰涎涕清稀，小便清长，大便稀溏，舌淡苔白而润滑，脉紧或迟等。

【证候分析】阳气不足或寒邪所伤，形体失却温煦，故见畏寒肢冷、蜷卧、喜暖、面色㿠白；阴寒内盛，津液未伤，故口淡不渴；不能温化水液，以致痰涎涕尿便均清稀，且舌淡苔白而润滑。阳气虚弱，鼓动血脉运行无力，故脉迟；寒主收引，致脉道收缩而绌急，则脉紧。

【辨证要点】以畏寒肢冷、分泌物及排泄物清稀为主要辨证依据。

【施护原则】散寒。

### （二）热证

热证，是指感受阳热邪气或机体阴虚阳亢，人体机能活动亢进所表现的证候。临床上将热证分为实热证及虚热证、表热证及里热证。多因火热之邪侵袭，或寒邪入里化热，或七情化火，或过食辛辣温燥之品，或房劳多产，耗伤精血，或阴液亏耗所致。病势急且形体壮实者，多为实热证；因内伤久病，阴液耗伤而阴虚阳亢者，多为虚热证；风热之邪袭表，多为表热证；热邪盛于里，所致者，多为里热证。

【临床表现】各类热证的临床表现也不尽一致，但常见的有：发热恶热，口渴喜冷饮，面红目赤，烦躁不宁，痰、涕黄稠，吐血衄血，小便短赤，大便干结，舌红苔黄而干燥，脉数等。

【证候分析】阳热偏盛，则发热恶热。热灼津液，故痰、涕黄稠，小便短赤，大便干结。津伤则引水自救，故口渴喜冷饮。火性上炎，则见面红目赤。热扰心神，则烦躁不宁。火热之邪灼伤血络，迫血妄行，则见吐血、衄血等出血征象。热盛伤阴，故舌红苔黄而干。阳热亢盛，血行加速，故见数脉。

【辨证要点】以恶热、口渴、心烦、小便短赤、大便干结、舌红苔黄、脉数为主要辨证依据。可兼见热伤津液以及热迫血行的征象。

【施护原则】清热泻火。

### （三）寒证与热证的关系

寒证与热证虽有本质区别，但又互相联系，它们既可以在同一患者身上出现，表现为寒热错杂的证候，又可以在一定条件下相互转化。在疾病发展过程中，特别是危重阶段，还会出现真寒假热或真热假寒的现象。根据具体病情而采取相应的护理方法。

**1. 寒热错杂**　是指在同一患者体内，寒热症状交错同时出现，临床常见有上热下寒、上寒下热、表寒里热、表热里寒四种不同情况。

（1）上热下寒　同一患者机体上部表现出热象，下部表现出寒象的证候。如既见咳嗽咯吐黄痰、咽痛或牙龈肿痛的上热证，又有腹痛喜温、大便稀溏的下寒证。

（2）上寒下热　同一患者，机体上部表现出寒象，下部表现出热象的证候。如既见胃脘冷痛、呕吐清涎，又兼见尿频、尿道灼痛、小便短赤，此为胃中有寒、膀胱有热之证候。

（3）表寒里热　常见于本有内热而复外感风寒之邪，或寒邪入里化热而表寒未解的病证。临床上既见恶寒发热、无汗、头身疼痛、脉浮紧的表寒证，又见咽痛、烦躁、口渴、咳嗽、咳吐黄痰的里热证。

（4）表热里寒　常见于素有里寒而复外感风热之邪，或表热证未解，误下致脾胃阳气损伤，从而出现表热里寒之象的病证。如平素脾胃虚寒，又感风热之邪，临床上既见发热恶风、咽喉肿痛等表热证的表现，又见腹冷痛、大便溏泄等里寒证的表现。

**2. 寒热转化**　是指同一患者，在疾病的发展过程中，疾病的寒热本质发生了变化，或由寒证转化为热证，或热证转化为寒证。

（1）寒证转热　本为寒证，后出现热证，而寒证随之消失的证候。多因机体的阳气偏盛，寒邪从阳化热，或过服温燥药物所致。如感受寒邪，初见恶寒发热、苔薄白润、脉浮紧，由于失治或误治，而出现壮热不恶寒、心烦、口渴、舌红苔黄、脉数等里热证的表现。

（2）热证转寒　本为热证，后出现寒证，而热证随之消失的证候。多因失治、误治，损伤阳气，或邪盛而正虚，正气衰败所致。如热痢日久，阳气耗损，转化为虚寒痢；又如高热患者，由于汗出过多，阳从汗泄，或壮火食气，而出现体温骤降、四肢厥冷、面色苍白、冷汗淋漓、脉微欲绝的虚寒（亡阳）证。

**3. 寒热真假**　是指当疾病发展到寒极或热极的阶段，会出现阴阳格拒的病理变化，出现真寒假热证或真热假寒证。这些假象往往出现在患者病情危笃的严重关头，必须细察，以免误诊。

（1）真寒假热　是内有真寒而外现假热的证候。临床表现为在四肢厥冷、下利清谷、小便清长、舌淡苔白等真寒之象的基础上，又见身热烦躁、面红口渴、脉大等似属热证的表现，但细察则发现：口虽渴而喜热饮，脉虽大而重按无根。

（2）真热假寒　是内有真热而外现假寒的证候。临床表现为手足逆冷：脉沉等似属寒证的表现，但同时具有肢冷而不欲盖衣被，脉虽沉但按之数而有力，烦渴喜冷饮，大便燥结，小便短赤，舌红苔黄而干等真热之象。

**（四）寒证、热证与表证、里证的关系**

寒证、热证与表证、里证之间可形成表寒证、表热证、里寒证及里热证。

**1. 表寒证**　是寒邪侵袭肌表所表现的证候。

【临床表现】恶寒发热，头身疼痛，无汗，舌苔白润，脉浮紧。

【证候分析】寒邪袭表，郁遏卫阳，使其不能温煦肌表而恶寒；卫阳与邪相争，郁而化热则发热；寒邪凝滞经脉，经气不利则头身疼痛；寒邪收敛，腠理闭塞故无汗；正邪相争于表，脉气鼓动于外，故脉见浮象，同时寒性收引，致脉道被束，故脉又见紧象。

【辨证要点】恶寒发热、无汗、脉浮紧为主要辨证依据。

【施护原则】散寒解表。

**2. 表热证**　是温热病邪侵袭肌表所表现的证候。

【临床表现】发热恶风，咽喉疼痛，口干微渴，或有汗，舌尖红，脉浮数。

【证候分析】热邪犯表，卫气被郁，故发热恶风；温邪上受，首先犯肺，咽喉为肺系门户，故见咽喉疼痛；热邪伤津则口干微渴；热性升散，腠理疏松则汗出；舌尖红，脉浮数均为表热之征。

【辨证要点】以发热恶风、咽喉疼痛、舌尖红、脉浮数为主要辨证依据。

【施护原则】清热解表。

**3. 里寒证**　是寒邪直中脏腑，或阳气虚衰所表现的证候。

【临床表现】畏寒肢冷，面色㿠白或萎黄，口淡不渴，腹中冷痛，得温痛减，小便清长，大便稀溏，舌淡苔白润，脉沉迟或沉紧。

【证候分析】寒邪直中脏腑或阳气虚衰，不能温煦形体，故见畏寒肢冷，面色㿠白；阴寒内盛，津液未伤，故口淡不渴；寒性凝滞经脉，气血运行不畅，不通则痛，故腹中冷痛，得温痛减；小便清长，大便稀溏，一片澄澈清冷之寒象；舌苔白润，沉迟或沉紧皆为里寒之象。

【辨证要点】以畏寒肢冷、冷痛、排泄物清稀、脉沉迟或沉紧为主要辨证依据。

【施护原则】温里祛寒。

**4. 里热证**　是外邪化热入里，或热邪直中脏腑，或七情内伤，五志化火，使里热炽盛所表现的证候。

【临床表现】身热面红，不恶寒，口渴喜冷饮，烦躁，小便黄赤，大便干结，舌红苔黄，脉数等。另外各脏腑热证会表现出不同征象，可参见脏腑辨证一节中相关部分理解掌握。

【证候分析】里热炽盛，蒸腾于外，故见身热面红，不恶寒；热伤津液，可见口渴喜冷饮，尿黄便干；热扰心神，则烦躁多言；舌红苔黄，脉数均为里热之征。

【辨证要点】以身热、不恶寒、排泄物黄干、舌红苔黄、脉数为主要辨证依据。

【施护原则】清热泻火。

寒热证辨证施护时，要注意以下措施：①居处宜向阳通风，保持室内空气清新，寒证者注意保温，热证者注意凉爽，寒或热甚者都需卧床休息；②饮食以清淡易消化食物为主，注意适当多饮水，热证忌食用辛辣油腻温燥之品，寒证忌食用生冷瓜果寒凉之品；③保持良好的精神状态，使心情舒畅。热证者应防情绪易怒，舒缓稳定情绪，寒证者应防情绪低落，调畅气机调动情绪，保证充足睡眠。

## 三、虚实辨证施护

虚实，是辨别邪正盛衰的一对纲领。正气不足为虚，邪气亢盛为实。虚证，是以正气虚损为矛盾主要方面的一种病理状态，而邪气已衰或不盛；实证，是以邪气亢盛为矛盾主要方面的一种病理状态，而正气虚损的表现不明显。虚实辨证，可以为确立施护原则提供依据，实证宜攻，虚证宜补。只有辨证准确，才能攻补得宜，施护得当，免犯盛盛虚虚之误。

### (一) 虚证 Ⓔ 微课

虚证，是指人体正气不足所致各种虚弱证候的概括。包括阴、阳、气、血、精、津，以及脏腑各种不同的虚损。虚证临床表现不尽相同，此处仅介绍阴虚、阳虚两大类虚证常见的证候表现，其余诸种虚证详见脏腑辨证及精气血津液辨证部分。

【临床表现】阴虚证表现为五心烦热，潮热盗汗，虚烦不寐，颧红消瘦，咽干口燥，大便干结，舌红少苔，脉细数；阳虚证表现为面色苍白，形寒肢冷，口淡不渴，小便清长，大便溏泄，舌淡苔白润，脉沉迟。

【证候分析】阴精不足，虚热内生，故颧红、潮热盗汗、五心烦热；虚热扰及心神，则虚烦不寐；

阴虚失其濡润，则咽干口燥，大便干结；舌红少苔、脉细数，为阴虚内热之征。阳虚气弱，失于温煦，故形寒肢冷，面色苍白；阳虚津不化气，故尿清便溏；舌淡苔白润，脉沉迟无力为阳虚之象。

【辨证要点】阴虚证以潮热盗汗、五心烦热、口燥咽干、舌红少苔，脉细数为辨证依据；阳虚证以形寒肢冷、口淡不渴、小便清长、大便溏泄、舌淡苔白润、脉沉迟为辨证依据。

【施护原则】扶正补虚（滋阴、温阳）。

（二）实证

实证，是指人体感受六淫或疫疬之邪，或由于脏腑功能失调，各种精微物质代谢障碍而导致体内痰饮、瘀血、宿食等病理产物蓄积所致各种证候的概括。

【临床表现】由于致病邪气性质的差异及所在部位的不同，故实证的表现亦不尽相同，常见的临床表现有：呼吸气粗，痰涎壅盛，脘腹胀满，疼痛拒按，嗳腐吞酸，大便秘结，或下利里急后重，小便淋沥涩痛，舌质苍老，舌苔厚腻，脉实有力。

【证候分析】邪阻于肺，肺气宣降不利则呼吸气粗；痰盛者见痰涎壅盛；痰饮食积聚于肠胃，腑气不通，故腹胀满痛拒按，郁而化热则见嗳腐吞酸，大便秘结；湿热下攻，则下利里急后重；湿热下注膀胱，致小便淋沥涩痛；邪正相争，搏击血脉，故脉实有力；舌苔厚腻为痰湿壅盛之象。

【辨证要点】以亢奋、有余、不通为主要特点的临床表现。

【施护原则】祛邪泻实（化痰、利湿、化瘀、通便）。

（三）虚证实证的关系

虚证与实证的关系包括虚实错杂、虚实转化与虚实真假。

**1. 虚实错杂** 凡实证中夹有虚证，或虚证中夹有实证，以及虚实证并见的情况，都属于虚实错杂证。

（1）实中夹虚 以邪实为主，兼有正虚证候。常见于以下三种情况：一是实证过程中，邪气亢盛，损伤正气；二是实证失治误治，邪气未除，正气已伤；三是体虚而新感外邪。如温热邪气侵袭人体，症见高热烦躁、面红目赤，疾病发展过程中又因邪热迫津外泄，因汗出过多津液损伤，出现口渴引饮、咽干口燥等症状，为实中夹虚之证。

（2）虚中夹实 以正虚为主，邪实为次的证候。常见于以下三种情况：一是实证迁延日久，正气大伤，而余邪未尽；二是素体大虚，复感邪气不重；三是正气不足，脏腑功能减退，内生痰浊、瘀血等病理产物。如脾胃气虚证，患者除表现出疲劳乏力、少气懒言等正气不足之象外，由于脾失健运，湿浊内生，还可见面色㿠白、食少、腹胀、便溏等症，此为虚中夹实之证。

（3）虚实并重 正虚与邪实均很明显，病情比较深重。此证多见于以下两种情况：一是原为严重的实证，迁延日久，损伤正气，而实证未减；二是原来正气虚弱，又感受较重的邪气。如鼓胀，既可见腹大坚满、青筋怒张、胁腹刺痛等气滞血瘀水停之像，同时又有纳呆、神倦怯寒、声低息微等脾肾阳气虚损之象，此为虚实并重之证。

**2. 虚实转化** 是指在疾病发展过程中，由于邪正双方的变化，虚证和实证之间，可以互相转化。某些实证，由于病程迁延，病邪渐却，正气已伤，而转为虚证；有些虚证，脏腑功能失常，以致痰、食、水、瘀等病理产物凝结阻滞，从而形成因虚致实的虚实夹杂证，在某些时候，实邪亢盛会成为矛盾主要方面。如热病之后，津气耗损，症状由最初的高热烦躁、口渴汗出、脉洪大有力转为虚羸少气、自汗盗汗、脉细无力，此属实证转为虚证。又如病本气阴两虚，见腰膝酸软、耳鸣耳聋、盗汗遗精、足跟作痛，久治未愈，脾虚生痰，阴不制阳，阳亢化风，风痰上扰清窍，可出现突然眩晕颠仆、昏不知人、口噤目合、喉中痰鸣。此时虽然正虚的本质仍然存在，但临床征象均提示邪气盛实为矛盾的主要方面，此为虚证转为实证。

**3. 虚实真假** 虚证和实证，有真假疑似的情况。如疾病本质为邪实，而表现出虚羸的现象，或疾病本质为正虚，却表现出一些亢奋有余的表现。这两种情况均属于虚实真假。

（1）真实假虚 指疾病本属实证，反见某些虚弱、不足、不固现象。一般是由于邪气亢盛，结聚体内，阻滞经络，气血不能外达所致。如燥屎内结，腹满硬痛，发热汗出，而可兼见泻下纯青粪水、四肢厥逆的假虚之象。

（2）真虚假实 指疾病本属虚证，反见某些兴奋、亢盛、不通的现象。如脾气虚患者，出现大便不通等症，似属实证。但细察可以发现，大便虽闭但腹部不甚胀满，大便并不干硬，且伴有排便费力、便后疲乏、神疲气短等症。

### （四）虚证实证与寒证热证、表证里证的关系

虚证实证常通过表里寒热反映出来，形成多种证候。虚实证与表里证组合可形成表虚证、表实证、里虚证、里实证；虚实证与寒热证组合可形成虚寒证、实寒证、虚热证及实热证。

**1. 表虚证** 表虚证有两种情况：外感表虚及内伤表虚。

【临床表现】外感表虚证表现为发热恶风，头痛，汗出，鼻塞，脉浮缓；内伤表虚证表现为常自汗出，面色㿠白，短气乏力，容易感冒。

【证候分析】外感表虚证，风邪袭人，因其性轻扬开泄，故见恶风发热、汗出头痛、脉浮缓；邪气郁滞皮毛，内合于肺，肺气失宣，则鼻塞。内伤表虚证，卫气虚弱，营阴不能内守，津液外泄，则自汗；卫虚腠理不密，易为风邪所袭，故易于感冒；面色㿠白，短气乏力皆为气虚之象。

【辨证要点】外感表虚证以恶风、发热、汗出、脉浮缓为主要辨证依据；内伤表虚证以自汗、恶风、面色㿠白、舌淡脉虚为主要辨证依据。

【施护原则】扶正解表（外感表虚）；益气固表（内伤表虚）。

**2. 表实证** 多见于外感寒邪的表寒证。

【临床表现】恶寒发热、无汗、头身疼痛、脉浮紧。可兼见喘咳，鼻流清涕，口淡不渴。

【证候分析】风寒之邪客于肌表，使腠理收缩，郁遏卫阳，故见恶寒发热、无汗；寒客经脉，经气不利，不通则痛，故见头身疼痛、脉浮主表，紧主寒，皮毛内合于肺，影响肺之宣降，可见咳喘流涕，津液未伤，故口淡不渴。

【辨证要点】以恶寒发热、无汗、头身疼痛为主要辨证依据。

【施护原则】辛温解表。

**3. 里虚证** 里虚证包括的内容广泛，各脏腑之气血阴阳的亏损，都属里虚证范畴，将于脏腑病辨证及气血津液病辨证中分述。若按其寒热划分，里虚证可分为虚寒证和虚热证两类，详见于后。

**4. 里实证** 里实证包括的内容也较广泛，外感六淫客于脏腑，或脏腑经络被气滞、痰饮、食积、瘀血阻滞等情况，皆属于里实证。有关证候在以后的辨证内容中阐述。若按其寒热划分，里实证可分为实热证、实寒证两大类，详见于后。

**5. 虚寒证** 是指由体内阳气亏虚所致的一类证候。

【临床表现】精神不振，畏寒肢冷，面色㿠白，少气懒言，腹痛绵绵，喜温喜按，大便溏薄，小便清长，舌质淡，脉弱。

【证候分析】"阳气者，精则养神"，阳气亏虚不能养神，故精神不振，推动功能减退，则见少气懒言、舌淡苔白、脉沉细无力；阳虚失于温煦，则畏寒肢冷、面色㿠白、腹痛喜温喜按；津不化气，则见大便溏薄、小便清长。

【辨证要点】虚寒证以畏寒肢冷、便溏、小便清长、舌淡脉弱为主要辨证依据。

【施护原则】温阳散寒。

**6. 实寒证** 是指寒邪（阴邪）侵袭肌表或直中脏腑，使人体阴寒内盛而致的一种证候，前者为表实寒证，后者为里实寒证。

【临床表现】表实寒证的表现同表实证。里实寒证表现为形寒肢冷，面色苍白，胸腹或阴部冷痛剧烈、拒按，口淡多涎，小便清长，舌苔白润，脉迟或紧。

【证候分析】寒为阴邪，阴胜则寒，故形寒肢冷、面白、苔白；"诸病水液，澄澈清冷，皆属于寒"，故口淡多涎、小便清长；寒性凝滞，气机不畅，故腹痛拒按；脉迟或紧均为寒凝气血，血行迟滞之象。

【辨证要点】以冷痛剧烈、畏寒肢冷、脉迟或紧、排出物清稀为主要辨证依据。

【施护原则】祛邪散寒。

**7. 虚热证** 是指体内阴液亏损所致的一种证候。

【临床表现】形体消瘦，两颧红赤，五心烦热，潮热盗汗，口燥咽干，舌红少苔或无苔，脉细数。

【证候分析】阴液耗损，不能充养机体，故形体消瘦；阴虚不能制阳，虚热内生，故颧红面赤、五心烦热、潮热盗汗；阴虚失于濡养，则口燥咽干；舌红少苔或无苔、脉细数均为阴虚内热之象。

【辨证要点】以颧红消瘦、五心烦热、潮热盗汗、舌红少苔、脉细数为主要辨证依据。

【施护原则】滋阴清热。

**8. 实热证** 是指阳热之邪侵袭人体，内犯脏腑，体内邪热炽盛，阳热亢旺所致的一种证候。

【临床表现】壮热面赤，渴喜冷饮，烦躁甚或谵语，可见阳性疮痈，大便秘结，小便短赤，舌红苔黄而干，脉洪数或滑数。

【证候分析】邪热炽盛，气血沸涌，故见壮热面赤，热盛肉腐则可见阳性疮痈；热扰心神，故烦躁谵语；热伤津液，故见渴喜冷饮、尿黄、便干；舌红苔黄干、脉洪数或滑数均为热盛之象。

【辨证要点】以壮热喜冷、烦躁、尿赤便干为主要辨证依据。

【施护原则】清热泻火。

虚实证辨证施护时，要注意以下措施：①居处宜安静，阳光充足，保持室内空气清新，虚证者注意避风保暖，以防外邪侵袭；实证烦热者也要忌贪凉、汗出当风；②饮食以清淡易消化食物为主，注意适当多饮水，虚证者可适当进补，气虚、阳虚者可予补气、温阳之品，阴虚、血虚者可予滋阴、养血之品；忌过于大补油腻之品；实证者宜清凉易消化，忌肥甘厚味、辛辣油炸之品，不得进补；③保持心情舒畅，保证充足睡眠。虚证者病程长，情绪易低落，鼓励患者增强信心；实证者病程短，性情急，易暴躁，宜多疏导。

## 四、阴阳辨证施护

阴阳是八纲辨证的总纲，是概括证候类别的一对纲领，可以概括其余六纲，即表证、热证、实证属阳证；里证、寒证、虚证属阴证。

### （一）阴证

凡符合阴的属性，即抑制、宁静、清冷、衰弱等特点的证候，均属阴证范围。

【临床表现】阴证的表现不尽相同，各有侧重。一般常表现为：精神萎靡，面色㿠白或晦暗，形寒肢冷，倦怠蜷卧，少气懒言，语声低微，冷痛得温则减，口淡不渴，小便清长，大便稀溏，舌淡胖嫩苔白滑，脉沉迟、细、弱。

【证候分析】精神萎靡、面色晦暗、倦怠乏力、少气懒言是里虚证的表现；形寒肢冷、冷痛得温则减、口淡不渴、小便清长、大便溏泄是里寒证的表现；舌淡胖嫩，脉沉迟、细、弱、微均为虚寒之舌脉。

【辨证要点】阴证以里证、虚证、寒证的症状为主要辨证依据。

【施护原则】和里（里证）、补虚（虚证）、祛寒（寒证）。

## （二）阳证

凡符合阳的属性，即兴奋、躁动、燥热、亢进等特点的证候，均属阳证范畴。

【临床表现】阳证的表现亦不尽相同。一般常表现为：恶寒发热，肌肤灼热，面红目赤，烦躁不安，语声高亢，呼吸气粗，咳喘有力，口干渴饮，小便短赤涩痛，大便秘结，或泻下黏滞臭秽，舌质红绛，苔黄黑生芒刺，脉象浮数、洪大、滑实。

【证候分析】恶寒发热并见是表证的特征；面红目赤、肌肤灼热、烦躁不安、口干渴饮、小便短赤涩痛为热证表现；语声高亢、咳喘有力、大便秘结或泻下黏滞臭秽是实证表现；舌质红绛，苔黄黑生芒刺，脉象浮数、洪大、滑实均为实热之脉象。

【辨证要点】阳证以表证、热证、实证的症状为主要辨证依据。

【施护原则】解表（表证）、清热（热证）、祛邪（实证）。

阴阳证辨证施护时，要注意以下措施。①阳虚证居处宜阳光充足，明亮，保持室内空气清新，室温偏温暖；阴虚证居处光线稍暗，室温宜凉爽，湿度适宜，环境安静。②阳虚证者饮食宜予温阳补气之品，忌食寒凉生冷瓜果等物；阴虚证者饮食宜予养阴生津滋补之品，忌食用辛辣、动火伤津之味，无论阴证阳证都宜以清淡易消化食物为主，注意适当多饮水。③保持良好的精神状态，使其心情舒畅。阳虚证者精神易不振、低落、沉闷，宜鼓励其振作精神，多与外界交流，条畅情志；阴虚证者精神易躁动、心烦焦躁，宜精神开导，纾解情绪的过激变化。

# 第二节　脏腑辨证施护

PPT

脏腑辨证，是以藏象理论为依据，综合分析四诊所收集的症状、体征及有关病情资料，从而判断病变的脏腑定位、性质以及何种脏腑功能失常的一种辨证方法。由于脏腑辨证具有病位确切、系统完整等特点，因而在临床中广泛应用，也在辨证体系中居于重要地位。

脏腑辨证施护包括五脏病辨证、六腑病辨证及脏腑兼病辨证施护三个部分。由于藏象理论是以五脏为中心的体系，因此将六腑病辨证施护纳入与其相表里的五脏病辨证施护部分进行讨论。

## 一、心与小肠病辨证施护

心病证候有虚实两类。虚者主要包括心气虚、心阳虚、心血虚及心阴虚证；实证主要包含心脉痹阻及心火亢盛两证。小肠病证候多表现为心火下移小肠的小肠实热证。

心病常见症状主要反映在两方面：一是心主血脉功能异常出现的心悸、怔忡、心痛、脉结代等；二是心主神明功能异常导致的心烦、失眠、多梦、健忘、甚则神昏谵语等。此外，舌的病变，如口舌生疮、舌强语謇等，也归属于心病范畴。小肠的病变主要反映在清浊不分、转输障碍导致的小便短赤、涩痛、尿血等症状。

### （一）心气虚、心阳虚与心阳暴脱证

心气虚与心阳虚证是指由于心气不足或心阳虚衰，鼓动无力所表现的证候。心阳暴脱证是指心阳突然大量脱失所表现出来的证候。凡禀赋不足、年老体衰或劳心过度均可引起心气虚证；心气虚甚，寒邪伤阳，或汗下太过时，可出现心阳虚证；心阳虚进一步发展，可能出现心阳暴脱的危证。

【临床表现】心悸怔忡，胸闷气短，活动后加重，倦怠乏力，面色淡白，可兼有自汗，舌淡苔白，

脉虚，为心气虚。在心气虚症状的基础上，兼见畏寒肢冷，心痛面唇淡紫，舌淡胖，苔白滑，脉微细，为心阳虚。若突然四肢厥冷，冷汗淋漓，面色苍白，喘促不得平卧，脉疾促无根，意识模糊，是心阳暴脱之危象。

【证候分析】心气亏虚，气不内守，轻则心悸，重则怔忡；心气不足，胸中气机运转无力，故胸闷气短，倦怠乏力；劳则耗气，活动后症状加剧；气虚不能摄津，因而自汗；心气不足，无力推动血行，可见面色淡白、舌淡、脉。若病情进一步发展，气虚及阳，心阳失其温煦之能，则兼见畏寒肢冷；舌质淡胖、苔白滑，为阳虚阴盛、水湿不化之象。阳虚极甚，虚阳外脱，则见神昏肢厥、面色苍白、喘促不得平卧，脉疾促无根；阳气不摄津，则见冷汗淋漓。

【辨证要点】心气虚证以心悸怔忡、倦怠乏力、自汗脉虚为辨证要点；心阳虚证以心气虚基础上兼有心痛、畏寒肢冷为辨证要点；心阳暴脱证以冷汗淋漓、四肢厥冷、脉促无根为辨证要点。

【施护原则】补益心气（心气虚）；温补心阳（心阳虚）；回阳救逆固脱（心阳暴脱）。

【鉴别】心气虚与心阳虚证皆可见心悸怔忡，胸闷气短，活动后加重，自汗等表现；而心阳虚证在心气虚证的基础上，又兼见阳虚的虚寒证表现，如心痛，面色淡白甚至发紫，畏寒肢冷等；心阳暴脱证的程度最重，往往由心阳虚证发展而来，临床表现除有心系统症状外，还可见亡阳之象。

### （二）心血虚与心阴虚证

心血虚与心阴虚证是指心血不足或心阴亏虚，不能濡养心及血脉而表现出的证候。常由久病耗损阴血，或失血过多，或气郁化火，暗耗阴血等因素引起。

【临床表现】心悸怔忡、失眠多梦，为心血虚与心阴虚的共有症状。若兼见精神萎靡、眩晕健忘、面色淡白无华或萎黄、口唇爪甲色淡、舌淡白、脉细弱等症，为心血虚证。若兼见五心烦热、潮热盗汗、两颧红赤、舌红少苔、脉细数，为心阴虚证。

【证候分析】心阴心血不足，心失所养，阴不制阳，可见心悸怔忡；阴血不能濡养心神，神不守舍，故见失眠、多梦、眩晕、健忘等症状。血虚不能上荣，故面色淡白无华或萎黄、口唇色淡、舌色淡白；血虚不能充盈脉道，可见脉象细弱。阴虚则阳亢，虚热内扰，故五心烦热、潮热盗汗、两颧红赤；舌红少苔；脉细数为阴虚内热典型表现。

【辨证要点】心血虚证以心悸、失眠与面唇舌甲淡白的血虚证共见为辨证要点；心阴虚证以心悸、心烦、失眠多梦与潮热盗汗、五心烦热等阴虚证共见为辨证要点。

【施护原则】补益心血（心血虚）；滋补心阴（心阴虚）。

【鉴别】心血虚证，以心的常见症状与血虚证表现共见为辨证要点；而心阴虚证，则以心的常见症状与阴虚证表现共见为审证要点。

### （三）心脉痹阻证

心脉痹阻证是指由于痰浊、瘀血、寒凝、气滞等致病因素痹阻心脉，而出现的以心悸怔忡、胸闷心痛为主要表现的一类证候。

【临床表现】心悸怔忡，心胸憋闷疼痛，甚则痛引肩背内臂，时作时止。若痛如针刺，兼见舌质紫黯或舌有瘀点瘀斑，脉细涩或结代者，为瘀血痹阻心脉；若憋闷明显，兼见头身困重，痰多，舌苔白腻，脉滑者，为痰浊痹阻心脉；若疼痛因受寒而诱发，疼痛剧烈伴抽掣感，得温痛缓，兼见四肢逆冷，舌淡，脉紧者，为寒凝心脉。

【证候分析】本证多有心气阴不足，故见心悸怔忡；心阳不振，无力推动血行，心脉痹阻不通，故心胸憋闷疼痛；手少阴心经之脉出腋下循内臂，故痛引肩背内臂；痛如针刺，舌黯或有青紫斑点，脉细涩或结代均为瘀血内阻之征。痰湿阻滞心脉者，平素多有痰湿内盛，湿阻气机，故憋闷明显，头身困重；苔白腻、脉滑均为痰饮内盛之象。寒邪凝滞收引，加重血瘀，故见疼痛剧烈伴抽掣感；寒邪影响阳气的温煦功能，故见四肢逆冷；舌淡、脉紧为寒邪内阻之象。

【辨证要点】以心悸怔忡、心胸闷痛、痛引肩背为辨证要点。

【施护原则】根据原因辨证施护。

### （四）心火亢盛与小肠实热证

心火亢盛证是指心火内炽所表现的证候。小肠实热证，是指小肠里热炽盛所表现出的证候，常为由心火下移小肠所致。多由七情、六淫化火，或因劳倦，或进食辛辣厚味所致。

【临床表现】心火亢盛证表现为心烦失眠，面赤口渴，甚或狂躁谵语，或见口舌生疮，或见肌肤疮疡，红肿热痛，或见吐血衄血，血色鲜红，小便短赤，灼热涩痛，大便干结，舌尖红或绛，苔黄，脉数。小肠实热证在此基础上兼见尿道灼痛，甚则尿血。

【证候分析】心火内炽，火热扰及心神则见心胸烦热、失眠、甚或狂躁谵语；面赤、口渴、溲黄、便干，脉数，皆为里热之象；心开窍于舌，心火循经上炎，故舌尖红绛，或口舌生疮；心主血脉，心火炽盛迫血妄行，可见吐血、衄血，血色鲜红；心与小肠相表里，心火下移小肠，泌别失职，故小便短赤，灼热涩痛、尿血。

【辨证要点】心火亢盛证以心烦失眠，口舌生疮，伴有实热证征象为辨证要点；小肠实热证在心火内炽表现的基础上，兼见小便赤涩疼痛为辨证要点。

【施护原则】清心泻火（心火亢盛）；清心利小便（小肠实热）。

心与小肠病辨证施护时，要注意以下措施：①居处宜保持室内空气清新，环境安静，说话声音和脚步放轻；②饮食以清淡易消化食物为主，注意适当多饮水，忌食用辛辣油腻，生冷瓜果之品；③保持心情舒畅，忌情绪刺激紧张，少看情节紧张的电影或电视，避免情绪激动，并保证充足的睡眠。

## 二、肺与大肠病辨证施护

肺病证候有虚实之分，虚证多见气虚和阴虚，实证多见风、寒、热、燥等外邪犯肺或痰湿阻肺等。大肠证候亦分虚实，虚证可表现为大肠津亏证和肠虚滑脱证，实证主要为大肠湿热证。

肺病的常见症状包括咳嗽、气喘、胸痛、咳痰、咯血等。

### （一）肺气虚证

肺气虚证是指肺主气、司呼吸的功能减弱以及卫表不固所表现的证候。多由久病咳喘或脾虚气的生化无源所致。

【临床表现】咳喘无力，气短懒言，声低息微，动则益甚，痰液清稀，面色淡白，体倦嗜卧，或见自汗恶风、易于感冒，舌淡苔白，脉虚。

【证候分析】肺气亏虚，主气、司呼吸功能减弱，宗气生成不足，故咳喘无力、气短懒言，声低息微；动则耗气更甚，故动则咳喘甚；肺气不足，行水无力，津液不得布散，聚而成痰，故痰液清稀；肺气虚，不能宣发卫气于肌表，卫虚腠理不密，风邪易袭，故见自汗、恶风，易于感冒。面色淡白、神疲体倦、舌淡苔白、脉虚，均为气虚之象。

【辨证要点】以咳喘无力、声低息微和气虚证共见为辨证要点。

【施护原则】补益肺气。

### （二）肺阴虚证

肺阴虚证是指肺阴不足，虚热内生所表现的证候。多由久咳伤阴，痨虫袭肺，或热病后期阴津损伤所致。

【临床表现】干咳无痰，或痰少而黏，甚则痰中带血或咯血，咽干口燥，声音嘶哑，形体消瘦，午后潮热，五心烦热，盗汗，颧红，舌红少苔，脉细数。

【证候分析】肺阴不足，虚热内生，灼津为痰，肺失其清肃，气逆于上，则干咳无痰、痰少而黏；肺阴不足，不能滋润咽喉，故咽干口燥、声音嘶哑；虚火灼伤肺络，故痰中带血；形体消瘦、午后潮热、五心烦热、盗汗、颧红、舌红少苔、脉细数，皆为阴虚内热之象。

【辨证要点】以干咳、痰少而黏及阴虚证共见为辨证要点。

【施护原则】滋阴清肺。

### （三）风寒束肺证

风寒束肺证是指感受风寒，肺气失宣所表现的证候。

【临床表现】咳嗽，喷嚏，鼻塞流清涕，咯痰清稀色白，可有恶寒发热，无汗，舌苔白，脉浮紧。

【证候分析】风寒之邪客于皮毛，内合于肺，肺气失宣上逆，故咳嗽；肺宣降不利，失其敷布津液之职，津液聚而成痰，故咯痰清稀色白，鼻塞流清涕；卫阳被遏，不能温煦肌表故恶寒，气郁化热故见发热，寒主收引，腠理收缩，故无汗；舌苔白、脉浮紧，均为表寒之征。

【辨证要点】以咳嗽、痰涕清稀，兼见表寒证为辨证要点。

【施护原则】疏风散寒，宣肺解表。

### （四）风热犯肺证

风热犯肺证是指风热邪气，从口鼻而入，侵犯肺卫所表现的证候。

【临床表现】咳嗽痰稠色黄，鼻塞、流黄浊涕，咽喉疼痛，口干口渴，可伴有发热恶风，舌尖红，苔薄黄，脉浮数。

【证候分析】风热袭肺，肺失清肃，故咳嗽，热灼津成痰，故痰稠色黄；肺气失宣，鼻窍不利，故鼻塞、流黄浊涕；咽喉为肺之门户，热攻咽喉，故见疼痛；热伤津液，故见口干口渴；卫气郁遏故发热，风性开泄，腠理开张，故恶风；舌尖红、苔薄黄、脉浮数，均为表热之象。

【辨证要点】以咳嗽，痰涕黄稠、口干咽痛、兼见表热证为辨证要点。

【施护原则】疏风解表清肺。

### （五）燥邪犯肺证

燥邪犯肺证是指感受燥邪，耗伤肺津所表现的证候。

【临床表现】干咳无痰，或痰黏难咳，甚则痰中带血丝，唇、舌、鼻、咽干燥，可伴有恶寒发热，头痛，苔白或黄，少津，脉浮。

【证候分析】燥邪袭肺，肺失宣降，燥伤津液，聚而成痰，故咳嗽痰黏难咳，口、唇、鼻、咽、皮肤干燥；燥伤肺络，则见痰中带血丝；风燥客于肌表，卫气抗邪，故可见恶寒发热；苔白或黄、少津、脉浮，为燥邪伤津，肺卫失和之象。

【辨证要点】以咳嗽、痰黏难咳兼干燥少津为辨证要点。

【施护原则】润燥清肺。

肺病表证鉴别如下：风寒、风热、燥邪袭肺，均可导致肺的宣发肃降失常，出现发热恶寒、咳嗽共见症状。而风寒束肺以痰涕清稀、身痛无汗为主要临床表现；风热犯肺以痰涕黄稠、口干咽痛为主要临床表现；燥邪犯肺以干咳痰少，唇、舌、口、鼻干燥为主要临床表现，临证应注意鉴别诊断。

### （六）痰浊阻肺证

痰浊阻肺证是指痰浊阻滞于肺系，肺失宣降所表现的证候。多由脾虚湿盛，或感受寒湿之邪引起。

【临床表现】咳嗽，痰白易咳，清稀量多，胸闷，甚则气喘痰鸣，舌淡苔白腻，脉滑。

【证候分析】痰浊阻肺，肺失宣降，肺气上逆，故咳嗽胸闷，痰白易咳、清稀量多；痰气搏结，上涌气道，故气喘痰鸣；舌淡，苔白腻，脉滑，均为痰浊内停之象。

【辨证要点】以咳嗽气喘、痰多易咳、色白清稀为辨证要点。

【施护原则】祛痰降逆，宣肺平喘。

### （七）大肠津亏证

大肠津亏证是指大肠津液不足，肠失濡润所表现的证候。多由素体阴亏，或热病伤津或失血导致。

【临床表现】大便秘结干燥，排出费力，数日一行，口干咽燥，可伴头晕、口臭，舌红少津，脉细涩。

【证候分析】大肠津亏，肠道失于濡润，传导不利，故大便秘结干燥，排出费力，甚则数日一行。津液不能上润于口，故口干咽燥。大便日久不解，浊气不得下泄而上逆，致口臭，阴不制阳则头晕。舌红少津、脉来细涩，均为津液不足之象。

【辨证要点】以大便干结，排出费力，伴津液亏虚的表现为辨证要点。

【施护原则】滋阴润肠。

### （八）肠虚滑脱证

肠虚滑脱证是指大肠阳气虚衰，失于固摄所表现的证候。多由于久泄、久痢导致，与脾肾阳虚，气虚下陷有关。

【临床表现】下利无度，粪质稀薄，无臭气，甚则大便失禁，可见脱肛，腹痛隐隐，喜温喜按，舌淡苔白滑，脉弱。

【证候分析】下利伤阴，阴损及阳，久泻久痢，阳气虚衰，大肠失其固摄，因而下利无度、粪质稀薄不臭、甚则大便失禁或脱肛。阳气虚衰，寒从内生，寒凝气滞，故腹痛隐隐、喜按喜温。舌淡苔白滑、脉弱均为阳虚阴盛之象。

【辨证要点】以下利无度、粪质稀薄不臭、大便失禁为辨证要点。

【施护原则】温肾健脾，涩肠止泻。

### （九）大肠湿热证

大肠湿热证是指湿热侵犯大肠，传导失司所表现的证候。多因感受湿热邪气，或饮食不节等因素引起。

【临床表现】腹痛，里急后重，下痢脓血或暴泻如注，色黄而臭秽。多伴肛门灼热，小便短赤，口渴身热，舌红苔黄腻，脉滑数。

【证候分析】湿热阻滞肠腑气机，故腹痛、里急后重。湿热蕴结大肠，热盛肉腐化为脓血，故下痢脓血。湿热下迫，故见暴泻如注、色黄而臭、肛门灼热。热邪内炽，下利伤津，故小便短赤、身热口渴。舌红苔黄腻、脉滑数为湿热之象。

【辨证要点】以下痢或泄泻臭秽，伴见湿热内蕴征象为辨证要点。

【施护原则】清利大肠湿热。

肺与大肠病辨证施护时，要注意以下措施。①居处宜保持室内空气清新，注意通风换气，特别需注意气候交替时的气温变化，谨慎起居。平日避免接触各类刺激性异味，如烟酒、油漆、汽油、油烟、香水、奇花异草等气味。②饮食以清淡、易消化无异味的食物为主，注意适当多饮水，忌食用辛辣油腻，生冷瓜果等品。③保持生活平静，良好的精神状态，使心情舒畅，避免情绪激动。根据病情适当活动，以较为舒缓平和的运动为宜，肺部病证可做深呼吸、扩胸等运动；大肠病证可做腹部按揉、提肛等运动，保证充足的睡眠。

## 三、脾与胃病辨证施护

脾病证候包括虚实两个方面：虚证多见脾气虚及脾阳虚证，气虚下陷及脾不统血亦属虚证范畴；实证多见寒湿困脾及脾胃湿热。胃病多见实证，最常见的有胃热证、胃寒证、食滞胃肠证。

脾病症状较为复杂，脾失健运则见纳少、便溏、腹胀、头身肢体困重、浮肿等；脾不统血，则见出血；脾不升清，则见内脏脱垂、久泻久痢等。

### （一）脾气虚证

脾气虚证是指脾气不足，运化失职所表现的证候。多因饥饱失常，劳累过度，以及其他急慢性疾患耗伤脾气所致。

【临床表现】纳少，腹胀，食后尤甚，神疲肢倦，乏力懒言，面色无华，大便溏薄，形体消瘦，或见肥胖、浮肿，舌淡苔白，脉缓弱。

【证候分析】脾气不足，无力运化水谷，故见纳少；脾虚失运，水湿内生，阻滞气机，故腹胀，食后胀甚；水湿不化，下注大肠，故大便溏薄；脾虚气血生化不足，可致神疲乏力、少气懒言、肢体倦怠等脾气亏虚症状。形体失养则消瘦、面色无华或萎黄；或水湿外溢肌肤，则可见肥胖、浮肿；舌淡苔白、脉缓弱，是脾气虚弱之征。

【辨证要点】以纳少、腹胀、便溏及气虚证为辨证要点。

【施护原则】健脾益气。

### （二）脾阳虚证

脾阳虚证是指脾阳虚衰、阴寒内盛所表现的证候。可由脾气虚证发展而来，与过食生冷或肾阳虚弱有关。

【临床表现】食少腹胀，腹痛绵绵，喜温喜按，神疲乏力，少气懒言，肢体困重，大便稀溏，甚至完谷不化，形寒肢冷，面色㿠白，可见肢体浮肿，或带下色白稀量多，舌质淡胖或有齿痕，苔白滑，脉沉迟无力。

【证候分析】脾阳虚多由脾气虚发展而来，因此可见食少腹胀、神疲乏力、少气懒言等症状；而阳气不足，水湿不化程度更甚，故大便稀溏、甚则完谷不化。水湿流溢肌肤，则见肢体困重、浮肿；水湿下注，可见白带清稀量多。阳虚温煦功能不足、虚寒内生，则见形寒肢冷、腹痛绵绵、喜温喜按。舌淡胖苔白滑、脉沉迟无力，皆为阳虚寒湿内盛之征。

【辨证要点】以腹胀冷痛、喜温喜按、大便稀溏为辨证要点。

【施护原则】温补脾阳。

### （三）脾气下陷证

脾气下陷证是指脾气不足，升举无力而致下陷所表现的证候。多由脾气虚证进一步发展而来。

【临床表现】脘腹坠胀，便意频频，肛门重坠，或久泻久痢不止，甚则脱肛；或子宫脱垂；或小便浑浊状如米泔。伴见：神疲乏力，少气懒言，头晕目眩，面色无华，也可出现胃下垂，舌淡苔白，脉弱。

【证候分析】脾气虚衰，升举无力，气坠于下，故脘腹作胀，便意频频；中气下陷，脏腑失于托举，故肛门重坠，甚或脱肛，或子宫脱垂，或胃下垂；脾主升清，脾气虚弱，清浊不分，精微下流膀胱，故小便浑浊；清阳不升，故头晕目眩。神疲乏力、少气懒言、面色无华、舌淡苔白、脉弱，均为脾气虚弱的表现。

【辨证要点】以内脏下垂和脾气虚证为辨证要点。

【施护原则】健脾益气升提。

### （四）脾不统血证

脾不统血证是指脾气亏虚不能统摄血液所表现的证候。亦多由脾气虚证发展而来。

【临床表现】肌衄，齿衄，鼻衄，便血，尿血，或妇女月经过多、崩漏等。伴见神疲乏力，头晕目眩，气短懒言，食少便溏，面色无华，舌淡苔白，脉弱或芤。

【证候分析】气能摄血，脾为气源，脾虚气弱，不能摄血，则血溢脉外，而见出血诸症：血自肌肤外渗，则见肌衄；血自鼻而出，则见鼻衄；血自齿龈而出，则见齿衄；肠络出血，则见便血；血自膀胱外溢，则见尿血；冲脉不固，则妇女月经过多，甚或崩漏。脾虚则气血化源不足，加之反复出血，气血更虚，故见神疲乏力，头晕目眩，气短懒言，食少便溏，面色无华等气血不足之象，舌脉亦为脾气亏虚，气血不足之象。

【辨证要点】以出血和脾气虚证并见为辨证要点。

【施护原则】健脾益气摄血。

脾病虚证鉴别如下：脾阳虚证、脾气下陷证及脾不统血证均以脾气虚证的见症为基础。而脾阳虚证兼见阳虚温煦不足而出现的寒象，如腹胀冷痛，喜温喜按，形寒肢冷；脾气下陷证兼见升清及升举无力的征象，如久泻久痢、内脏下垂、脱肛等；脾不统血证兼见出血的症状。

### （五）寒湿困脾证

寒湿困脾证是指寒湿内阻、中阳受困所表现的证候。多有明显感受寒湿之邪的病史，如过食生冷、淋雨涉水或居处阴冷潮湿。

【临床表现】脘腹痞闷胀痛，食少便溏，泛恶欲呕，口淡不渴，头身困重或肢体浮肿，小便短少或身目发黄，晦暗如烟熏，舌淡胖，苔白腻，脉濡缓。

【证候分析】寒湿内盛，脾阳受困，运化失职，升降失常，清浊不分：浊气在上见脘腹痞闷甚或胀痛、食欲减退、泛恶欲呕；精微下注，则大便溏薄甚或泄泻。阴液未伤，故口淡不渴。湿性重浊，一身气机不畅，则头身困重。脾为湿困，不能运化水饮，水湿外溢肌肤，则肢体浮肿，小便短少。若寒湿困脾，阳气不宣，胆汁外溢，则为身目肌肤发黄，晦暗如烟熏。舌淡胖、苔白腻、脉濡缓，均为寒湿内盛之象。

【辨证要点】以脘腹痞闷胀痛、口淡不渴及脾虚证表现为辨证要点。

【施护原则】温脾散寒祛湿。

### （六）湿热蕴脾

湿热蕴脾证是指湿热内蕴中焦，脾失健运所表现的证候。多由感受自然界湿热邪气或过食肥甘、嗜酒引起。

【临床表现】脘腹痞闷，纳呆呕恶，便溏尿赤，肢体困重，或面目肌肤发黄，色泽鲜明如橘皮，皮肤发痒，身热起伏，汗出热不解，舌质红，苔黄腻，脉濡数。

【证候分析】湿热阻滞脾胃，运化失司，升降失常，故见脘腹痞闷、纳呆呕恶。湿热下注，则大便溏泄不爽、小便短赤。湿性重浊，故肢体困重。湿热蕴结脾胃，熏蒸肝胆，肝失疏泄，胆汁不循常道而外溢肌肤，故面目肌肤发黄、黄色鲜明。舌质红、苔黄腻、脉濡数，均为湿热内蕴之征。

【辨证要点】湿热蕴脾证以脾失健运和湿热内蕴的表现为辨证要点。

【施护原则】清热利湿健脾。

### （七）胃热证

胃热证是指胃中火热炽盛所表现的证候。多因情志不遂气郁化火，或过食辛辣，或食积化热导致。

【临床表现】胃脘灼痛拒按，渴喜冷饮，嗳腐吞酸，可有口臭，或消谷善饥，或牙龈肿痛、齿衄，大便干结，小便短赤，舌红苔黄，脉滑数。

【证候分析】热炽胃中，灼伤津液，故胃脘灼痛拒按、则渴喜冷饮；机能亢进，则消谷善饥；胃火上炎，则见嗳腐吞酸、口臭。胃火循经上熏，故见牙龈肿痛，血络受伤，可见齿衄。热盛伤津耗液，故见大便秘结、小便短赤。舌红苔黄、脉滑数为胃热内盛之象。

【辨证要点】以胃脘灼痛、嗳腐吞酸、口臭为辨证要点。

【施护原则】清泻胃火。

### （八）胃寒证

胃寒证是指阴寒邪气凝滞胃脘所表现的证候。多由外感寒邪直中或过食生冷所致。

【临床表现】胃脘疼痛，或轻或重，得温痛减，遇寒加剧，口淡不渴，四肢不温。可伴恶心呕吐，或泛吐清水。舌淡苔白滑，脉沉迟或弦。

【证候分析】寒邪在胃，凝滞经脉，故胃脘冷痛，得温痛减，遇寒加剧。津液未伤，故口淡不渴。寒客胃中，水饮不化，胃气上逆，则见恶心呕吐、胃中水声辘辘、泛吐清水。舌苔白滑，脉弦或迟是内有寒饮的表现。

【辨证要点】以胃脘冷痛、得温痛减、泛吐清水为辨证要点。

【施护原则】温胃散寒。

### （九）食滞胃肠证

食滞胃肠证是指饮食物停滞胃脘，不能腐熟所表现的证候。多由饮食不节或脾失健运等因素引起。

【临床表现】胃脘胀满堵闷，甚或疼痛，嗳腐吞酸，恶食呕逆，吐后胀闷得减，或大便溏泄，臭如败卵，或矢气频频，舌苔厚腻或腐苔，脉滑。

【证候分析】食积胃脘，胃气郁滞，则胃脘部胀闷疼痛。胃失和降，胃气上逆，故见嗳腐吞酸、恶食呕逆；吐后实邪得消，故胀痛得减。食积痰热下移于肠道，可致矢气频频、大便溏泄、臭如败卵。舌苔厚腻或腐、脉滑皆为食积之征。

【辨证要点】以胃脘胀闷、恶食呕逆、嗳腐吞酸为辨证要点。

【施护原则】健胃消食导滞。

脾与胃病辨证施护时，要注意以下措施：①居处宜温暖，通风干燥，起居有节，动静结合，不宜久坐和运动过少；②尽量做到饮食有节，切勿暴饮暴食，饮食以清淡易消化食物为主，注意适当多饮水，忌烟酒，忌食用辛辣油腻、生冷瓜果和黏腻、煎炸、坚硬食物；③保持良好的精神状态，善于与人沟通，使心情舒畅，避免过度思虑，舒解烦躁情绪，保证充足的睡眠。

## 四、肝与胆病辨证施护

肝的病证以实证居多，包含肝火上炎证、肝阳上亢证、肝风内动证、肝气郁结证、寒滞肝脉证、肝胆湿热证等，也有虚证，包含肝阴虚证和肝血虚证。胆病多表现为胆郁痰扰证。

肝病证候主要反映在四个方面，一为疏泄功能失常，见精神抑郁或急躁易怒；二为藏血功能失职，表现为月经失调；三为肝经所过部位及肝系的症状，如胁肋胀痛、乳房及少腹胀痛、睾丸胀痛、视物模糊、目赤肿痛、夜盲等；四为升动特性表现太过而见头晕头胀、肢体震颤、手足抽搐等风动的症状。

### （一）肝血虚证

肝血虚证是指肝血不足，不能濡养肌肤、爪甲、头目、筋脉等部位所表现的证候。多因脾肾亏虚，生化之源不足，或慢性病耗伤肝血，或失血过多所致。

【临床表现】头晕目眩，面色无华，唇甲色淡，视物模糊或夜盲，肢体麻木，关节屈伸不利，可兼见手足震颤，肌肉瞤动等风动之象，妇女可见月经量少色淡，甚或闭经。舌淡苔白，脉细。

【证候分析】肝血不足，不能制约肝阳，故头晕，不能上荣头面，故面色无华，不能濡养机体，故唇甲色淡；肝开窍于目，血虚目失所养，故视物模糊或成夜盲。肝在体合筋，阴血不足，筋脉失养，故关节屈伸不利、肢体麻木，不能制约阳气之升动，故手足震颤、肌肉瞤动。肝血为女子经血之源，故可见月经量少、色淡，甚则闭经。舌淡苔白、脉细，为肝血不足之象。

【辨证要点】以肌肤爪甲色淡、视物模糊或夜盲、手足震颤或肌肉瞤动为辨证要点。

【施护原则】养血柔肝。

### （二）肝阴虚证

肝阴虚证是指肝之阴液亏损，虚热内扰所表现的证候。多由情志不遂，气郁化火，或温热性疾病等耗伤肝阴引起。

【临床表现】头晕耳鸣，两目干涩，胁肋灼痛，或见手足蠕动，面部烘热，五心烦热，潮热盗汗，口燥咽干，舌红少津，脉弦细数。

【证候分析】肝阴不足，不能濡养头面官窍，则头晕耳鸣，两目干涩；肝络为虚火所灼，故胁肋灼痛；肝阴亏虚，筋脉失养则手足蠕动；虚热内扰，故烘热，五心烦热，潮热盗汗；热灼津液，则口燥咽干；舌红少津，脉弦细数，为阴虚火旺之象。

【辨证要点】以头晕耳鸣、两目干涩及阴虚证为辨证要点。

【施护原则】滋阴清肝。

### （三）肝火上炎证

肝火上炎证是指肝经气火上逆，肝胆经循行部位火热炽盛为特征的证候。多因情志不遂，肝郁化火，或热邪内犯等引起。

【临床表现】头晕胀痛，面红目赤，口干口苦，耳鸣耳聋，或耳内肿痛流脓，急躁易怒，不寐或噩梦纷纭，胁肋灼痛，甚或吐血衄血，血色鲜红，便干尿赤，舌红苔黄，脉弦数。

【证候分析】火性炎上，肝火循经上攻头目，故头晕胀痛、面红目赤；肝热传胆，胆火上溢于口，则口干口苦，循经上冲，则见耳鸣、耳聋或耳内肿痛流脓。热扰神魂，则急躁易怒，不寐或噩梦纷纭。肝火内炽，胁肋部为肝经所走行，故胁肋灼痛。肝主藏血，火热迫血妄行，则见吐血衄血。便干尿赤、舌红苔黄、脉弦数，均为肝经火盛之象。

【辨证要点】以肝经循行的头、目、耳、胁肋等部位表现出火热燔灼征象为辨证要点。

【施护原则】清肝泻火。

### （四）肝阳上亢证

肝阳上亢证是指由于肝肾阴虚，阴不制阳，肝阳偏亢所表现的证候。多因情志过极，气火内郁，暗耗肝阴，或肝肾阴虚，致使阴不制阳，水不涵木而发病。属于上盛下虚，本虚标实之证。

【临床表现】眩晕耳鸣，头目胀痛，面红目赤，急躁易怒，心悸健忘，失眠多梦，腰膝酸软，头重脚轻，舌红少津，脉弦有力或弦数。

【证候分析】肝肾阴虚，肝不敛阳，阳气亢逆于上，则眩晕耳鸣、头目胀痛、面红目赤。亢阳扰及心神，则急躁易怒、心悸失眠。腰为肾府，膝为筋府，肝肾阴虚，筋骨失养，故腰膝酸软无力。阳亢于上，阴亏于下，故头重脚轻。舌红少津、脉弦有力，为阴液不足，阳气偏亢之象。

【辨证要点】肝阳上亢证以头晕、头胀、头重脚轻、腰膝酸软为辨证要点。

【施护原则】平肝潜阳。

#### （五）肝风内动证

肝风内动证是指因肝阳亢逆无制导致的一类动风证候。多由肝阳上亢进一步发展而来。

【临床表现】眩晕欲仆，头摇而痛，项强肢颤，语言謇涩，手足麻木，步履不稳，甚则可见卒然晕倒，不省人事，口眼㖞斜，半身不遂，口噤手拳，喉中痰鸣，舌红苔白腻，脉弦有力。

【证候分析】肝肾之阴素亏，阴不敛阳，阳亢化风，上扰头目，故眩晕欲仆，头摇震颤。肝肾阴虚，筋脉失养，故项强肢颤、手足麻木。上盛下虚，故步履不稳。如风阳暴升，夹痰上扰，轻则口眼㖞斜、半身不遂，重则突然晕倒、不省人事、口噤手拳、舌强不语、喉中痰鸣。舌红苔白腻、脉弦有力，为肝风夹痰之征。

【辨证要点】以眩晕欲仆或突然晕倒，兼见动摇或强直为辨证要点。

【施护原则】滋补肝肾，息风止痉。

肝火上炎、肝阳上亢以及肝风内动三证的比较：三证均以肝阴不足证为基础，均有阴不制阳的病机特点。在表现上均可出现眩晕，头胀而痛，面红目赤，耳鸣，急躁易怒等表现。其区别为，肝火上炎证热象明显，如可见胁肋部灼痛，吐血衄血色鲜红；肝阳上亢证则兼有头重脚轻，腰膝酸软等肝肾阴虚的症状；肝风内动证则是由肝阳上亢证发展而来，以动摇的症状为其特点。肝风四证鉴别见表 8 - 1。

表 8 - 1　肝风四证鉴别表

| 证候 | 性质 | 主症 | 兼症 | 舌苔 | 脉象 |
|---|---|---|---|---|---|
| 肝阳化风 | 上实下虚 | 眩晕欲仆，头摇而痛，项强肢颤，语言謇涩，步履不稳，或卒然晕倒，不省人事，口眼㖞斜，半身不遂 | 头痛，手足麻木 | 舌红，苔白腻 | 弦有力 |
| 热极生风 | 热 | 手足抽搐，颈项强直，角弓反张，两目上视，牙关紧闭 | 高热神昏，燥热如狂 | 红绛 | 弦数 |
| 阴虚动风 | 虚 | 手足蠕动 | 头晕耳鸣，面红目赤，胁肋灼痛，阴虚证 | 舌红少津 | 细数 |
| 血虚生风 | 虚 | 手足震颤，肌肉眴动 | 关节屈伸不利，肢体麻木，血虚证 | 舌淡苔白 | 细 |

#### （六）肝气郁结证

肝气郁结证是指肝失疏泄，气机郁滞所表现的证候。多因情志抑郁，或突然的精神刺激，或其他病邪侵扰所致。

【临床表现】情志抑郁，喜太息，胸胁或少腹胀痛或窜痛，或咽部异物感，或颈部瘿瘤，或胁下癥块。妇女可见乳房胀痛，痛经，月经不调，甚则闭经。舌暗，脉弦。

【证候分析】肝失疏泄，气失条达，则见情志抑郁，善太息。厥阴经脉经气不利，故胸胁、乳房、少腹胀痛或窜痛。肝气郁结，津液不布，聚而生痰，痰气交阻，结于咽喉，则见咽部异物感，结于颈部，则见瘿瘤。气滞则血瘀，日久可形成癥积，结于胁下。气滞血瘀，在妇女可见月经不调、闭经或经行腹痛。舌暗，脉弦，为肝气郁滞，血行不畅之象。

【辨证要点】以情志抑郁、胸胁乳房少腹胀痛或窜痛、月经不调为辨证要点。

【施护原则】疏肝解郁。

#### （七）寒滞肝脉证

寒滞肝脉证是指寒邪凝滞肝经所表现的证候。多因感受寒邪而发病。

【临床表现】少腹牵引睾丸坠胀冷痛，或阴囊抽掣痛，遇寒加重，得热则缓，舌苔白滑，脉沉紧或弦紧。

【证候分析】肝脉绕阴器，抵少腹，寒性凝滞收引，经气为寒所凝，筋脉拘急，故见少腹牵引睾丸冷痛，甚或阴囊抽掣痛。得热则气血通利，故得热则缓。苔白滑，脉沉弦，为阴寒内盛，阳气被束之证。

【辨证要点】以少腹牵引睾丸冷痛为辨证要点。

【施护原则】温经散寒暖肝。

### （八）肝胆湿热证

肝胆湿热证是指湿热蕴结肝胆所表现的证候。多由感受湿热之邪，或偏嗜肥甘厚腻，酿湿生热所致。

【临床表现】胁肋胀痛，或有痞块，纳呆呕恶，口苦，大便不爽或干结，小便短赤，舌质红，苔黄腻，脉弦数。或见身目发黄，色泽鲜明，或寒热往来，或外阴瘙痒，或带下黄臭，或阴囊湿疹，或睾丸潮湿热痛，气味臊臭等。

【证候分析】湿热蕴结肝胆，肝气失于疏泄，气机不畅，故胁肋胀痛或见痞块；肝木横逆侮土，脾胃升降失职，故纳呆呕恶、大便不爽或干结，若胆气上溢，可见口苦；湿热内蕴，湿重于热则大便不爽，热重于湿则大便干结。膀胱气化失司则小便短赤。胆经为少阳经脉，少阳为枢，枢机不利，则寒热往来。胆汁外溢肌肤，则身目发黄。湿热循肝经下注，妇女可见带浊阴痒，男子可见阴部湿疹或睾丸肿胀热痛。舌红苔黄腻、脉弦数，均为湿热内蕴肝胆之证。

【辨证要点】以胁肋胀痛、纳呆呕恶、舌红苔黄腻为辨证要点。

【施护原则】清利肝胆湿热。

### （九）胆郁痰扰证

胆郁痰扰证是指肝胆疏泄不畅，痰热内扰所表现的证候。多由情志不遂，疏泄失职，气滞津凝，痰阻气机，气郁化火所致。

【临床表现】头晕目眩，胆怯易惊，烦躁不宁，失眠多梦，胸闷太息，呕恶口苦，舌红苔黄腻，脉弦数。

【证候分析】肝胆失于疏泄，经脉不利，胁肋胀闷，喜太息；气郁化热，胆热上溢为口苦；气郁津停为痰，痰浊上扰故头晕目眩。胆为清静之腑，痰热内扰，则胆气不宁，故见胆怯易惊，烦躁不宁，失眠多梦。胆热犯胃，胃失和降，则见呕恶。舌红苔黄腻，脉弦数，为痰热内蕴，气机不畅之象。

【辨证要点】以胆怯易惊、失眠多梦为辨证要点。

【施护原则】疏肝利胆，清热化痰。

肝与胆病辨证施护时，要注意以下措施。①居处环境宜安静，室内通风干燥，光线适宜，温湿合适，避免噪音的刺激。起居有节，动静结合，宜经常闭目养神，不宜久视，亦不宜久行。②尽量做到饮食有节，饮食宜清淡易消化食物为主，注意适当多饮水，忌烟酒和暴饮暴食，忌食用辛辣油腻之品。③保持良好的精神状态，使心情条达舒畅，避免情绪激动，或抑郁恼怒，疏解紧张烦躁情绪，并保证充足的睡眠。

## 五、肾与膀胱病辨证施护

肾病多见虚证，如肾精不足、肾阴虚、肾阳虚、肾气不固、肾不纳气等证。膀胱病多表现为湿热下注膀胱的实证。

肾病证候主要反映在三个方面：一为肾精不足，导致生长发育和生殖功能出现障碍，表现为腰膝酸软，耳鸣耳聋，小儿生长发育迟缓，成年人牙齿松动，发白早脱，阳痿遗精，男子精少，女子经闭，不孕不育等；二为肾主水功能障碍，导致水液代谢失常，表现为水肿，小便不利，或小便清长，痰饮，消渴等；三为肾不纳气，导致呼吸功能异常，表现为虚喘，呼吸浅表，呼多吸少等。

## （一）肾精不足证

肾精不足证是指肾精亏虚表现的证候。多因禀赋不足，或后天失养导致。

【临床表现】小儿生长发育迟缓，身材矮小，肢体软弱，易于生病，智力低下，反应迟钝，囟门迟闭，骨骼痿软。成人早衰，腰膝酸软，耳鸣耳聋，神疲健忘，发脱齿摇，或须发早白。男子精少，女子月经量少色黯淡，经期延长，甚则闭经，不孕不育，性机能减退。舌淡，脉细弱。

【证候分析】肾精不足，在小儿则见生长发育迟缓，体弱易于生病，在成人则见早衰，主要体现在发、齿、骨三方面；故肾精亏损，在男性可见精少，在女性则精血不足，可见女子月经量少色黯淡，经期延长，甚则经闭不孕。舌淡，脉细弱，为肾精不足之象。

【辨证要点】以小儿生长发育迟缓，成人早衰及生殖机能减退的表现为辨证要点。

【施护原则】补益肾精。

## （二）肾阴虚证

肾阴虚证是指肾阴液不足，虚热内生所表现出的证候。多由禀赋不足，或久病及肾，房事过度或过服温燥之品导致。

【临床表现】腰膝酸软，头目眩晕，耳鸣耳聋，男子遗精、早泄，女子经少、闭经或崩漏，兼见骨蒸潮热，颧红盗汗，形体消瘦，五心烦热，溲黄便干，舌红少津，脉细数。

【证候分析】肾阴不足，筋骨失养，故腰膝酸软；脑髓失充，则头晕耳鸣。肾阴亏虚，相火妄动，扰动精室，可见遗精早泄。肾阴不足则肝血不充，故女子经少，甚或闭经，相火妄动，热扰血室，则可见崩漏。骨蒸潮热、颧红盗汗、形体消瘦、五心烦热、溲黄便干、舌红少津、脉细数，均为阴虚火旺之象。

【辨证要点】以腰膝酸软、眩晕耳鸣以及阴虚证为辨证要点。

【施护原则】滋养肾阴。

## （三）肾阳虚证

肾阳虚证是指肾中阳气虚衰，温煦失职，气化失司所表现的一类证候。多由年老肾亏、久病及肾以及房劳过度等原因导致。

【临床表现】腰膝酸软疼痛，喜温喜按，畏寒肢冷，下肢尤甚，精神萎靡，头晕目眩，面色㿠白或黧黑，舌淡胖苔白，脉沉细。或性欲减退，男子阳痿早泄，女子月经色淡量少，痛经，甚或宫寒不孕；或五更泄泻，完谷不化，甚则久泻不止；或小便频数、清长、夜尿频多，或浮肿，腰以下肿甚，伴见心悸喘咳。

【证候分析】肾阳不足，不能温养腰膝，故腰膝酸软疼痛、喜温喜按；肾阳为一身阳气之本，肾阳亏虚，则一身之阳亦虚，阳气失于温煦推动，故见畏寒肢冷、下肢尤甚、精神萎靡、面色㿠白；命门火衰，生殖机能减退，故男子阳痿、早泄，女子宫寒不孕。肾阳虚衰，不能温养脾土，脾失健运，清浊不分，可见五更泄泻，甚或久泻不止。肾为水之下源，肾阳不足，水液气化失司，则小便频数、清长、夜尿频多，甚或外溢肌肤，出现尿少水肿；水气凌心犯肺，故心悸咳喘。舌淡胖苔白，脉沉细为肾阳虚的表现。

【辨证要点】以腰膝酸软冷痛、生殖机能减退、畏寒肢冷及虚寒证为辨证要点。

【施护原则】温补肾阳。

## （四）肾气不固证

肾气不固证是指肾气亏虚，固摄无权所表现的证候。多由年老体衰，或年幼肾气未充，或房劳多产，或久病伤肾等引起。

【临床表现】腰膝酸软，头晕耳鸣，神疲乏力，小便频数清长，或尿后余沥不尽，或遗尿，或小便失禁，或夜尿频多；或五更泄泻，久泻不止，甚则大便失禁；或男子滑精、早泄，女子带下清稀量多，或胎动易滑。舌淡，苔白，脉沉弱。

【证候分析】肾精气不足，腰膝失于温养，故腰膝酸软；不能充脑化髓，故头晕耳鸣；精不化气生神，则神疲乏力。肾气虚，膀胱失约，故小便频数清长、夜尿频多、甚则遗尿或小便失禁；肾气虚衰，不能固摄精微物质，清浊不分，可见五更泄泻、甚则肠虚滑脱；肾主藏精，有赖肾气之固摄，在男子，肾气不足，则精关不固，可见滑精、早泄；在女子，则表现为带脉不固，带下清稀量多，或冲任失固，胎动易滑。舌淡、苔白、脉沉弱，为肾精气亏虚之象。

【辨证要点】以二便不固、生殖之精不固的症状以及气虚证并见为辨证要点。

【施护原则】固摄肾气。

### （五）肾不纳气证

肾不纳气证是指肾气虚惫，摄纳无权，气不归元所表现的证候。多由久病咳喘，肺病及肾，或过劳伤肾所致。

【临床表现】咳喘无力，动则喘甚，呼吸浅表、费力，常伴有自汗，腰膝酸软，精神萎靡，舌淡苔白，脉沉弱。喘息重者，可见张口抬肩，不能平卧，呼多吸少，冷汗淋漓，面青肢冷，脉浮大无根；或可见气短息粗，大汗淋漓，颧红潮热，五心烦热，咽干口燥，舌红少津，脉细数。

【证候分析】肾为气之根，肾虚摄纳无权，气不归元，故咳喘无力、动则喘甚、自汗；肾气亏虚，故腰膝酸软、精神萎靡、舌淡苔白、脉沉弱。若阳气虚衰欲脱，则喘息加剧，张口抬肩，不能平卧，呼多吸少；阳气失于固摄，则冷汗淋漓，失于温煦，则肢冷面青；若阴气欲竭，机体失于凉润宁静，则气短息粗、大汗淋漓、颧红潮热、五心烦热、口燥咽干；舌红少津、脉细数，为阴虚内热之象。

【辨证要点】以久病咳喘、呼吸浅表、气不得续、动则喘甚兼见肾虚证征象为辨证要点。

【施护原则】补肾纳气。

肾虚五证的鉴别：肾病以肾精亏虚为基础，均有腰膝酸软、头晕耳鸣等提示肾精不足的基础表现，多集中表现为二便和生殖功能的异常。其中肾阳虚者，二便方面主要表现为小便清长和五更泄泻，生殖方面表现为男性的阳痿早泄和女性的宫冷不孕，伴有全身阳虚的表现；肾阴虚者二便方面表现为溲黄、便干，生殖方面男性出现虚热内扰的遗精、早泄，女性表现为阴血亏少的经少经闭，并伴有全身阴虚之征；肾气不固证者二便表现为小便频数清长甚则失禁，大便滑脱，生殖方面体现为女子的白带增多、滑胎以及男性的滑精，伴有全身精气虚惫的表现；肾不纳气者主要体现为呼吸浅表，动则喘息，甚则出现喘脱危证。

### （六）膀胱湿热证

膀胱湿热证是指湿热下注，蕴结膀胱，气化失司所表现的证候。多由感受湿热之邪，或饮食不节，湿热内伤，下注膀胱所致。

【临床表现】尿频尿急，尿道灼痛，排尿不畅，每次尿量不多，小腹拘急疼痛，小便短赤，或混浊，或尿血，或有砂石，可伴发热，腰痛，舌红苔黄腻，脉滑数。

【证候分析】湿热蕴结膀胱，气化失司，故尿频尿急，尿道灼痛，排尿不畅；气机不畅，故少腹拘急胀痛。湿热蕴蒸，津液被灼，故小便短赤。湿热下注，气化不利，脂液失于约束，故见小便混浊；湿热下注膀胱，阻滞气机，气郁化热，灼伤血络，故尿血；郁热煎熬尿液，则见尿中砂石。发热、舌红苔黄腻、脉滑数、均为湿热内蕴之象。

【辨证要点】以尿频、尿急、尿痛、小便短赤为辨证要点。

【施护原则】清利膀胱湿热。

肾与膀胱病辨证施护时，要注意以下措施。①居处环境宜安静，室内通风，光线适宜，温湿适宜，避免噪音或其他声音刺激导致的惊恐。起居有节，动静结合，忌房劳多产，不宜久立，不宜搬提重物，注意个人卫生，勤更换内衣裤。②尽量做到饮食有节，以营养丰富食品为主，可适当食用血肉有情之品，注意适当多饮水，忌烟酒和忌食用辛辣油腻之品。③保持良好的精神状态，避免情绪刺激，主动与亲朋好友多沟通和交流，增强战胜疾病的信心。

# 第三节　气血津液辨证施护

气血津液辨证，是指运用气血津液的理论，分析四诊得来的资料，以判断疾病中有无气血津液亏损或运行输布障碍，从而得出证候的一种辨证方法。

气血津液病的证候大致分为三类，一为气血津液的亏虚；二为气血津液运行输布的失常；三为气血津液同病。

由于气血津液的生成及运行有赖于脏腑的功能活动，故气血津液辨证应与脏腑辨证紧密结合。

## 一、气病辨证施护

气病证包括气虚证、气陷证、气滞证及气逆证四种。

### （一）气虚证

气虚证是指元气不足，脏腑组织功能减退所表现的虚弱证候。常由脾运失职、劳累过度、久病体虚等因素引起。

【临床表现】神疲乏力，少气懒言，声低息微，自汗，头晕目眩，活动后诸症加剧，舌淡苔白，脉虚。

【证候分析】阳气不足，不能养神，则见神疲乏力；宗气积于胸中，助肺行呼吸，宗气虚弱，故少气懒言、声低息微；气虚不能收摄津液，可见自汗；若气虚清阳不升，不能温养头目，则头晕目眩。劳则耗气，故动则诸症加剧。舌淡苔白、脉虚，均为气虚无力鼓动血行之象。

【辨证要点】以神疲乏力、少气懒言、动则加剧为辨证要点。

【施护原则】补气。

### （二）气陷证

气陷证是指气虚升清、升举无力，清阳之气下陷的证候。多由气虚证进一步发展而来。

【临床表现】少气懒言，神疲乏力，头晕目眩，大便稀溏，腹部坠胀感，便意频频，或见久泻久痢，脱肛或子宫脱垂等，舌淡苔白，脉弱。

【证候分析】气陷多因脾（中）气下陷。脾气虚，清阳不升，故头晕目眩；脾气虚弱，升清无力，清浊不分，则见大便稀溏，甚或久泻久痢；脾气虚衰，升举无力，气坠于下，故脘腹重坠作胀；中气下陷，脏腑失于托举，发为脱肛，或子宫下垂；气短懒言、神疲乏力、舌淡苔白、脉弱，均为气虚之象。

【辨证要点】以腹部坠胀、内脏下垂伴有气虚见症为辨证要点。

【施护原则】益气升提。

### （三）气滞证

气滞证是指人体某一脏腑，或某一部位气机阻滞，运行不畅所表现的证候。多由情志不舒，或寒邪、痰饮、食积阻滞气机导致。

【临床表现】胀闷，疼痛。

【证候分析】人体气机以畅达为顺，气的运行发生障碍而郁滞，轻则胀闷，甚或疼痛，常表现为胀痛或窜痛。肝、肺、胃三脏最容易发生气滞，如肝郁气滞，可见胁肋窜痛、乳房胀痛；肺气壅滞，则见胸闷、胸痛；气滞胃脘，可见脘腹胀闷疼痛。上述气滞证的表现在嗳气、矢气、叹息后会减轻，随忧思恼怒而加重。

【辨证要点】以胀闷、疼痛、嗳气或矢气或叹息后减轻为辨证要点。

【施护原则】行气。

### (四) 气逆证

气逆证是指气机升降失常，上升太过或下降不及所表现的证候。临床以肝、肺、胃气机上逆多见。

【临床表现】肝气上逆，则见头痛，眩晕，甚或昏厥，呕血；肺气上逆则见咳嗽喘息；胃气上逆，则见呃逆，嗳气，恶心，呕吐等。

【证候分析】肝气升发太过，则为气逆，上扰清窍，可见头痛、眩晕、晕厥，如血随气逆而上涌，可致呕血；外邪犯肺或肾虚不纳，皆可以导致肺失清肃，肺气上逆而出现喘咳；寒邪、食积、痰饮阻胃，胃失和降，胃气上逆而出现呃逆、嗳气、恶心、呕吐等症。

【辨证要点】以头痛眩晕，或咳喘，或呕逆为辨证要点。

【施护原则】降气。

气病辨证施护时，要注意以下措施：①居处环境宜清洁安静，室内光线明亮，温湿适宜，起居有节，动静结合，气虚者避免劳累过度；②尽量做到饮食有节，饮食宜营养丰富，清淡易消化，注意适量饮水，忌食用辛辣油腻之品；③保持平静良好的心情，对气机失常者，进行情绪的疏导，缓解焦躁的情绪，获得安静充足的睡眠。

## 二、血病辨证施护

血病病证包括血虚证、血瘀证、血寒证、血热证。

### (一) 血虚证

血虚证是指血液亏虚，脏腑经络形体官窍失养所表现的虚弱证候。多由先天禀赋不足，或脾胃虚弱，生化乏源，或急慢性出血，或思虑过度暗耗阴血导致。

【临床表现】面色淡白无华或萎黄，口唇、爪甲色白，头晕眼花，心悸失眠，手足麻木，妇女可见经血量少色淡，月经愆期或闭经，舌淡苔白，脉细无力。

【证候分析】血虚不能荣养面部、唇舌、爪甲，则见面白无华或萎黄，唇舌、爪甲色淡白。血虚脑髓、心神、经络失养，故头晕眼花、心悸失眠、手足麻木。女子以血为用，营血不足，冲任空虚，故月经量色淡、月经愆期、甚则闭经。脉道失充则脉细无力。

【辨证要点】以头晕心悸、失眠多梦、面唇舌甲淡白、脉细为辨证要点。

【施护原则】养血补血。

### (二) 血瘀证

血瘀证是指血行不畅，或瘀血积存体内所引起的证候。可由寒凝、气滞、气虚、外伤等原因造成。

【临床表现】疼痛如针刺，拒按，位置固定，夜间痛甚；体表肿块或体内癥积痞块；出血反复不止，色紫黯，夹有血块，或大便色黑如柏油；面色黧黑，肌肤甲错，唇甲青紫，或皮下紫斑，或腹部青筋，或下肢筋青胀痛等。妇女常见痛经、经闭。舌质紫黯，或见瘀斑瘀点，脉象细涩。

【证候分析】瘀血为有形之邪，阻滞经脉，不通则痛，故疼痛拒按、位置固定，夜间血行较缓，瘀阻加重，故夜间痛甚；积瘀不散，凝结成块，则见体表或体内肿块；瘀血阻滞脉络，阻碍气血运行，导致血不循经，溢出脉外，故见出血色黯、可夹有瘀块；瘀血内阻，气血运行不利，肌肤失养，则见面色黧黑、肌肤甲错、唇舌爪甲青紫、皮下瘀斑等体征。瘀血停滞皮下脉络，则见腹壁青筋显露及下肢筋青胀痛。瘀血内阻，冲任不通，则为经闭。瘀血内阻，新血不生，故脉细，血行不畅，故脉涩。

【辨证要点】以刺痛拒按、痛有定处、肿块质硬、唇舌爪甲紫黯、脉涩等为辨证要点。

【施护原则】活血化瘀。

### （三）血热证

血热证是指脏腑火热炽盛，热迫血分所表现的证候。多由邪热入血，或情志过极化火，波及血分而导致。

【临床表现】咯血，吐血，衄血，尿血，便血，妇女月经先期、量多，或崩漏，身热，烦躁，甚则神昏谵语，口渴，舌红绛，脉滑数。

【证候分析】脏腑火热，或温热邪气，内迫血分，血热妄行，表现为各种出血证。火热炽盛，灼伤津液，故身热、口渴。火热扰及心神则烦躁，甚则神昏谵语。热迫血行，壅于舌部脉络则舌红绛，脉滑数亦为热盛之象。

【辨证要点】以出血症状和全身热象为辨证要点。

【施护原则】清热凉血。

### （四）血寒证

血寒证，是指寒凝络脉，气机受阻，血行不畅所表现的证候。常由阳气素虚，复感受寒邪所致。

【临床表现】畏寒喜暖，手足厥冷，肤色紫暗，少腹冷痛，得热痛减，妇女月经愆期或痛经，经色紫黯，夹有血块，舌紫黯，苔白，脉沉迟涩。

【证候分析】寒邪凝滞于血脉，使脉道收引，气血运行不畅，故见畏寒喜暖，手足冷痛，肤色紫暗。如妇女寒客冲任，经血受阻，故经期推迟，色黯有块，多伴见少腹冷痛剧烈。舌紫黯、脉沉迟涩，皆为寒邪阻滞血脉，气血运行不畅之征。

【辨证要点】以手足厥冷、肤色紫暗、少腹冷痛为辨证要点。

【施护原则】温经散寒。

血病辨证施护时，要注意以下措施：①居处环境室内光线充足，寒温适宜；生活起居有节，动静结合，血寒证者注意保温，特别是手脚注意保温；血热证者避免过热；②饮食有节，饮食宜营养丰富，清淡易消化食物为主，注意适量饮水，血寒证者宜食用温热食物，血热证者忌食用辛辣油腻之品，血虚证者宜食用补血养血之品；③保持良好的心情，使心情舒畅，保证充足的睡眠时间。

## 三、津液病辨证施护

津液病病证包括津液不足及水液停聚两个方面。

### （一）津液不足证

津液不足证，是指由于津液亏少，脏腑、形体、官窍失其滋养濡润所表现的证候。

【临床表现】口渴咽干，唇干鼻燥，皮肤干燥或伴脱屑，小便短少，大便干结，舌红少津，脉细数。

【证候分析】津液不足，不能上润口唇、咽喉、鼻腔，故见口渴咽干、唇干鼻燥；不能滋润皮肤，则皮肤干燥甚或脱屑；下不能化生尿液，濡润大肠，故小便短少、大便秘结。舌红少津、脉细数皆为津亏燥热之象。

【辨证要点】以口、咽、唇、鼻、皮肤干燥及尿少便干为辨证要点。

【施护原则】滋补津液。

## (二) 水液停聚证

水液停聚证，是指水液输布排泄失常所引起的水肿痰饮等病证。

**1. 水肿证** 是指体内水液停聚，泛滥肌肤，引起头面、肢体、甚至全身水肿的病证。临床将水肿分为阳水、阴水两大类。

(1) 阳水 发病急，水肿性质属实者，称为阳水。多由外感风邪，或水湿浸淫导致。

【临床表现】水肿发病迅速，眼睑先肿，继而头面，甚至遍及全身，皮肤薄而光亮，小便短少。常伴见恶寒发热，无汗，舌苔薄白，脉浮紧；或咽喉肿痛，舌红，脉浮数。

【证候分析】风邪侵袭，内合于肺，肺失宣发，卫气郁遏，津液亦失于外达，水液泛溢于皮毛肌腠，故见水肿、无汗、头面一身俱肿。肺宣降相因，宣发不利则肃降失常，不能水道通调，下输膀胱，故见小便短少。风寒客于肌表，则可见恶寒、发热、苔薄白、脉浮紧等邪正交争于肌表之象；如肺气郁而化热，上攻咽喉，则兼有咽喉肿痛、舌红、脉浮数。

【辨证要点】以发病急、头面先肿兼见表实证征象为辨证要点。

【施护原则】发汗利水。

(2) 阴水 起病缓慢，水肿性质属虚者，称为阴水。多由劳倦内伤，脾肾阳气亏虚导致。

【临床表现】身肿，腰以下为甚，按之没指，凹陷不起。多伴见脘腹胀闷，食少便溏，面色㿠白，神疲肢倦，或水肿日甚，小便不利，腰膝酸痛，畏寒肢冷，面色灰滞，舌淡胖苔白滑，脉沉迟无力。

【证候分析】脾阳虚不能运化水湿，肾阳虚不能主水，均能导致水液代谢障碍，水湿泛滥而为水肿。水势趋下，故水肿起于足部、腰以下为甚、按之没指。中焦运化无力，可兼见脘腹胀闷、食少便溏；气血不充，则见面色㿠白、神疲肢倦。肾阳亏虚，不能温养腰膝，温煦机体，则兼见腰膝酸痛、畏寒肢冷。面色灰滞为肾虚水泛之征。舌淡胖苔白滑、脉沉迟无力皆为阳虚水停之象。

【辨证要点】以起病缓慢、足部先肿、腰以下肿甚兼见脾肾阳虚之象为辨证要点。

【施护原则】温肾健脾利水。

**2. 痰证** 是指痰浊内盛，阻滞于脏腑、经络、皮腠之间而引起的病证。常由脏腑功能失调所致。

【临床表现】咳嗽咳痰，胸脘满闷，纳呆呕恶，或呕吐痰涎，头晕目眩，或神昏癫狂，喉中痰鸣，或肢体麻木，或见瘰疬、瘿瘤、乳癖、痰核等，舌苔白腻，脉滑。

【证候分析】痰浊易阻滞气机，痰浊阻肺，肺气上逆，故咳嗽咳痰，胸脘满闷；痰浊中阻，胃失和降，而反上逆，故纳呆呕恶、呕吐痰涎；痰浊内阻，清阳不升，可见头晕目眩；痰为浊物，上蒙清窍，发为癫狂或风痰上扰，见昏不知人、喉中痰鸣；痰阻经络，气血运行不畅，则肢体麻木；痰浊凝聚于肌肤皮腠，则发为瘰疬、瘿瘤、乳癖、痰核等。苔腻、脉滑，均为痰湿之征象。

【辨证要点】以咳痰、呕吐痰涎、喉中痰鸣或见痰核、苔腻、脉滑等征象为辨证要点。中医有"怪病多痰"的认识，遇顽疾、怪病可尝试从痰辨治。

【施护原则】燥湿化痰。

**3. 饮证** 是指水饮停滞于脏腑组织之间所表现的病证。多由脏腑功能障碍或衰退引起。

【临床表现】腹胀脘痞，泛吐清水，水声漉漉，头晕目眩；或胸胁胀痛，咳嗽、呼吸时疼痛加重；或咳嗽气喘，不能平卧，胸膈满闷，甚或心悸；或肢体浮肿，沉重酸痛，小便不利；苔白滑，脉弦滑。

【证候分析】《金匮要略·痰饮咳嗽病脉证并治篇》将饮证分为痰饮、悬饮、支饮和溢饮。饮邪停留胃肠，阻滞气机，胃失和降，则腹胀脘痞、泛吐清水、水声漉漉，痰饮困脾，清阳不升，则兼见头晕目眩，此为痰饮；饮停胸胁，气机不利，可见胸胁胀痛、咳唾则痛甚，此为悬饮；饮停于肺或胸膈，胸中气机不畅，则见胸闷气喘、不能平卧，如水饮凌心，则见心悸，此为支饮；水饮溢于四肢肌肤，则肢体浮肿、沉重酸困，三焦气化失常，故小便不利，为溢饮。苔白滑、脉弦滑，为饮邪内盛之象。

【辨证要点】以四饮的主症并见苔滑、脉弦滑为辨证要点。

【施护原则】温阳化饮。

津液病辨证施护时，要注意以下措施：①居处环境温湿适宜，生活起居有节，动静结合，水液停聚证者注意保温，津液不足证者避免过热；②饮食有节，饮食以营养丰富，清淡易消化食物为主，水液停聚证者注意饮水量和小便量的记录，避免食用辛辣煎炸油腻之品，宜服用淡渗利水之品；津液不足证者宜少量多次饮水，食用养阴补水之品，忌辛香燥热之品；③避免急躁情绪状态的出现，适当减压缓解情绪的不稳定，尽量保持舒畅的心情，保证充足的睡眠时间。

## 四、气血津液同病辨证施护

气、血、津液同为构成人体和维持人体生命活动的精微物质。生理上三者相互化生为用；在发生病变时，病理上常相互影响。气血同病多见气虚血瘀证、气滞血瘀证、气血两虚证、气不摄血证、气随血脱证；气津同病，多见津停气阻证、气随津脱证；津血同病，常表现为津亏血瘀证及津枯血燥证。

### （一）气虚血瘀证

气虚血瘀证，是指由于气虚运血无力，以致血行瘀滞所表现的证候。多由久病体虚所致。

【临床表现】面色淡白或晦暗，神疲肢倦，少气懒言，兼见疼痛如刺，痛处不移，或肿块质硬，位置固定，或肌肤甲错，舌淡黯或有紫斑，脉沉涩无力。

【证候分析】气虚则推动无力，血行迟缓而形成血瘀。故既可见面色淡白或晦暗、神疲肢倦、少气懒言等气虚见症，又可见痛如针刺、肿块停积、肌肤甲错等血瘀证见症。舌淡暗或有紫斑，脉沉涩无力，亦为气虚及血瘀之症。

【辨证要点】以气虚见症与血瘀见症并见为辨证要点。

【施护原则】益气活血化瘀。

### （二）气滞血瘀证

气滞血瘀证，是指由于气机郁滞导致血行不畅，甚则停积为瘀血所表现的证候。多由情志不遂，肝气久郁不解引起。

【临床表现】胸胁胀闷窜痛，性情急躁易怒，胁下痞块刺痛拒按，妇女可兼见乳房胀痛，经闭或痛经，经色紫黯，夹有血块，舌质紫黯或有瘀斑，脉弦涩。

【证候分析】肝气郁结，疏泄失职，可导致血液运行不畅甚至停滞为瘀血，瘀血本身又可加重气滞。故既可见胸胁胀满窜痛、乳房胀痛、急躁易怒等气郁征象，又可见经闭或痛经、经色紫黯有块、胁下痞块紫暗或有瘀斑、脉弦涩等血瘀征象。舌质紫暗或有瘀斑、脉弦涩，为气滞血瘀之症。

【辨证要点】以胀闷等气滞之症与刺痛、癥块等血瘀之症并见为辨证要点。

【施护原则】疏肝理气，活血化瘀。

### （三）气血两虚证

气血两虚证，是指气虚与血虚同时存在所表现的证候。多由久病消耗，或脾胃虚弱，化源不足导致。

【临床表现】面色淡白或萎黄，口唇、爪甲色淡，少气懒言，乏力自汗，头晕目眩，心悸失眠，舌淡而嫩，脉细弱。

【证候分析】气能生血，血可养气，故气血一方不足，另一方常随之衰少。故既可见少气懒言、乏力自汗等气虚不能推动、固摄之象；又见面色淡白或萎黄、头晕目眩、心悸失眠等血虚不能濡养周身及神魂之象。舌淡嫩、脉细弱，为气血不足之象。

【辨证要点】以气虚见症与血虚见症并见为辨证要点。

【施护原则】气血双补。

### （四）气不摄血证

气不摄血证，是指因气虚不能摄血，而表现为失血的证候。多由久病或年老体虚所致。

【临床表现】肌衄，鼻衄，齿衄，咯血，吐血，尿血，便血，崩漏，并见气短，倦怠乏力，面色无华，舌淡，脉弱。

【证候分析】血在脉中运行而不逸出脉外，需依赖于气对血的固摄作用，脾为气源，故发挥统血作用。脾不统血，则为出血证。气短乏力、面色无华、舌淡、脉细弱，皆为气血不足之征。

【辨证要点】以出血证与气短乏力等气虚见症并见为辨证要点。

【施护原则】补气摄血。

### （五）气随血脱证

气随血脱证，是指因大出血引起的阳气随之暴脱的证候。多见于外伤、分娩、月经及肝、胃、肺等脏器损伤导致的大出血。

【临床表现】大量出血的同时，见面色苍白，手足厥冷，冷汗淋漓，气息微弱，神情淡漠，甚至晕厥。舌淡，脉微细欲绝，或浮大而散。

【证候分析】血能载气，血脱，则气失去依附，浮散无根，随之散脱而亡失。故在大量出血的同时，可见面色苍白、手足厥冷、冷汗淋漓、气息微弱，甚至晕厥等阳气亡失，不能温煦、推动、固摄之象。血失气脱，正气大伤，舌体失养，则色淡，脉道失去气血的鼓动及充盈，故脉微细欲绝；如见脉浮大而散，则为阳气外越之象，证情更险。

【辨证要点】以大出血时，随即出现四肢厥冷、冷汗淋漓等气脱、亡阳之症为辨证要点。

【施护原则】补气固脱止血。

### （六）津停气阻证

津停气阻，是指津液代谢障碍，水湿痰饮停滞导致气机阻滞所表现的证候。

【临床表现】咳嗽咳痰，胸满喘促，不能平卧；或心悸心痛；或脘腹胀满，纳呆呕恶；或头目昏沉、困倦，肢体困重，舌淡胖，脉沉弦。

【证候分析】痰饮阻肺，肺失宣降，可见咳嗽咳痰、胸满喘促、不能平卧；水饮凌心，心气不通，则见心悸、心痛；水湿停滞中焦，脾胃升降失常，可见脘腹胀满、纳呆呕恶；湿阻于头目周身，可使经脉阻滞，表现为头目昏沉、困倦、肢体困重。舌淡胖、脉沉弦，为津停气阻之象。

【辨证要点】以水湿痰饮停聚见症和气滞证症状并见为辨证要点。

【施护原则】化痰逐饮，利水行气。

### （七）气随津脱证

气随津脱证，是指津液大量丢失，气无所附，随津液外脱亡失所表现的证候。

【临床表现】大汗、大吐、剧烈腹泻同时，兼见面色苍白，汗出不止，四肢厥冷，呼吸微弱，甚则神昏晕厥，脉微欲绝。

【证候分析】津能载气，大汗、大吐、剧烈腹泻可致津液大量丢失，津脱，则气无所附，而随津液散脱。故可见面色苍白、汗出不止、四肢厥冷、呼吸微弱，甚则神昏、晕厥、脉微欲绝等阳气亡失之象。

【辨证要点】以大汗、大吐、剧烈腹泻时，随即出现气脱、亡阳之症为辨证要点。

【施护原则】补气生津固脱。

### （八）津亏血瘀证

津亏血瘀证，是指津液亏损，导致血量减少，血行不畅所表现的证候。多因温热邪气大量耗伤津液而导致。

【临床表现】口干欲饮，唇焦开裂，皮肤干燥，小便短少，大便干结，肌肤甲错，或发斑，舌质红绛紫黯，或有瘀斑，脉涩。可兼见骨蒸潮热，夜热早凉，盗汗等阴液耗损，虚热内生之象。

【证候分析】津液大量耗伤时，脉内之津液外渗，以致血液浓稠，运行涩滞不畅，故见口干、唇裂、皮肤干燥、尿赤便干等津液亏耗之象的同时，可见肌肤甲错、皮下瘀斑、舌红绛紫黯、脉涩等血瘀之象。

【辨证要点】以口咽、鼻、唇、皮肤干燥等津亏之症与肌肤甲错、皮下瘀斑等血瘀之症共见为辨证要点。

【施护原则】养阴生津，活血祛瘀。

### （九）津枯血燥证

津枯血燥证，是指津液亏乏，导致血燥虚热内生或血燥生风所表现的证候。

【临床表现】鼻咽干燥，口渴喜饮，形体消瘦，皮肤干燥、瘙痒、脱屑，小便短少，舌红少津，脉细数。

【证候分析】津血同源，津液不足，脉内津液外渗，以致血虚，虚热内生或阴不制阳，而化燥生风。津液耗伤，故鼻咽皮肤干燥、口渴喜饮、形体消瘦、小便短少；血燥生风，可见皮肤瘙痒、脱屑；血燥而虚热内生，故舌红少津、脉细数。

【辨证要点】以干燥表现与皮肤瘙痒、脱屑等症状并见为辨证要点。

【施护原则】滋阴养血润燥。

气血津液同病辨证施护时，要注意以下措施。①居处环境宜干净舒适，生活起居有节，动静结合，根据气血津液病证的虚实不同，具体确定室温的适宜温度，虚证者宜适当保温，而实证者宜注意通风，不宜过热。②饮食有节，饮食以既有营养又清淡爽口易消化食物为主，气血水不足证者宜加适量的补益气血津液之品；气血水运行失常证者以注意疏通为主，减少过多水液的摄入，以免加剧机体代谢负担，避免食用辛辣、煎炸、肥甘厚腻之品，宜服用淡渗利水之品。③气血津液同病多属病情复杂缠绵病证，尽量调畅患者不稳定的焦躁情绪，保持舒畅的心情，以利于病情的恢复，注意休息和保证睡眠时间。

---

💡 **知识拓展**

**其他辨证方法介绍**

在中医临床辨证中，除了常用的八纲辨证、脏腑辨证和精气血津液辨证方法外，还包括六经辨证、卫气营血辨证、三焦辨证以及经络辨证等方法。它们分别是针对不同疾病性质或发病部位而设立的辨证方法。

六经辨证：是将外感病发生、发展过程中所表现的不同证候，以阴阳为总纲，归纳为太阳、阳明、少阳、太阴、少阴、厥阴病，分别从邪正关系、病变部位、病势缓急等阐述外感病各阶段的病变特点，作为指导治疗的一种辨证方法，为汉代张仲景所创立。

卫气营血辨证：是将外感温热病发展过程中所反映的不同病理阶段，分为卫、气、营、血分证四类，说明病位的深浅、病情的轻重和传变规律，以指导临床治疗，为清代叶天士所创立。

三焦辨证：是将外感温热病的证候归纳为上、中、下三焦病证，用以阐明三焦所属脏腑在温热病发展过程中的不同病理变化、证候表现及传变规律，以指导治疗的一种辨证方法，为清代吴鞠通所创立。

经络辨证：是以经络学说为理论依据，对患者的症状、体征进行综合以判断病属何经、脏、腑，进而确定发病原因、病变性质和病机的一种辨证方法。

## 目标检测

答案解析

1. 如何鉴别寒证与热证？
2. 血虚证可以见到哪些临床表现？
3. 试比较心气虚、心阳虚、心阳暴脱三证临床表现的异同。
4. 试述气逆证的辨证要点和施护原则。
5. 脾病和胃病辨证施护的注意事项。

（李亚萍）

**书网融合……**

　　本章小结　　　　　　微课　　　　　　题库

# 下篇　中医护理基本知识

## 第九章　中医护理的基本特点与原则

PPT

📖 学习目标

知识要求：

1. **掌握**　中医护理的基本特点与原则。

2. **熟悉**　护病求本、扶正祛邪、标本缓急、调整阴阳、三因制宜的概念和方法。

3. **了解**　预防为主的方法。

技能要求：

用中医护理的基本特点和基本原则进行临床辨证施护。

素质要求：

树立正确养生观和人生观，热爱中医护理事业，护理患者时以整体观指导护理工作，树立全身心关心病患意识。

《中医药发展战略规划纲要（2016—2030 年)》将中医药发展上升为国家战略，文件特别指出，要加强中医护理人员配备，提高中医辨证施护和中医特色护理水平。因此，提高护理人员临床常见病辨证施护的能力和技能，是做好中医护理工作、促进中医护理事业发展的基础和前提。做好中医护理，首先要知晓中医护理的基本特点和基本原则。

➡ 案例引导

　　**临床案例**　患者，女，27 岁。不明原因口舌生疮，面色红，表情痛苦，不思纳饮，腹痛便稀，便时肛门灼热感，烦躁干呕，肢端不温，舌红绛，苔少，脉细微。曾服用"黄连上清丸、牛黄解毒片"等苦寒药清热除火，疗效不佳。医嘱处方：炮附子10g，黄连6g，干姜30g，党参、黄芪各20g，黄芩、炙甘草各12g。

　　讨论：该患者为何证候？体现了何种中医治护原则？

### 第一节　中医护理的基本特点

中医护理学的理论体系是在长期的临床护理实践中逐步形成的，是整体观念指导下的整体护理，辨证论治指导下的辨证施护，因此，其基本特点是整体观念和辨证施护。

# 一、整体观念

整体观念是中医学关于人体自身的完整性及人与自然社会环境的统一性的认识。主要体现在三个方面：一是人体是一个有机整体；二是人与自然界的统一性；三是人与社会环境的统一性。

中医学认为，人体是一个有机整体，构成人体的各个脏腑形体官窍之间，结构上不可分割，功能上相互为用、相互协调，病理上相互影响。人生活在自然和社会环境中，人体的生理功能和病理变化，必然受到自然环境、社会条件的影响。这就要求人们在临床实践中，必须注重人体自身的完整性及人与自然、社会环境之间的联系性和统一性。整体观念贯穿于中医护理学的评估、诊断、计划、实施、评价等各个方面。

## （一）人体是一个有机的整体

**1. 结构和生理功能的整体性** 主要体现在两个方面：一是"五脏一体观"，强调构成人体的各个组成部分在结构和功能上是整体；二是"形神合一"，注重人的形体与精神相互依附，不可分割的关系。

中医认为人体是一个以心为主宰，五脏为中心的有机整体。人体是由五脏、六腑、形体、官窍构成，通过经络组成了心、肝、脾、肺、肾五个生理系统，亦称谓"五脏系统"。五大系统相互联系、相互协调、共同完成人体的生命活动。同时，精、气、血、津液是构成和维持人体生命活动的精微物质，它们分布、贮藏、运行于五大系统中，共同完成人体不同的生理功能；脏腑的功能活动正常又促进和维持了精、气、血、津液的生成、运行，从而充实了形体，支持了五大系统的功能活动。这种以五脏为中心的结构与功能相统一的观点，称为"五脏一体观"。

"形神合一"，又称"形与神俱"，即形体与精神的结合与统一。形体物质是生命活动的基础，只有形体完备才能产生正常的精神活动；而精神活动是生命活动的主宰，只有精神活动正常，才能促进脏腑功能活动的有序进行。无形则神无以生，无神则形无以存，只有形神一体，相辅相成，生命活动才能旺盛。

**2. 病理联系的整体性** 病理上的整体观，主要体现在分析病变机理的相互影响和传变方面。脏腑功能失常的病变，可以通过经络反映于体表；体表组织器官的病变，也可以通过经络影响内在脏腑。如肝的疏泄功能失常时，不仅肝脏本身出现病变，而且还会影响到脾的运化功能，也可影响肺气的宣发肃降，还可影响心神以及心血的运行。

由于人体是形神统一的整体，因而在病理上形与神也是相互影响的。形体的病变，包括脏腑功能和精气血津液的病变，可引起神的失常，而精神情志的异常，也能损伤形体而出现精气血津液的病变。

**3. 诊断的整体性** 可以通过外在的五官、形体、色脉等异常表现，由表及里地了解和推断内脏之病理变化。正如《灵枢·本藏》所云："视其外应，以知其内脏，则知所病矣"。

**4. 护理的整体性** 中医护理强调要从整体调整人体全身的阴阳气血及脏腑平衡出发，扶正祛邪，以消除局部病变对全身的影响，切断脏腑之间相互传变所造成的连锁病理反应，以达到祛除病邪的目的。

## （二）人与自然界的统一性

人类生活在自然界中，自然界存在人类赖以生存的必要条件，如空气、阳光等。因此，自然界环境的变化又可直接或间接地影响人体生命活动。这种人与自然环境密切相关的认识，即是"天人一体"的整体观。人与自然界的统一性，主要表现在以下几个方面。

**1. 自然环境对人体生理的影响** 自然界有春生、夏长、秋收、冬藏的规律，人体生理功能也随四季气候变化而出现适应性调节。如春温夏热，阳气升发在外，人体气血趋向体表，故易出现皮肤松弛，汗孔打开，津液外出而多汗，尿量减少；秋凉冬寒，阳气收敛内藏，人体气血趋向于里，则皮肤收缩，汗孔紧闭，津液下行而多尿。一日之中，昼夜晨昏的变化也对人体生理活动产生一定的影响。

地理环境的不同，地域气候、土质和水质的不一样，对人体也会产生不同的影响。如江南气候湿热，人体腠理多疏松，体格偏瘦削，多为虚热之体，越是临海，痰湿之体的比例升高；北方气候燥寒，人体腠理多致密，体格多壮实，实寒之体更常见。

**2. 自然环境对人体病理的影响**　在四时气候的变化中，除了一般的疾病外，常可发生一些季节性的多发病，或时令性的流行病。如《素问·金匮真言论》云："春善病鼽衄，仲夏善病胸胁，长夏善病洞泄寒中，秋善病风疟，冬善病痹厥。"此外，某些慢性宿疾，往往在气候剧变或季节交替时发作或增剧，如痹证、哮喘等。

昼夜阴阳消长变化，对病情发展亦有一定的影响。一般疾病，大多是日轻夜重。正如《灵枢·顺气一日分为四时》所云："朝则人气始生，病气衰，故旦慧；日中人气长，长则胜邪，故安；夕则人气始衰，邪气始生，故加；夜半人气入脏，邪气独居于身，故甚也。"

某些地方性疾病的发生，与地理环境及生活习惯密切相关。《素问·异法方宜论》载："东方傍海而居之人易得痈疡，南方炎热潮湿之地易生挛痹。"地域环境不同，人们易得的疾病也不一样。

**3. 自然环境对诊断护理的影响**　中医诊察和护理疾病，强调必须结合致病的内外因素，进行全面的考察，联系四时气候、地方水土、体质强弱、生活习惯等，运用望、闻、问、切四种诊断方法，把疾病的原因、部位、性质，以及致病因素与机体相互作用的反映状态联系起来，并加以细致地辨别，方能做出正确的诊断结论，为临床护理提供依据。

### （三）人和社会环境的统一性

中医认为，人具有自然和社会双重属性，社会的变化必然影响到人的生理功能，尤其是社会文明的进步程度，社会环境的安定与否，以及个人社会地位的改变，对人的精神、物质生活以及生活节奏都产生很大影响，因而临床护理是不可忽视的。

**1. 社会环境对人体生理的影响**　社会环境不同，造就了个人的生理和心理的差异。一般来说，良好的社会氛围、有力的社会支持、融洽的人际关系，可使人精神振奋，勇于进取，有利于身心健康；而动荡的社会环境，可使人精神紧张、压抑、恐惧，从而影响身心功能，严重危害身心健康。

**2. 社会环境对人体病理的影响**　社会地位、经济状况的急剧变化，突发事件的产生，常可导致人的精神、情志的不稳定，严重影响人体脏腑的生理功能，而导致某些身心疾病的发生，也可使某些原发疾病如高血压、冠心病、糖尿病等恶化。

**3. 社会环境对护理患者的影响**　由于社会环境因素主要通过影响人体的精神情志而使人体生理功能发生改变，因此护理患者时，必须充分考虑到社会因素对人体身心功能的影响，创造良好的社会氛围，维持身心健康，促进疾病康复。

## 二、辨证施护

辨证施护，是中医学认识和护理疾病的基本原则，主要在于分析和辨别证候，讨论和确定施护原则以及护理措施，是理论与实践相结合的集中体现。

### （一）证、症、病的区别和联系

证，即证候，是人体在疾病发展过程中的某一阶段的病理概括，是人体对病因作用的整体反映状态。它概括了病变的部位、原因、性质和邪正关系，以及人体的抗病反应能力等，能够比症状更深刻、更全面、更正确地揭示疾病的本质。

症，即症状和体征的总称，是疾病过程中表现出的孤立、个别现象。症状主要是指患者异常的主观感觉或行为表现，如恶寒发热、恶心呕吐、烦躁易怒等。体征主要是指医生检查患者时发现的异常征象，如舌苔、脉象。疾病的临床表现以症状和体征为基本要素，是证候或疾病的重要组成部分。

病，即疾病，是指有特定病因、发病形式、病变机理和转归的一个完整的过程。具体表现为一些特定的症状、体征以及疾病某阶段的相应证候，如感冒、中风等。

### （二）辨证施护的概念

辨证，就是将望、闻、问、切四诊所收集的临床资料（包括症状和体征），通过分析、综合，辨清疾病的原因、性质、部位以及邪正之间的关系，判断、概括为某种性质的证，以探明疾病的本质。施护，则是根据辨证的结果，确定相应的护理原则和方法。辨证是决定护理的前提和依据，施护则是解决疾病的方法和手段，辨证的正确与否可以通过施护的实际效果得以检验。因此，辨证施护的过程，就是认识疾病和解决疾病的过程。

### （三）辨证与辨病的关系

辨证与辨病，都是认识疾病的思维过程。辨证是以确定证候为目的，注重对证候的辨析，从而根据证候来确立治疗和护理方法；辨病是对以确定疾病的诊断为目的，注重对疾病的辨析，从而为治疗和护理提供依据。辨证与辨病都是以患者的临床表现为依据，在辨治疾病的过程中，先要确诊疾病，然后再确立证候。

### （四）病护异同

辨证施护，作为指导临床护理疾病的基本原则，要求能够辩证地看待病和证的关系，既看到一种病包含有几种不同的证，又看到不同的病在其发展过程中可以出现相同的证。因此，在辨证施护原则指导下的临床护理中，可采用"同病异护"或"异病同护"的方法来处理。

**1. 同病异护**　指同一种疾病，由于其发病的时间、地域以及患者的反应性不同，或由于病情处于不同的病理阶段，所表现出的证不同，因而护法亦不一样。如感冒发生在不同季节，其护法也就不同。暑季感冒，多由于感受暑湿邪气，护理常须运用芳香化浊药物，以祛除暑湿，这与其他季节的感冒病护法，诸如辛凉解表、辛温解表等就不相同。

**2. 异病同护**　指不同的疾病，由于在其发展过程中出现了相同的病机和病证，因而要采用相同的方法护理。如胃下垂、子宫下垂、久痢脱肛虽是不同的疾病，若均表现出中气下陷证候，就都可以用补气升提的护理方法。由此可见，中医护理疾病主要不是着眼于"病"的异同，而是着眼于"证"的异同，关键在于病机的辨别。"证"与病机是相联系的，对于相同的病机病证，其护法可基本相同；对于不同的病机病证，其护法则不同。中医学所谓"证同护亦同，证异护亦异"，这种针对疾病发展过程中出现不同质的矛盾，用不同护理方法去解决，正是辨证施护精神的充分体现。

# 第二节　中医护理的基本原则

中医护理的基本原则是在整体观念和辨证施护思想指导下确立的，参考阴阳五行、藏象经络、病因病机、辨证诊断等形成的基础理论，是中医治则在中医护理中的延续，对临床护理具有普遍指导意义。其内容包括护病求本、扶正祛邪、标本缓急、调整阴阳、三因制宜、预防为主等。

## 一、护病求本

护病求本是中医治病求本原则在护理疾病中的具体运用，是指在护理疾病时，必须辨析出疾病的病因病机，抓住疾病的本质，并针对疾病的本质进行护理。

疾病在发展过程中，其内在的本质及表现出来的征象并不完全一致，因此在治疗过程中，当辨明证候，了解疾病的本质与征象的关系，采取相应的正护或者反护方法进行护理。

### （一）正护

正护指采用的方药与疾病证候性质相逆，逆其证候性质而护理的一种护理法则，又称"逆护"。如热证用寒药。

正护主要适用于疾病本质和现象相一致的病证。按照疾病性质不同，所采用的护理方法有寒者热之、热者寒之、虚者补之、实者泻之等。

**1. 寒者热之** 是指寒性病证出现寒象，用温热药治疗护理，即以热治寒。如表寒证用辛温解表法，里寒证用辛热温里法等。

**2. 热者寒之** 是指热性病证出现热象，用寒凉的药物治疗护理，即以寒治热。如表热证用辛凉解表法，里热证用苦寒清热法。

**3. 虚者补之** 是指虚证见虚象，用补益的药物补其虚，即以补益药治疗护理虚证。如阳虚证用壮阳法，阴虚证用滋阴法。

**4. 实者泻之** 是指实证见实象，则用泻法，泻其邪，即以攻邪泻实药治疗护理实证。如食积之证用消导法，水饮停聚证用逐水法，血瘀证用活血化瘀法，虫积证用驱虫法等。

### （二）反护

反护是顺从疾病假象而护的一种护理法则，即采用方药或措施的性质顺从疾病的假象，与疾病的假象相一致，又称"从护"。究其实质，是在护病求本思想指导下，针对疾病的本质而进行护理的方法。

反护适用于疾病的征象与本质不完全一致的病证。在临床上，所采用的护理方法有热因热用、寒因寒用、塞因塞用、通因通用等。

**1. 热因热用** 即用热性药物治疗护理具有假热症状的病证之法。适用于真寒假热证。如阴盛格阳证，由于阴寒内盛，阳气被格拒于外，临床既有下利清谷、四肢厥逆、脉微欲绝等真寒之征，又反见身热、面赤等假热之象。故用温热药治疗护理其真寒，里寒散，阳气得复，表现于外的假热亦随之消失。

**2. 寒因寒用** 即用寒性药物治疗护理具有假寒症状的病证之法。适用于里热炽盛，阳盛格阴的真热假寒证。如热厥证，因阳盛于内，格阴于外，出现四肢厥冷的外假寒症状，但壮热、口渴、便燥、尿赤等热证是疾病的本质，故用寒凉药治疗护理其真热，假寒自然就消失。

**3. 塞因塞用** 即用补益的药物治疗护理具有闭塞不通症状的病证之法。适用于因虚而致闭塞不通的真虚假实证。如脾胃虚弱，气机升降失司所致的脘腹胀满等症，治疗时应采取补脾益胃的方法，恢复脾升胃降之职，气机升降正常，脘腹胀满自除。

**4. 通因通用** 即用通利的药物治疗护理具有实性通泄症状的病证之法。适用于真实假虚之候。如食积腹泻，治疗护理以消导泻下；瘀血所致的崩漏，治疗护理以活血化瘀等。

正护与反护，都是针对疾病的本质而治的，同属于护病求本的范畴。临床上，大多数疾病的本质与其征象的属性是相一致的，因而，正护是最常用的一种护理法则。

## 二、扶正祛邪

正邪相争在疾病的发生、发展与转归中起着重要作用，正胜则邪退，邪胜则正虚。根据正邪相争的结果，采取相应的扶正祛邪之法，使人体正气充沛，邪气得减，则疾病好转。

### （一）扶正祛邪的概念

**1. 扶正** 即培补正气，增强体质，提高机体抗邪及康复能力的护理原则。就是使用扶助正气的药物，或其他疗法，并配合适当的营养和功能锻炼等辅助方法，以达到战胜疾病，恢复健康之目的。适合于各种虚证。

**2. 祛邪** 即消除病邪对人体的侵害作用，以促进疾病痊愈的护理原则。所谓"实者泻之"就是这一原则的具体应用。

### （二）扶正祛邪的应用

扶正与祛邪是相辅相成的两个方面，运用扶正祛邪治则时，要认真仔细分析正邪力量的对比情况，分清主次，决定扶正或祛邪，或决定扶正祛邪的先后。具体情况如下。

扶正适用于以正虚为主，而邪不胜实的虚证。如气虚、阳虚证，宜采取益气、温阳法护理；阴虚、血虚证，宜采取滋阴、养血法护理。

祛邪适用于以邪实为主，而正未虚衰的实证。临床上常用的汗法、吐法、下法、清热、利湿、消导、行气、活血等法，都是在这一原则指导下，根据邪气的不同情况制定的。

扶正祛邪在临床可单独应用，也可以联合应用，根据正气与病邪的斗争情况，可分别采取单纯扶正、单纯祛邪、扶正兼祛邪、祛邪兼扶正、先扶正后祛邪、先祛邪后扶正等方法。

扶正祛邪的应用，应知常达变，灵活运用，据具体情况选择不同用法。

## 三、标本缓急

标即枝末、树梢，非根本之谓；本即草木之根本，根基。标本是一个相对的概念，在不同的比较事物和对象间，所指事物和现象不同。一般而言，从病因与症状关系来说，病因为本，症状为标；从疾病先后来说，旧病为本，新病为标；先病为本，后病为标；从疾病部位来说，病在内在下为本，病在外在上为标；从现象和本质来说，本质为本，现象为标。针对临床病证中标本主次不同，而采取"急则护标，缓则护本"的法则。

标本理论对于正确分析病情，辨别病证的主次、本末、轻重、缓急，予以正确的护理，具有重要的指导意义。在复杂多变的疾病过程中，常有标本主次不同，因而护理上就有先后缓急之分。

### （一）缓则护本

"缓则护本"的原则，一般适用于慢性疾病，或当病势向愈，正气已虚，邪尚未尽之际。如内伤病其来也渐，且脏腑之气血已衰，必待脏腑精气充足，人体正气才能逐渐恢复。因此，护宜缓图，不可速胜。

### （二）急则护标

"急则护标"的原则，一般适用于卒病且病情非常严重，或疾病在发展过程中，出现危及生命的某些证候时。如大失血病变，出血为标，出血之因为本，但其势危急，故应采取紧急措施止血，补充血容量，对症处理，再护出血之因。此外，先病为本，后病为标，诸病皆先护本，唯独中满和小大不利两证先护其标。因中满之病，其邪在胃。胃为五脏六腑之大源，胃病中满，则药物和水谷之气，俱不能运行，而脏腑皆失其养，其病情更急，故当先护其标。而大小便不利者，因大小便不通，病情危急，虽为标病，必先护之。

"急则护其标，缓则护其本"，不能绝对化。急的时候也未尝不需护本，如亡阳虚脱时，急用回阳救逆的方法，就是护本。不论标本，"急者先护"是一条根本原则。同时，缓的时候也不是不可护标，脾虚气滞患者，用理气药兼治其标胜于单纯补脾。

### （三）标本同护

"标本同护"也就是标本兼顾。适用于标病和本病俱急之时。如脾虚气滞患者，脾虚为本，气滞为标，既用人参、白术、茯苓、甘草等健脾益气以护本，又配伍木香、砂仁、陈皮等理气行滞以护标。根据病情需要，标本同护，不但并行不悖，更可相得益彰。

综上所述，一般而言，凡病势发展缓慢的，当从本护；发病急剧的，首先护标；标本俱急的，又当标本同护。

## 四、调整阴阳

调整阴阳，是针对机体阴阳偏盛偏衰的变化，采取损其有余，补其不足的原则，使阴阳恢复于相对的平衡状态。调整阴阳，"以平为期"是中医治疗护理疾病的根本法则。

### （一）损其偏盛

损其偏盛，又称损其有余，是指阴或阳的一方偏盛有余的病证，应当用"实则泻之"的方法来护理。

**1. 抑其阳盛**　是指针对"阳盛则热"所致的实热证，应用清泻阳热，即"热者寒之"的法则护理。

**2. 损其阴盛**　是指针对"阴盛则寒"所致的实寒证，应当温散阴寒，即"寒者热之"的法则护理。

### （二）补其偏衰

补其偏衰，是指对于阴阳不足的病证，采用"虚则补之"的方法予以护理的原则。病有阴虚、阳虚、阴阳两虚之分，其护则有滋阴、补阳、阴阳双补之别。

**1. 阳病治阴，阴病治阳**　阳病治阴适于阴虚之证，阴病治阳适用于阳虚之候。"阴虚则热"所出现的虚热证，采用"阳病治阴"的原则，滋阴以制阳亢。"阳虚则寒"所出现的虚寒证，采用"阴病治阳"的原则，补阳以制虚寒。

**2. 阳中求阴，阴中求阳**　根据阴阳互根的理论，临床上治疗护理阴虚证时，在滋阴剂中适当佐以补阳药，即所谓"阳中求阴"。治疗护理阳虚证时，在助阳剂中，适当佐以滋阴药，即谓"阴中求阳"。

**3. 阴阳双补**　由于阴阳是互根的，所以阴虚可累及阳，阳虚可累及阴，从而出现阴阳两虚的病证，治疗护理当阴阳双补。

**4. 回阳救阴**　适用于阴阳亡失者。亡阳者，当回阳以固脱；亡阴者，当救阴以固脱。由于亡阳与亡阴实际上都是一身之气的突然大量脱失，故治疗护理时都要兼以峻剂补气，常用人参等药。

## 五、三因制宜 ⓔ微课

疾病的发生、发展与转归，受多方面因素的影响。如气候变化、地理环境、个体的体质差异等均对疾病有一定的影响。因此护理疾病时，必须把这些因素考虑进去，根据具体情况具体分析，区别对待，以采取适宜的护理方法。因时、因地和因人制宜是护理疾病所必须遵循的一个基本原则。

### （一）因时制宜

因时制宜是指根据不同季节气候的特点，来考虑护理用药的原则。《灵枢·岁露论》云："人与天地相参也，与日月相应也。"因此，在护理疾病时，必须注意在不同的天时气候及时间节律条件下的宜忌。

以季节而言，春夏季节，气候由温渐热，阳气升发，人体腠理疏松开泄，即使外感风寒，也应注意慎用麻黄、桂枝等发汗力强的辛温发散之品，以免开泄太过，耗伤气阴；而秋冬季节，气候由凉变寒，阴盛阳衰，人体腠理致密，阳气潜藏于内，此时若病热证，也当慎用石膏、薄荷等寒凉之品，以防苦寒伤阳。故《素问·六元正纪大论篇》云："用温远温，用热远热，用凉远凉，用寒远寒"。

以月令而言，人体精气的盈满与月相变化相关。如《素问·八正神明论篇》云："月始生，则血气始精，卫气始行；月郭满，则血气实，肌肉坚；月郭空，则肌肉减，经络虚；卫气虚，形独居。"并据此提出"月生无泻，月满无补，月郭空无治，是谓得时而调之"的护理原则。由此可见，在护理疾病尤其是女子月经病的过程中，要注意月相变化对疾病的影响。

以昼夜而言，人在一天之中，阴阳气血变化亦有一定的规律性。如阴虚的午后潮热，湿温的身热不扬而午后加重，脾肾阳虚之五更泄泻等，都具有日夜的时相特征，护理时亦当考虑时间的影响。

### （二）因地制宜

因地制宜是根据不同地理环境特点，来考虑护理用药的原则。不同的地理环境，由于气候条件及生活习惯不同，人的生理活动和病变特点也有区别，所以护理用药亦应有所差异。如我国西北地区，地势高而寒冷，其病多寒，治宜辛温；东南地区，地势低而温热，其病多热，治宜苦寒。此外，某些地区还有地方病，护理时也应加以注意。

### （三）因人制宜

因人制宜是根据患者年龄、性别、体质、生活习惯等不同特点，来考虑护理用药的原则。在护理时不能孤立地看待疾病，而要看到患者的整体情况。

**1. 年龄**　年龄的不同，阴阳气血各有差异，在治疗时应该有所区别。如年长者，气血衰少，气机减退，患病多虚证或正虚邪实，护理时，虚证宜补，而邪实须攻者亦应注意配方用药，以免损伤正气；小儿生机旺盛，但气血未充，脏腑娇嫩，且婴幼儿生活不能自理，多病饥饱不匀，寒温失调，故护理小儿当慎用峻剂和补剂。一般用药剂量，亦必须根据年龄加以区别。

**2. 性别**　男女性别不同，各有其生理特点。女子在护理疾病过程中尤其要注意肝血的变化，要特别注意经期、怀孕、产后等情况，治疗用药尤须加以考虑。男子生理上以精气为主，以肾为先天，病理上精气易亏而易有精室疾患及男性功能障碍等特有病证，如阳痿、早泄、遗精、滑精以及精液异常等，宜在调肾基础上结合具体病机而护。

**3. 体质**　由于每个人的先天禀赋和后天调养不同，个体素质不仅有强弱之分，而且还有偏寒偏热以及素有某种慢性疾病等不同情况，所以虽患同一疾病，治疗护理用药亦当有所区别。如阳旺之躯慎用温热，阴盛之体慎用寒凉。

## 六、预防为主

预防，是在疾病发生之前采取一定措施，以防止疾病的发生与发展。祖国医学历来重视预防，早在《黄帝内经》中就提出了"治未病"的思想，强调"防患于未然"。中医预防为主的学术思想的主要内容包括未病先防和既病防变两个方面。

### （一）未病先防

未病先防是指在人体发生疾病之前，采取各种措施，增强体质，养护正气，提高机体抗病能力，避免病邪侵袭以防止疾病的发生。由于疾病的发生与机体内的正气有关，亦与外邪侵入密切相关，而正气是疾病发生的内在原因和根据，邪气是导致疾病发生的重要条件。因此，未病先防必须从增强人体正气和避免病邪侵犯两方面着手。

**1. 养生以增强人体正气**　养生是指在未病时积极调养，采取一些预防保健措施以增强机体的抗病能力。

（1）顺应自然　人必须了解和掌握自然变化规律，采取养生措施，与自然界变化节律相协调，以保持正气旺盛，避免邪气入侵，从而预防疾病发生。如春季养生必须顺应舒展、抒发的季节气候特点，以舒畅身体、调达情志为养生方法。除此之外，中医学倡导顺应自然的衣着饮食调配，起居有常，动静合宜等，均是顺应自然养生之法。

（2）养性调神　情志活动与人体脏腑功能活动密切相关，亦可影响疾病发展趋向。如意志坚强在关键时候能令昏迷患者"起死回生"，而精神崩溃亦可导致某些疾病的急剧恶化。只有保持"恬淡虚无"的精神境界，才可最大限度的养性调神。

（3）护肾养精　肾为先天之本，肾精对人体生命活动具有重要作用。护肾养精尤其要注重房事养生，只有保持正常的性生活，做到房室有节，方可以保持人体精充气足、形健神旺，达到预防疾病、健康长寿的目的。此外，还可通过运动保健、按摩固肾、食疗保肾、针灸药物调治等护肾保精。

（4）体魄锻炼　"正气存内，邪不可干"，通过太极拳、易筋经、八段锦等体育运动项目，可以达到促进身体健康，减少疾病发生之目的。体魄锻炼的要点有三：一是运动量要适度，要因人而异，做到"形劳而不倦"；二是要循序渐进，运动量由小到大；三是要持之以恒，方能收效。

（5）调摄饮食　首先要做到有规律、节制地饮食，每日定时定量，否则"饮食自倍，肠胃乃伤"（引自《素问·痹论篇》）。其次，还要注意控制肥甘厚味的摄入，不可偏嗜。再者，还需根据季节特点和个性体质，有选择地选择食物，长期食用，平调体内阴阳，以达到健身防病益寿之目的。饮食调摄适用于任何人群，但是不同人群应有不同的饮食特点，临床一定要注意区分。

（6）药物干预、针灸、推拿　为增强人体正气，还可采取药物干预、针灸、推拿等方法进行调养。药物调养一般依据个体体质特点，采用相应性质的药物进行调节，如气虚者，补以益气药物进行调养。针灸及推拿，是指通过针刺、药灸（艾灸等）及各种按摩手法的刺激作用，调理机体的阴阳气血失调状态，使人身气血阴阳得到调整而恢复平衡，从而发挥其治疗保健及防病效能。

**2. 防止病邪侵袭**

（1）避其邪气　《素问·上古天真论篇》云："虚邪贼风，避之有时。"避免病邪侵犯可以有效防止疾病的传播。如夏季炎热，暑邪直中脏腑导致中暑，则应当注意防暑、防晒。另外，在传染病流行时，注意保持环境、水源和食物的清洁，也对防止病邪的侵袭有重要作用。

（2）药物预防　为预防某些疾病的发生，事先服用相应的药物进行人工预防或免疫，也是预防疾病发生的重要手段。我国早在 16 世纪就发明了人痘接种法预防天花，是人工免疫的先驱。近年，通过板蓝根、大青叶预防流感、腮腺炎，马齿苋预防菌痢等，也都取得较好的效果。

### （二）既病防变

既病防变是指在疾病发生以后，应早期诊断、早期治疗，以防止疾病的发展与传变。既病防变是中医预防思想的重要体现，包括早期诊治和防止传变两方面。

**1. 早期诊治**　是指在疾病的早期无明显临床表现时做出的诊断及治疗。早期诊治是某些疾病（如遗传性疾病）进行合理治疗的基础和先决条件。疾病初期，病位轻浅，正气未衰，所以易治。倘若不及时治疗，病邪由浅入深，病情加重，正气受到严重耗损，以至病情危重，则会导致治疗的困难性加大。因此既病之后，要及早诊治，防止疾病由小到大，由轻到重，由局部到整体，防微杜渐。

**2. 防止传变**　是根据疾病的发生、发展规律，防止疾病传变到其他脏腑，使病情不至于变得复杂和深重，以便于临床护理。如《金匮要略》中所云："见肝之病，知肝传脾，当先实脾"，是指在临床上治疗肝病时，因为肝病往往会传变到脾脏，从而进行预见性的配合健脾和胃之法治疗，以防止肝病传脾。

💡 **知识拓展**

#### 扁鹊的防治理念

扁鹊是先秦著名的医学家，被誉为上古神医。司马迁曾将其列传于《史记》，并赞其"为方者宗"。

《鹖冠子》一书中曾记载：魏文王询问扁鹊兄弟三人的医道，扁鹊回答长兄最高，二哥次之，我最差。文王又问，那为何你最出名呢？扁鹊说，长兄治病是在病情未发作之前，许多人不知道他能事先铲除病因，所以名气无法传出去。二哥治病是在病情初起之时，一般人以为他只能治小病，所以他的名气只局限于乡里。而我是治于病情严重之时，所以大家都以为我的医术最高明，名气也响遍天下。从两人的对话中，可以看出扁鹊的谦逊，也可以领悟到"上工治未病"的医学思想。

答案解析

## 目标检测

1. 中医护理的基本特点有哪些？
2. 中医护理的基本治则有哪些？
3. 试述扶正祛邪的基本概念与应用。
4. 试述正护和反护的概念与内容。

（李　芳）

书网融合……

本章小结

微课

题库

# 第十章　中医护理的基本内容

PPT

📖 **学习目标**

知识要求：

**1. 掌握**　生活起居护理、情志护理原则和方法，饮食调护的原则，体质的分类及其特征。

**2. 熟悉**　情志护理的内容，中药汤剂的煎煮方法及给药方法，不同体质的调护方法，中药用药八法的概念、适应证及护理要点。

**3. 了解**　饮食护理的内容和方法，中药内服法、外用法，中药中毒及不良反应的护理，病后调护的内容，体质的形成与影响因素。

技能要求：

学会中药汤剂的煎煮方法，以及中药内服药及外用药的给药操作；具备提供合理的生活起居护理、情志护理、指导饮食和体质调护的技能。

素质要求：

融会贯通并熟练应用中医护理的基本知识与方法，为今后在临床开展辨证施护工作奠定扎实的理论基础和坚定的职业自信。

中医护理学是从中医学中分化出来的一门学科，在整体观念、辨证施护等护理思想的指导下，中医护理除了针对疾病的专科护理之外，还特别注重对患者进行生活起居护理、饮食护理、情志护理、用药护理、病后康复和体质调护等。

⇒ **案例引导**

**临床案例**　患者，女，25岁，未婚，因"月经紊乱1年"就诊。平素月经19~21日一潮，5~8日干净。今日正值经期第2日，经量多，色淡红，质清稀，面色萎黄，神疲乏力，四肢倦怠，纳呆，便溏，舌质淡胖边有齿痕，苔薄白，脉细弱。经医生诊断为月经先期（脾气虚证）。

**讨论**：根据该患者的临床表现和诊断结果，请为她提供有针对性的饮食护理指导。

## 第一节　生活起居护理

生活起居护理是指根据患者证候，护理人员在生活起居方面给予相应的专业指导和精心照料，目的在于调整患者机体内外阴阳的平衡，恢复和养护人体正气，以增强机体抗御外邪的能力，促进疾病的康复。

### 一、起居有常

起居有常是指人们在起居作息、日常活动的各个方面要遵循自然界的规律及人体的生理节律。起居作息不规律会导致人体正气虚弱，引发或加重疾病，或引起早衰，影响寿命。

**（一）顺应四时，平衡阴阳**

以季节而言，应根据四时阴阳变化和自然界的规律，指导患者遵循"春夏养阳，秋冬养阴"的原则。以月令而言，应在针灸和月经病的治疗护理中，注意月相盈亏圆缺变化对机体的影响。另外，昼夜阴阳之气消长不同，人体的生理活动也具有朝生夕衰的规律，某些病证呈现出"旦慧""夜甚"的时相特征，应指导患者规律作息，避免昼息夜作，并根据疾病在一日中的变化规律，夜间加强病情观察，择时采取治疗护理措施。

**（二）慎避外邪，形神共养**

患病之人正气虚弱，易受六淫和疫疠之气等外邪侵袭。应指导患者在气候环境异常或传染病流行期间，注意避之有时，提高机体抗病能力，避免外邪的侵袭。形与神两者相辅相成。应通过适当的休息和活动、充足的营养以及良好的医疗保健，对人的五脏六腑、气血津液、四肢百骸、五官九窍等形体进行调摄。并注意调节人的精神情志活动，使其达到恬淡虚无、乐观平和的情志状态，以利于机体健康和疾病的恢复。

## 二、劳逸适度

劳逸适度是指生活中要合理安排日常活动和休息，避免太过和不及导致人体阴阳失衡而引发疾病。人的活动包括体力活动、脑力活动和性活动。过度的体力活动可耗伤气血，影响脏腑功能。思虑劳神过度易耗伤心血，损伤脾运。房劳过度易耗伤肾精，特别是患病之人正气已虚，尤应注意节欲。而过度安逸也可使人体气血运行迟滞，脾胃运化功能失常，筋骨肌肉瘦弱无力或肥胖臃肿。在日常生活和疾病护理中，应遵循"动静结合""形劳而不倦"的原则，使活动和休息相结合，体力活动和脑力活动相结合，以保持良好的健康状态。

## 三、环境适宜

病室环境与居处环境一样，能够影响人的健康。整洁安静的病室环境，有利于疾病的康复，反之，能够阻碍患者的身心健康。因此，医护人员应尽力为患者提供适宜的病室环境。

**（一）依据病证安排病室**

中医护理历来重视人体内外环境的统一性，良好的环境有助于人体生理功能的正常发挥和疾病的治疗康复。在护理中应根据患者证候安置适宜的居住环境。如寒证、阳虚证者，宜安置向阳温暖的房间；热证、阴虚证者，应安排背阳凉爽的房间。

**（二）病室整洁通风**

病室内整齐清洁、空气新鲜，可使患者愉悦舒适，促使疾病的康复。因此，病室的陈设宜简单、易于清洁消毒，每日定时开窗通风，但禁忌强风及对流风，以防感冒。

**（三）温湿度适宜**

根据患者不同的病证，病室应保持适宜的温度和湿度。一般患者病室温度以 $18 \sim 22℃$ 为宜。阳虚和寒证患者多畏寒肢冷，室温应稍高；阴虚和热证患者多燥热喜凉，室温应偏低。病室的湿度以 $50\% \sim 60\%$ 为宜。阴虚和燥证患者，湿度可适当偏高；阳虚和湿盛患者，湿度宜偏低。

**（四）光线适度**

适度而柔和的光线能够给人带来明朗、愉悦的感受，但应避免日光直射患者面部。对不同病证的患者应适当调节居室光线，如热证、阳亢及肝风内动患者光线宜暗；寒证、阳虚及风寒湿痹患者，光线应充足；痉证、癫狂证者，应避免强光刺激。

# 第二节　饮食护理

饮食是人类维持生命和健康的基本条件，是后天生命活动所需精微物质的重要来源。中医学认为，饮食与健康和疾病之间有着密切的关系，饮食失宜可损伤脾胃，使脏腑功能失调，正气虚弱而发生疾病。饮食护理是指在日常生活和疾病的治疗护理过程中，根据辨证施护的原则，对患者进行营养和膳食方面的护理和指导。

## 一、饮食护理的基本原则

饮食护理应根据个体的体质特点，在辨证理论的指导下，遵循以下基本原则。

### （一）饮食有节

饮食应有节制，不可过饥、过饱或饥饱无常。长期摄食不足，气血生化乏源，可致脏腑功能虚衰或正气不足，抗病力弱而引发疾病。过饱食滞可损伤脾胃运化功能，阻碍气血流通而致病。食无定时或忍饥不食，会扰乱胃肠消化的正常规律，使脾胃功能失调，消化能力减弱。

### （二）合理搭配

食物有四气五味和性味归经，若饮食偏嗜则可导致人体脏腑阴阳失调而发生多种疾病。如过食肥甘厚味可助湿生痰、化热，过食生冷会损伤脾胃之阳气等。因此，患者饮食应清淡、新鲜、粗细相宜、寒热相适、荤素搭配、比例适当、营养全面，并注意忌食生冷、不洁之品，养成良好的饮食卫生习惯。

### （三）重视脾胃

脾胃为后天之本、气血生化之源，脾胃功能的健全与否直接影响着饮食水谷的消化、吸收和精微物质的输布。在饮食调护过程中，要重视脾胃功能的调理，以免脾胃受损，致病邪滞留，加重病情。

### （四）辨证施食

"食药同源"，中药有四气五味之说，食物也有寒热温凉，辛甘酸苦咸之理。饮食调护中应根据患者的体质类型和疾病的辨证分型等，结合食物的性味归经，合理选择饮食。如体胖者多痰湿，饮食宜清淡，忌食肥甘厚腻等助湿生痰之品。

## 二、食物的性能和功效

食物同中药一样，具有四性五味、性味归经以及升降沉浮的作用趋向。熟知食物性味与归经，能够指导人们合理用膳。

### （一）食物的性味

**1. 四性**　食物具有的寒、热、温、凉四种属性，也称为"四气"。食物的属性一般通过其功效来反映，如具清热作用的食物其性寒凉，反之，具寒凉特性的食物多有清热、润燥、生津的作用。

（1）寒性食物　寒性食物性味苦寒、甘寒，具有清热、泻火、解毒的作用，适用于热证的饮食调护。如小米、高粱米、绿豆、苦瓜、冬瓜、西瓜、丝瓜、萝卜、葫芦、梨及各种动物的胆等。寒性食物易损阳气，故阳气不足、脾胃虚弱者应慎用。

（2）热性食物　热性食物性味辛温、辛热，具有温中祛寒、益火助阳的作用，适用于寒证的调护。如狗肉、生姜、大蒜、辣椒、白酒等。热性食物多辛香燥烈，易助火伤津，热病及阴虚火旺者忌用。

（3）温性食物　温性食物性味甘温，具有温中散寒的作用，适用于阳气虚弱的虚寒证或实寒证较轻者食用。如羊肉、鸡肉、糯米、桂圆、花生、红糖等。温性食物较热性食物平和，但仍有一定的助火、伤津、耗液作用，热证及阴虚火旺者宜慎用或忌用。

（4）凉性食物　凉性食物性味甘凉，具有清热、养阴的作用，适用于热性病证的初期、疮疡、痢疾等患者食用。如鸭肉、甲鱼、豆腐、菠菜、海带、绿茶、柠檬等。凉性食物较寒性食物平和，但久用也能损伤阳气，故素体阳虚或脾气虚弱者应慎用。

（5）平性食物　平性食物性味甘平，具有补益、和中的功效。如粳米、玉米、红薯、猪肉、鸡蛋、牛奶、黑鱼、扁豆、山药、香菇、黑木耳等。为人们日常生活的基本饮食，可以根据患者的具体情况灵活选用。

**2. 五味**　是指食物的辛、甘、酸、苦、咸五种滋味。五味分别对五脏具有特定的功效。

（1）辛味食物　辛味食物具有行气、行血、散风寒、散风热的作用。如萝卜、洋葱行气，黑木耳行血，生姜散风寒，豆豉散风热。

（2）甘味食物　甘味食物具有补虚和中、缓急止痛的作用。如山药补气，大枣补血，甘蔗补阴，狗肉补阳。

（3）酸味食物　酸味食物具有收敛固涩的作用。如乌梅涩肠止泻。

（4）苦味食物　苦味食物具有泻下、清热、通泄、燥湿的作用。如苦瓜清热。

（5）咸味食物　咸味食物具有泻下、软坚的作用。如海带软坚。

（6）淡味食物　淡味食物具有利水渗湿的作用。如薏苡仁、冬瓜利水。

### （二）食物的功效

食物的功效是指食物对人们健康的保健作用以及对疾病的预防和治疗等功效。如海藻、山楂、黑木耳能够降脂降压、预防动脉硬化；西瓜、绿豆可清热解毒；南瓜、苦瓜能够降糖止渴；赤豆、玉米须可渗湿利水；桂圆、红枣可以补血等。

## 三、食物的分类

一般将食物分为五大类：第一类为谷类及薯类，主要包括米、面、杂粮等；第二类为蔬菜及水果类，主要包括根茎、叶菜、鲜豆、茄果等；第三类为豆类及其制品，主要包括豆腐、豆浆及其他干豆等；第四类为动物性食物类，主要包括禽、肉、鱼、蛋、奶及奶制品等；第五类为纯能量类，主要包括食用油、食用糖、淀粉、酒类等。此外，食物也可以按照形态与加工方式分为面条、米饭、水饺、汤、粥、菜肴、蜜饯、糖果等，或按食物功效分为具有营养保健作用和具有辅助治疗作用两大类。本书按食物的功效分类介绍部分常用食物，其中包括一部分既是食品又是中药材的物质。

### （一）具有营养保健作用的食物

**1. 延年益寿类**　如人参、黄芪、白术、山药、甲鱼、鱼、瘦肉、苹果、贝类、芝麻、花生、蜂王浆、茶等。

**2. 强身健体类**　如小麦、粳米、荞麦、牛肉、山药、黑芝麻、莲藕、榛子等。

**3. 乌发生发类**　如何首乌、当归、熟地、黑芝麻、黑豆、核桃肉、葵花籽、大麦、葛根、海藻等。

**4. 养颜润肤类**　如黄精、甲鱼、枸杞子、黑芝麻、山药、樱桃、松子、牛奶等。

**5. 增强记忆力类**　如蛋黄、芝麻、核桃、蘑菇、大豆、牛奶、鱼、木耳、大枣、龙眼等。

**6. 提高免疫力类**　如灵芝、栗子、大蒜、生姜、芦荟、香菇、黄鳝、桑葚等。

### （二）具有治疗作用的食物

**1. 发散风寒类**（用于风寒感冒病症）　如生姜、葱白、香菜、芥菜、胡椒、紫苏等。

**2. 发散风热类（用于风热感冒病症）**　如茶叶、淡豆豉、薄荷、杨桃、菊花、葛根等。

**3. 清热泻火类（用于内火病症）**　如茭白、蕨菜、苦菜、苦瓜、西瓜、鲜芦根等。

**4. 清热生津类（用于燥热伤津病症）**　如甘蔗、番茄、柑、柠檬、甜瓜、甜橙、荸荠等。

**5. 清热燥湿类（用于湿热病症）**　如香椿、荞麦、薏苡仁等。

**6. 清热凉血类（用于血热病症）**　如藕、茄子、黑木耳、芹菜、丝瓜等。

**7. 清热解毒类（用于热毒病症）**　如绿豆、苦瓜、苦菜、马齿苋等。

**8. 清热利咽类（用于内热咽喉肿痛病症）**　如橄榄、罗汉果、荸荠、鸡蛋白等。

**9. 清热解暑类（用于暑热病症）**　如西瓜、绿豆、绿茶、椰汁、冬瓜等。

**10. 清化热痰类（用于热痰病症）**　如白萝卜、冬瓜子、荸荠、紫菜、海藻、海带等。

**11. 温化寒痰类（用于寒痰病症）**　如洋葱、杏子、芥子、生姜、佛手、香橼、桂花、橘皮等。

**12. 止咳平喘类（用于咳嗽喘息病症）**　如百合、梨、枇杷、落花生、杏仁、白果、乌梅等。

**13. 健脾和胃类（用于脾胃不和病症）**　如芋头、猪肚、柚子、木瓜、栗子、大枣、粳米、扁豆、无花果、胡萝卜、山药、鸡肉、醋等。

**14. 驱虫类（用于虫积病症）**　如榧子、槟榔、大蒜、南瓜子、椰子肉、乌梅等。

**15. 消导类（用于食积病症）**　如萝卜、山楂、茶叶、神曲、麦芽、鸡内金等。

**16. 温里类（用于里寒病症）**　如辣椒、胡椒、花椒、八角、茴香、小茴香、丁香、干姜、蒜、葱、韭菜、桂花、羊肉、狗肉、鹿肉等。

**17. 祛风湿类（用于风湿病症）**　如樱桃、木瓜、五加皮、乌梢蛇、薏苡仁、黄鳝等。

**18. 利水类（用于小便不利、水肿病症）**　如玉米须、赤小豆、西瓜、冬瓜、葫芦、鲤鱼、黑鱼等。

**19. 润肠通便类（用于便秘病症）**　如核桃、芝麻、松子、香蕉、蜂蜜等。

**20. 安神类（用于神经衰弱、失眠病症）**　如莲子、百合、龙眼肉、酸枣、小麦、蘑菇、猪心等。

**21. 行气类（用于气滞病症）**　如香橼、橙子、橘皮、佛手、柑、白萝卜、玫瑰花等。

**22. 活血类（用于瘀血病症）**　如桃仁、茄子、山楂、酒、醋等。

**23. 止血类（用于出血病症）**　如黄花菜、黑木耳、藕节、槐花、花生内衣等。

**24. 收涩类（用于滑脱不固病症）**　如乌梅、芡实、莲子、小麦、石榴、覆盆子等。

**25. 益气类（用于气虚病症）**　如粳米、小米、黄米、大麦、山药、马铃薯、大枣、香菇、豆腐、鸡肉、鹅肉、鹌鹑、牛肉、兔肉等。

**26. 养血类（用于血虚病症）**　如龙眼、黑木耳、菠菜、鸭血、猪血、猪肝、牛肉、牛肝、羊肉、羊肝等。

**27. 助阳类（用于阳虚病症）**　如枸杞菜、枸杞子、韭菜、丁香、羊乳、羊肉、狗肉、鹿肉、鳝鱼等。

**28. 滋阴类（用于阴虚病症）**　如银耳、黑木耳、梨、葡萄、桑葚、牛奶、鸡蛋黄、甲鱼、乌贼鱼、海参等。

（三）常用食疗方

食疗方是在中医学理论指导下，将两种或两种以上的食物按照一定的配方原则组合而成的，并与烹饪学中的配菜相联系，而不是几种食物简单地相加。

**1. 食疗方的配方原则**　与方剂学的配方规律相一致，即遵循君、臣、佐、使的配方原则，与搭配中的主料、辅料和佐助料相结合。

（1）主料（君）　是根据食疗的需要而发挥主要作用的食物，可由一种或两种以上的食物所组成。如猪肺粥，猪肺益肺气、薏苡仁健脾气，两者共同发挥补脾益肺之功，均为主料，治疗喘证。

（2）辅助料（臣）　是辅助主料以加强食物的功效，或治疗兼症的食物。如银耳鸡蛋羹中，重用银耳养阴润肺为主料，配用鸡蛋养阴润燥，以增强银耳的功效，为辅助料，治疗肺阴虚引起的咳嗽。

（3）佐助料（佐、使）　是消除主料的毒性或副作用，或调味增色，或引导主、辅料归入机体某脏腑经络的食物。如多种菜肴类食疗食物中，常用的姜、葱、黄酒等，能够去膻解腥，是为佐助料。

**2. 食物配伍方法**　在中医基础理论指导下，采用两种以上食物配合应用，发挥相互协同作用。适当的配伍，可增强食物的功效与口感，从而相得益彰。单味食物的应用及食物与食物之间的配伍关系称为食物的"七情"，包括单行、相须、相使、相畏、相杀、相恶、相反。除单行外，其余六个方面均有食物配伍关系，主要分为协同和拮抗两个方面。食物的协同配伍包括相须、相使、相畏、相杀，拮抗方面包括相恶和相反。

（1）相须　同类食物相互配伍使用，起到相互加强的功效。如治疗阳痿的韭菜炒胡桃仁，韭菜与胡桃仁均有温肾壮阳之功，协同使用，则壮阳之力倍增。

（2）相使　以一类食物为主，另一类食物为辅，使主要食物功效得以加强。如治疗风寒感冒的姜糖饮中，温中和胃的红糖，增强生姜温中散寒的功效。

（3）相畏　一种食物的不良作用能被另一种食物减轻或消除。某些鱼类的不良作用，如引起腹泻、皮疹等，能被生姜减轻或消除。

（4）相杀　一种食物能减轻或消除另一种食物的不良作用，实际上相畏和相杀是同一配伍关系从不同角度的两种说法。

（5）相恶　一种食物能减弱另一种食物的功效。如萝卜能减弱补气类食物（如山药、人参、黄芪等）的功效。

（6）相反　两种食物合用，可能产生不良作用，形成了食物的配伍禁忌。据前人的经验，食物的配伍禁忌比药物的配伍禁忌（十八反、十九畏）还要多。如柿子忌茶、白薯忌鸡蛋、葱忌蜂蜜等。但对食物禁忌的经验，目前尚缺少科学结论，有待今后加以重视和研究。

**3. 食疗方举例**　食疗方的分类很多，本部分仅以季节为例，简要列举适合春、夏、秋、冬四个季节的食疗方。

（1）春季：大枣茯苓粥

食材：大枣 50g，茯苓 15g，小米 100g。

做法：将茯苓掰碎，与其他食材共放入砂锅中，加水适量，用小火熬煮至食材软烂即可食用。

功效：预防"春困"，健脾益气。

（2）夏季：百合冬瓜羹

食材：粳米 50g，百合 5g，冬瓜 100g。

做法：冬瓜去皮去籽，与其他食材共放入砂锅，加水适量，用小火熬煮至米开花，百合、冬瓜软烂即可食用。

功效：解暑祛湿，滋阴泻火。

（3）秋季：莲子雪梨汤

食材：莲子 30g，雪梨 1 个，冰糖 10g。

做法：将莲子放入砂锅，加水适量，用小火煮 30 分钟，后将切成小块的雪梨放入，煮至软烂，调入冰糖即可服用。

功效：缓解"秋乏"，养阴润燥。

（4）冬季：白萝卜炖羊肉

食材：羊肉 500g，白萝卜 300g，白胡椒粉、盐适量。

做法：羊肉切大块后汆水捞出，白萝卜切大块，共放入煲内，武火烧开后，转文火再煲 1 个小时左右即可，出锅时加适量盐、白胡椒粉调味。

功效：温中散寒，降气消痰。

## 四、饮食宜忌

在临床经常会发生疾病缠绵难愈或愈而复发的情况，这往往与没有注意饮食宜忌有关。中医学所指的饮食宜忌包括广义和狭义两个概念：广义的饮食宜忌涉及食物与病情、年龄、体质、季节、地域以及饮食的调配、用法、用量等方面；狭义的饮食宜忌单纯指饮食与病情方面的宜忌。因此，饮食调护中强调饮食宜忌是十分必要的。

### （一）疾病饮食宜忌

疾病饮食宜忌是在患有某些疾病期间，患者不能食用某些食物，否则会影响疾病的康复。

**1. 饮食宜忌与疾病的关系**　病证的饮食宜忌是根据病证的寒热虚实、阴阳盛衰，结合食物的四气五味、升降浮沉及归经等特性来确定的。食物的性味、功效等应与疾病的属性相适应，否则会影响治疗效果。如热证患者忌食辛辣、酒、炙烤等热性食物；虚证患者以摄入清淡而富于营养的食物为宜，不宜食用耗气损津、腻滞难化的食物。另外，中医学将能引起旧疾复发、新病加重的食物称为"发物"。如腥、膻、辛辣等食物，为风热证、痰热证和斑疹疮疡患者所忌。

**2. 常见病证的饮食宜忌**

（1）气虚证　气虚证多与肺、脾、心、肾等脏虚损有关，食疗应以分别补其脏虚为原则，因"气之根在肾"，补气时可酌情加枸杞子、桑葚和蜂蜜等益肾填精之品。然而，补气类食品易致气机壅滞，影响食欲，可配伍少许行气之品，如陈皮、砂仁等。气虚证忌寒湿、油腻、厚味食物。常用补气食物有鸡肉、猪肚、鹅肉、鹌鹑、牛肉、兔肉、粳米、山药、大枣和栗子等。

（2）血虚证　脾胃是血液生化之源，补血必须先健脾胃，脾胃强健则生化之源不绝。依据"气能生血"，常在补血药中，配以益气之品，常用的健脾补气食物有山药、大枣等。常用补血食物有乌骨鸡、鸭血、动物肝脏、猪心、驴肉、阿胶、菠菜、荔枝、龙眼肉、花生和红糖等。

（3）阴虚证　阴虚证多真阴不足，宜滋阴与清热兼顾，宜选用填精、养血、滋阴的食物，兼顾理气健脾。忌油腻、厚味、辛辣食物，以防燥热损伤阴液。常用补阴食物有猪肉、鸭蛋、鸭肉、龟甲胶、鳖甲胶、小麦、番茄、银耳、木耳、芝麻、桑葚、苹果、百合、玉竹、酸枣仁和豆浆等。

（4）阳虚证　阳虚证多元阳不足，宜食用性味甘温的温补之品。忌食生冷或寒凉食物，以免进一步损伤阳气。阳虚证往往消化功能欠佳，进食应循序渐进，忌暴饮暴食。常用补阳食物有羊肉、狗肉、鹿肉、花椒、牛鞭、韭菜、冬虫夏草、胡桃仁、洋葱、大蒜、生姜、酒、香菜、大枣、杏子和龙眼等。

（5）肝胆病证　黄疸、腹胀等病证常与肝的疏泄功能失常有关。饮食宜清淡、营养丰富，多食蛋、奶、鱼、瘦肉及豆制品。忌食油腻、生冷、辛辣食物。急性期以素食为宜，多食新鲜蔬菜水果。肝硬化腹水者应予低盐或无盐饮食，肝性脑病患者应控制动物蛋白的食入量。

（6）心脏病证　心悸、心痛、失眠等病证与心主血脉、心主神明失常有关。饮食宜清淡、低盐，多食富含维生素及豆制品类食物。食盐应控制在每日 6g 之内。烹饪用油应以植物油为主，如玉米油、菜籽油。忌食肥甘厚腻类食物，如动物油、动物内脏，忌食烟酒、浓茶、咖啡及辛辣刺激之品。

（7）脾胃病证　包括胃脘痛、呕吐、泄泻、便秘等，系脾胃运化失常所致。日常饮食应以清淡、细软、易消化、富有营养的食物为主，宜进食蔬菜、瘦肉、鸡蛋、鱼类等。忌生冷、煎炸、质硬和刺激性食品，忌土豆、黄豆、白薯等易胀气食物。脾胃寒凉宜食温性食品；胃热者忌辛辣；胃酸过多，应避免食用刺激胃液分泌的食物，如浓茶、咖啡、巧克力和辣椒等；胃酸缺乏，可于饭后食少许醋或山楂片；消化道出血者应进食无渣流质，如牛奶、米汤；腹泻者以少油半流质或软饭为宜，忌食生冷瓜果等寒凉滑润食物；呕吐剧者应暂禁食，好转后再进流质或半流质饮食，逐渐恢复软食、普食，切忌饱食。

（8）肺脏病证　主要包括咳嗽、喘证、咯血等，主要与肺失宣发肃降有关。饮食宜清淡，多食水果、蔬菜，以利于机体代谢功能的修复，补充咳嗽或发热所消耗的能量。忌食辛辣、油腻、甜黏类食物，禁烟酒及海腥发物。咳嗽痰黄可选枇杷、梨等清热化痰之品；痰白清稀者避免食用生冷瓜果；痰中带血宜食藕片、藕汁等清热止血；久病肺阴虚者可选食百合、银耳、甲鱼等滋阴补肺之品；哮喘患者常与过敏有关，应禁食发物类。

（9）肾脏病证　以水肿、消渴、淋证、遗精等为主症。饮食宜清淡，富于营养，可多食动物性补养类食物。水肿者应低盐或无盐饮食，可食用冬瓜、赤小豆以利尿消肿；肾虚者可选用牛、羊、狗肉及蛋类。

### （二）因人饮食宜忌

饮食调护应根据不同的年龄、性别、体质等生理特点的差异，给予不同的调护。

**1. 根据各年龄段的生理特点进行饮食调护**　小儿具有脏腑娇嫩、发育迅速的生理特点，因此饮食应保证营养全面充足、易于消化，特别是要保证蛋白质的供给和丰富的维生素和矿物质。另外，在此基础上应慎食肥腻厚味，防止损伤脾胃或形成肥胖。中青年人发育成熟，气血旺盛，但消耗较大，饮食应荤素搭配、营养充足。老年人脏腑功能衰退，气血化源不足，故饮食宜熟软、易消化而多补益，忌食生冷和不易消化的食物。正如《寿亲养老新书》所云："老人之食，大抵宜其温热熟软，忌其黏硬生冷。"

**2. 根据性别差异进行饮食调护**　妇女有经、带、胎、产、乳等特殊时期，平素易伤血，故应多食养血的食品；孕、产、乳期易致气血虚弱，更宜进食益气养血的食物，加强营养的摄入，可适当增加偏于温补的血肉有情之品，如阿胶等。

**3. 根据体质特征不同进行饮食调护**　阳虚之体宜食温补之品，阴虚之体宜食滋阴之品，气虚者宜食补气之品，血虚者宜食养血之品，体弱者宜食易消化而又富有营养之品，体胖者多痰湿则宜食清淡化痰之品。

### （三）因时饮食宜忌

饮食调护应根据四时季节和昼夜晨昏的时序规律来进行，古代医家在四季顺时食养方面积累了丰富的经验。

**1. 春季饮食宜忌**　《摄生消息论》载："当春之时，食味宜减酸增甘，以养脾气。"肝旺于春，与春阳升发之气相应，喜条达疏泄；肝木太过则易克伐脾土，影响脾胃的消化功能。酸味入肝，具有收敛之性，不利于阳气的升发和肝气的疏泄，而甘味补脾培中，故春季宜食辛甘发散之品，不宜食酸收之味。《金匮要略》亦有"春不食肝"之说，以防肝木太过而克伐脾土。如适当食用麦、枣、葱、花生、香菜等辛温升散或辛甘发散类食物，借辛甘温之品发散以助春阳，但也不能多进大辛大热之物如人参、附子、高度白酒等，以免助热生火。

另外，春归大地，天气渐暖，人体代谢也加强，各器官负荷增加，而中医认为"春以胃气为本"，因此春季饮食应注意改善和促进消化吸收功能，多吃点富含蛋白质的食物，不管是食补还是药补，应有利于健脾和胃，补中益气，保证营养品能被顺利充分地吸收，以满足春季人体代谢增加的需求。

此外，春季气候开始由寒转暖，而这时人们经过冬的蛰居斗室，体内多有积热，人体抵抗力减弱，高血压、哮喘及皮肤过敏等宿疾易在春季复发，有这些疾病的人应注意饮食上不要食用虾、鹅、海鲜等发物。

**2. 夏季饮食宜忌**　夏季气候炎热，暑热当令，心火易于亢盛，心火过旺则克肺金，所以饮食上宜用清心泻火消暑之物，如西瓜、绿豆、赤小豆、苦瓜之类。暑热天气下，人体出汗较多，可适当用些冷饮，补充水分，帮助体内散发热量，清热解暑。但切忌贪凉而暴食冷饮、生冷瓜果等，否则会使脾胃功能受到影响，甚至酿生疾病。老年人、小儿体质较弱，对于过热过冷刺激反应较大，更不可过贪冷饮之类。

夏季气候炎热，人体气血趋于体表，形成阳气在外，阴气内伏的状况，同时夏季胃酸分泌减少，脾胃的消化功能减弱，若暑热挟湿则更易伤及脾胃，致脾胃运化失司，升降失常，出现胸闷、纳呆、肢体困倦乏力、精神萎靡、大便稀溏等症状。因此夏季饮食又以清淡、少油腻、易消化为原则，也可适当选择具有辛辣香气的食物，以开胃助消化，增强脾胃的纳运功能。

夏季致病微生物极易繁殖，食物易被污染而腐败、变质，这个季节是胃肠疾病多发、高发的时期，因此要讲究饮食卫生，谨防"病从口入"。对于剩饭剩菜要回锅加热，经常使用的炊具、餐具、茶具等要及时消毒，妥善保管。

**3. 秋季饮食宜忌**　秋季肺脏当令，酸味收敛，所以可食用酸味收敛补肺，而辛味发散泻肺，秋季宜收不宜散。所以，饮食上尽可能少食葱、姜等辛味之品，适当多吃一些酸味果蔬。

每年自秋分到立冬，天气少雨，气压高，空气干燥，为燥气当令之时，燥气容易耗伤人体的阴津，使人出现一派"燥"象。如感受秋燥，易患感冒，如果再多食辛辣之品，很容易出现喉痒、呛咳等咽喉炎的表现；某些疾病在秋燥的影响下，也易复发或加重，如支气管扩张、肺结核等，导致咳嗽、咳痰、咯血等症状加重；平素胃热而阴津不足的人，容易发生大便干结，伴见目赤、口舌生疮、烦躁不安等一系列症状。为防止秋燥对人体带来的不良影响，在饮食上宜以滋阴养肺润燥为法。具体来说，首先要多喝开水、淡茶、果汁饮料、豆浆、牛奶等，以养阴润燥，弥补损失的阴津；其次宜多吃新鲜蔬菜和水果。秋燥最易伤人的津液，多数蔬菜、水果性质寒凉，有生津润燥、清热通便之功；蔬菜、水果含有大量的水分，能补充人体的津液；果蔬富含维生素C、维生素B及无机盐、纤维素，可以改善燥气对人体造成的不良影响。另外，还可多吃些蜂蜜、百合、莲子、芝麻、木耳、银耳、冰糖等清补润燥之品，以顺应肺的清肃之性。少吃辛辣煎炸热性食物，如韭菜、大蒜、葱、姜、八角、茴香等。

秋季是大量瓜果上市的季节，但除龙眼、葡萄、荔枝外，大部分水果性偏寒凉，因此在食用时也应有节制。特别是老年人肠胃功能薄弱，多食会损伤阳气，影响消化功能，引起腹泻、呕吐等病症，所以更应引起足够的重视。而且每一种水果都有它自身的特性，要辨清体质加以选择。如平素内火较重，口舌易于生疮，大便秘结者宜多食梨、香蕉、柿子、猕猴桃等寒凉水果；素体阳虚，动辄腹泻者则宜食桃子、荔枝、龙眼等性温的水果。此外，秋季是肠炎、痢疾多发的时节，所以应特别注意饮食卫生，不要喝生水及食用腐败变质的食物，在肠炎及痢疾的流行期服用板蓝根、马齿苋等中药汤剂，可起到一定的防治效果。

**4. 冬季饮食宜忌**　冬季饮食调养，应当遵循"秋冬养阴""无扰乎阳"的原则，既不宜生冷，也不宜燥热，适宜用滋阴潜阳、热量较高的膳食。从饮食五味与脏腑的关系而言，《素问·脏气法时论》记载："肾主冬……肾欲坚，急食苦以坚之，用苦补之，咸泻之。"因冬季是肾主令之时，肾主咸味，心主苦味，咸能胜苦。"冬日肾水味咸，恐水克火"。所以饮食之味宜减咸增苦以顾护心气。

冬月天寒地冻，人体的阴精秘藏，阳气内蓄，脾胃的功能每多健旺，是营养物质易于蓄积的最佳时机，饮食应选用蛋白质含量高及可以防寒保暖的食物，如羊肉、鸡肉、狗肉等，以达温阳则阴不穷。而素体阴亏者，宜进食养阴滋补之品，如阿胶、龟肉、鳖肉、银耳等，使阴阳协调平衡，生化无穷。但一些生冷黏腻的食物，如年糕、冷饮、瓜果等易损伤人体脾胃的阳气，冬季要少食或忌食。冬季虽宜热食，但燥热之物不可过食，以免内伏之阳气郁而化热。

冬至前后，人体阳气开始生发，必须保护初生的阳气，此时也是进补的最佳时间。因为气候寒冷，人体对能量的需求较高，消化吸收功能相对较强，而此时进补，补品中的有效成分更易被吸收和积蓄，一般可选用膏方进补。

### （四）因地饮食宜忌

我国地域辽阔，不同地区由于地势高低、气候条件、水土性质及生活习惯和饮食习惯的不同，人的生理活动和病变特点也不尽相同，在进行饮食调护时，应根据不同的地域分别配制膳食。如东南沿海地区，地势较低，气候温暖潮湿，易感湿热，宜食清淡、通利或甘凉的食物；西北高原地区，地势较高，气候寒冷干燥，易受寒伤津，宜食温阳散寒或生津润燥的食物。此外，由于水土性质不同，有些地方容易形成地方病，如地方性甲状腺肿、克山病、大骨节病等，更应因地制宜进行饮食宜忌之调护。

### （五）食物搭配与制作宜忌

有些食物相互搭配可提高功效，如当归生姜羊肉汤中，温补气血的羊肉与补血止痛的当归、温中散寒的生姜配伍，可增强补虚散寒止痛之功，同时还可以去除羊肉的腥膻味；薏苡仁粥中添加红枣，可防止薏苡仁清热利湿过偏之性。有些食物间搭配相互克制，能削弱食疗效果，故应避免，如食用羊肉、狗肉之类温补气血的食物，不应同时吃绿豆、鲜萝卜、西瓜等，否则会减弱前者的温补作用。但有时利用食物间性能相克，缓其大寒大热，对人体有益，如水产品多为寒性，加姜、葱同煮，以辛温而调其寒。有些食物合用，可能产生不良作用，应当注意，如柿子忌茶，葱忌蜂蜜。

制作食疗食品时，也应注意制作宜忌。在食疗食品烹制过程中，特别是加入部分中药时，为把药性充分析出，应注意制作宜忌。如滋补适宜于蒸、煮、炖法，最适宜使用瓷锅、砂锅，忌用铜、铁、铝等金属锅，以免发生化学反应造成中毒；另外，有些食疗原料因烹制方式不同而具有不同的功用，如生藕有清热生津，凉血止血的作用，而煮熟则滋补力较强。

### （六）服药饮食宜忌

患者在服药期间，若饮食搭配合理，既能保护自身胃气，又可同时增强药物疗效。但是，服药期间有些食物对所服之药可能有不良的影响，应忌服。

**1. 一般忌口**  服药期间，忌食生冷、黏腻、肉、酒、酪、腥臭等不易消化及有特殊刺激性的食物。

**2. 特殊忌口**  某些药物有特殊忌口，如甘草、黄连、桔梗、乌梅忌猪肉，薄荷忌鳖肉，茯苓忌醋，鳖甲忌苋菜，天冬忌鲤鱼，白术忌大蒜、桃、李，人参忌山楂、萝卜、茶叶，土茯苓忌茶，半夏忌羊肉、羊血、饴糖，厚朴忌豆类，丹皮忌蒜、芫荽等。

**3. 西药忌口**  服用某些西药，饮食方面也要注意一些禁忌。如服铁剂时忌饮茶，以免影响铁剂的吸收；服用维生素 C 时忌食肝类、牛奶、乳酸、咖啡等；服用红霉素时忌食酸性食物，如醋、酸梅汤；使用氨基比林时忌食含亚硝酸丰富的食物，如咸菜、泡菜等。

## 第三节　情志护理

情志护理是指以中医基础理论为指导，以良好的护患关系为桥梁，应用科学的护理方法防止和消除患者的不良情绪，从而达到预防和治疗疾病的一种方法。

### 一、情志与健康的关系

七情是人的七种情志活动，即喜、怒、忧、思、悲、恐、惊，是人体对外界事物和现象所表达出的七种不同的情志反应，一般情况下属于正常情志活动，不会致病。但当人受到突然、强烈或持久的情志刺激，并超过了人体自身生理调节范围与耐受能力，则可导致气机紊乱、阴阳失调、气血不和、经络阻塞或脏腑功能紊乱而发病。因此，护理人员要做好情志护理工作，引导患者保持积极乐观且平和稳定的心态，以防因情志异常而导致疾病发生或加重病情。

**（一）情志平稳，气血调畅**

喜、怒、忧、思、悲、恐、惊乃人之常情，若七情可正常表达，则人体气机调畅，气血调和，阴平阳秘，脏腑功能得以正常发挥，从而利于维护人体健康，增强抵抗疾病和恢复健康的能力。

**（二）情志异常，脏腑失调**

《素问·阴阳应象大论》说："人有五藏化五气，以生喜怒悲忧恐"，可见情志活动与五脏的精气津液血的功能密切相关。同时，人的不同情志活动与五脏有相对应的规律，因此，不同的情志变化对各脏腑功能有不同的影响。疾病的全过程，即是人体脏腑阴阳气血失调的过程，由于情志过激能够损伤脏腑的神和气。所以在疾病过程中，如果产生过激的情志变化，就会加重脏腑阴阳气血的紊乱，使病情加重。

**1. 直接伤及脏腑**　不同的情志刺激伤及不同的脏腑，产生不同的病理变化。在五脏当中，情志活动与心、肝、脾三脏的关系最为密切。心藏神，为君主之官，五脏六腑之大主；肝主疏泄，调节情绪活动，使情志活动不会太过亢奋，也不会过度低落；脾胃为气血生化之源，气机升降之枢纽，为情绪的正常活动提供充足的物质基础。故情志疾病，多见于心、肝、脾三脏失调。心神受伤，可见注意力不集中、疲倦、心悸、失眠甚至精神失常等症；郁怒、暴怒皆可伤肝，可见两胁胀痛、胸闷、善太息、咽中如有异物，或面红目赤、头晕头痛，甚至晕厥等症；劳伤心脾，可见心悸怔忡、健忘、失眠多梦、倦怠乏力、消瘦、食欲不振、脘腹胀满、大便溏泄等。

**2. 影响脏腑气机**　七情影响脏腑气机，导致气机失调、气血逆乱而发病，《素问·举痛论》云："怒则气上""喜则气缓""悲则气消""恐则气下""惊则气乱""思则气结"。

（1）怒则气上　指暴怒使肝气上逆，血随气逆，气血并走于上，临床可见面红目赤、头痛头晕、耳鸣，甚者呕血、咯血或晕厥等症。

（2）喜则气缓　指暴喜，喜乐过度，可使心气涣散，神不守舍，临床可见倦怠乏力、注意力不集中、心绪不宁、健忘失眠、心悸、失神，甚则精神失常等症。

（3）悲则气消　指悲忧过度，可使肺气耗伤，临床可见意志消沉、乏力懒言、语声低微、气短胸闷、精神萎靡不振等症。

（4）恐则气下　指恐惧惊吓过度，可使肾气不固，气陷于下，肾精肾气不能上奉于中、上二焦，临床可见下肢酸软无力、二便失禁、遗精、滑精等症。

（5）思则气结　指思虑过度，脾气郁结，中焦运化不利，脾失健运，临床可见纳呆食少、脘腹胀满、便溏、肌肉瘦削等症。

（6）惊则气乱　指突然受惊，心无所倚，神无所归，惊慌失措，临床可见心悸、心烦、气短、失眠，甚则精神失常、神智狂乱等。惊恐虽同属肾志，但惊亦为心主，惊恐也有区别，恐自内而生，惊自外而来。

**3. 影响病情变化**　情志活动与病情变化密切相关，情绪积极乐观，七情反应适当，正确对待疾病，有战胜病魔的信心和勇气，则有利于病情的好转乃至痊愈。反之情绪消沉，悲观失望，或七情异常波动，可诱发疾病的发生，或使病情加重、恶化，甚则死亡。

## 二、情志护理的原则

情志护理应根据患者的个体情况，以促进其身心健康为目的，采取积极的护理措施，避免因情志刺激而诱发或加重病情，促进患者健康和疾病的恢复。

### （一）体贴关心，全面照顾

由于环境、角色的改变，患者常常产生焦虑、紧张、悲观、抑郁等不良情绪，护理人员应以同情心体贴患者的疾苦，给予心理、社会等全方位的照顾，使患者具有安全感，树立战胜疾病的信心。

### （二）因人施护，有的放矢

由于年龄、职业、知识经验、生活阅历、性格等不同，以及处于病程的不同阶段，患者的心理状态也不同，应根据患者的情况因人施护，采取不同的情志护理方法。

### （三）怡情养性，乐观豁达

修身养性，保持心情舒畅，能使机体气血调和、脏腑功能协调，从而有益于健康及疾病的康复。

### （四）清静养神，避免刺激

我国历代医家均认为神气清静，可使人健康长寿。患病之人对于情志刺激尤为敏感，调摄精神，保持情绪稳定就更为重要。

## 三、情志护理的方法

情志护理的方法多种多样，可根据患者的具体病情选择合适的方法，以取得较好的效果。

### （一）说理开导法

说理开导法是针对患者不同的症结，运用正确的语言进行劝说开导，使其端正对事物的看法，自觉调摄情志，积极配合治疗护理的一种方法。

### （二）顺情从欲法

此法意为是顺从患者的意志、情绪，满足患者心身需要的一种情志护理方法，适用于当所求意愿不遂而生的病变。患者多有情绪异常，护理人员应先顺其情、从其意，尽力满足其合理的要求，但对不利于治疗和康复的要求，应该给予诚恳的说服教育。

### （三）移情解惑法

移情是指采取一定的措施，转移患者的注意力，以摆脱不良情绪的一种方法。常用的移情方法包括音乐欣赏、书法绘画、种花养鸟、运动及旅游等。解惑是解除患者对事物的误解和疑惑，从而恢复健康的一种方法。患者常会对疾病产生各种各样的疑惑或猜测，特别是性格抑郁、沉默寡言的患者更为突出。在护理工作中，应耐心解释病情，指导疾病的健康保健知识。

### （四）宣泄解郁法

通过发泄、哭诉等方式，宣泄恼怒悲伤等不良情绪，以恢复患者的心理平衡。通过发泄，悲郁之情得以舒展宣散，可使气机调畅，身心舒畅。但宣泄不宜过久，以免伤身。

### （五）以情胜情法

以情胜情法又称情志相胜法，是根据五行生克原理，用相克制的情志来转移和干扰对人体有害的情志，以恢复良好情绪状态的一种方法。悲属肺金，怒属肝木，思属脾土，恐属肾水，喜属心火，根据相胜相克原理，悲胜怒，怒胜思，思胜恐，恐胜喜，喜胜悲。在运用以情胜情方法时，要注意患者对情感刺激的耐受程度，避免太过，并根据患者的具体情况具体分析，不能按照五行相胜的原理简单机械地套用。

### （六）积极暗示法

积极暗示法是医疗人员运用表情、语言、行为、举止等给予患者积极的影响，使其解除精神负担，增强治疗疾病的信心，从而促进治疗和康复的一种方法。

## 四、预防七情致病的方法

罹患疾病之后，若能保持积极开朗的情绪，则有利于疾病尽快康复，所以预防情志致病，要做到保持情绪乐观，避免七情过度刺激。

### （一）修德养性

诸子百家均将修德养性列为摄生首务，可见其对人体健康所起的重要作用。从中医学来看，道德修养与脏腑阴阳协调具有内在联系，即《黄帝内经太素》所说："修身为德，则阴阳气和。""阴阳气和"即指阴阳和谐，可见德行高尚的人之所以能够长寿，其秘诀在于"德全"能使人身心安详舒畅，阴阳之气平秘调和。道德和性格良好的人，一般均具有良好的心理素质和精神状态，能较好地控制和调节自己的情绪；反之，如道德低下、个性狭隘，则常常会用神不当。

### （二）清静养神

静，主要指心静，具体指心无杂念、心态平静。神是生命活动的主宰，它统御精气，只有在神的正确指挥和协调下，人体的正气才能保持和顺调达，《素问·移精变气论》高度概括其重要性为"得神则昌，失神则亡"。因此，只有清静，人之神方可得以养藏。要以清静为本，祛除杂念，用神而不躁动，少思少虑，用神而不耗神，保持神机灵敏的状态，如此，则可达到《素问·上古天真论》所说的"恬淡虚无，真气从之，精神内守，病安从来"的境界。

### （三）怡情快志

经常保持积极、愉快、舒畅的心情，是情志养生的重要方法之一。善于摄生的人会主动创造健康的精神生活，培养自身的情趣来怡养身心，在工作、学习和劳动之余往往有自己习惯的赋闲消遣方式，如游行于山水田园，往来于师长亲朋，沉浸于欢歌笑语，闲情于琴棋书画，安心于居家操持等，从而得到精神满足和充分的休息与调整。

### （四）平稳情志

日常考虑问题要符合客观规律，学会用理性克服情志上的冲动，遇事能够忍耐而不急躁，使情志活动保持在适度状态而不过激，思虑有度，避大喜大怒大悲，常保平和心情。如遇悲哀忧伤之事，可选择适当的宣泄方法，如向信任的人倾诉，或用个人喜欢的方法发泄情绪，避免寂寞独处等。此外，惊恐对人体的危害极大，要有意识地锻炼自己，培养勇敢坚强的性格，以预防惊恐致病，同时还应避免接触易导致惊恐的因素和环境。

# 第四节　用药护理

用药护理是中医护理工作的一项重要内容，护理人员应掌握中药的基本知识和给药方法，以指导患者正确地用药。

## 一、中医用药"八法"及护理

中医用药"八法"通常是指汗法、吐法、下法、和法、温法、清法、消法和补法。"八法"以八纲为依据，据证立法，依法制方，是中医用药的重要组成部分，并随着表里寒热虚实的变化，相互配合。中医护理人员掌握用药"八法"有助于顺利地开展辨证施护。

### （一）汗法及护理

**1. 汗法的定义** 是通过宣发肺气，开泄腠理，使肌表的外感六淫之邪随汗而解的一种治疗方法。适用于外感六淫之邪的表证、头面部和上肢浮肿的水肿、疮疡初期兼表证，及疹未透发、疹发不畅者等。

**2. 汗法的护理措施**

（1）药宜武火快煎，服药时温度适宜；服药后可加饮热稀粥、热水、热饮料等，以助药力，并卧床加盖衣被，促其发汗。

（2）加强病情观察，包括有汗、无汗、出汗时间、出汗部位和汗量等。汗出热退即停药，以遍身微微汗出最佳、忌大汗；若汗出不彻，则病邪不解，需继续用药；而汗出过多，会伤津耗液、损伤正气，可给予患者口服糖盐水或输液；若大汗不止，易导致伤阴亡阳，应立即通知医师，及时采取措施。

（3）饮食宜清淡，忌黏滑、油腻、酸性和生冷食物。

（4）服发汗解表药时，应禁用或慎用解热镇痛药，如阿司匹林等，防止出汗太过。

### （二）吐法及护理

**1. 吐法的定义** 是通过具有催吐作用的药物，患者从口中吐出病邪或毒物的一种治疗方法。吐法多用于病情急剧，必须迅速吐出的实证，如咽喉痰涎壅阻，顽痰停滞胸膈，宿食停留胃脘，误食毒物尚在胃中等。

**2. 吐法的护理措施**

（1）服药应小量渐增，采取二次分服法，以防涌吐太过或中毒。服第一次便吐者，需通知医生，决定是否继续服第二次。

（2）服药后不吐者，可用压舌板刺激上腭咽喉部，助其呕吐。呕吐时协助患者坐起，并轻拍背部促使胃内容物吐出。不能坐起者，协助患者头偏向一侧，并注意观察病情，避免呕吐物误入呼吸道。严重呕吐者应注意观察体温、脉搏、呼吸、血压，及呕吐物的量、气味、性质、性状，并做记录。必要时给予补液、纠正电解质平衡等对症处理。

（3）吐后给温开水漱口，及时清除呕吐物，撤换被污染的衣被，整理好床位，并叮嘱患者不要当风坐卧，以防吐后体虚，复感外邪。

（4）服药期间应暂禁食，待胃肠功能恢复后再给少量流质饮食或易消化食物以养胃气。

（5）年老体弱、婴幼儿、心脏病、高血压及孕妇慎用或忌用该法。

### （三）下法及护理

**1. 下法的定义** 是通过运用泻下药，荡涤肠胃，泻下通便，或攻逐水饮、寒积，使里实之邪从下窍而出的一种治疗方法。适用于邪气盛而正气不虚之证，如胃肠积滞、胸腹积水、大便燥结、瘀血内停等。病情缓急、病邪性质不同，治法用药也因而各异，有寒下、温下、润下、逐水等。

**2. 下法的护理措施**

（1）寒下适用于里实热证，高热烦渴，大便燥结等。服药期间应暂禁食，待燥屎泻下后给予清淡、易消化食物，忌同时服用辛燥、滋补药。

（2）温下适用于寒积内结的里实证，大便不通，腹痛喜温等。药宜以连续轻泻为佳，饭前温服。服药后观察腹部冷结疼痛情况，如服药后腹痛渐减，肢温回暖，为病趋好转之势。

（3）润下适用于热盛伤津，病后津亏未复，年老津涸，产后血枯便秘，习惯性便秘等。润下药一般宜早、晚空腹服用，同时配合食疗以润肠通便，应养成定时排便习惯。

（4）逐水适用于水饮停聚体内，胸胁有水气，腹肿胀满，凡脉症俱实者。逐水药有毒而峻猛，易伤正气，所以体虚、孕妇忌用，有恶寒表证者不可服用。

（5）服药后注意观察排泄物的性状、量、色及次数，若泻下太过而致虚脱，应立即报告医生，及时配合救治。

（6）泻下剂以攻伐为主，过则易伤正气，中病即止。对年老体虚、孕妇及产后津亏引起的便秘应慎用。

### （四）和法及护理

**1. 和法的定义** 是运用和解疏泄作用的方药，祛除病邪，达到气机调畅，归于平复的一种治疗方法。适用于邪犯少阳、肝脾不和、寒热错杂等半表半里证。它既没有明显的祛邪作用，也没有明显的补益作用。根据不同的病证，分为和解少阳、调和肝脾、调和肠胃。

**2. 和法的护理措施**

（1）服和解少阳药，如小柴胡汤时忌食萝卜，避免同时服用碳酸钙、维丁胶性钙、硫酸镁、硫酸亚铁等西药，以免产生毒副作用；服截疟药应在疟疾发作前 2~4 小时服用，鼓励多饮水。

（2）服调和肝脾药应配合情志护理，使患者保持心情舒畅，以利于提高治疗效果。

（3）服调和肠胃药时应注意观察腹胀及呕吐情况，并注意观察排便的性质和量。

（4）服药期间饮食宜清淡易消化，忌生冷、油腻及辛辣之品。

### （五）温法及护理

**1. 温法的定义** 是通过温中、祛寒、回阳、通络等作用，使寒气去、阳气复、经络通、血脉和，是治疗里寒证的一种方法。适用于脏腑经络因寒邪而导致的寒凝经脉、亡阳欲脱等证。温法有温中祛寒、回阳救逆和温经散寒的区别。

**2. 温法的护理措施**

（1）温法的使用应辨别寒热真假，因人、因地、因时制宜，以免妄用温热护法，致病势逆变。

（2）生活起居、饮食、服药等护理均以"温"法护之，进热饮，饮食宜给性温的狗肉、羊肉、桂圆等，以助药物的温中散寒之功效，忌生冷寒凉。

（3）温中祛寒药应在服药后饮热粥少许，有微汗时避免揭衣被。

（4）温经散寒药应在服药后注意保暖。

（5）回阳救逆药应严密观察患者神志、面色、体温、血压、脉象及四肢回温的病情变化。如服药后患者汗出不止，厥冷加重，烦躁不安，脉细散无根等，为病情恶化，应及时与医生联系，并积极配合医生抢救。

### （六）清法及护理

**1. 清法的定义** 是通过清热泻火，使邪热外泄，以清除里热的一种治疗方法，适用于由温、热、火所致的里热证。由于里热证有热在气分、血分、脏腑等不同，因此清法又分为清气分热、清营凉血、气血两清、清热解毒、清脏腑热以及清虚热等六类。

**2. 清法的护理措施**

（1）保持病室空气新鲜，室温、衣被、饮食、服药等均宜偏凉。饮食上应给以清淡易消化的流质或半流质，多食蔬菜水果类及维生素食物，鼓励患者多饮水、西瓜汁、梨汁等生津止渴之品。

（2）汤药宜凉服或微温服。

（3）服药后需观察患者病情变化，若患者体温渐降，汗止渴减，神清脉静，为病情好转。若壮热烦渴不减，并出现神昏谵语，舌质红绛，提示病由气分转为气营两燔。若壮热不退而出现四肢抽搐或惊厥者，提示热盛动风，应立即报告医师采取救治措施。

（4）苦寒滋阴药久服伤胃或内伤中阳，必要时添加醒胃、和胃药。年老体弱、脾胃虚寒者慎用，或减量服用，孕妇忌用。

### （七）消法及护理

**1. 消法的定义**　是通过消食导滞与消坚散结作用，使气、血、痰、食、水、虫等积聚而成的有形之邪逐渐消散的一种治疗方法。

**2. 消法的护理措施**

（1）根据方药的气味清淡、重厚之别，采用不同的煎药法。如药味清淡，临床取其气者，煎药时间宜短；如药味重厚，取其质者，煎药时间宜延长。

（2）服药时饮食宜清淡、易消化，勿过饱。婴幼儿应注意减少乳食量，必要时可暂时停止喂乳。

（3）汤剂宜在饭后服用，与西药同服时，应注意配伍禁忌，如山楂丸味酸，忌与复方氢氧化铝、碳酸氢钠等碱性药物同服，以免酸碱中和，降低药效。

（4）注意观察患者大便的性状、次数、质、量、气味、腹胀、腹痛及呕吐情况等。若泻下如注，次数频繁，出现眼窝凹陷等伤津脱液表现，应立即报告医生。

（5）年老、体弱者慎用；脾胃虚弱或无食积者及孕妇禁用。

### （八）补法及护理

**1. 补法的定义**　又称"补益法"，是通过滋养、补益人体气、血、阴、阳之不足，治疗各种虚证的一种治疗方法。

**2. 补法的护理措施**

（1）补益药宜文火久煎，以使有效成分充分煎出，贵重药品应另煎或冲服。

（2）宜空腹或饭前服下。

（3）服用补益药时忌辛辣、油腻、生冷食物，以免妨碍吸收。忌食萝卜、浓茶及纤维素多的食物，以减缓排泄，促进吸收。

（4）病势缠绵，久治不愈，病程较长，需指导患者坚持正确用药。

（5）病室的温度、湿度可根据患者的临床症状进行调整。

## 二、中药汤剂煎煮法 微课

目前中药在临床常用的剂型仍为传统汤剂，其煎煮方法十分考究。为了保证中药的使用效果，护理人员应熟知并告知患者或其家属汤剂的正确煎煮方法。

### （一）容器

煎药以带盖的砂锅、瓦罐为佳，也可以使用搪瓷、玻璃器皿。忌用铁、铜、锡、铝等金属容器，以免和中药发生化学反应而影响药效或产生毒副作用。

### （二）用水

煎药用水应澄清洁净，无异味，含杂质及矿物质少，一般可用日常饮用水。煎药的加水量应根据药量、药物质地（吸水性）和煎煮时间来确定。一般第一煎加水以超过药面3～5cm为宜，第二煎超过2～3cm为宜。水应一次加足，不可中途加水，更不能把药煎干后加水重煎，煎煳的药物不可再服用。

### （三）浸泡

煎药之前，应先用冷水将药材浸泡30～60分钟为宜，以使其有效成分易于煎出。

### （四）煎药

煎药应注意掌握火候和时间，一般先用大火（武火），待水沸后再改用小火（文火）。煎药时间应从药物煮沸后开始计算，一般第一煎煮沸后再煎 20～30 分钟，第二煎再煎 15～20 分钟。解表发散类药和芳香性药物，应以武火快煎，头煎 15～20 分钟，二煎 10 分钟为宜。滋补药的煎煮时间应比一般药物增加 1 倍，以使有效成分充分溶出。

### （五）取药

药煎好后，以纱布过滤，取汁量为 250ml 左右，儿童减半。

### （六）特殊药物煎法

**1. 先煎**　矿物、贝壳类药及某些具有毒性的药物，如附子、乌头，应先煎 30 分钟后再纳入其他药物，以有利于有效成分的析出和解毒。某些质轻、量大或泥沙多的药物，如玉米须、灶心土等，应先煎，取汁澄清，再用此水煎其他药物。

**2. 后下**　气味芳香类药物易于挥发，应在其他中药煎好前 4～5 分钟再投入，如薄荷、藿香、砂仁等。

**3. 包煎**　绒毛、粉末类药物可使药液浑浊，应以纱布包裹后再加入煎煮。

**4. 另煎**　某些贵重药物，如人参、羚羊角等，为了保存其有效成分不被其他药物吸收，可将药切成小片，单味煎煮 1～2 小时后，单独服用或兑入药中同服。

**5. 烊化**　胶质类或黏性大且易溶的药物为防止同煎粘锅煮糊，或黏附于他药而影响药效，需单独加温溶化，趁热服下，如阿胶、鹿角胶等。

**6. 冲服**　某些贵重药、细料药和汁液性药物不需煎煮，用煎好的其他药液或开水冲服即可，如三七粉、牛黄、沉香等。

**7. 泡服**　某些挥发性强、易出味的药物，如番泻叶、胖大海等，不宜煎煮，泡服即可。

## 三、中药给药方法

中药给药是护理工作的主要任务，给药任务完成的质量高低将会直接影响患者的治疗效果。因此，护理人员必须正确掌握给药途径、方法、时间和服药禁忌等有关工作内容，尤其是内服药物，本部分内容将重点介绍。

### （一）给药时间

中医药学强调不同的病证和药物，选择不同的时间给药。一般中药宜在进食前、后 2 小时服用。治疗咽喉疾患的药及清热解暑药宜频服；平喘药宜在哮喘发作前 2 小时服用；健胃药、制酸药及病位在下的疾病，宜在饭前服药；消导药、刺激胃肠的药物及病位在上的疾病，宜在饭后服药；涌吐药宜清晨、午前服；润肠通便药及滋补药宜空腹服；峻下逐水药宜清晨空腹时服；泻下药宜入夜睡前服用；止泻药宜及时服用，按时再服，泻止停药；治疟药宜发作前 3～5 小时服用；驱虫药宜清晨空腹或晚上睡前服用；安神药宜睡前服用；涩精止遗药宜早、晚各服 1 次；调经药宜行经前数日和经期服用；急性病、热性病应随煎随服，使药力持久；病情严重或特殊情况的患者，应遵医嘱给药。

### （二）服药温度

一般汤剂宜温服，以免过冷过热对胃肠道产生刺激。另外，寒证用热药宜热服；热证用寒药宜凉服；具有活血化瘀、补益、发汗解表作用的药物宜热服；凉血、止血、清热解毒、消暑药等宜凉服。

### （三）服药剂量

一般疾病服药，多采用每日 1 剂，早晚 2 次或早中晚 3 次分服，每次 200～250ml。病情急重者，可每隔 4 小时服药 1 次，昼夜不停，使药力持续。对于药力较强的发汗药、泻下药，服药应中病即止，不必尽剂。呕吐患者服药宜小量频服，小儿根据年龄和要求酌情减量。

**（四）服药护理**

服药后应指导患者适当休息，注意观察其药物反应，特别是峻烈的药物，初服之后更应注意。服发汗药后，应多饮热开水、热的汤汁或稀粥，以助药力、助发汗，服药期间，饮食宜清淡，忌食酸性和生冷、油腻的食物。滋补药一般宜在饭前空腹服用，以利药物吸收，服药期间忌食辛辣、油腻、生冷和纤维素多的食物以及萝卜、莱菔子、茶叶等。服泻下药应中病即止，邪去为度，不宜过剂，凡血虚、阴虚火旺者慎用，饮食宜温通、易消化，以助药力，忌食生冷瓜果之品。服驱虫药后，应注意观察大便有无寄生虫排出，并做好记录。服排石药后，嘱患者做跳跃运动，并注意大小便中有无结石排出。服用药酒时切勿过量，以免引起头昏、呕吐、心悸等不良反应。服催吐药后要注意观察呕吐物的颜色、性质、气味，不能呕吐者可用手指、压舌板等刺激咽喉，以助呕吐。芳香化湿类药入汤剂时不宜久煎，饮食宜清淡，可多食渗湿利尿的食物，并注意观察尿量及水肿消退等情况，服药后出现腹痛、气短、汗出、面色苍白等异常情况，应及时通知医生处理。婴幼儿服药时可加少量糖类，并注意防止药物吸入气管。危重患者服药后，应严密观察其神志、瞳孔、四肢寒温及唇面颜色等病情变化。

## 四、中药外用法与护理

外用法是指将药物直接作用于体表，通过皮肤、黏膜吸收发挥疗效而达到治疗目的的一种治疗方法。常用有贴敷法、熏洗法、热熨法、湿敷法、掺药法、吹药法等。

**（一）贴敷法与护理**

贴敷法，又称穴位贴敷法，是指在一定的穴位上贴敷药物，通过药物和穴位的共同作用，以治疗疾病的一种外治方法，具有通调腠理、清热解毒、消肿散结的作用。常见的中药贴敷法有药膏贴敷、膏药贴敷及鲜药捣敷。具体见本书第十一章。

**（二）熏洗法与护理**

熏洗法，是将根据辨证选用的药物煎汤或用开水冲泡后，利用药液所蒸发的药气熏蒸患部，待药液温度下降后，再洗涤患部的一种外治方法。通过药物加热后的热力、药力的局部刺激，药物通过皮肤的吸收和蒸汽渗透的作用，达到温通经络、活血消肿、祛风除湿、杀虫止痒等目的。根据熏洗的部位不同，可分为四肢熏洗法、眼部熏洗法、坐浴法及全身熏洗法。具体见本书第十一章中药熏蒸技术。

**（三）热熨法与护理**

热熨法，是将药物或其他物品加热后，在患病部位或特定穴位上适时来回或回旋运转，利用温热和药物的作用，将药性由表达里，以达到行气活血、疏通经络、散寒止痛、祛瘀消肿的目的。临床常用热熨法有药熨法、盐熨法和坎离砂熨法等。具体见本书第十一章中药热熨敷技术。

**（四）湿敷法与护理**

湿敷法，又称溻渍法，是将根据辨证选用的药物煎汤后，用敷布浸透，趁热湿敷、淋洗、浴渍患部，以达到疏通腠理、清热解毒、消肿散结等目的的一种外治方法。

**1. 适用范围** 皮损渗出液较多，或脓性液体分泌物较多的急慢性皮肤炎症及筋骨关节损伤等。

**2. 操作及护理** 根据病变部位，嘱患者取合理体位，暴露湿敷部位，下方垫橡胶单、中单，局部涂以凡士林。将药液倒入容器内，置敷布于药液中浸透，用镊子拧干、抖干，折叠后敷于患处（温度以不烫手为度）。每隔5~10分钟以无菌镊子夹纱布浸药后，淋药液于敷布上，保持湿度和温度，每次湿敷20~30分钟。

**（五）掺药法与护理**

掺药法，是将药物制成极细粉末直接撒布于创面局部，以达到祛腐生新、清热止痛、生肌收口、促进创面愈合的目的。

**1. 适用范围**　疮疡创面、皮肤溃烂或湿疹、口腔黏膜炎症或溃疡等。

**2. 操作及护理**　清洁创面后，将药粉均匀撒布于创面上，用消毒纱布或油膏纱布覆盖，一般1~2天换药1次。祛腐拔毒药末，有时会刺激创面，引起疼痛，应告知患者，以便取得合作。

### （六）吹药法与护理

吹药疗法，是将药物制成精细粉末，利用喷药管，将药粉喷撒于病灶的一种外治法。

**1. 适用范围**　主要用于掺药法难以达到的部位，如咽喉、口腔、耳、鼻等处的炎症、溃疡等。

**2. 操作及护理**　准备好药末和喷药管。吹口腔、咽喉时，嘱患者洗漱口腔后，端坐靠背椅上，头向后仰，张口屏气，查清部位，用压舌板压住舌根，手持吹药器，将适量药物均匀吹入患处。吹药完毕后，令患者闭口，半小时内不要饮水进食，一般每日可吹2~4次。向咽喉部吹药时，气流压力不能过大过猛，以防药末直接吹入气管引起呛咳。小儿禁用玻璃管作为吹药工具，以防咬碎损伤口腔。吹耳、鼻时，先拭净鼻腔和耳道，观察好病变部位，用吹药器将药末吹至患处。

## 五、中草药中毒及不良反应的护理

中草药的应用具有悠久的历史，具有治疗效果好、毒副作用小的优点，但如果加工炮制或使用不当，也会发生中毒或不良反应。因此，护理人员要熟悉中药的毒副反应和处理措施，一旦发生应立即组织抢救，对症处理，尽快使患者转危为安。主要措施如下。

**1. 立即终止接触及服用有毒药物**　采用催吐、洗胃和导泻等方法，迅速清除毒物；对于已经吸收的毒物，应采用利尿、透析等方法尽快促进毒物排出；可针对不同毒物，选用不同药物或食物作为解毒剂，如临床常用生姜、甘草、金银花解乌头中毒，另外，犀角、黄连、绿豆、芫荽等均有较好的解毒作用。

**2. 严密观察病情变化**

（1）中草药中毒患者病情急、变化快，护士应严密观察其神志、瞳孔、体温、脉搏、呼吸、血压等变化并及时记录等。同时，应记录中毒时间、症状、毒物种类、处理过程等。

（2）药物中毒情况不明时，应配合医生仔细询问服药史、过敏史、既往病史等，并留取血、尿标本。针对可疑药物，应取呕吐物、胃内洗出物等做毒物定性或定量分析等。

（3）仔细观察患者的其他伴随症状，如有无呕吐、腹痛、血便、血尿等，观察呕吐物、排泄物性状。

（4）出现心血管系统损害症状的患者，如心律失常、血压下降等，应给予心电监护，及时发现和报告异常情况，遵医嘱应用抗心律失常及其他血管活性药物，并观察用药效果。

（5）呼吸困难者及时给氧，呼吸衰竭者给予兴奋中枢药物，有呼吸窒息和呼吸衰竭危险时应准备气管切开包，配合医师做好抢救。

（6）有呕吐、腹泻症状患者，注意观察有无脱水症状、适量输液，以维持水与电解质的平衡。

（7）催吐、洗胃时应注意避免异物吸入气管，以免造成窒息和肺部感染。虚脱和休克患者洗胃时应严密观察心率、脉搏的变化。肝硬化等易出现上消化道出血的患者应随时观察洗出的胃内容物，了解患者有无心慌、烦躁、反应淡漠等休克前期表现。

**3. 饮食**　中毒患者早期食欲差，宜进流食。口服中毒者常有消化道的损害，在恢复期宜进营养丰富、易于消化的食物，并少食多餐，不宜过饱。遵守不同药物中毒的饮食宜忌，如雷公藤中毒患者还应注意给予低盐饮食。

**4. 休息**　急性中毒患者应卧床休息，保持室内空气新鲜，病室温度及湿度适宜。惊厥患者宜安置于安静的单人房间，光线宜暗。各项检查、治疗尽量集中处置，保持安静，避免声响，以减少对患者的各种不良刺激。烦躁不安者给予半衰期较短的镇静剂，必要时回床边护栏，防止坠床。另外，要加强卫生宣教，预防中草药中毒。指导患者在医师的指导下用药，不要轻信偏方、验方或自采自制中草药。药物应标明名称、药性、有效期等，放于安全处，以免错服、误服。对于有毒副作用的药物，应将用法和注意事项向患者交代清楚，严格掌握用药指征、剂量和服药时间。

# 第五节　病后康复护理

在疾病初愈或缓解阶段，余邪未尽，正气未复，在某些诱因的作用下，非常容易引起疾病再度发作或反复发作。因此，做好病后调护工作十分重要。

## 一、防止因外邪复病

重感致复是指疾病初愈又重新感受病邪而导致疾病复发。多由于疾病初愈，邪气未尽，新感之邪侵入人体后又助长体内余邪，或引动旧病病机，从而干扰或损害了人体正气，使原来的疾病再度复发。临床可见于多种外感或内伤疾病。

护理措施主要包括扶助正气和规避邪气两个方面，具体如下。

（1）合理饮食，加强营养。

（2）制订合理的作息时间。

（3）保持居室内适宜的温度、湿度，以防外邪感染。

（4）适当的锻炼，如散步、慢跑、气功、太极拳等，以增强体质。

（5）根据四季寒热温凉气候变化而随时调护。如春季不可遇天气转暖而骤减衣被，还要注意预防传染病；夏天炎热，注意防暑降温，但不可贪凉饮冷或汗出当风；冬季严寒，应注意保暖，以免外感风寒。

（6）注意环境以及个人清洁卫生，汗出后及时更衣，防止复感外邪。

## 二、防止因食复病

食复是指疾病初愈，因饮食失宜而导致疾病复发。如鱼虾海鲜可致隐疹和哮喘病复发，过于饮酒或过食辛辣炙烤之品可诱发痔疮、淋证等。多见于脾胃疾患和过敏性体质之人。

护理措施如下。

（1）饮食结构要科学，合理搭配，营养丰富。

（2）饮食宜清淡、易消化，可以少食多餐，不可过急过快进食。

（3）饮食应卫生，避免生冷、炙热饮食，饮食调补应防止太过。寒病者，宜温养，但不可过燥；热病者，宜清养，但不可过寒；虚证者不宜大补。

（4）注意忌口。热病瘥后忌食温燥辛辣之品，水肿患者忌盐，泻痢患者忌滋腻助湿之物，瘾疹患者忌食鱼海鲜等。诸病愈后，皆不宜饮酒，因其助热增湿。

## 三、防止因劳复病

劳复是指疾病初愈，因劳力、劳神、房劳等劳累过度而导致疾病复发。如慢性水肿、哮喘、疝气、子宫脱垂、中风、胸痹心痛等疾患，都可因过劳而引动旧病复发。

护理措施如下。

（1）疾病初愈之时，可适当做些形体活动，使气血流畅，增强体质，有助于彻底康复，如散步、打太极拳等。但应以"小劳不倦"为原则，防止形体劳倦。

（2）应避免用脑过度，暗耗心血，伤及心脾。做到适度的体力劳动和脑力劳动相结合，保持心情舒畅，防止劳神劳心。

（3）大病之后，肾精本亏，应节制房事，防止房劳而致病复。

### 四、防止因情复病

情志致复是指疾病初愈，因情志因素而引起疾病复发。如过度的情志刺激，直接损伤人体脏腑机能，导致气机紊乱，气血运行失常，致疾病复发。临床上常见的癥症、惊痫、瘿瘤、梅核气、癫狂等疾病，易受情志因素而复发。

护理措施如下。

（1）调畅情志，要积极的开导，或有针对性地进行心理疗，让患者树立乐观情绪，保持心情舒畅，避免七情过度，促进身体健康。

（2）避免情志过激，疾病初愈，应使患者避免各种不良精神因素的刺激，以使五脏安和，气机调畅，促进疾病痊愈。

# 第六节 体质调护

体质，有身体素质、身体质量、个体特质等多种含义。"体"即指形体、身体、个体；"质"即指素质、质量、性质。中医体质是指人体生命过程中，在先天禀赋和后天获得的基础上所形成的形态结构、生理功能、心理状态和适应能力方面综合的、相对稳定的固有特质，是人类在生长、发育过程中所形成的与自然、社会环境相适应的人体个性特征。其表现为结构、功能、代谢及对外界刺激反应等方面的个体差异性，对某些病因和疾病的易感性，以及疾病传变转归中的某种倾向性。它具有个体差异性、群类趋同性、相对稳定性和动态可变性等特点。这种体质特点或隐或现地体现于健康和疾病过程之中。

《灵枢·寿夭刚柔》有"人之生也，有刚有柔，有弱有强，有短有长，有阴有阳"和"形有缓急，气有盛衰，骨有大小，肉有坚脆，皮有厚薄"的记载，说明人的体质生而不同，各有差异。学习体质调护的相关知识，对于指导护理实践、提高护理质量具有重要意义。

## 一、体质的形成与影响因素

体质秉承于先天，得养于后天。既有先天遗传性，又受后天因素的制约和影响，先后天多种因素构成了影响体质的内外环境。禀赋、胎传等先天因素，决定着体质的相对稳定性和个体体质的特异性。饮食营养，生活起居，精神情志，自然、社会环境因素，以及疾病和药物损害等各种后天因素，对体质的形成、发展和变化均具有重要影响。因此，体质是个体在遗传的基础上，在生长发育过程中受内外环境各种因素的影响而形成的。

### （一）先天禀赋

体质形成的先天因素，包括先天之精（含有遗传基因）的遗传性和胎儿在母体内孕育情况等两种因素，它们对不同群体及群体中个体体质的形成具有决定性的作用。

先天，又称先天禀赋。禀，即接受，是后人承受先人；赋，即给予，是先人赋予后人。《辞海》云："禀赋，犹天赋，指人所禀受的天资或体质。"先天禀赋，是指子代出生以前在母体内所禀受的一切，包括父母生殖之精的质量，父母血缘关系所赋予的遗传性，父母生育的年龄、身体状态，以及孕育过程中母亲是否注意养胎和妊娠期疾病所造成的一切影响。先天禀赋是体质形成的基础，是人体体质强弱的前提条件。

**1. 禀赋** 禀赋之源便是生命之源，生命之源来自父母之精。体质的形成首先以父母之精为物质基础，人之始生，"以母为基，以父为楯"（《灵枢·天年》），"两神相搏，合而成形"（《灵枢·决气》）。可见禀赋受于父母，在未生之前，亦即是先天。父母的生殖之精结合形成胚胎，而后在母体气血的滋养下不断发育，从而形成了人体。因此，人体在胎儿时期便形成了机体的形态结构，这种形体结构便是体质在形态方面的雏形，张介宾称之为"形体之基"。父母生殖之精的盈亏盛衰和体质特征决定着子代禀赋的厚薄强弱和体质特征。父母体内的阴阳偏颇和功能活动的差异，可使子代也有同样的倾向性。因此人自出生就存在着个体体质和人群体质特征的差异，如有刚有柔、有弱有强、有高有矮，甚至寿夭不齐，存在着筋骨强弱、肌肉坚脆、皮肤厚薄、腠理疏密的区别，以及性格、气质，乃至先天性生理缺陷、特禀质等，从而决定着个体对某些疾病的易患倾向。

**2. 胎传** 母体作为胎儿生长发育的场所，在妊娠期内母体的体质状况影响和决定着胎儿的体质状况。因此，胎传是影响体质的先天因素中的重要环节。孕母饮食起居不慎、酗酒、吸烟、感染邪毒、不当用药，以及情志异常波动等，皆可影响胎儿发育，导致先天禀赋不足。同时，无论饮食还是药物，均有寒热温凉、酸苦甘辛之别，故孕期的药食使用要考虑孕母的体质状态。如孕母饮食、用药不当，可致子代体质偏颇，所以，根据孕母脏腑阴阳气血偏盛偏衰的不同体质特点，选用不同性味的药食，可有助于纠正孕母的偏颇体质，并避免胎儿形成脏腑阴阳气血偏盛偏衰的状态。

### （二）后天因素

由先天因素决定的体质特征并非一成不变，在后天各种因素的综合作用下也会发生变化。后天因素主要包括饮食营养、生活起居、精神状态、环境、疾病、药物等方面。这些因素既可调节体质的强弱变化，也可改变人的体质类型。一般来说，调摄适宜者，则可弥补先天不足，使体质由弱变强；调摄不当者，虽先天禀赋充足，也可因过度损耗，使体质由强变弱。《景岳全书·传忠录·藏象别论》曰："其有以一人之禀而先后之不同者。如以素禀阳刚而恃强无畏，纵嗜寒凉，及其久也，而阳气受伤，则阳变为阴矣；或以阴柔而素耽辛热，久之则阴日以涸，而阴变为阳矣。不惟饮食，情欲皆然。"

**1. 饮食营养** 后天饮食习惯对体质的形成有重要影响。不同的饮食含有各自的营养成分，并具有寒、热、温、凉四种不同之性和酸、苦、甘、辛、咸五种相异之味。饮食习惯和相对固定的膳食结构均可通过脾胃运化影响脏腑气血阴阳的盛衰偏颇，形成稳定的功能趋向和体质特征。

脾胃为后天之本，科学的饮食习惯、合理的膳食结构、全面而充足的营养可增强人的体质，甚至可使某些偏颇体质转变为平和质。如《素问·六节藏象论篇》指出："天食人以五气，地食人以五味……味有所藏，以养五气，气和而生，津液相成，神乃自生。"若阳虚质者常食温热之物，将可逐渐改变阳气不足的体质偏颇状态。《素问·异法方宜论篇》认为，饮食习惯是形成地域人群间体质差异的重要原因。如东方"鱼盐之地""其民食鱼而嗜咸""鱼者使人热中，盐者胜血，故其民皆黑色疏理，其病皆为痈疡"；西方"其民华食而脂肥，故邪不能伤其形体，其病生于内"；北方"其民乐野处而乳食，脏寒生满病"；南方"其民嗜酸而食胕，故其民皆致理而赤色，其病挛痹"；中央"其民食杂而不劳，故其病多痿厥寒热"。

饮食内伤是造成体质偏颇的常见原因之一。饮食失宜影响脾胃功能，造成阴阳气血失调，或某些营养物质缺乏，使人体体质发生不良变化。如长期摄入不足，妨碍气血的生化，易使体质虚弱；饱食无度，久而久之则损伤脾胃，可导致形盛气虚的体质。饮食偏嗜可造成脏腑气血阴阳的偏盛偏衰而形成偏颇体质。如长期偏嗜寒凉之品，易致阳虚质；偏嗜辛辣则易化火伤津，形成阴虚质；偏嗜甘甜可助湿生痰，形成痰湿质；贪恋醇酒，易内生湿热，形成湿热质。总之，饮食因素对体质的形成有重要的影响。

**2. 生活起居**　劳逸适度，能促进人体的身心健康，维护和增强体质。而过度的劳累和安逸，则对人体的体质有不良影响，如长期劳作过度，易损伤筋骨肌肉，消耗气血阴阳，致使脏腑精气不足，功能减退。《素问·举痛论篇》曰："劳则气耗……劳则喘息汗出，外内皆越。"过度的安逸，长期养尊处优，四体不勤，易使人体气血不畅，脾胃功能减退。如《素问·宣明五气》所言"久卧伤气，久坐伤肉"。

睡眠是维持精力，保持和增进身体健康的重要因素。睡眠时间充足、睡眠质量高，则阴阳调，气血畅，脏腑气血阴阳各司其职，气血运行于脏腑经脉之间各按其时且各守其序，人体形神乃得安康。睡眠时间不足、睡眠质量不好，会导致阴阳失衡，精、气、神不足，容易形成偏颇体质，从而诱发疾病。研究表明，睡眠质量和平和质呈正相关，和偏颇体质呈负相关，且睡眠质量对血瘀质、阳虚质、气虚质影响较大。

**3. 精神情志**　精神状态的好坏是影响体质形成的重要因素之一。人的精神状态多受到情志因素的直接影响。脏腑所化生和储藏的气血阴阳是精神情志活动产生的物质基础，同时人的精神状态和七情的变化，也时刻影响着脏腑气血的功能活动。情志舒畅，精神愉快，则脏腑经络功能协调，气血调畅，体质则健壮。正如《灵枢·本脏》所说："志意和则精神专直，魂魄不散，悔怒不起，五脏不受邪矣。"

若长期受到强烈的精神刺激，引起持久不解的情志异常波动，超过人体的生理调节能力，就会影响脏腑经络功能，导致机体阴阳气血失调或不足，给体质造成不良影响，从而形成某种特定的体质。如长期精神抑郁，情志不畅，则脏腑失调，气血阻滞，易形成气郁质或血瘀质。经常忿怒者，易化火伤阴灼血，形成阴虚质。情志异常变化导致体质改变还与某些疾病的发生有特定的关系，如忧愁日久，郁闷寡欢的气郁质，易诱发抑郁症。

**4. 自然与社会环境**　体质的形成和变化与环境因素密切相关。无论是自然环境还是社会环境，都对体质的形成和变异发挥着重要作用。

自然环境通常指地理环境，包括自然地理环境和人文地理环境，前者是包括气候、地理、水火、土壤、植物与动物界有机组合的自然综合体，后者是人类在自然地理环境的基础上所造成的人为环境。自然环境的变化可影响人体的形态结构、生理功能和心理活动，从而影响人体的体质。

社会环境一方面是人类精神文明和物质文明发展的标志，另一方面又随着人类文明的演进而不断地丰富和发展，所以社会环境有时也称为文化－社会环境。社会的发展变迁，使人类的生存环境、生活习惯、社会习俗、饮食结构等具有迥然不同的特征，因此不同历史条件下人类的体质也就自然表现出与其所处时代相适应的变化趋向。

**5. 疾病与药物**　疾病对于个体的体质改变有着重大影响，尤其是一些重病、慢性消耗性疾病，使脏腑失和，气血阴阳失调，从而影响体质状态。此外，药物因素可以影响胚胎的发育，从而导致新个体的体质特征发生改变或损害，引起如先天畸形、胎儿先天性耳聋等严重疾病。药物使用不当或药物的不良反应，可以导致个体体质的损害。

### （三）年龄变化

不同的年龄阶段，随着脏腑功能活动的盛衰变化、气血津液的新陈代谢，可表现出比较明显的体质差异。《灵枢·天年》以百岁为期，以 10 岁为一阶段，分 10 个阶段论述其各段的体质生理特点，如"人生十岁，五脏始定，血气已通，其气在下，故好走"，说明从出生到 10 岁，是人体发育的开始，生气由下而升，以"好走"概括其生机勃发、活泼爱动的生理、心理特征。"二十岁，血气始盛，肌肉方长，故好趋"，说明人在 10~20 岁这个阶段，生机旺盛，发育健全，以"好趋"概括其生理、心理盛壮、成熟的特点。《灵枢·营卫生会》说："老壮不同气……壮者之气血盛，其肌肉滑，气道通，荣卫之行不失其常……老者之气血衰，其肌肉枯，气道涩。"说明体质可随着年龄的增长而发生变化。

一般而言，小儿脏腑娇嫩，体质未壮，易患咳喘、腹泻、食积等疾；年高之人，五脏精气多虚，体质转弱，易患痰饮、咳喘、眩晕、心悸和消渴等病。

### （四）性别差异

男性一般代谢旺盛，肺活量大，在血压、基础代谢和能量消耗等方面高于女性，身体较女性强壮，患病后病情反应比女性激烈；而女性免疫功能较强，基础代谢率较低，虽然体质较弱，但一般寿命较长。研究表明，男性痰、湿、热等体质较多，女性虚、瘀等体质较多。

## 二、体质的分类及其特征

体质的分类方法是认识和掌握体质差异性的重要手段。《黄帝内经》根据阴阳学说、五行学说等对人类的体质进行了多种不同的分类。后世众多医家根据人群的体质现象，尝试了众多的新的分类方法，拥有各自的见解和理论，可谓百花争艳，但未形成学术体系。现代医家多从临床角度根据发病群体中的体质变化和表现特征进行分类。目前，学术界多以王琦的体质九分法为标准，将体质分为平和质、气虚质、阳虚质、阴虚质、痰湿质、湿热质、血瘀质、气郁质、特禀质9种。

### （一）平和质

阴阳气血调和，以体态适中、面色红润、精力充沛等为主要特征的一种体质类型。多因先天禀赋良好，后天调养得当而成。

**1. 体质特征**

（1）形体特征　体型匀称健壮。

（2）常见表现　精力充沛；面色、肤色润泽，头发稠密有光泽，目光有神，鼻色明润，嗅觉通利，口唇色红润，耐受寒热，睡眠好，胃纳佳，二便正常；舌色淡红，苔薄白，脉有神气。

（3）心理特征　性格随和开朗。

（4）发病倾向　平素患病较少。

（5）对外界环境适应能力　对自然与社会环境适应力较强。

**2. 体质分析**　因先天禀赋好且后天调养得当，故其神、色、形、态和局部特征等方面表现良好，性格随和开朗，对外界环境适应能力较强。

### （二）气虚质

元气不足，以疲乏、气短、自汗等气虚表现为主要特征的一种体质类型。多因先天禀赋不足，后天失养，如孕育时父母体弱、早产、人工喂养不当、偏食、厌食，或病后气亏、年老气衰等导致。

**1. 体质特征**

（1）形体特征　肌肉不健壮。

（2）常见表现　精神不振，平素语音低怯，气短懒言，易疲乏，汗出；面色偏黄或白，目光少神，口淡，唇色少华，毛发不华，头晕，健忘，大便正常，或有便秘但不干结，或大便不成形，便后仍觉未尽，小便正常或偏多；舌淡红，舌体胖大边有齿痕，脉弱。

（3）心理特征　性格内向，胆小，不喜欢冒险。

（4）发病倾向　易感冒或病后易迁延不愈，易患内脏下垂、虚劳等。

（5）对外界环境适应能力　不耐受风、寒、暑、湿之邪。

**2. 体质分析**　由于元气不足，脏腑功能衰退，故见精神不振，语音低怯，气短懒言，目光少神；气虚不能推动营血上荣，则头晕，健忘，唇色少华，舌淡红；卫气虚弱，不能固护肤表，故易出汗；脾气亏虚，则口淡，肌肉松软，肢体疲乏，大便不成形，便后仍觉未尽；气血生化乏源，机体失养，则面色萎黄，毛发不华；气虚推动无力，则便秘而不干结；气化无权，水津直趋膀胱，则小便偏多；气虚阳弱，故性格内向，胆小，不喜欢冒险；气虚卫外失固，故不耐受寒邪、风邪和暑邪，易患感冒；气虚升举无力，故多见内脏下垂、虚劳，或病后迁延不愈；舌体胖大边有齿痕，脉弱均为气虚之象。

### （三）阳虚质

阳气不足，以虚寒怕冷、手足不温等虚寒表现为主要特征的一种体质类型。多因先天不足，如家族人员体质偏虚寒，孕育时父母体弱，或年长受孕、早产，或平素偏嗜寒凉损伤阳气，或年老阳衰等导致。

**1. 体质特征**

（1）形体特征　肌肉松软不实。

（2）常见表现　精神不振，睡眠偏多，平素畏冷，喜热饮食；面色㿠白，毛发易落，目胞晦暗浮肿，口唇色淡，手足不温，易出汗，大便溏薄，小便清长；舌淡胖嫩边有齿痕，苔润，脉沉迟而弱。

（3）心理特征　性格多沉静、内向。

（4）发病倾向　发病多为寒证，或从寒化，易患痰饮、肿胀、泄泻、阳痿等。

（5）对外界环境适应能力　不耐受风、寒、湿之邪，耐夏不耐冬。

**2. 体质分析**　因阳气亏虚，机体失却温煦，故肌肉松软不实，平素畏冷，面色白，目胞晦暗，口唇色淡，手足不温；阳虚神失温养，则精神不振，睡眠偏多；阳气亏虚，肌腠不固，则毛发易落，易出汗；阳气不能蒸腾、气化水液，则见大便溏薄，小便清长，舌淡胖嫩边有齿痕，苔润；阳虚水湿不化，则口淡不渴；阳虚不能温化和蒸腾津液上承，则喜热饮食；阳虚鼓动无力，则脉象沉迟；阳虚阴盛，故性格沉静、内向，发病多为寒证，或易寒化，不耐受寒邪，耐夏不耐冬；阳虚失于温化，故易感湿邪，易病痰饮、肿胀、泄泻；阳虚易致阳弱，则多见阳痿。

### （四）阴虚质

体内津液、精血亏少，以口燥咽干、手足心热等虚热表现为主要特征的一种体质类型。多因先天不足，如孕育时父母体弱、年长受孕、早产，或久病失血、纵欲耗精、积劳伤阴、曾患出血性疾病等导致。

**1. 体质特征**

（1）形体特征　体型偏瘦。

（2）常见表现　面色潮红，有烘热感，两目干涩，视物模糊，唇红微干，眩晕耳鸣，手足心热，口鼻咽易干燥，口渴喜冷饮，睡眠差，皮肤偏干，易生皱纹，小便短涩，大便干；舌红少津少苔，脉弦细或数。

（3）心理特征　性情急躁，外向好动。

（4）发病倾向　易患虚劳、失精、不寐等阴亏燥热病变，感邪易从热化。

（5）对外界环境适应能力　耐冬不耐夏，不耐受暑、热、燥之邪。

**2. 体质分析**　阴液亏少，机体失却濡润滋养，故体型瘦长，平素易口燥咽干，鼻微干，大便干燥，小便短，眩晕耳鸣，两目干涩，视物模糊，皮肤偏干，易生皱纹，舌少津少苔，脉细；同时由于阴不制阳，阳热之气相对偏旺而生内热，故表现为一派虚火内扰的证候，可见手足心热，口渴喜冷饮，面色潮红，有烘热感，唇红微干，睡眠差，舌红脉数等；阴亏燥热内盛，故性情急躁，外向好动；阴虚失于滋润，故平素易患有阴亏燥热的病变，或病后易表现为阴亏症状，感邪易从热化；平素耐冬不耐夏，不耐受暑、热、燥之邪。

### （五）痰湿质

水液内停而痰湿凝聚，以形体肥胖、腹部肥满、口黏苔腻等痰湿表现为主要特征的一种体质类型。

多因先天遗传或后天过食肥甘而导致。

**1. 体质特征**

（1）形体特征　体型肥胖，腹部肥满松软。

（2）常见表现　身重不爽，易困倦，眼胞微浮，面部皮肤油脂较多，多汗且黏，或面色淡黄而黯，胸闷，痰多，喜食肥甘甜黏，大便正常或不实，小便不多或微混，口黏腻或甜；平素舌体胖大，舌苔白腻，脉滑。

（3）心理特征　性格偏温和，稳重，多善于忍耐。

（4）发病倾向　易患消渴、中风、胸痹等病证。

（5）对外界环境适应能力　对梅雨季节及潮湿环境适应力差。

**2. 体质分析**　痰湿泛于肌肤，则见体型肥胖，腹部肥满松软，面色淡黄而黯，眼胞微浮，面部皮肤油脂较多，多汗且黏；"肺为贮痰之器"，痰浊停肺，肺失宣降，则胸闷，痰多；"脾为生痰之源"，故痰湿质者多喜食肥甘甜黏；痰湿困脾，阻滞气机，困遏清阳，则身重不爽，容易困倦；痰浊上泛于口，则口黏腻或甜；脾湿内阻，运化失健，则大便不实，小便微混；水湿不运，则小便不多；舌体胖大，舌苔白腻，脉滑，为痰湿内阻之象；痰湿内盛，阳气内困，不易升发，故性格偏温和，多善于忍耐；痰湿内阻，易患消渴、中风、胸痹等病证；痰湿内盛，同气相求，对梅雨季节及潮湿环境适应能力差。

## （六）湿热质

湿热内蕴，以面垢油光、口苦、苔黄腻等湿热表现为主要特征的一种体质类型。多因先天禀赋、久居湿地、善食肥甘或长期饮酒等导致湿热内蕴而成。

**1. 体质特征**

（1）形体特征　形体中等或偏瘦。

（2）常见表现　身重困倦，平素面垢油光，眼睛红赤，易生痤疮粉刺，易口苦、口干，大便燥结或黏滞，小便短赤，男性易阴囊潮湿，女性易带下增多；舌质偏红，苔黄腻，脉象多见滑数。

（3）心理特征　性格多急躁易怒。

（4）发病倾向　易患疮疖、黄疸、热淋等病。

（5）对外界环境适应能力　对湿度大或气温偏高、湿热交蒸气候，如夏末秋初时期等较难适应。

**2. 体质分析**　湿热泛于肌肤，则见形体偏胖，平素面垢油光，易生痤疮粉刺；湿热郁蒸，胆气上溢，则口苦口干；湿热内阻，阳气被遏，则身重困倦；热灼血络，则眼睛红赤；热重于湿，则大便燥结；湿重于热，则大便黏滞；湿热循肝经下注，则阴囊潮湿，或带下量多；小便短赤，舌质偏红，苔黄腻，脉象滑数，为湿热内蕴之象；湿热郁于肝胆，则心烦懈怠，性格急躁易怒，易患黄疸、热淋等病证；湿热郁于肌肤，则易患疮疖；湿热内盛之体，对潮湿环境或气温偏高，尤其夏末秋初之湿热交蒸气候较难适应。

## （七）血瘀质

血液运行不畅，以肤色晦暗、舌质紫黯等血瘀表现为主要特征的一种体质类型。多因先天禀赋、后天损伤、忧郁气滞或久病入络等导致。

**1. 体质特征**

（1）形体特征　体型多消瘦。

（2）常见表现　面色晦暗，眼眶黯黑，鼻部黯滞，口唇黯淡或青紫，发易脱落，皮肤偏黯或色素沉着，肌肤干，容易出现瘀斑，女性多见痛经、闭经或经色紫黑，夹有血块，或有崩漏、出血倾向；舌质黯，有瘀点、瘀斑，舌下静脉曲张，脉细涩或结代。

（3）心理特征　性格急躁、健忘。

（4）发病倾向　易患出血、疼痛、癥瘕、中风和胸痹等证。

（5）对外界环境适应能力　不耐受寒邪。

**2. 体质分析**　血行不畅，气血不能濡养机体，则形体消瘦，发易脱落，肌肤干或甲错；不通则痛，故易患疼痛，女性多见痛经；血行瘀滞，则血色变紫变黑，故见面色晦黯，眼眶黯黑，鼻部黯滞，口唇黯淡或青紫，皮肤偏黯；脉络瘀阻，则见皮肤色素沉着，容易出现瘀斑，妇女闭经，舌质黯，有瘀点、瘀斑，舌下静脉曲张，脉象细涩或结代；血液瘀积不散而凝结成块，则见经色紫黑有块；血不循经而溢出脉外，则见崩漏或出血倾向；瘀血内阻，气血不畅，故性格内郁、心情不快、急躁健忘，不耐受寒邪；瘀血内阻，血不循经而外溢，易患出血、中风；瘀血内阻，则易患癥瘕、胸痹等病。

### （八）气郁质

气机郁滞，以神情抑郁、忧郁脆弱等气郁表现为主要特征的一种体质类型。多由先天遗传，或因精神刺激、暴受惊恐、所欲不遂和忧郁思虑等导致。

**1. 体质特征**

（1）形体特征　形体多消瘦。

（2）常见表现　平素精神抑郁，多烦闷不乐，健忘，胸胁胀满，走窜疼痛，喜太息，或嗳气呃逆，咽有异物，乳房胀痛，睡眠差，食欲减退，痰多，大便多干，小便正常；舌淡红，苔薄白，脉弦细。

（3）心理特征　性格内向不稳定，忧郁脆弱，敏感多疑。

（4）发病倾向　易患郁病、脏躁、百合病、不寐、梅核气等证。

（5）对外界环境适应能力　对精神刺激适应力较差，不喜阴雨天气。

**2. 体质分析**　肝性喜条达而恶抑郁，长期情志不畅，肝失疏泄，故平素忧郁面貌，神情多烦闷不乐；气机郁滞，经气不利，故胸胁胀满，或走窜疼痛，多伴善太息，或乳房胀痛；肝气横逆犯胃，胃气上逆，则见嗳气呃逆；肝气郁结，气不行津，津聚为痰，或气郁化火，灼津为痰，肝气夹痰循经上行，搏结于咽喉，可见咽间有异物感，痰多；气机郁滞，脾胃纳运失司，故见食欲减退；肝藏魂，心藏神，气郁化火，热扰神魂，则睡眠较差，惊悸怔忡，健忘；气郁化火，耗伤气阴，则形体消瘦，大便偏干；舌淡红，苔薄白，脉象弦细，为气郁之象；情志内郁不畅，故性格内向不稳定，忧郁脆弱，敏感多疑，易患郁病、脏躁、百合病、不寐、梅核气等病证，对精神刺激适应能力较差，不喜欢阴雨天气。

### （九）特禀质

禀赋不耐，以过敏反应等为主要特征的一种体质类型。多因先天禀赋不耐、遗传因素、环境因素或药物因素等导致。

**1. 体质特征**

（1）形体特征　一般无特殊体型。

（2）常见表现　哮喘、风团、咽痒、鼻塞、喷嚏等。

（3）心理特征　容易伴随焦虑紧张。

（4）发病倾向　易患哮喘、荨麻疹、花粉症或药物过敏等病证。

（5）对外界环境适应能力　适应能力差，特别是易致敏季节，易引发宿疾。

**2. 体质分析**　由于先天禀赋不足、遗传或环境、药物等因素不同，特禀质者的形体特征、常见表现、心理特征、发病倾向等方面存在诸多差异，病机各异。

## 三、不同体质类型的调护

疾病与证候的形成与体质密切相关，体质在疾病的发生、发展及转归过程中也起着重要的作用。因此，辨别不同的体质类型，选择适宜的护理方法，可达到预防疾病和治疗疾病的目的。

### （一）平和质

**1. 起居调护**　起居宜规律。尽量做到春夏季"夜卧早起"，秋季"早卧早起"，冬季"早卧晚起"，以应春生、夏长、秋收、冬藏的物候规律，保持睡眠的规律与充足。劳逸相结合，穿戴求自然，饭后宜缓行百步，不能食后即睡。

**2. 饮食调护**　平和质饮食调养的第一原则是膳食平衡，要求食物多样化。在平衡膳食的基础上，平和质的饮食调养还应注意气味调和，因时施膳，根据不同的季节选择适宜的饮食，以维护机体的阴阳平衡，保障健康。饮食宜粗细合理搭配，多吃五谷杂粮、蔬菜瓜果，少食过于油腻及辛辣食品；不要过饥过饱，也不要进食过冷过烫或不洁净食物；注意戒烟限酒。

**3. 情志调护**　宜保持平和的心态，尽量适应四时的阴阳变化规律。如春季阳气生发，应去空气新鲜的户外进行活动，做到心胸开阔，情绪乐观；夏季天气炎热，易急躁上火，应尽量保持平稳之心情；秋季人们常会变得忧思悲伤，要多与他人交流沟通，保持乐观豁达的心态；冬季天气寒冷，万物藏匿，保养精神要以安定清静为根本，让心境处于淡泊宁静的状态。《素问·上古天真论篇》谓："外不劳形于事，内无思想之患，以恬愉为务，以自得为功，形体不敝，精神不散，亦可以百数。"

**4. 运动调护**　形成良好的运动健身习惯。可根据个人爱好和耐受程度及四季寒热温凉的不同，选择运动健身项目，如运动量较小的郊游、放风筝、踢毽子等，运动量适中的跳绳、登高、骑马、射箭等。还有一些健身功法，如五禽戏、太极拳、八段锦、易筋经等。尽量避免锻炼太过以耗正气，避免汗出太过以伤阴津。

**5. 中医护理技术应用**　涌泉是人体保健要穴，具有滋补肝肾、健脑明目的功效；足三里可健脾和胃、益气生血，是人体养生保健要穴。用拇指或中指指腹按压穴位，做轻柔缓和的环旋活动，以穴位感到酸胀为度，按揉 2 ~ 3 分钟，每天操作 1 ~ 2 次。

### （二）气虚质

**1. 起居调护**　起居勿过劳。提倡劳逸结合，不要过于劳作，以免损伤正气，并且要注意规律作息。居室环境应采用明亮的暖色调。气虚质适应寒暑变化之能力较差，不耐受风、寒、暑、热的气候。在夏季烈日炎热之时，要注意加强防护，同时也要注意不宜贪凉。夏季午间应适当休息，保持充足的睡眠。气虚质容易感冒，平时应避免汗出受风。在空调居室和供暖气的房间久居者，患感冒的概率较大，应多在自然气候环境下活动。老幼等体弱之人慎用凉水淋浴。房事不要过度，以免耗伤肾气。

**2. 饮食调护**　宜选用性平偏温、健脾益气的食物，少吃或不吃空心菜、槟榔、生萝卜等耗气食物。不宜多食生冷苦寒、辛辣燥热的食物。由于气虚者多有脾胃虚弱，因此饮食不宜过于滋腻，不能蛮补，否则易导致脾胃呆滞而出现腹胀、食欲不振等。

**3. 情志调护**　心态宜乐观。气虚质性格偏内向，因此要做自我调整，培养豁达乐观的态度，且不可过度劳神。宜欣赏节奏明快的音乐。

**4. 运动调护**　运动宜柔缓。气虚质锻炼宜采用低强度的运动方式，适当增加锻炼次数，而减少每次锻炼的总负荷量，控制好运动时间，循序渐进地进行。不宜做大负荷运动和出大汗的运动，避免剧烈运动，忌用猛力，以免耗伤元气。可选择比较柔和的传统健身项目，如八段锦。在做完全套八段锦动作后，将"两手攀足固肾腰"和"攒拳怒目增力气"各加做 1 ~ 3 遍。还可采用提肛法防止脏器下垂，具体方法：全身放松，注意力集中在会阴肛门部，首先吸气收腹，收缩并提升肛门，停顿 2 ~ 3 秒之后，再缓慢放松呼气，如此反复 10 ~ 15 次。

**5. 中医护理技术应用**　气海具有培补元气、益肾固精、补益回阳、延年益寿之功；关元具有培元固本、补益下焦之功。用掌根着力于穴位，做轻柔缓和的环旋活动，每穴按揉2~3分钟，每天操作1~2次。还可采用艾条温和灸以增加温阳益气的作用，点燃艾条或借助温灸盒，对穴位进行温灸，每次10分钟，温和灸可每周操作1次，或每在节气转换日艾灸1次。

### （三）阳虚质

**1. 起居调护** 起居要保暖。阳虚质由于机体阳气不足，失于温煦，故在日常起居中要注意避寒取暖，养护阳气。特别是冬季要适当多穿衣服，尽量吃温热的食物，尤其要注意背部、腰部和下肢的保暖。居住环境以温和的暖色调为宜。阳虚质不宜在阴暗、潮湿、寒冷的环境下长期工作和生活。白天应保持一定的活动量，激发体内阳气。睡觉前尽量不要饮水，睡前将小便排净。阳虚质应坚持睡前用热水泡脚，或刺激足部穴位促进气血运行。泡脚时用40~50℃的水，水量以淹没踝部为好，双脚浸泡15分钟。同时，用手缓慢、连贯地按摩双脚，直至自己感觉双脚微微有发热感为止。如在水中再加入一些温阳药物，如阳起石、杜仲、续断、菟丝子等，效果更佳。

**2. 饮食调护** 宜选用甘温补脾阳、温肾阳为主的食物。少食生冷、苦寒、黏腻食物，如田螺、螃蟹、海带、紫菜、芹菜、苦瓜、冬瓜、西瓜、香蕉、柿子、甘蔗、梨、绿豆、蚕豆、绿茶、冷冻饮料等。即使在盛夏也不要过食寒凉之品。

**3. 情志调护** 心态要阳光。阳虚质性格沉静、内向。因此，要加强情志调养，宜保持积极向上的心态，尽量避免和减少悲伤、惊恐等不良情绪的影响。可以多听激昂、高亢、豪迈优美、畅快的旋律或轻音乐。

**4. 运动调护** 运动避风寒。宜在阳光充足的环境下适当进行舒缓柔和的户外活动，日光浴、空气浴是较好的强身壮阳之法。根据中医学"春夏养阳，秋冬养阴"的观点，阳虚质锻炼时间最好选择春夏，一天中又以阳光充足的上午为最好时机，其他时间锻炼则应当在室内进行。冬季要避寒就温，春夏季多晒太阳，每次不得少于30分钟。另外，中国传统体育的健身功法八段锦，在完成整套动作后将"五劳七伤往后瞧"和"两手攀足固肾腰"加做1~3遍，可以振奋阳气，促进阳气的生发和流通。阳虚质的人也可经常按摩督脉上的穴位，如长强、腰俞、命门等，可以起到疏通阳气、强身健体的作用。

**5. 中医护理技术应用** 百会具有益气升阳之效，关元、气海具有培元固本、补益下焦之功，三穴合用，既可交会任督二脉，又可益气培元、升举阳气。肾为先天之本，取肾俞可补益肾气；脾胃为后天之本，取足三里可调理脾胃、补益气血，使后天得以充养先天。故诸穴合用，可使气血渐旺、阳气渐充。居家保健可用温和灸方法，点燃艾条或借助温灸盒，对穴位进行温灸，每次10~15分钟，以皮肤微微潮红为度。每周进行1~2次。关元还可采用掌根揉法，按揉每穴2~3分钟，每天1~2次。也可配合摩擦腰肾法温肾助阳，方法是以手掌鱼际、掌根或拳背摩擦两侧腰骶部，每次操作约10分钟，以摩至皮肤温热为度，每天1次。

### （四）阴虚质

**1. 起居调护** 阴虚质者应保证充足的睡眠时间，避免过分熬夜，以藏养阴气。高度紧张的工作、剧烈运动、高温酷暑的环境等均应尽量避免，不宜洗桑拿、泡温泉。阴虚质者也要节制房事，惜阴保精。阴虚质者可以多练习腹式呼吸，加强腹部任脉经气的畅通，有助于交通心肾，改善睡眠。

**2. 饮食调护** 宜选用甘凉滋润的食物。少食温燥、辛辣、香浓的食物，如羊肉、韭菜、茴香、辣椒、葱、蒜、葵花子、酒、咖啡、浓茶等。

**3. 情志调护** 心态要淡泊。阴虚质宜加强自我修养、培养自己的耐性，尽量减少与人争执、动怒，可在安静、优雅环境中练习书法、绘画等。有条件者可选择在环境清新凉爽的海边、山林旅游休假。可多听一些节奏舒缓的轻音乐。

**4. 运动调护** 运动勿太过。阴虚质由于体内津液精血等不足，所以运动的时候往往容易出现口干舌燥、面色潮红、小便少等症状，因此宜做中小强度、间断性的运动项目，注意控制出汗量、及时补充水分；不宜进行大强度、大运动量的锻炼，避免在炎热的夏天或闷热的环境中运动。可选择八段锦，在做完八段锦整套动作后将"摇头摆尾去心火"和"两手攀足固肾腰"加做 1~3 遍；也可选择太极拳、太极剑等。由于任脉为"阴脉之海"，阴虚质者平时可以多做扩胸运动，让整个胸腔随之开合，加强胸部锻炼，有助于任脉的畅通。

**5. 中医护理技术应用** 太溪为肾经原穴，具有滋阴补肾、强健腰膝的功效。三阴交为足厥阴肝经、足太阴脾经、足少阴肾经交会之处，脾主统血，为气血生化之源，肝藏血，肾藏精，三阴交能益精养血补阴，从而改善阴虚体质。采用指揉的方法，每个穴位按揉 2~3 分钟，每天操作 1~2 次。

### （五）痰湿质

**1. 起居调护** 起居避潮湿。痰湿质以湿浊偏盛为特征，不宜在潮湿环境中久留。湿性重浊，易阻滞气机，遏伤阳气。因此居住环境宜温暖干燥，衣着应透气散湿，面料以棉、麻、丝等天然纤维为主，这样有利于汗液蒸发，祛除体内湿气。痰湿质应常洗热水澡，程度以全身皮肤微微发红、通身汗出为宜。痰湿质嗜睡，所以应适当减少睡眠时间，不要过于安逸，晚上睡觉枕头不宜过高，防止打鼾加重；应多进行户外活动，以舒展阳气，通达气机。痰湿质的人平时还应定期检查血糖、血脂、血压。

**2. 饮食调护** 痰湿质宜选用健脾助运、祛湿化痰的食物，少食肥、甜、油、黏（腻）的食物。吃饭不宜过饱，要吃七分饱，忌暴饮暴食和进食速度过快。

**3. 情志调护** 心态要积极。痰湿质性格温和，处事稳重，多善于忍耐。但由于痰湿内蕴，阻遏阳气，易产生疲倦感。因此宜多参加社会活动，培养广泛的兴趣爱好。还可以适当听一些节奏强烈、轻快振奋的音乐。

**4. 运动调护** 运动应持久。痰湿质形体多肥胖，身重易倦，故应根据自己的具体情况循序渐进，长期坚持运动锻炼。一切针对单纯性肥胖的体育健身方法都适合痰湿质的人，如散步、慢跑、乒乓球、羽毛球、网球、游泳、武术，以及适合自己的各种舞蹈。痰湿质要加强机体物质代谢，应当做较长时间的有氧运动。一般热身 15 分钟左右，开始慢慢增加频率，运动量 1 小时为最佳。运动时间应当在下午 2：00~4：00 自然界阳气极盛之时，且运动环境应温暖宜人。痰湿质者一般体重较重，运动负荷强度较大时，要注意运动节奏，循序渐进地进行锻炼，以保障安全。对于体重超重，陆地运动能力差的人，应当进行游泳锻炼。

**5. 中医护理技术应用** 丰隆为胃经络穴，联络脾经，能调治脾胃，为化痰要穴，具有化湿祛痰的功效；足三里为胃之下合穴，具有补益脾胃、健脾化痰的功效。可采用指揉、刮痧、艾灸等方法。每个穴位按探 2~3 分钟，每天操作 1~2 次。每穴艾灸 10 分钟，每天 1 次。

### （六）湿热质

**1. 起居调护** 起居避湿热。居室宜干燥、通风良好，避免居处潮热，可在室内用除湿器或空调改善湿热的环境。选择款式宽松、透气性好的天然棉、麻、丝质服装。注意个人卫生，预防皮肤病变。保持充足而有规律的睡眠，避免服用提神饮料，保持二便通畅，防止湿热积聚。烟草为辛热秽浊之物，易于生热助湿，久受烟毒可内生浊邪。酒为熟谷之液，性热而质湿。嗜烟好酒，可以积热生湿，是导致湿热质的重要成因，所以湿热质必须戒烟、酒。

**2. 饮食调护** 宜食用甘寒或苦寒的清热利湿食物。少食羊肉、动物内脏等肥厚油腻之品，以及韭菜、生姜、辣椒、胡椒、花椒及火锅、烹炸、烧烤等辛温助热的食物。

**3. 情志调护** 情绪宜稳定。湿热质性情较急躁，宜稳定情绪，尽量避免烦恼，可选择不同形式的兴趣爱好，宜多听曲调悠扬的音乐。

**4. 运动调护**　宜做强度较大的运动，如中长跑、游泳、各种球类、武术等。夏季应避免在烈日下长时间活动。在秋高气爽的季节，选择爬山登高，更有助于祛除湿热。也可做八段锦，在完成整套动作后将"双手托天理三焦"和"调理脾胃须单举"加做1~3遍。

**5. 中医护理技术应用**　支沟为三焦经的经穴，具有清热理气、降逆通便的功效；阴陵泉为足太阴脾经之合穴，能健脾益气、渗利水湿。两穴合用，清热利湿，使湿热从大小便而出。采用指揉的方法，每穴按揉2~3分钟，每天操作1~2次，也可拔罐、刮痧。

### （七）血瘀质

**1. 起居调护**　起居要避寒，劳逸相结合。居室宜温暖舒适，不宜在阴暗、寒冷的环境中长期工作和生活，因为血得温则行，得寒则凝，血瘀质要避免寒冷刺激。衣着宜宽松，注意保暖，保持大便通畅。日常生活规律，注意动静结合，避免长时间打麻将、久坐、看电视等。宜在阳光充足的时候进行户外活动。

**2. 饮食调护**　宜选用具有调畅气血作用的食物，如生山楂、醋、玫瑰花、桃仁（花）、黑豆、油菜等。少食收涩、寒凉、冰冻之物，如乌梅、柿子、石榴、苦瓜、花生米，以及高脂肪、高胆固醇、油腻食物，如蛋黄、虾、猪头肉、奶酪等。

**3. 情志调护**　情绪避烦躁。血瘀质易烦健忘，应努力克服烦躁情绪，遇事宜沉稳，保持精神舒畅。如此才可使气血和畅，有益于改善血瘀质。宜欣赏流畅抒情的音乐。

**4. 运动调护**　血瘀质经络气血运行不畅，应多采用有益于促进气血运行的运动项目，并持之以恒。如各种舞蹈、步行健身法、徒手健身操、易筋经、保健功、导引、按摩、太极拳、太极剑、五禽戏或八段锦等。八段锦在完成整套动作后将"左右开弓似射雕"和"背后七颠百病消"加做1~3遍。血瘀质不宜做大强度、大负荷的体育锻炼，而应采用中小负荷、多次数的锻炼。运动时要特别注意自己的感觉，如有下列情况之一，应当停止运动，到医院进一步检查：如胸闷或绞痛，呼吸困难，特别疲劳，恶心，眩晕，头痛，两腿无力，行走困难，脉搏显著加快等。

**5. 中医护理技术应用**　期门为肝的募穴，具有疏肝理气活血的作用；血海为脾经腧穴，具有补血活血功效；膈俞为八会穴中的"血会"，有活血通络的作用。采用指揉的方法，每个穴位按揉2~3分钟，每天操作1~2次。也可采用艾灸疗法，每次15~30分钟，每日1次。

### （八）气郁质

**1. 起居调护**　气郁质居住环境宜温暖，有利于气血调畅。居室和衣着宜选用暖色系，如粉色、红色、黄色、橘色等，暖色系能使人心情愉快。衣着宜柔软、透气、舒适。花鸟鱼虫可以移情易性，气郁质可通过养花、养鸟等放松心情，调畅气血。可在房间内摆放一些带有香气的植物，如玫瑰花、月季花、茉莉花、夜来香、栀子花、君子兰等。气郁质容易失眠多梦，睡觉前可以用温开水泡脚，以促进气血运行，缓解疲劳，有利于快速入睡，提高睡眠质量。避免熬夜，睡前不宜喝茶、咖啡和可可等饮料，也不宜聊天、看惊险刺激的节目。

**2. 饮食调护**　宜选用具有理气解郁作用的食物。少食收敛酸涩的食物，如石榴、乌梅、青梅、杨梅、草莓、阳桃、酸枣、李子、柠檬、南瓜、泡菜等。

**3. 情志调护**　心态要开朗。气郁质性格不稳定，情绪常处于忧郁状态，根据"喜胜忧"的原则，应鼓励气郁质主动寻求快乐，常看喜剧、听相声，以及富有鼓励、激励意义的影视剧，勿看悲剧、苦剧；宜欣赏节奏欢快、旋律优美、能振奋精神的乐曲；多读积极向上的、励志的、富有乐趣的书籍，以培养开朗、豁达的心态。

**4. 运动调护** 运动可以促进气血的流通和运行。气郁质宜每天坚持适量的体育锻炼,多参加集体性活动,如跳广场舞、打门球等;也可以多参加合唱、下棋、打牌等娱乐活动。集体性活动有助于和人群交流、调畅情志,对气郁质有积极的调理作用。

**5. 中医护理技术应用** 太冲是肝经原穴,具有疏肝理气、缓解气郁的功效;合谷为大肠经原穴,具有行气通络、镇静止痛的功效。两穴配合,称为"四关穴",具有调理全身气机的作用。期门为肝的募穴,具有疏理肝气的作用。采用指揉的方法,每穴按揉 2 ~ 3 分钟,每天操作 1 ~ 2 次。还可采用刮痧、艾灸疗法。

### (九) 特禀质

**1. 起居调护** 起居避过敏。过敏体质在陌生环境中要注意减少户外活动,避免接触各种致敏的动植物,以减少发病机会。在季节更替之时要及时增减衣被,增强机体对环境的适应能力。在春季花开季节,尽量避免过多的室外活动,因花开时节,空气中花粉漂浮量骤然增加而易出现花粉过敏。对花粉过敏者,可以提前 1 个月进行保健治疗,防患于未然;也要尽量避免去花卉集中的地方,尽量不要在室内养鲜花。起居要有规律,保持充足的睡眠时间。居室宜通风良好。生活环境中接触的物品如枕头、棉被、床垫、地毯、窗帘、衣橱易附有尘螨,可引起过敏,应经常清洗、日晒。

**2. 饮食调护** 特禀质的调养原则是均衡饮食、粗细粮搭配适当、合理配伍荤素。特禀质者宜多食能抗过敏的食物,尽量少食辛辣、腥发食物,不应食用含致敏物质的食品,还要少食油腻、甜食,勿食冰冷食物。

**3. 情志调护** 情绪勿紧张。特禀质的人因对过敏原敏感,容易产生紧张、焦虑等情绪,因此在尽量避免过敏原的同时,还应避免紧张情绪。可以选择一些优美的轻音乐缓解情绪,转移注意力。

**4. 运动调护** 运动宜适当。由于特禀质的形成与先天禀赋有关,所以可练"六字诀"中的"吹"字功,以培补肾精肾气。宜进行慢跑、散步等户外活动,也可选择下棋、瑜伽等室内活动。不宜选择大运动量的活动,避免春天或季节交替时长时间在野外锻炼。运动时注意避风寒,如出现哮喘、憋闷现象应及时停止运动。

**5. 中医护理技术应用** 神阙具有培元固本、补益脾胃、提高机体免疫力的作用;曲池为大肠经穴,肺主表,大肠与肺相表里,既能祛风清热,又能凉血解毒,是治疗皮肤疾患的要穴;足三里为胃经合穴,配神阙可培补先天和后天之气,扶正祛邪。神阙、足三里可采用温和灸的方法,点燃艾条或借助温灸盒对穴位进行温灸,每次 10 分钟,每周进行 1 ~ 2 次。足三里、曲池可采用点按式推拿手法,每次 10 分钟,每周进行 1 ~ 2 次。

💡 **知识拓展**

#### 仲景巧治情志病

在张仲景生活的年代,南阳有个名医叫沈槐,七十多岁无子女,整日惆怅后继无人,食寝难安,忧虑成疾。当地郎中给他看病,但谁也没治好,反而越来越重。仲景前往沈家,确诊乃情志致病,遂开药方:五谷杂粮面各一斤做成丸,外涂朱砂,让患者一顿服用。沈槐得知,觉得可笑,命家人将药丸挂屋檐下,逢人便指着药丸嘲讽仲景。他一心只想此事可笑,忧虑之事全抛脑后,不知不觉病就好了。这时,仲景拜访他,说:"恭喜先生的病好了!学生斗胆。"沈槐恍然大悟,既佩服又惭愧。仲景接着说:"先生,我们做郎中的就是为了给百姓造福,祛病延年,先生无子女,我们这些年轻人不都是你的子女吗?何愁后继无人?"沈槐觉得很有道理,十分感动。

答案解析

## 目标检测

1. 如何理解食物的性味？
2. 中药用药"八法"分别为何法？
3. 体质的分类有哪些？

（王一婧）

书网融合……

本章小结　　　　　微课　　　　　题库

# 第十一章 中医护理常用技术

## 📖 学习目标

**知识要求：**

1. **掌握** 中医护理常用技术的操作步骤。

2. **熟悉** 中医护理常用技术的适应证、操作注意事项。

3. **了解** 中医护理常用技术的概念。

**技能要求：**

学会应用本章所学知识解决常见的中医护理问题。

**素质要求：**

树立学习中医护理的决心和信心，激发学习兴趣，能主动运用所学的中医护理技术解决常见的临床问题。

中医护理技术是在中医理论指导下进行护理实践的重要手段，具有历史悠久、操作简便、疗效确切、适应范围广等特点，在中医临床治疗中发挥着重要的作用，本章将介绍临床常用的中医护理技术。

各项中医护理技术在操作前均要核对患者信息，做好解释，协助患者取舒适体位，并正确评估；操作中要注意保暖和保护患者隐私；操作完毕时要协助患者整理衣着，安排舒适体位，整理床单位，进行健康宣教，并分类清理用物，洗手，记录，签名。这些基本要求是各项操作均要遵循的，下面不再重复介绍。

## 第一节 针灸技术

PPT

### ➡ 案例引导

**临床案例** 患者，女，36 岁，2022 年 2 月 3 日就诊。主诉：腰部酸痛不适 1 年余，加重 1 周。患者长期感腰部酸胀疼痛不适，劳累或久坐后加重，休息后减轻。查体：腰部外观无畸形，腰肌紧张发硬，脊柱正中无明显压痛，两边骶棘肌处压痛明显且压痛广泛，脊柱屈曲时疼痛减轻，背伸时疼痛加重；双下肢活动灵活，生理反射存在，病理反射未引出，且无明显皮肤感觉减退区，直腿抬高试验阴性。诊断：腰肌劳损。

**讨论：** 请问针对该患者可以运用哪些中医护理技术？

## 一、针刺法

针刺法，又名针法、刺法，是在中医经络学说理论指导下，利用金属针具，采用一定的手法，刺激人体腧穴，以达到疏通经络、行气活血、调整阴阳、扶正祛邪目的的方法。临床上常用的有毫针刺法、皮肤针法、皮内针法、水针法、三棱针法等，适用于各种急、慢性病证。

（一）毫针刺法

**1. 概念**　毫针为针灸临床使用最多的一种针具。毫针刺法指毫针的持针、进针、行针、留针及出针等针刺方法的总称。

**2. 适应证**

（1）内科病证　如中风、头痛、眩晕、胃痛、腹痛、呃逆、尿潴留等。

（2）妇科儿科病证　如痛经、月经不调、小儿麻痹等。

（3）其他病证　如颈椎病、肩周炎、腰椎间盘突出、耳鸣、耳聋、牙痛等。

**3. 禁忌证**

（1）凝血功能障碍者。

（2）过饥、过饱、大怒、大惊、过度疲劳、精神紧张者。

（3）皮肤有感染、溃疡、瘢痕或肿瘤者，除必要的特殊治疗外，不宜在患处针刺。

（4）孕妇下腹部、腰骶部及三阴交、合谷、会阴等对孕胎反应敏感的腧穴不宜针刺。

（5）小儿囟门未闭时，囟门附近腧穴不宜针刺。

**4. 用物准备**　治疗卡，治疗盘，弯盘，一次性毫针，皮肤消毒液，无菌干棉球，棉签，必要时备毛毯、屏风等。

**5. 进针方法**　常用进针手法可分为单手进针法和双手进针法。

（1）单手进针法　用刺手的拇指、示指持针，以中指指端靠近穴位，指腹抵住针身下段，当拇、示指向下用力时，中指随势屈曲将针迅速刺入。

（2）双手进针法

1）指切进针法　以左手拇指指端切按在穴位旁，右手持针，紧靠左手指甲面，将针刺入。该法适用于短针的进针，是临床最为常用的进针手法。

2）夹持进针法　以左手拇、示二指夹持消毒干棉球，夹住针身下端，露出针尖1～2cm，将针尖对准所刺穴位，右手持针柄，双手协同将针刺入。该法适用于长针的进针。

3）舒张进针法　以左手拇、示二指将腧穴部位的皮肤向两侧撑开绷紧，右手将针从左手拇、示二指的中间刺入。该法适用于皮肤松弛部位的进针。

4）提捏进针法　以左手拇、示二指将针刺部位的皮肤捏起，右手持针从捏起部位的上端将针刺入。该法适用于皮肉浅薄部位的进针。

**6. 针感**　针感是指毫针刺入腧穴后，患者针刺部位产生的酸、麻、胀、重感，以及操作者针下的沉紧感，又称得气。

**7. 操作方法**

（1）体位　根据针刺部位选择合适体位，暴露针刺部位，注意保暖和保护隐私。

（2）定位　根据病情或遵医嘱明确针刺部位，并正确取穴。

（3）针刺　患者进针部位消毒。针刺前检查毫针针柄是否松动、针尖是否有钩等。施术者消毒需要接触针身的手指，再次核对，根据针刺部位，选择相应的进针方法，正确进针。得气后调节针感，查点针数，根据病情行针后留针，一般留针10～20分钟。

（4）观察　在针刺及行针留针过程中，询问患者有无不适，密切观察患者有无晕针、滞针等异常情况，如出现意外，应及时处理。

（5）起针　一手持针柄，根据针刺补泻手法需要捻转提针至皮下并拔针，随即另一手用干棉球轻按针孔片刻以防止出血，最后再次核对，并核查针数，防止遗漏。

**8. 注意事项**

（1）针刺前做好解释，为患者做好心理护理，解除其顾虑。并协助患者取舒适体位，以利于治疗。

（2）采用正确的进针方法，并注意进针角度和深度。在行针、留针期间，不宜将针身全部刺入皮内。进针、行针的手法不宜过猛过速，以免弯针、断针。

（3）体质虚弱者行针时避免强刺激。

（4）针刺过程中应密切观察患者的反应，如有针刺意外情况发生，应及时处理。

（5）留针时应记录针数，出针时再进行核对，以防将针遗留在患者身上。

（6）使用过的针具，集中放入锐器盒，统一销毁处理。

（7）嘱患者针刺后避免马上洗澡，以防感染。

**9. 针刺意外的处理及预防**

（1）晕针　晕针是指针刺过程中患者突然出现精神倦怠、眩晕、面色苍白、恶心欲吐、多汗、心慌、四肢发冷、血压下降等现象，重者神志不清，唇甲青紫，二便失禁，脉微欲绝，甚至晕厥。

1）原因

①患者精神紧张。

②患者素体虚弱，或大汗、大泻、大出血之后，或处于疲劳、饥饿状态等。

③体位选择不当，操作者手法过重，刺激量过大。

④治疗室空气不流通，闷热，或室温太低、寒冷。

2）处理

①立即停止针刺，并停止留针，将已刺毫针全部起出，让患者平卧，头部放低，松开衣带，注意保暖。

②轻者饮用温开水或糖水，静卧片刻即可恢复；重者在上述处理的基础上，指掐或针刺水沟、合谷、内关、足三里等穴，或灸百会、气海、关元等穴；必要时，应配合医生采取相应急救措施。

3）预防

①对初次接受针刺、体弱及精神过度紧张者，应先做好解释，消除其对针刺的顾虑，同时选择舒适的体位，选穴宜少，手法宜轻。

②饥饿、大汗、疲劳者，应先进食、饮水、休息后再行针刺。

③针刺和留针过程中，应随时观察患者的神色，及时发现晕针先兆并处理。

④注意室内通风，保持空气新鲜，注意保暖。

（2）滞针　滞针是指在针刺入腧穴后，操作者感觉针下异常紧涩，捻转、提插、出针均感困难，而患者感觉针刺部位疼痛的现象。

1）原因

①患者精神紧张，针刺入后局部肌肉强烈收缩。

②行针时向单一方向捻转太过，导致肌纤维缠绕针身。

③留针时间过久。

2）处理

①解除患者紧张情绪使肌肉放松，或在滞针腧穴附近进行循按、弹击针柄，或在附近再刺1~2针，以宣散气血，待肌肉松弛后再起针。

②因单向捻转太过造成的滞针，应反向行针捻回，并用刮柄、弹柄法，使缠绕的肌纤维回解，即可消除滞针。

3）预防

①精神紧张者，针刺前应做好解释工作，消除患者顾虑。

②操作方法要正确，行针时避免单向连续捻转。

（3）弯针

弯针是指进针后针身在体内形成弯曲的现象，提插、捻转、出针均感困难，患者感到针处疼痛。

1）原因

①施术者针刺手法过猛，针尖碰到坚硬组织。

②针刺或留针过程中患者移动体位，或针柄受到外力压迫、碰撞。

③滞针后未作及时处理。

2）处理

①若针身轻微弯曲，将针缓慢拔出；弯曲角度较大者，应顺着弯曲的方向顺势将针退出；若针身弯曲不止一处，须根据针柄扭转倾斜的方向，逐渐分段慢慢拔出。

②因体位改变引起的弯针，应协助患者慢慢恢复原来体位，使局部肌肉放松，再行退针，切忌强行拔针，以防折针。

3）预防

①施术者手法要熟练，指力要均匀轻巧，避免进针过猛、过快。

②患者体位要舒适，不要随意变换体位，注意保护针柄不受外力碰撞。

③及时处理滞针。

（4）断针

断针又称折针，是指针刺过程中针身折断在患者体内。

1）原因

①针具质量欠佳，针身或针根有损伤、锈蚀、裂痕，针刺前未检查。

②行针时手法过猛过强。

③留针时患者体位改变或针柄受到外力碰撞。

④滞针、弯针未能及时正确处理。

2）处理

①发现断针时要镇静，嘱患者不要移动体位，防止断针陷入深层。

②断针尚有部分露于皮肤之上，可用止血钳或镊子夹住外露部分拔出。

③断端与皮肤相平或稍凹陷于皮内，可用拇、示二指垂直轻压针孔两旁，使断端显露后，用镊子将断针取出。

④断针完全陷入肌肉深层时，应配合医生在X线下定位，手术取出。

3）预防

①针刺前认真检查针具，剔除不合要求的针具。

②针刺手法应熟练、轻巧，不可强力猛刺，针刺时勿将针身全部刺入，应留3～5mm于皮肤之外。

③留针时嘱患者不要随意变换体位。

④及时处理滞针、弯针。

（5）血肿 血肿是指针刺部位出现皮下出血并引起肿痛的现象。表现为出针后，针刺部位肿胀疼痛，继而皮肤呈现青紫色。

1）原因

①针刺时刺伤小血管。

②针尖弯曲带钩碰伤血管或刺伤皮下组织。

2）处理

①微量皮下出血而致小块青紫者，一般不必处理，可自行消退。

②若局部肿胀疼痛剧烈，青紫面积较大者，可先冷敷止血后，48小时后再做热敷或在局部轻轻揉按，以促进局部瘀血吸收消散。

3）预防

①施术者应熟悉人体解剖结构，尽量避开血管针刺。

②仔细检查针具，避免使用锈针、带钩的针。

③出针时立即用消毒干棉球按压针孔1~2分钟。

### （二）皮内针法

**1. 概念**　皮内针法是将特制的小型针具刺入并固定于腧穴部位的皮内或皮下，通过柔和而较长久的刺激，调整经络脏腑功能，达到防治疾病目的的方法，又称"埋针法"。

**2. 适应证**　皮内针法临床多用于某些需要较长留针时间的疼痛性、反复发作性或久治不愈的慢性病证，如神经性头痛、面神经麻痹、胆绞痛、腰痛、痹证、神经衰弱、高血压、哮喘、小儿遗尿、痛经、产后宫缩疼痛等。

**3. 用物准备**　治疗卡，治疗盘，弯盘，无菌的皮内针，皮肤消毒液，无菌干棉球，胶布，棉签，无菌镊子，必要时备毛毯、屏风等。

**4. 操作方法**

（1）埋针部位皮肤进行严格的消毒。

（2）颗粒式皮内针用镊子夹住针柄，对准腧穴，沿皮下横向刺入，针身可刺入0.5~0.8cm，针柄留于皮外，然后用胶布顺着针身进入的方向粘贴固定。

（3）揿钉式皮内针用镊子挟住针圈，对准腧穴，直刺揿入，然后用胶布固定。也可将针圈贴在小块胶布上，手执胶布直压揿针刺入腧穴。

（4）皮内针可根据病情决定其留针时间的长短，一般为3~5日，最长可达1周。若天气炎热，留针时间不宜过长，以1~2日为宜，以防感染。在留针期间，可每隔4小时用手按压埋针处1~2分钟，以加强刺激，提高疗效。

**5. 注意事项**

（1）皮内针留针部位以不妨碍正常活动处腧穴为主，多选背俞穴、四肢穴和耳穴等。关节附近因活动时疼痛不可埋针。胸腹部因呼吸时会活动，亦不宜埋针。

（2）埋针后，如患者感觉疼痛或妨碍肢体活动时，应将针取出，改选穴位重埋。

（3）埋针期间，针处不可着水，热天出汗较多，埋针时间避免过长，防止感染。

（4）患者可用干净的手间断按压针柄，以加强刺激，提高疗效。

（5）若埋针处发生感染，应给予常规外科包扎处理。如出现发热等全身反应时，适当给予抗生素或者清热解毒中药治疗。

### （三）皮肤针法

**1. 概述**

（1）概念　皮肤针法为丛针浅刺法，是以多支短针固定在针柄头端浅刺人体一定部位（腧穴）的操作方法，以多针浅刺，刺皮不伤肉为特点。该法通过叩刺皮肤或腧穴，激发并调节脏腑经络功能，疏通气血，从而达到防病治病的目的。皮肤针根据针数的不同，有"梅花针""七星针""罗汉针"之分；根据针柄的材质不同，有硬柄皮肤针和软柄皮肤针之分。

（2）叩刺部位

1）循经叩刺　沿着与疾病有关的经脉循行路线进行叩刺。常用于项、背、腰骶部的督脉和足太阳膀胱经，也可用于四肢肘、膝以下的三阴经、三阳经。

2）穴位叩刺　选取与疾病相关的穴位进行叩刺。主要用于背俞穴、夹脊穴、某些特定穴和阳性反应点。

3）局部叩刺　在病变局部进行叩刺。主要包括发病部位、压痛点、感觉异常区域等。

（3）刺激强度

1）弱刺激　用较轻的腕力叩刺，局部皮肤略见潮红，患者稍有疼痛感觉。适用于年老体弱、小儿、虚证患者，叩刺部位一般在头面、五官及肌肉浅薄处。

2）中刺激　叩刺的腕力介于弱、强刺激之间，局部皮肤明显潮红，微渗血，患者有疼痛感。适用于治疗一般疾病，以及除肌肉浅薄处外的多数部位。

3）强刺激　用较重的腕力叩刺，局部皮肤明显潮红、出血，患者有明显疼痛感。多用于年轻体壮者和实证患者，以及背、肩、腰、臀部等肌肉丰厚部位。

**2. 适应证与禁忌证**

（1）适应证

1）头痛、失眠、高血压、冠心病、卒中后遗症等。

2）急性扁桃体炎、感冒、咳嗽、慢性胃肠疾病、便秘等。

3）近视、视神经萎缩等。

4）腰痛、肌肉麻木、痛经、牛皮癣、斑秃等。

（2）禁忌证

1）贫血、低血糖、有血液病或出血倾向者及有肝肾或心脏严重疾患者。

2）局部皮肤溃疡或破损处不宜使用本法。

3）孕妇、年老体弱者慎用。

**3. 用物准备**　治疗卡，治疗盘，弯盘，无菌皮肤针，皮肤消毒液，无菌干棉签，必要时备毛毯和屏风等。

**4. 操作方法**

（1）定位　根据病情或遵医嘱明确叩刺部位，正确取穴。

（2）叩刺　叩刺部位皮肤消毒。叩刺前检查针具，再次核对后，手握针柄后段，用无名指和小指将针柄末端固定于手掌小鱼际处，针柄尾端露出手掌 1~1.5cm，再以中指和拇指夹持针柄，示指按于针柄中段，这样可以充分利用手腕弹力。针尖对准叩刺部位，使用手腕之力，将针尖均匀而有节奏地弹刺在皮肤上，反复进行数十次。弹刺时落针要稳、准，针尖与皮肤呈垂直接触；提针要快，发出短促而清脆的"哒"声。根据患者体质、年龄、病情、叩刺部位的不同，选择不同的刺激强度。

（3）观察　在叩刺过程中，注意观察患者反应、皮肤情况，询问患者有无不适。

**5. 注意事项**

（1）仔细检查针具。皮肤针针尖必须平齐、无钩，针柄与针头连接处牢固。

（2）严格遵循无菌操作原则。

（3）注意针刺手法。叩刺时针尖须垂直向下，避免斜、钩、挑，以减轻患者不适。

（4）叩刺局部皮肤，如有出血者，应进行清洁及消毒，予无菌纱布包扎，以防感染。

（5）循经叩刺时，每隔1cm左右叩刺一下，一般可循经叩刺8~16下。

### （四）三棱针法

**1. 概述**　三棱针法是用三棱针刺破血络或腧穴，放出适量血液，或挤出少量液体，或挑断皮下纤维组织，以治疗疾病的方法。《灵枢·官针》称之为"络刺""赞刺""豹纹刺"等，现代称之为"放血疗法"。三棱针多由不锈钢材料制成，针长约6cm，针柄稍粗呈圆柱体，针身呈三棱状，尖端三面有刃，针尖锋利。

**2. 适应证与禁忌证**

（1）适应证　三棱针放血疗法具有通经活络、开窍泻热、调和气血、消肿止痛等作用，临床上适应范围广泛，多用于实证、热证、瘀血、疼痛等，如高热、中暑、中风闭证、咽喉肿痛、目赤肿痛、顽癣、痛疖初起、扭挫伤、疳证、痔疾、顽痹、头痛、丹毒、指（趾）麻木等。

（2）禁忌证　体质虚弱者、自发性出血倾向者、孕妇及产后妇女不宜使用本法。

**3. 三棱针针刺法**　三棱针的针刺方法一般分为点刺法、散刺法、刺络法、挑刺法四种。

（1）点刺法　是点刺腧穴放出少量血液或挤出少量液体的方法。此法多用于四肢末端及肌肉浅薄处。如十宣、十二井穴、耳尖及头面部的攒竹、上星、太阳、印堂等穴。

（2）散刺法　又叫豹纹刺，是在病变局部及其周围进行连续点刺以治疗疾病的方法。此法多用于局部瘀血、血肿或水肿、顽癣等。

（3）刺络法　是刺入浅表血络或静脉放出适量血液的方法，因出血量较多，也称结扎放血法。此法多用于曲泽、委中等肘膝关节附近等有较明显浅表血络或静脉的部位，用于治疗急性吐泻、中暑、发热等病证。

（4）挑刺法　是用三棱针挑断穴位皮下纤维样组织以治疗疾病的方法。此法常用于比较平坦的利于挑提牵拉的部位，如背俞穴。该法多用于治疗肩周炎、胃痛、颈椎病、失眠、支气管哮喘、血管神经性头痛等较顽固的反复发作性疾病。

**4. 用物准备**　治疗卡，治疗盘，弯盘，无菌三棱针，皮肤消毒液，无菌干棉球，无菌干棉签，敷料，必要时备毛毯和屏风等。

**5. 操作方法**

（1）定位根据病情或遵医嘱明确针刺部位。

（2）针刺

1）点刺法操作时，先在点刺穴位的上下用手指向点刺处推按，使血液积聚于点刺部位，进行皮肤消毒，以左手拇、示、中三指固定点刺部位，右手持针，用拇、示二指捏住针柄，中指指腹紧靠针身下端，针尖露出3～5mm，对准已消毒的部位点刺，轻轻挤压针孔周围，使出血少许，然后用消毒干棉球按压针孔。

2）散刺法操作时，根据病变部位大小不同，可点刺10～20针，由病变外缘呈环形向中心点刺，点刺后配合挤压或拔罐等方法，促进瘀血或水肿排出，达到祛瘀生新、通经活络的目的。

3）刺络法操作时，先用松紧带或橡皮带，结扎在针刺部位上端（近心端），然后常规消毒。针刺时，左手拇指压在被针刺部位下端，右手持三棱针对准针刺部位的静脉，斜向上刺入脉中2～3mm，立即出针，使其流出一定量的血液，待出血停止后，再用消毒干棉球按压针孔。当出血时，也可轻轻按压静脉上端，以助瘀血排出、毒邪得泻。

4）挑刺法操作时，用左手按压施术部位两侧，或捏起皮肤，使皮肤固定，右手持针迅速刺入皮肤1～2mm，随即将针身倾斜挑破表皮，再刺入5mm左右的深度，将针身倾斜并使针尖轻轻挑起，挑断皮下白色纤维样组织，尽量将施术部位的纤维样组织挑尽，然后出针，覆盖敷料。由于挑提牵拉伴有疼痛，可根据情况配合局部表浅麻醉。

（3）观察　在针刺过程中，注意观察患者反应、皮肤情况，询问患者有无不适。

**6. 注意事项**

（1）严格消毒，防止感染。

（2）点刺时手法宜轻、稳、准、快，不可用力过猛，防止刺入过深，创伤过大，损害其他组织。一般出血不宜过多，切勿伤及动脉。

（3）三棱针刺激较强，治疗过程中须注意患者体位要舒适，谨防晕针。

（4）每日或隔日治疗 1 次，1~3 次为 1 个疗程，出血量多者，每周 1~2 次。一般每次出血量以数滴至 3~5ml 为宜。

## 二、灸法

灸法是指借助灸火的热力和药物的作用，通过刺激经络腧穴，以达到温经通络、活血行气、散寒祛湿、消肿散结、回阳救逆、预防保健等作用，主要适用于慢性虚证及风寒湿邪所致病证。灸法可分为艾灸法和其他灸法，其中以艾叶制成的施灸材料为临床常用。

### （一）艾灸法种类

艾灸法根据施灸用物不同，可分为艾炷灸、艾条灸、温针灸、温灸器灸等。

灸法操作前的用物准备、核对、解释、体位及操作结束的处理同针刺法，这里只介绍中间操作环节。

**1. 艾炷灸**　用手工或器具将艾绒制作成小圆锥形，称作艾炷。每燃 1 个艾炷，称灸 1 壮。将艾炷放在穴位上施灸称艾炷灸。艾炷灸可分为直接灸和间接灸。

（1）直接灸　又称明灸、着肤灸，即将艾炷直接放在皮肤上施灸的一种方法。根据对皮肤刺激程度不同，分为无瘢痕灸（非化脓灸）和瘢痕灸（化脓灸）两种。

1）无瘢痕灸　又称非化脓灸。施灸前，在施术部位涂以少量的凡士林或大蒜汁，以增加黏附性，然后将艾炷放上，从上端点燃，当燃至艾炷的 2/5~1/2，患者感到烫时，用镊子将艾炷夹去，换炷再灸。应用此法一般灸 3~7 壮，以局部皮肤充血、红晕为度。施灸后皮肤不致起疱，不留瘢痕。此法适用于慢性虚寒性疾病，如哮喘、慢性腹泻、风寒湿痹和皮肤疣等。

2）瘢痕灸　又称化脓灸，施灸后皮肤留瘢痕且刺激强，所以在施灸前，必须征得患者的同意及配合。施灸前先在施术部位涂少量大蒜汁，以增加黏附性和刺激作用，然后放置艾炷，从上端点燃，烧近皮肤或烧至艾炷过半时患者有灼痛感，可用手在施术部位四周拍打以减轻疼痛。应用此法一般每壮艾炷燃尽后，除去灰烬，方可换炷。换炷后按前法再灸，可灸 7~9 壮。灸毕，在施灸穴位上贴敷消炎药膏，大约 1 周可化脓（脓液色白清稀），形成灸疮。灸疮 5~6 周愈合，留有瘢痕。在灸疮化脓期间，需注意局部清洁，每天换药 1 次，避免继发感染。瘢痕灸常用于治疗哮喘、慢性胃肠病、瘰疬等。

（2）间接灸　又称隔物灸、间隔灸。

1）隔姜灸　用鲜生姜切成直径 2~3cm、厚 0.2~0.3cm 的薄片，中间以针穿刺数孔，上置艾炷，放在应灸的部位，点燃施灸，当艾炷燃尽后，可易炷再灸。一般灸 5~10 壮，以皮肤红晕不起疱为度。在施灸过程中，若患者感觉灼热不可忍受时，可将姜片向上提起，或缓慢移动姜片。此法应用范围很广，多用于因寒而致的呕吐、腹痛、泄泻、风寒湿痹和外感表证等。

2）隔蒜灸　用鲜大蒜头切成 0.3~0.5cm 的薄片，中间以针穿刺数孔，上置艾炷，放在应灸的腧穴或患处，然后点燃艾炷施灸，待艾炷燃尽，易炷再灸。一般灸 5~7 壮。此法多用于治疗瘰疬、肺结核、腹中积块及未溃疮疡等。

3）隔盐灸　因本法只用于脐部，故又称神阙灸。用纯净干燥的精制食盐填敷脐部，使其与脐平，上置艾炷施灸，如患者稍感灼痛，即更换艾炷。也可于盐上放置姜片后再施灸。此法有回阳、救逆、固脱之功，一般可灸 3～7 壮，如是急性病证需连续施灸，不拘壮数，以待脉起、肢温、症状改善。临床上常用于治疗急性寒性腹痛、吐泻、痢疾、小便不利、中风脱证等。

4）隔附子饼灸　以附子片或附子药饼作间隔物。将附子研成细末，以黄酒调和，制成直径约 3cm、厚约 0.8cm 的附子饼，中间以针穿刺数孔，上置艾炷，放在应灸腧穴或患处，点燃施灸。一般可灸 5～10 壮。由于附子辛温大热，有温肾补阳的作用，故多用于治疗命门火衰而致的阳痿、早泄、遗精、宫寒不孕和疮疡久溃不敛等。

**2. 艾条灸（悬灸技术）**　以艾绒为主要成分卷成的圆柱形长条即为艾条。艾条灸按操作方法不同，分为悬灸、实按灸两种。

（1）悬灸　术者手持艾条，将艾条一端点燃，直接悬于施灸部位之上，与之保持一定距离，使热力较温和地作用于施灸部位。悬灸又分为温和灸、雀啄灸和回旋灸。

1）温和灸　将艾条的一端点燃，对准应灸的腧穴或患处，距离皮肤 2～3cm 处进行灸治，使患者局部有温热感而无灼痛为宜。一般每穴施灸 10～15 分钟，以皮肤红晕为度。

2）雀啄灸　置点燃的艾条于穴位上约 3cm 高处，施灸时，艾条点燃的一端与施灸部位的皮肤并不固定在一定的距离，而是像鸟雀啄食一样，一上一下施灸，以给施灸局部一个变量的刺激。一般每穴灸 5 分钟。

3）回旋灸　施灸时，艾条点燃的一端与施灸部位的皮肤虽保持一定的距离，但位置不固定，而是向左右方向移动或反复旋转地施灸，移动范围 3cm 左右，一般每穴灸 10～15 分钟。

一般病证均可使用悬灸，其中温和灸、回旋灸多用于治疗慢性病，雀啄灸多用于治疗急性病。

（2）实按灸　将艾条（通常用药艾条）点燃的一端，隔布或棉纸数层，紧按在穴位上施灸，使热气透入皮肉，待火灭热减退后，再重新点火按灸，每穴可按灸几次至十几次。根据临床需要不同，艾条中掺进的药品亦不同，最常用的是太乙神针、雷火神针。适用于风寒湿痹、痿证和虚寒证等。

**3. 温针灸**　温针灸是针刺与艾灸相结合的一种方法，适用于既需要针刺留针，又需施灸的疾病。针刺得气后，将针留在适当的深度，在针柄上穿置一段长 1～3cm 的艾条施灸，或在针尾上搓捏少许艾绒点燃施灸，直待燃尽，除去灰烬。每穴每次可施灸 3～5 壮，施灸完毕再将针取出。此法适用于痹证、痿证等，有温经散寒、消瘀散结、扶阳固脱、引热外行、防病保健等作用。

**4. 温灸器灸**　温灸器是一种专门用于施灸的器具，用温灸器施灸的方法称温灸器灸。临床常用的有以下几种。

（1）灸盒灸　将灸盒安放于施灸部位的中央，点燃艾条段或艾绒后，置于灸盒内中下部的铁纱网上，盖上盒盖，灸至患者有温热舒适无灼痛的感觉，皮肤稍有红晕为度。

（2）灸架灸　将艾条点燃后插入灸架顶孔，对准穴位固定好灸架施灸。

（3）灸筒灸　首先取出灸筒的内筒，装入艾绒后安上外筒，点燃内筒中的艾绒，待灸筒外面热烫而艾烟较少时，盖上顶盖。术者在施灸部位上放 8～10 层棉布或纱布，将灸筒放置其上，以患者感到舒适、热力足而不烫伤皮肤为宜。

**（二）适应证**

（1）风寒湿痹和寒邪所致的胃脘痛、腹痛、泄泻、痢疾等。

（2）气血凝滞所致的乳痈初起、瘰疬、瘿瘤等。

（3）虚寒证、寒厥证、虚脱证和阳气不足、中气下陷而引起的遗尿、脱肛、阴挺、崩漏、带下等。

（4）某些热性病，如疖肿、带状疱疹、丹毒、甲沟炎等。

**（三）用物准备**

治疗盘，治疗卡，艾炷或艾条，温灸器，火柴（或打火机），酒精灯，小口瓶，凡士林，棉签，镊子，弯盘，酌情备浴巾、屏风等。间接灸按需要备姜片、蒜片或少许盐等。

### （四）操作方法

**1. 定位**　根据病情或遵医嘱明确施灸部位或穴位，正确取穴。

**2. 施灸**　根据不同施灸方法进行操作，及时将艾灰弹入弯盘中或取掉残留的艾炷，防止灼伤皮肤和烧坏衣物。

**3. 观察**　施灸过程中，密切观察病情变化，随时询问患者有无灼痛感，及时调整距离，防止烧伤。对于呼吸道疾患的患者，还应注意呼吸情况，了解患者生理、心理感受。

**4. 施灸完毕**　立即熄灭艾火。用纱布清洁局部皮肤。

### （五）注意事项

（1）施灸前，安置好患者体位，确保舒适，不能摆动，防止燃烧的艾炷或燃尽的热灰滚落燃损皮肤和衣物。

（2）施灸前，取穴要准确，灸穴不宜过多，火力要均匀。

（3）施灸过程中要密切观察患者的病情及反应。若发生晕灸应立即停止艾灸，患者取头低位平卧，注意保暖，轻者一般休息片刻，或饮温开水后即可恢复；重者可掐按水沟、内关、足三里等穴；严重时按晕厥及时救治。

（4）施灸过程中注意艾条或艾炷燃烧的情况，应随时弹除艾灰或取掉艾炷，如为温针灸，应用纸片隔开，防止灰火脱落烧伤皮肤。

（5）施灸过程中施术者可将拇、示二指或示、中二指，置于施灸部位两侧，通过施术者的手指来感知患者局部的受热程度，以便及时调节施灸距离，防止烫伤患者施灸部位的皮肤。

（6）施灸后，患者施灸部位局部皮肤出现灼热微红，属正常现象。如果灸后局部起小疱（瘢痕灸除外），要防止擦破，一般可自行吸收。水疱较大者可按烫伤处理，经局部消毒后，用灭菌针头刺破水疱下沿，将其内的液体抽排出后外涂烫伤膏，并盖上消毒纱布。

（7）施灸完毕，及时熄灭艾火，以防复燃。

（8）瘢痕灸者，在灸疮化脓期间，应避免重体力劳动，戒食辛辣食物，疮面局部勿用手搔抓，以保护痂皮，注意保持局部清洁，防止感染。

## 三、针灸选穴原则与配穴方法

### （一）选穴原则

选穴原则是指临证选取穴位应该遵循的基本法则，包括近部选穴、远部选穴、辨证选穴和对症选穴。近部选穴和远部选穴是针对病变部位较为明确的疾病而确定的选穴原则；辨证选穴和对症选穴则是针对疾病表现出的证候或某些主要症状而确定的选穴原则。

**1. 近部选穴**　近部选穴是在病变局部或临近的范围内选取相关穴位。这是根据腧穴所普遍共有的近治作用特点而选穴，是"腧穴所在，主治所在"规律的体现。如眼部疾病取睛明，耳疾选听宫、听会，鼻病选迎香，巅顶痛取百会，胃痛选中脘等。《素问·调经论篇》记载"病在筋，调之筋；病在骨，调之骨"，也体现了近部选穴的原则。当病变局部出现痛点、压痛点时，在局部选阿是穴也是临床上常用的近部选穴方法。

**2. 远部选穴**　远部选穴是在疾病所属或相关的经络上，选取远离病变部位的腧穴。这是根据经穴所具有的远治作用特点而选穴，所谓"经脉所过，主治所及。"如目疾选足少阳胆经的光明穴，上牙痛选足阳明胃经的内庭穴，下牙痛选手阳明大肠经的合谷穴，耳部疾患选手少阳三焦经的中渚穴等。远部选穴临床应用十分广泛，尤其是运用四肢肘膝关节以下的穴位治疗头面、五官、躯干、脏腑病证最为常用，《灵枢·终始》中就有"病在上者下取之，病在下者高取之，病在头者取之足，病在腰者取之腘"的记载。临床上常将近部与远部选穴配合应用，如治疗面瘫，局部选颊车、地仓、颧髎，临近部选翳风、风池，远部选合谷等。

**3. 辨证选穴**  辨证选穴是根据疾病的证候特点，分析病因病机而辨证的选取穴位。临床上某些病证，如发热、多汗、盗汗、虚脱、昏迷、抽搐、惊厥、疲乏无力等均无明确病变部位，而呈现全身症状，应采用辨证选穴。如肾阴不足导致的虚热盗汗、五心烦热等，选肾俞、太溪；肝阳化风导致的抽搐，选太冲、风池、行间等。对于病变部位明确的疾病，也可根据其病因病机选取治疗穴位。如牙痛根据病因病机可分为风火牙痛、胃火牙痛和肾虚牙痛，风火牙痛选风池、外关；胃火牙痛选内庭、二间；肾虚牙痛选太溪、行间。

**4. 对症选穴**  对症选穴是根据疾病的特殊或主要症状而选取穴位，这是腧穴特殊治疗作用及临床经验在针灸治疗中的具体运用。如汗证选合谷、复溜；小儿疳积选四缝；哮喘选定喘穴；胆囊结石导致的胆绞痛选胆囊穴等。

### （二）配穴方法

配穴方法是指在选穴原则的指导下，针对疾病的病位、病因、病机等，选取主治作用相同或相近，或对于治疗疾病具有协同作用的腧穴进行配伍应用的方法。临床上穴位配伍的方法多种多样，但总体可归纳为按经脉配穴法和按部位配穴法。

**1. 按经脉配穴法**  以经脉或经脉相互联系为基础而进行穴位配伍的方法，主要包括本经配穴法、表里经配穴法、同名经配穴法。

（1）本经配穴法  是指当某脏腑、经脉发生病变时，即选取该脏腑、经脉腧穴配成处方的配穴方法。如胆经郁热导致的少阳头痛，可近取胆经的率谷、风池，远取本经的荥穴侠溪；胃火循经上扰导致的牙痛，可在足阳明胃经上近取颊车，远取该经的荥穴内庭。

（2）表里经配穴法  是指以脏腑、经脉的阴阳表里配合关系为依据的配穴方法。当某一脏腑、经脉发生疾病时，取该经和与其相表里的经脉腧穴配成处方。如风热袭肺导致的感冒咳嗽，可选肺经的尺泽和大肠经的曲池、合谷。

（3）同名经配穴法  将手足同名经的腧穴相互组合的配穴方法。如前额疼痛取手阳明经的合谷配足阳明经的内庭；落枕取手太阳经的后溪配足太阳经的昆仑。

**2. 按部位配穴法**  结合腧穴分布部位进行穴位配伍的方法，主要包括上下配穴法、前后配穴法、左右配穴法。

（1）上下配穴法  指将腰部以上或上肢腧穴与腰部以下或下肢腧穴配合应用的方法，在临床上应用较为广泛。如胃脘痛可上取内关，下取足三里；阴挺可上取百会，下取三阴交。

（2）前后配穴法  指将人体前部和后部的腧穴配合应用的方法，主要指将胸腹部和背腰部的腧穴配合应用，在《黄帝内经》中称"偶刺"。此法常用于治疗脏腑疾患，如膀胱疾患，前取水道或中极，后取膀胱俞或秩边；肺病可前取华盖、中府，后取肺俞。

（3）左右配穴法  指将人体左侧和右侧的腧穴配合应用的方法。在临床上常选择左右同一腧穴配合运用，是为了加强腧穴的协同作用，如胃痛可选双侧足三里、梁丘等。左右配穴法并不局限于选双侧同一腧穴，如左侧偏头痛，可选同侧的太阳、头维和对侧的外关、足临泣；左侧面瘫可选同侧的颊车、地仓和对侧的合谷。

PPT

# 第二节　推拿技术

推拿法，是指在中医基础理论指导下，通过特定手法作用于人体体表的特定部位或穴位，以疏通经络、调和气血、滑利关节、活血止痛、调整脏腑功能、扶正祛邪，从而达到防治疾病的目的。

## 一、作用原理

**1. 调整阴阳，补虚泻实**　阴阳失调是疾病的内在根本，贯穿于一切疾病发生、发展的始终。《景岳全书·传忠录》曰："医道虽繁，而可以一言蔽之者，曰阴阳而已。"推拿可以根据证候的属性来调节阴阳的偏盛偏衰，使机体转归于"阴平阳秘"，恢复其正常的生理功能，从而达到治愈疾病的目的。

**2. 疏通经络，活血化瘀**　推拿治疗时，以操作者手法作用于人体体表的特定部位或穴位，可以起到疏经通络，活血化瘀，散寒止痛的作用，是解除肌肉紧张、痉挛的有效方法。推拿的疏通作用：一是通过手法对人体体表的直接刺激，促进气血的运行，正如《素问·血气形志篇》记载"形数惊恐，经络不通，病生于不仁，治之以按摩醪药"；二是通过手法对机体体表做功，产生热效应，加速气血的运行，如《素问·举痛论》曰"寒气客于背俞之脉则脉泣，脉泣则血虚，血虚则痛，其俞注于心，故相引而痛，按之则热气至，热气至则痛止矣。"再者，推拿可以通过提高机体痛阈和减低刺激量而达到止痛作用。

**3. 理筋整复，滑利关节**　《灵枢·本脏》中指出："是故血和则经脉流行，营复阴阳，筋骨劲强，关节清利矣。"说明气血调和、阴阳平衡，可以保证筋骨强健、关节滑利，从而维持正常的生活起居和活动功能。《医宗金鉴·正骨心法要旨》记载："因跌仆闪失，以致骨缝开错，气血郁滞，为肿为痛，宜用按摩法。按其经络，以通郁闭之气，摩其壅聚，以散瘀结之肿，其患可愈。"说明推拿具有理筋整复、滑利关节的作用。

## 二、适应证与禁忌证

### （一）适应证

推拿疗法适用范围广泛，涉及临床各科疾病的治疗和护理，同时也可以运用于保健、美容、运动等方面。

**1. 骨伤科疾病**　颈椎病、落枕、肩周炎、急性腰扭伤、腰肌劳损、腰椎间盘突出症、软组织扭伤、退行性膝关节炎、各型骨折及关节脱位的恢复治疗等。

**2. 外科疾病**　肠粘连、慢性前列腺炎、慢性阑尾炎、下肢静脉曲张、乳痈等。

**3. 内科疾病**　头痛、感冒、哮喘、胃脘痛、失眠、泄泻、便秘、卒中后遗症、尿潴留等。

**4. 妇科疾病**　产后缺乳、痛经、闭经、月经失调、子宫脱垂、慢性盆腔炎等。

**5. 儿科疾病**　发热、咳嗽、泄泻、呕吐、疳积、惊风、痛证、便秘、脱肛、肠套叠、遗尿、夜啼、小儿麻痹后遗症、小儿肌性斜颈等。

**6. 五官科疾病**　近视、麻痹性斜视、鼻炎、耳聋、耳鸣等。

### （二）禁忌证

**1. 急性传染病**　各种急性传染病，如结核病、肝炎等。

**2. 感染性疾病**　如丹毒、脓肿、骨髓炎、化脓性关节炎、脓毒血症等。

**3. 皮肤病变部位**　如皮肤破损、烧伤、烫伤、溃疡性皮炎、湿疹等。

**4. 血液疾病** 各种血证、血液病或有出血倾向者，如便血、尿血、外伤出血、软组织损伤、早期瘀血肿胀及较重要部位骨折早期、截瘫初期、急性胃十二指肠穿孔等。

**5. 系统疾病** 严重心、脑、肺、肾等器质性疾病患者。

**6. 其他** 妇女月经期或妊娠期腹部和腰骶部；年老体弱的危重病患者；久病体虚、剧烈运动后、过饱、过饥、极度疲劳、醉酒等状态。

## 三、异常情况的预防及处理措施

### （一）软组织损伤

正确掌握各种手法的动作要领，提高手法的熟练程度，并使用适当的推拿介质。

### （二）骨与关节损伤

充分了解骨与关节的解剖结构和正常的活动幅度；在推拿治疗时尽量避免使用强刺激手法大幅度地超越骨与关节的活动范围；一旦发生意外及早处理，同时注意分辨是局部损伤还是合并邻近脏器的损伤。

### （三）寰枢关节脱位

寰枢关节脱位属高颈位损伤，多为自发性，可由颈部、咽后部感染引起的寰枢韧带损伤，也可因推拿手法，在外力作用下引起颈椎关节脱位。颈部活动受到年龄限制，年龄越小颈部活动范围越大，年龄越大颈部活动越小。因而术者在该部手法操作要特别注意，没有专业培训就不建议使用颈部旋转复位类手法。

### （四）胸腰椎压缩性骨折

老年人及久病体弱或伴有骨质疏松的患者，谨慎进行双下肢屈膝、屈髋被动运动。

### （五）肋骨骨折

目前的推拿治疗床一般是硬质铁木类结构，在上背部俯卧位推拿时，极易造成医源性或病理性骨折，要慎重选用手法。

### （六）肩关节脱位

深刻了解肩关节的解剖结构和关节正常的活动幅度，在做被动运动时，双手要相互配合，运动幅度要由小到大，顺势而行，切不可急速、猛烈、强行操作；对于肩部有骨质疏松改变的患者，推拿治疗时不应使用强刺激手法及大幅度的肩关节外展、外旋的被动运动，尤其是操作者的双手不能同时做反方向的剧烈运动。一旦造成单纯性的肩关节脱位，应立即报告医生处理。

### （七）神经系统损伤

在颈部行侧屈被动运动时，尤其要注意，颈椎侧屈运动的生理范围只有45°，运动时绝对不能超过此界限，同时切忌使用猛烈而急剧的侧屈运动。

### （八）休克

为了防止推拿治疗诱发休克意外，临床上必须做到，空腹病员不予推拿治疗，剧烈运动后或过度劳累后的病员不予重手法治疗。使用重手法刺激时，必须在患者能够忍受的范围内，且排除其他器质性疾病。

推拿治疗中，出现休克病症时应立即终止重手法的不良刺激，如仅表现为心慌气短、皮肤苍白、冷汗等症状，应立即取平卧位，或头低足高位，予口服糖水或静脉注射50%葡萄糖注射液。如病情较重应立即予以抗休克治疗。

## 四、注意事项

（1）操作环境保持通风换气，避免对流风，注意保暖。寒冷季节要注意施术者手的温度。

（2）操作前医护人员应修剪指甲，洗净双手，避免损伤患者皮肤。

（3）操作手法柔和、均匀、有力、持久，运力能达到组织深部。禁用暴力、相反力，以防组织受损。

（4）根据患者的年龄、性别、病情、病位及耐受性，准确取穴，采取合适的体位并应用适宜的手法及刺激强度。

（5）操作顺序一般为自上而下、从前到后，由浅入深，循序渐进，并可依据病情适当调整。手法强度应遵循先轻后重、由重转轻进而结束的原则。局部治疗，按手法的主次进行。

（6）除少数直接接触皮肤的手法（如推法）外，其他手法治疗时应将治疗巾覆盖于施术部位。若天气炎热，可在施术部位涂适量滑石粉，以免推拿时损伤皮肤。小儿推拿一般要使用按摩乳等推拿介质。

（7）操作过程中应随时观察询问患者的反应和感觉，若有不适，应及时调整手法和刺激强度。如出现头晕目眩、恶心、自汗等反应，立即停止推拿并及时处理。

（8）每次操作时间 10～40 分钟，每日或隔日 1 次，10～15 次为 1 个疗程，疗程间隔 2～3 日。

## 五、成人常用推拿手法

### （一）滚法

以小鱼际及手背尺侧为着力面，通过腕关节的屈伸运动和前臂的旋转运动，使小鱼际与手背在施术部位上做持续不断地滚动，称为滚法。

【操作要领】手掌微握，以第五掌指关节背侧为吸定点，用小鱼际掌背侧至第 3 掌指关节部着力（占掌背的 V3～V2），前臂做主动的推旋运动，带动腕关节做较大幅度的屈伸和一定的旋转运动。

【适用部位】颈项、肩背、腰臀、四肢等肌肉丰厚处。

【适应证】用于颈椎病、肩关节周围炎、腰椎间盘突出症、各种运动损伤、运动后疲劳、半身不遂等。

【注意事项】术者着力部位要始终"吸定"于施术部位，不得在皮肤表面拖擦或滑移；并注意腕关节的屈伸和前臂的旋转要协调一致。

### （二）一指禅推法

以拇指指端或螺纹面着力，通过腕部的往返摆动带动拇指做屈伸往返运动，使所产生的功力通过拇指持续不断地作用于施术部位，称为一指禅推法。

【操作要领】拇指自然伸直，余指的掌指关节和指间关节自然屈曲，以拇指指端或螺纹面着力于体表施术部位或穴位上。沉肩，即肩关节放松，肩胛骨自然下沉，不要耸肩用力，以腋下空松能容一拳为宜；垂肘，即肘关节自然下垂，略低于腕部，肘部不要向外支起，亦不宜过度夹紧内收；悬腕，即手掌自然垂屈，在保持腕关节放松的基础上，尽可能屈腕至 90°，腕部在外摆时，尺侧要低于桡侧，回摆到最大时，尺侧、桡侧持平；掌虚指实，即握虚拳，拇指端自然着实吸定于一点，切忌拙力下压，其余四指及掌部要放松；紧推慢移，即前臂主动运动，带动腕关节有节律地快速左右摆动，每分钟 120～160 次，但拇指端或螺纹面在施术部位或穴位上移动却较慢。

【适用部位】用于全身各经络、穴位等线状与点状的刺激部位，多用于颜面部、颈项部及关节骨缝处。

【适应证】 主要适用于头痛、失眠、面瘫、近视、颈椎病、关节炎等。

【注意事项】 拇指的治疗部位要相对固定；指尖关节的屈伸和腕关节的摆动要协调一致。

### （三）揉法

以手掌的大小鱼际、掌根部或指端螺纹面吸定施术部位，做回旋揉动，称揉法。分为大鱼际揉法、掌根揉法和指揉法。

【操作要领】

（1）大鱼际揉法　沉肩、垂肘，腕关节放松，呈微屈或水平状。以肘关节为支点，前臂做主动运动，带动腕关节摆动，使大鱼际在治疗部位上做轻缓柔和的上下、左右或轻度的环旋揉动，并带动该处的皮下组织一起运动。

（2）掌根揉法　肘关节微屈，腕关节放松并略背伸，手指自然弯曲，以掌根部附着于施术部位。以肘关节为支点，前臂做主动运动，带动腕及手掌连同前臂做小幅度的回旋揉动，并带动该处的皮下组织一起运动。（全）掌揉法是以整个手掌面着力，操作术式与掌根揉法相同。

（3）指揉法　以指端螺纹面置于施术部位上，其余手指置于其相对或合适的位置以助力，腕关节微屈，以腕关节为支点，使手指螺纹面在施术部位上做连续不断地旋转揉动。

【适用部位】 大鱼际揉法主要适用于头面部、胸胁部；掌根揉法适用于腰背及四肢等面积大且平坦的部位；指揉法适用于全身各部位腧穴。

【适应证】 主要适用于脘腹胀痛、胸闷胁痛、便秘、泄泻、头痛、眩晕及儿科病证等，亦可用于头面部及腹部保健。

【注意事项】 手法轻重要适宜，不要摩擦损伤患者皮肤，但要带动皮下组织一起运动。

### （四）摩法

以指或掌着力于施术部位，以腕关节连同前臂做有规律的环形或直线往返摩动，称为摩法。分为指摩法和掌摩法。

【操作要领】

（1）指摩法　指掌部自然伸直，示指、中指、无名指和小指并拢，腕关节略屈。以食指、中指、无名指和小指指面附着于施术部位，以肘关节为支点，前臂主动运动，使指面随同腕关节做环形或直线往返摩动。

（2）掌摩法　手掌自然伸直，腕关节略背伸，将手掌平放于体表施术部位上。其操作过程同指摩法。

【适用部位】 腹部应用较多。

【适应证】 多用于腹胀腹痛、便秘、泄泻、疳积、痛经、遗精、咳喘等。

【注意事项】 指摩法腕关节要保持一定的紧张度，而掌摩法腕部则要放松；指摩法宜轻快，掌摩法宜重缓；指摩法若用于颜面或眼周部需配合使用磨砂膏或按摩乳。

### （五）推法

以指、掌或肘部着力于施术部位，做单方向的直线推动，称为推法。分为指推法、掌推法、肘推法。

【操作要领】

（1）指推法　以拇指指端着力于施术部位，其余四指置于对侧或相应的位置以固定助力，腕关节略屈并偏向尺侧，拇指及腕臂部主动施力，向其示指方向呈短距离、单向直线推进。

（2）掌推法　以掌根部着力于施术部位，腕关节略背伸，肘关节伸直。以肩关节为支点，上臂部主动施力，通过肘、前臂、腕，使掌根部向前方做单方向直线推进。

（3）肘推法　屈肘，以肘关节尺骨鹰嘴突起部着力于施术部位，另一侧手臂抬起，以掌部扶握施术手握拳之拳面，以固定助力。以肩关节为支点，上臂部主动施力，做较缓慢的单方向直线推进。

【适用部位】全身各部位。指推法适于头面部、颈项部、手部和足部，尤以足部推拿为常用；掌推法适于胸腹部、背腰部和四肢部；肘推法适于背、腰部脊柱两侧。

【适应证】主要用于高血压、头痛、头晕、失眠、腰腿痛、腰背部僵硬、胸闷胁胀、腹胀、便秘、局部肿痛等。

【注意事项】操作时着力部位要紧贴体表，用力要均匀，不可左右滑动，不能损伤皮肤，可使用相应介质。

## （六）擦法

以手掌掌面、大鱼际或者小鱼际为着力面，在施术部位做较快速的往返运动，称擦法。分为掌擦法、大鱼际擦法和小鱼际擦法。

【操作要领】以掌面、大鱼际或者小鱼际置于体表施术部位。腕关节伸直，使前臂与手掌相平。以肩关节为支点，前臂或上臂做主动运动，使手的着力部分在体表做连续的上下或左右直线往返摩擦并产生一定的热量。

【适用部位】全身各部位。掌擦法接触面大，适于肩背、胸腹部；大鱼际擦法适于四肢部，尤以上肢为常用；小鱼际擦法适于肩背、脊柱两侧及腰骶部。

【适应证】适用于风寒外感、发热恶寒、风湿痹痛、胃脘痛喜温喜按者及肾阳虚所致的腰腿痛、小腹冷痛、月经不调，以及外伤肿痛等。

【注意事项】操作时，可使用介质，着力部分要紧贴体表，压力要适度，须直线往返运行，操作时速度先慢后均匀加快，以局部深层得热为度，勿擦破皮肤。

## （七）搓法

用两手掌面夹住肢体或以单手、双手掌面着力于施术部位，做快速的交替或往返搓动，称为搓法。

【操作要领】以双手掌面夹住施术部位，令患者肢体放松。以肘关节和肩关节为支点，前臂与上臂主动施力，做相反方向的较快速搓动，并同时由上而下移动。操作时动作要协调、连贯、灵活，双手对称用力，搓动的速度应快，而上下移动的速度宜慢，即"快搓慢移"。

【适用部位】腰背、胁肋及四肢部位，以上肢最为常用。

【适应证】多用于肢体酸痛、关节活动不利及胸胁胀痛满闷等。

【注意事项】施力不可过重，夹搓不宜过紧，从上到下移动，不可逆向移动。

## （八）抹法

用拇指螺纹面或掌面在施术部位做上下或左右直线或弧形曲线的抹动，称为抹法，主要分为指抹法与掌抹法两种。

【操作要领】

（1）指抹法　以单手或双手拇指螺纹面置于一定的施术部位上，余指置于相应的位置以固定助力。以拇指的掌指关节为支点，拇指主动施力，做上下或左右、直线及弧形曲线的抹动。即做拇指平推然后拉回，或做分推、旋推及合推，可根据施术部位的不同而灵活运用。

（2）掌抹法　以单手或双手掌面置于一定的施术部位。以肘关节和肩关节为双重支点，前臂与上臂协调用力，腕关节放松，做上下或左右、直线及弧形曲线的抹动。

【适用部位】指抹法适用于面部、手足部；掌抹法适用于背腰部、四肢部。

【适应证】 主要用于感冒、头痛、面瘫及肢体酸痛等。

【注意事项】操作时手指螺纹面或掌面要贴紧施术部位皮肤；用力要均匀适中，动作要和缓灵活，达到轻而不浮、重而不滞；抹动时不宜带动深部组织。

### （九）按法

以指、掌着力，有节律地按压施术部位，称为按法。分为指按法和掌按法两种。按法又常与揉法相结合，组成"按揉"复合手法。

【操作要领】

（1）指按法　以拇指螺纹面着力于施术部位，余四指张开，置于相应位置以支撑助力，腕关节屈曲40°~60°。拇指主动用力，垂直向下按压。当按压力达到所需的力度后，要稍停片刻，即所谓的"按而留之"，然后松劲撤力，再做重复按压，使按压动作既平稳又有节奏性。

（2）掌按法　以单手或双手掌面置于施术部位，以肩关节为支点，利用身体上半部的重量通过上臂、前臂及腕关节传至手掌部，垂直向下按压，施力原则同指按法。

【适用部位】指按法适用于全身各部的经络和穴位。掌按法适用于面积大又较为平坦的部位，如胸腹部、腰背部、下肢后侧等。

【适应证】 主要用于颈椎病、肩关节周围炎、腰椎间盘突出症等疼痛性疾患及风寒感冒、偏瘫等。

【注意事项】用力宜由轻到重，稳而持续，结束时则由重而轻，具有缓慢的节奏性，切忌暴力；用力的方向多为垂直向下或与受力面相垂直；指按法刺激较强，常在按后施以揉法，有"按一揉三"之说，即重按一下，轻揉三下。

### （十）点法

以指端或屈曲的关节突起处着力于施术部位，持续地进行点压，称为点法。主要包括拇指端点法、屈拇指点法、屈示指点法和肘点法，亦可借助器械（如点穴棒）进行操作。

【操作要领】

（1）拇指端点法　手握空拳，拇指伸直并紧靠于示指中节，以拇指端着力于施术部位，前臂与拇指主动发力，进行持续点压。亦可采用拇指按法的手法形态，用拇指端进行持续点压。

（2）屈拇指点法　屈拇指，以拇指指间关节桡侧着力于施术部位，拇指端抵于示指中节桡侧缘以助力，前臂与拇指主动施力，进行持续点压。

（3）屈食指点法　屈食指，其他手指相握，以示指第一指间关节突起部着力于施术部位，拇指末节尺侧缘紧压示指指甲部以助力，前臂与示指主动施力，进行持续点压。

（4）肘点法　屈肘，以尺骨鹰嘴突起部着力于施术部位，进行持续点压。

（5）点穴棒点法　以点穴棒着力于施术部位，进行持续点按。点穴棒的材料可为木质、牛角、金属等，着力点应圆钝，点按时没有刺痛。

【适用部位】拇指端点法与屈指点法适用于面部、四肢、胸腹部；肘点法力量沉稳厚重，易于施力，主要适用于腰背部、臀部及下肢后侧；点穴棒定位准确，适用于全身各个部位。

【适应证】 主要用于各种痛证。

【注意事项】用力方向宜与受力面相垂直，同时注意用力要由轻到重，平稳而持续地施力，使刺激充分达到机体的深部组织，要有"得气"的感觉，以能忍受为度，并保护施术者的关节不受损伤；点法后宜用揉法放松局部组织。

### （十一）捏法

用拇指和其他手指在施术部位做对称性的挤压，称为捏法。可单手操作，亦可双手操作。因拇指与其他手指配合的多寡而有三指捏法、五指捏法等名称。

【操作要领】用拇指和示指、中指指面，或用拇指和其余四指指面夹住肢体或肌肤，相对用力挤压，随即放松，再用力挤压、放松，重复以上挤压、放松动作，并循序移动。拇指与其余手指要以指面着力，施力时双方力量要对称，动作要连贯而有节奏性，用力要均匀而柔和。

【适用部位】四肢部、颈项部和头部。

【适应证】主要适用于疲劳性四肢酸痛、颈椎病等。

【注意事项】操作时指面着力，不能指端着力，避免患者有被掐的感觉。

### （十二）拿法

用拇指和其余手指相对用力，提捏或揉捏施术部位，称为拿法。有"捏而提起谓之拿"的说法。拿法可单手操作，亦可双手同时操作。根据拇指与其他手指配合数量的多寡，而有三指拿法、五指拿法等。

【操作要领】用拇指和其余手指的指面着力，不能用指端内扣。捏提中宜含有揉动之力，实则拿法为一复合手法，含有捏、提、揉三种手法。腕部要放松，使动作柔和灵活，连绵不断，且富有节奏感。

【适用部位】颈项部、肩部、四肢部和头部等。

【适应证】主要用于颈椎病、肩关节周围炎、四肢酸痛、头痛恶寒等。

【注意事项】操作时指面着力而不是指端着力，提拿时不要仅夹持表皮，更不能用指甲着力抠掐施术部位，以免引起疼痛等不适感，拿后常继以揉摩，以缓和刺激。

### （十三）捻法

用拇指、示指夹住施术部位，进行往返有节律地搓揉捻动，称为捻法。

【操作要领】用拇指螺纹面与示指桡侧缘或螺纹面相对捏住施术部位，拇指、示指主动运动，稍用力做对称性的快速搓揉动作，如捻线状。

【适用部位】适用于四肢小关节及耳部。

【适应证】多用于指间关节扭伤、类风湿性关节炎、屈指肌腱腱鞘炎等。

【注意事项】拇指与示指的运动方向相反，捻动要快，移动要慢。

### （十四）拍法

用虚掌拍打施术部位，称拍法。拍法可单手操作，亦可双手同时操作。

【操作要领】五指并拢，掌指关节微屈，使掌心空虚。腕关节放松，前臂主动运动，带动腕关节平稳而有节奏地拍击施术部位，指先落，腕后落，腕先抬，指后抬。用双掌拍打时，宜双掌交替操作。

【适用部位】多用于肩背部、脊柱及两下肢后侧。

【适应证】用于颈椎病、肩周炎、腰椎间盘突出症、风湿痹痛、关节麻木等。

【注意事项】直接拍打皮肤时，以皮肤轻度充血发红为度；对严重的骨质疏松、骨结核、骨肿瘤、冠心病等患者，禁用拍法。

### （十五）抖法

用双手或单手握住患者肢体远端，做小幅度的上下连续颤动，称为抖法。

【操作要领】用双手握住患者上肢的腕部或下肢的足踝部，慢慢将被抖动的肢体向前外方抬高一定的角度（上肢在坐位情况下向前外抬高约60°，下肢在仰卧位情况下抬离床面约30°），然后两前臂同时施力，做连续的小幅度的上下抖动，使抖动所产生的抖动波似波浪般地传递到肩部及腰部。

【适用部位】上、下肢。

【适应证】主要适用于颈椎病、肩关节周围炎、髋部伤筋及疲劳性四肢酸痛等。

【注意事项】抖动幅度要小，频率要快；有习惯性肩、肘、腕关节脱位者禁用此法。

### （十六）弹拨法

弹拨法又称拨法、拨络法、指拨法。用手指指端面或者指面沿与筋腱等条索状组织相垂直的方向来回揉拨，状如拨琴弦的手。

【操作要领】拇指伸直，以指端着力于施术部位，其余四指置于相应的位置以助力，拇指下压到一定的深度，待患者有酸胀感时，再做与肌纤维或肌腱、韧带呈垂直方向的单向或来回拨动。

【适用部位】肩胛骨内侧缘、肱二头肌长头肌腱及短头肌腱、第三腰椎横突、腰肌侧缘、华佗夹脊穴、腋后的肩贞、环跳、曲池等部位或穴位。

【适应证】主要适用于颈椎病、肩关节周围炎、腰背筋膜炎、第三腰椎横突综合征、腰椎间盘突出症、梨状肌损伤综合征等。

【注意事项】用力要由轻而重，实而不浮，拨动方向与拨动组织垂直；拨动时拇指不能在皮肤表面有摩擦移动，应带动肌纤维、韧带或肌腱一起拨动。

## 六、小儿推拿手法

### （一）推法

以拇指或示指、中指的螺纹面着力，附着在患儿体表一定的穴位或部位上，做单方向的直线或环旋移动，称为推法。临床上根据操作方向的不同，可分为直推法、旋推法、分推法、合推法。

【操作要领】

（1）直推法　一手握持患儿肢体，使被操作的部位或穴位向上；另一手拇指自然伸直以螺纹面或其桡侧缘脊着力，或示指、中指伸直，以螺纹面着力，用腕部发力，带动着力部分做单方向的直线推动。操作时宜做直线推动，不宜歪斜，同时配用适当介质。频率为每分钟250次左右。

（2）旋推法　以拇指螺纹面着力于一定的穴位上，拇指主动运动，带动着力部分做顺时针方向的环旋移动，仅在皮肤表面推动，不得带动皮下组织。要求动作协调，均匀柔和，速度较直推法稍缓慢。频率为每分钟200次左右。

（3）分推法　以双手拇指螺纹面或其桡侧缘，或用双掌着力，稍用力附着在患儿所需治疗的穴位或部位上，用腕部或前臂发力，带动着力部分自穴位或部位的中间向两旁做直线或弧线推动。两手用力要均匀一致，用力切勿忽大忽小。一般可连续分推20～50次。

（4）合推法　合推法是与分推法相对而言。以双手拇指螺纹面或双掌着力，稍用力附着在患儿所需治疗的穴位或部位的两旁，用腕部或前臂发力，带动着力部分自两旁向中间做相对方向的直线或弧线推动。动作幅度宜较小，不要使皮肤向中间起皱，本法又称合法或和法。

【适用部位】直推法适用于小儿推拿特定穴中的线状穴位和五经穴，多用于头面部、四肢部、脊柱部；旋推法主要用于手部五经穴；分推法适用于头面部、胸腹部、腕掌部及肩胛部等；合推法适用于头面部、胸腹部、腕掌部。

### （二）揉法

以手指的指端或螺纹面、手掌大鱼际、掌根着力，吸定于一定的治疗部位或穴位上，做轻柔和缓的顺时针或逆时针方向的环旋运动，并带动该处的皮下组织一起揉动，称为揉法。揉法是小儿推拿的常用手法之一，根据着力部分的不同，可分为指揉法、鱼际揉法、掌根揉法三种。

【操作要领】同成人推拿手法的揉法要领，腕部放松，紧贴体表，带动皮下肌肉组织，但动作宜轻柔。

【适用部位】拇指与中指揉法适用于全身各部位或穴位；示指、中指揉法适用于肺俞、脾俞、胃俞、肾俞等穴位；三指揉法适用于胸锁乳突肌及脐、双侧天枢穴处。鱼际揉法适用于头面部、胸腹部、胁肋部、四肢部。掌根揉法适用于腰背部、腹部及四肢部。

### （三）按法

以拇指或中指的指端或螺纹面，或掌面（掌跟）着力，附着在一定的穴位或部位上，逐渐用力向下按压，按而留之或一压一放地持续进行，称为按法。根据着力部位不同分为指按法和掌按法。

【操作要领】同成人推拿手法的按法，但力度应稍小。

【适用部位】指按法适用于全身各部的经络和穴位。掌按法适用于面积大而又较为平坦的部位，如胸腹部、腰背部等。

### （四）摩法

以示指、中指、无名指、小指的指面或掌面着力，附着在患儿体表一定的部位或穴位上，做环形而有节奏的抚摩运动，称为摩法。分为指摩法和掌摩法。

【操作要领】同成人推拿手法的摩法，动作要和缓协调，用力轻柔、均匀。

【适用部位】主要适用于头面部、胸腹部的面状穴位。

### （五）掐法

以拇指指甲着力于患儿的一定穴位或部位向下按压，称为掐法，又称"切法""爪法""指针法"。

【操作要领】操作者手握空拳，拇指伸直，指腹紧贴在示指中节桡侧缘，以拇指指甲着力，吸定在患儿需要治疗的穴位或部位上，逐渐用力进行切掐。操作时，应垂直用力切掐，可持续用力，也可间歇性用力以增强刺激，取穴宜准。掐法是强刺激手法之一，不宜反复长时间应用，更不能掐破皮肤。掐后常继用揉法，以缓和刺激，减轻局部的疼痛或不适感。

【适用部位】适用于头面部和手足部的点状穴位。

### （六）捏脊法

以单手或双手的拇指与示、中两指或拇指与其余四指的指面做对称性着力，夹持住患儿的肌肤或肢体，相对用力挤压并一紧一松逐渐移动，称为捏法。在小儿推拿中主要用于脊柱，故又称捏脊法。

【操作要领】患儿取俯卧位，被捏部位裸露，操作者双手呈半握拳状，拳心向下，拳眼相对，用两拇指指面的前1/3处或指面的桡侧缘着力，吸定并顶住患儿龟尾穴旁的肌肤，示指、中指的指面前按，拇指、示指、中指同时用力将该处的皮肤夹持住并稍提起，然后双手交替用力，自下而上，一紧一松地挤压，向前移动至大椎穴处。操作时，可捏三下提拿一下，称之为"捏三提一法"。操作者肩、肘关节要放松，腕指关节的活动要灵活、协调；操作时间的长短和手法强度的轻重及挤捏面积的大小要适中，用力要均匀；挤压向前推进移动时，需做直线移动，不可歪斜；操作时既要有节律性，又要有连贯性。

【适用部位】脊柱两侧（沿膀胱经）。

### （七）运法

以拇指螺纹面或示指、中指的螺纹面在患儿体表做环形或弧形推动，称为运法。

【操作要领】以一手托握住患儿手臂，使被操作的部位或穴位平坦向上，另一手以拇指或示指、中指的螺纹面着力，轻附着在治疗部位或穴位上，做由此穴向彼穴的弧形运动；或在穴周做周而复始的环形运动。每分钟操作60~120次。手法宜轻不宜重，宜缓不宜急，要在体表旋绕摩擦推动，不带动深层肌肉组织。为小儿推拿手法中最轻的一种。

【适用部位】多用于弧线形穴位或圆形面状穴位。

### （八）捣法

以中指指端或食指、中指屈曲的指间关节着力，以有节奏的叩击穴位的方法，称为捣法，实为"指击法"或"叩点法"。

【操作要领】操作者一手的中指指端或示指、中指屈曲后的第一指间关节突起部着力，其他手指屈握，前臂主动运动，通过腕关节的屈伸运动，带动着力部分做捣法，有节奏的叩击穴位 5～20 次。捣击时取穴要准确，发力要稳，而且要有弹性。

【适用部位】适用于点状穴位，尤其是手部小天心及承浆穴。

## 七、推拿疗法在护理中的应用

### （一）头痛

**1. 概述**　头痛通常是指局限于头的上半部分，包括眉弓、耳轮上缘和枕外隆突连线以上部位的疼痛，为临床常见的症状。头痛可单独出现，也可兼见于各种急、慢性疾病中。其中，外感头痛、颈源性头痛、偏头痛、内伤头痛等适合推拿手法治疗。

**2. 推拿治疗**

（1）治疗原则　舒筋通络，活血化瘀，解痉止痛。

（2）推拿方法

1）手法　一指禅推法、按法、拿法、击法等。

2）取穴　印堂、头维、太阳、百会、四神聪、风池、风府、天柱、肩井、大椎。

3）基本操作　①患者采取仰卧位，术者用一指禅推法从印堂开始向上沿前额发际至头维、太阳穴，往返 3～4 遍，配合点按印堂、太阳、百会、四神聪等穴；然后患者采取坐位，术者用五指拿法从头顶至风池穴，改用三指拿法，拿颈项至大椎穴，往返 4～5 次；最后用指尖击前额部至头顶部，反复 3～6 遍；②患者采取俯卧位，术者用一指禅推法沿项部两侧膀胱经上下往返治疗 3～4 分钟，配合按风池、风府、天柱等穴；再拿两侧风池，沿颈项两侧膀胱经自上而下操作 4～5 遍；③患者正坐，术者立其后，双手提拿肩井穴及周围大筋，反复 5～10 次。

（4）辨证加减　①颈源性头痛可在颈项、肩及上背部的阿是穴处施以指揉、指拨、指推法 3～5 分钟；②偏头痛除在太阳、头维穴区行一指禅推法外，可以较重力量按揉风池穴 3～5 分钟；③外感头痛可重点按揉肺俞、风门，拿肩井 30 次；风寒头痛可用小鱼际擦法直擦背部两侧膀胱经，以透热为度；风热头痛可按拿曲池、合谷穴，以酸胀为度，拍击两侧膀胱经，以皮肤微红为度；暑湿头痛除用治疗风热头痛的方法外，可提捏印堂及项部皮肤，以皮肤微红为度；④肝阳头痛可按揉肝俞、阳陵泉、太冲、行间，每穴约 1 分钟；推桥弓 30 次左右，两侧交替进行；⑤血虚头痛按揉中脘、气海、关元、足三里、三阴交、膈俞，每穴约 1 分钟；擦背部督脉，以透热为度；⑥痰浊头痛用一指禅推法推中脘、天枢穴，每穴约 2 分钟；按揉脾俞、胃俞、足三里、丰隆，每穴约 1 分钟；⑦肾虚头痛按揉肾俞、命门、腰阳关、气海、关元、太溪，每穴 1～2 分钟；擦背部督脉、腰骶部，以透热为度；⑧瘀血头痛分抹前额 1～2 分钟；按揉攒竹、太阳，每穴 1～2 分钟；指按揉合谷、血海、太冲，每穴约 1 分钟；擦前额部，以透热为度。

**3. 注意事项**

（1）头痛原因较为复杂，在做推拿治疗前需审证求因，辨证论治，积极治疗原发病，避免延误病情。

（2）头部推拿时手法应轻柔，避免使用暴力和蛮力，以免造成医源性损伤。

（3）头痛患者需避免过度劳累，饮食宜清淡并保持心情舒畅。

### （二）牙痛

**1. 概述**　牙痛是口腔科疾病的常见症状，牙体或及牙齿周围组织的病变及全身性疾病都可以引起该症状。如常见的龋齿、牙痛、牙宣、骨槽风等都会引起不同程度的牙痛。

**2. 推拿治疗**　取头部的下关、颊车、地仓、风池、太阳、翳风，手臂部位的合谷、曲池，腿部的太溪、行间、太冲。

**3. 推拿方法**

（1）基本操作　①一指禅推法，从牙痛侧迎香穴起，经地仓、向上下关，向下到颊车，再推向人中，后环唇推至承浆，推3~5遍；②揉法，揉痛侧之地仓、翳风等，每穴约1分钟；③按法，点按牙痛侧之下关、颊车，每穴1~3分钟。

（2）辨证加减　风火外袭者可加拿风池、风府，点揉太阳，拿肩井，以酸胀为度；胃腑积热者可点揉内庭，按揉双侧足三里、解溪，每穴2分钟；虚火上炎者可点按太溪、行间，每穴1~2分钟。

### （三）胃痛

**1. 概述**　胃脘痛是指以上腹胃脘部近心窝处疼痛为主的一种脾胃系病证，简称胃痛，古代称"心下痛"。本病证易反复发作，病情缠绵。

**2. 治疗**

（1）治疗原则　理气止痛为总则，脾胃虚寒者宜佐以温中健脾；寒邪客胃者宜佐以温胃散寒；饮食停滞者宜佐以消食导滞；肝气郁滞者宜佐以疏肝理气。

（2）推拿治疗

1）手法　一指禅推法、按法、揉法、滚法、摩法、搓法等。

2）取穴　中脘、天枢、气海、肝俞、脾俞、胃俞、三焦俞、足三里、内关、合谷。

3）基本操作　①患者采取仰卧位，术者以一指禅推法作用于中脘、天枢、气海，然后以中指揉上述穴位，每穴每次1~2分钟；②掌摩胃脘部5分钟左右，使热量深透于胃腑；③按揉内关、合谷、足三里，每穴1分钟；④患者采取俯卧位，术者用滚法作用于背部脊柱两侧的膀胱经，从肝俞到三焦俞，往返3遍，再按揉肝俞、脾俞、胃俞、三焦俞，每穴1分钟；⑤患者采取坐位，术者由上至下搓两胁肋3遍。

4）辨证加减　①脾胃虚寒者宜以一指禅推法作用于气海、关元穴，每穴2分钟，直擦背部督脉，横擦左侧背部（第7~12胸椎）及腰部肾俞、命门穴，均以透热为度；②寒邪客胃者宜点按脾俞、胃俞，每穴1~2分钟；直擦左侧背部（第7~12胸椎），以透热为度；③饮食停滞者宜顺着肠蠕动的方向摩腹，重点按揉中脘、天枢穴，每穴1~2分钟；④肝气郁滞者宜以一指禅推法作用于天突至中脘穴，3~5分钟，重点在膻中和中脘穴；揉章门、期门，背部的肝俞、胆俞、膈俞穴，每穴1~2分钟。

**3. 注意事项**

（1）胃痛剧烈者可先在背部的脾俞、胃俞穴附近的压痛点用较重的点、按手法连续刺激2分钟左右，待疼痛缓解后再辨证施治，疑似出血穿孔者不宜推拿。

（2）生活要有规律，心情开朗，避免过度劳累。

（3）避免辛辣食物、浓茶、咖啡，并戒烟酒。

（3）及时治疗原发病。

### （四）便秘

**1. 概述**　便秘是指大便秘结不通，排便间隔时间延长，或虽有便意但粪便干燥、艰涩难解的一种病证。可单独出现，也可见于多种病证中。

**2. 推拿治疗**

（1）治疗原则　和肠通便为总则，胃肠燥热者宜佐以清热降浊；气血亏虚者宜佐以补益气血；气机郁滞者宜佐以疏肝理气；寒凝结者宜佐以温中散寒。

（2）推拿方法

1）手法　一指禅推法、滚法、按法、揉法、摩法等。

2）取穴　中脘、天枢、关元、肺俞、脾俞、胃俞、三焦俞、肾俞、八髎、长强、足三里。

3）基本操作　①患者采取仰卧位，术者以一指禅推法在患者中脘、天枢、关元穴治疗，每穴 1～2分钟；②顺着肠蠕动的方向用掌摩法摩腹，约 5 分钟；③患者采取俯卧位，术者用一指禅推法或滚法沿脊柱两侧从肺俞开始向下，沿脾俞、胃俞、三焦俞、肾俞直到八髎穴，往返治疗，时间约为 5 分钟，并按揉上述穴位及长强、足三里。

4）辨证加减　①胃肠燥热者可直擦八髎穴，以透热为度，按揉合谷、曲池、支沟、足三里、大肠俞，以酸胀为度；②气血亏虚者宜横擦胸上部，直擦背部及腰骶部，均以透热为度，接着按揉足三里、三阴交、曲池、支沟，搓涌泉穴各 1 分钟；③气机郁滞者宜按揉胸腹部的膻中、章门、中府等穴，以及背部的肺俞、肝俞，指按太冲、行间各 1 分钟；横擦胸上部，斜擦两胁，均以透热为度；④阴寒凝结者宜横擦脘腹部和腰骶部，直擦背部督脉，均以透热为度。

**3. 注意事项**

（1）养成定时排便的习惯。

（2）晨起可空腹饮用一杯淡盐水，并保证每天有足够的饮水量。

（3）平时多吃水果、蔬菜，适当增加运动。

**（五）失眠**

**1. 概述**　失眠是指以经常不能获得正常睡眠为特征的一种病证，又称不寐。轻者难以入眠，或睡中易醒，醒后不能再寐或时寐时醒；重者彻夜不能入眠。本病可以单独出现，也可与头痛、健忘、眩晕、心悸等病证同时出现。

**2. 推拿治疗**

（1）治疗原则　宁心安神，虚证辅以滋阴养血，实证辅以清热和胃。

（2）推拿治疗

1）手法　一指禅推法、按法、拿法、揉法、抹法、滚法、击法等。

2）取穴　印堂、神庭、攒竹、睛明、太阳、百会、四神聪、风池、安眠穴、迎香、神门、三阴交、心俞、肝俞、脾俞、胃俞、肾俞、命门、华佗夹脊穴等。

3）基本操作　①患者采取仰卧位，术者以一指禅推法或鱼际揉法，从印堂向上至神庭，往返 5～6次；再从印堂沿两侧眉弓至太阳穴往返 5～6 次；再从印堂沿鼻两侧向下经迎香沿颧骨，至两耳前，往返 2～3 次；治疗时可重点点按印堂、神庭、攒竹、睛明、太阳穴；②分抹前额 3～5 次；③患者采取坐位，术者以五指拿法从头顶开始，拿到枕骨下部改用三指拿法，并配合拿风池 2～3 分钟，拿后按风池 1分钟；④点按百会、四神聪、安眠、三阴交、神门穴，用指尖击前额部至头顶部，反复 3～6 遍；⑤患者采取俯卧位，术者用滚法沿脊柱两侧华佗夹脊穴操作，并配合揉、点按心俞、肝俞、脾俞、胃俞、肾俞、命门等穴 5 分钟。

4）辨证加减　①阴虚火旺者分别推两侧桥弓穴 20～30 次；掌擦法先擦肾俞、命门穴，再擦两侧涌泉穴，以透热为度；②心脾两虚者按揉神门、天枢、足三里，每穴 1～2 分钟；擦背部督脉，以透热为度；③肝郁化火者按揉肝俞、胆俞、太冲、章门，每穴 1～2 分钟，搓两胁，由上而下，1～2 分钟；④痰热内扰者按揉神门、内关、丰隆、足三里，每穴 1～2 分钟。

**3. 注意事项**

（1）养成良好的生活习惯，多参加体育锻炼。

（2）消除思想顾虑，避免情绪激动。

（3）推拿治疗时间应尽量选择睡前。

# 第三节　刮痧技术  微课

PPT

刮痧法是用边缘钝滑的器具在人体一定部位或穴位的体表皮肤上反复刮动，使局部出现瘀斑或痧痕，使脏腑秽浊之气经腠理通达于外，以疏通气血，达到防治疾病的目的。

## 一、适应证

（1）夏秋季节发生的各种急性疾病，如中暑、霍乱、痢疾等。

（2）慢性病证或常见的内科病证，如颈肩痛、腰腿痛、头痛、感冒、咳嗽、失眠、便秘等。

（3）保健、美容及呼吸系统和消化系统疾病的预防治疗。

## 二、用物准备

治疗盘，治疗卡，刮痧板（检查刮痧板边缘是否光滑，有无缺损），刮痧介质，干棉球或棉签，镊子，纱布，弯盘，必要时备大毛巾、屏风。

## 三、操作方法

**1. 体位**　协助患者取合理体位，暴露部位，注意保暖。①反骑坐位：适用于颈部、背部。②坐位：适用于头部、上肢部。③仰卧位：适用于头面部、胸部、腹部、下肢内外前侧。④俯卧位：适用于头部两侧或后脑、颈项部、背部、腰部、下肢后侧。

**2. 定位**　根据病情或遵医嘱确定刮痧部位。

**3. 检查刮具**　再次检查刮具边缘是否光滑、有无缺损，以免划破皮肤。

**4. 涂抹介质**　用镊子夹取棉球，蘸取介质，涂抹刮痧部位皮肤或用刮痧器具蘸润滑剂。

**5. 刮痧**　正确握持刮痧板，并根据具体病情、体质、刮拭部位等采用合适的刮拭方法（包括力度、速度、角度、长度、程度及方向等）来进行刮痧。

**6. 观察**　刮拭过程中询问患者有无不适，当感到干涩时，要及时蘸取介质。观察局部皮肤颜色变化，并调节手法力度。以局部皮肤不再出痧或毛孔张开为度。

## 四、注意事项

（1）室内空气流通，注意保暖，避免直接吹风，以防复感风寒而加重病情。

（2）刮痧器具边缘要光滑，同时操作过程中用力要均匀，勿损伤皮肤。

（3）刮痧过程中不可片面追求出痧而采用重手法或延长刮痧时间。出痧多少与患者病情、体质、服药情况及室内温度等多方面的因素有关。一般情况下，血瘀证、实证、热证出痧多，虚证、寒证出痧少；服药多者特别是服用激素类药物后，不易出痧；肥胖者与肌肉丰厚部位不易出痧；阳经较阴经易出痧；室温较低不易出痧。

（4）刮痧过程中要随时观察病情变化，如出现头晕、面色苍白、心慌、冷汗、恶心呕吐等症状，应立即停刮，报告医师，配合处理。

（5）刮痧后饮用 300～400ml 温开水（淡糖盐水为佳），15 分钟内不宜外出，30 分钟内忌洗凉水澡，避免受寒。

（6）刮痧后 1～2 天内在刮痧部位出现疼痛（不是很剧烈），皮肤有热感、痒、虫行感，冒冷、热气，皮肤表面出现风疹样变化等均为正常，忌搔抓。体质弱者会出现短暂性的疲劳反应和低热，经休息后可很快恢复正常。

（7）可根据具体病情在实施刮痧疗法的同时，积极配合针灸、拔罐、穴位按摩等治疗方法，以增强疗效。

# 第四节　拔罐技术

拔罐法是以罐为工具，利用热力排除罐内空气，造成负压，将罐吸附于施术部位，使局部充血或瘀血，以温经通络、行气活血、祛寒散湿、止痛消肿、拔毒排脓的治疗方法。

## 一、适应证

（1）风寒湿痹、神经麻痹、伤风感冒、头痛、眩晕、面瘫、咳嗽、哮喘、消化不良、泄泻、各种急慢性疼痛、月经不调等风寒湿证。

（2）颈肩腰腿痛、关节痛、软组织闪挫伤、目赤肿痛、眼睑炎、丹毒、毒蛇咬伤、疮疡初起未溃疡等外科病证。

## 二、用物准备

治疗盘，治疗卡，罐具（玻璃罐或竹罐、陶罐，大、中、小号依所拔部位大小而定，罐体无裂痕、罐口边缘无缺损），止血钳，纱布，95% 的酒精棉球或纸片，火柴或打火机，灭火器具等。必要时备浴巾、垫枕、屏风。

## 三、操作方法

**1. 体位**　根据病情选择拔罐部位，协助患者，取舒适合理体位。①反骑坐位：适用于颈部、背部。②坐位：适用于头部、上肢部。③仰卧位：适用于头面部、胸部、腹部、下肢内、外前侧。④俯卧位：适用于头部两侧或后脑、颈项部、背部、腰部、下肢后侧。协助患者，暴露拔罐部位，注意保暖和遮挡。

**2. 定位**　根据病情或遵医嘱明确拔罐部位，并正确取穴。

**3. 拔罐**　根据部位和拔罐方法选择合适的罐具，拔罐前再次检查罐体、罐口边缘，根据临床应用，采用不同的吸附方法，如闪火法等。吸附后根据病情、施术的部位等灵活选择多种拔罐方法，如闪罐法、提按罐法、走罐法等，以增强刺激，提高疗效。

**4. 观察**　拔罐过程中询问患者有无不适，随时观察罐口吸附情况、皮肤颜色和患者的全身情况。

**5. 起罐**　一手扶住罐体，另一手用手指按压罐口皮肤，待空气进入即可起罐，并观察患者皮肤情况，隔着纱布适当按摩，轻轻擦拭皮肤。

## 四、注意事项

（1）病室保持冷暖适宜，避免直接吹风，防止受凉。

（2）拔罐应选择肌肉丰厚的部位，尽量避开骨骼凹凸不平处、毛发较多处、瘢痕处等，充分暴露应拔部位。

（3）拔罐时应选好体位，嘱患者体位应舒适，局部宜舒展、松弛，勿移动体位，以防罐具脱落。

（4）老年人、儿童、体质虚弱及初次接受拔罐者，拔罐数量宜少，留罐时间宜短，手法宜轻。

（5）拔罐手法要熟练，动作要轻、快、稳、准。

（6）用于燃火的酒精棉球，不可吸含乙醇过多，以免拔罐时滴落到患者的皮肤上而造成烫伤。燃火伸入罐内的位置，以罐口与罐底的外 1/3 与内 2/3 处为宜。若不慎出现烫伤，按外科烧烫伤常规处理。

（7）拔罐过程中若出现头晕、胸闷、恶心欲吐、面色苍白、四肢厥冷、呼吸急促、脉细数等症状，甚至瞬间意识丧失等晕罐现象，处理方法是立即起罐，使患者呈头低脚高卧位，必要时可喝温开水或温糖水，或掐水沟穴等。密切注意血压、脉搏、心率变化，严重时按晕厥处理。若出现拔罐局部疼痛，处理方法有减压放气或立即起罐等。

（8）起罐时不可硬拉或旋转罐具，否则会引起疼痛，甚至损伤皮肤。

（9）留针拔罐，罐具宜大，毫针针柄宜短，以免吸拔时罐具触碰针柄而造成损伤。刺血拔罐操作则应注意无菌。

# 第五节 穴位敷贴技术

PPT

穴位敷贴技术是将药物制成一定剂型，敷贴到人体穴位，以发挥药物治疗与刺激穴位，激发经气，达到通经活络、清热解毒、活血化瘀、消肿止痛、行气消痞、扶正强身等多种作用的一种操作方法。

## 一、适应证

适应证越来越广，如消化系统疾病引起的腹胀、腹泻、便秘；呼吸系统疾病引起的咳喘等症状。也用于恶性肿瘤、各种疮疡及跌打损伤等疾病引起的疼痛。

## 二、用物准备

治疗盘，遵医嘱配制的药物，压舌板，医用防渗水敷料贴，无菌棉垫或纱布，医用胶布或绷带；必要时备 0.9% 生理盐水棉球、屏风、毛毯。

## 三、操作方法

根据敷药部位，协助患者取适宜的体位，充分暴露患处，注意保暖，必要时屏风遮挡。一般每日贴敷 1~2 次，每次 4~6 小时为宜。主要方法如下。

**1. 贴法** 将已制备好的药物直接贴压于穴位上，然后外覆医用胶布固定；或先将药物置于医用胶布粘面正中，再对准穴位粘贴。硬膏剂可直接或温化后将硬膏剂中心对准穴位贴牢。

**2. 敷法** 将已制备好的药物直接涂搽于穴位上，外覆医用防渗水敷料贴，再以医用胶布固定。使用膜剂者可将膜剂固涂于穴位上成膜。使用水（酒）浸渍剂时，可用棉垫或纱布浸蘸，然后敷于穴位上，外覆医用防渗水敷料贴，再以医用胶布固定。

**3. 填法** 将药膏或药粉填于脐中，外覆纱布，再以医用胶布固定。

## 四、注意事项

（1）敷药前，应询问患者是否对所敷药物过敏。

（2）除拔毒膏后，患处有红肿及溃烂时不宜敷贴药物，以免发生化脓性感染。

（3）孕妇的脐部、腹部、腰骶部及某些敏感穴位，如合谷、三阴交等处都不宜敷贴，以免局部刺激引起流产。

（4）温度以患者耐受为宜。

（5）药物应均匀涂抹于绵纸中央，厚薄一般以 0.2～0.5cm 为宜，覆盖敷料大小适宜。

（6）操作完毕后清水擦净局部皮肤，对于残留在皮肤上的药物不宜采用肥皂或刺激性物品擦洗。

（7）敷药后，如出现红疹、瘙痒、水泡等过敏现象，应暂停使用，报告医师，配合处理。

# 第六节 中药湿热敷技术

PPT

中药湿热敷技术是将中药煎汤或其他溶媒浸泡，根据治疗需要选择常温或加热，将中药浸泡的敷料敷于患处，以达到疏通腠理、清热解毒、消肿止痛的一种操作方法。

## 一、适应证

适用于软组织损伤、骨折愈合后肢体功能障碍，肩、颈、腰腿痛，膝关节痛，类风湿关节炎，强直性脊柱炎等。

## 二、用物准备

治疗盘，药液及容器，弯盘，敷料，水温计，镊子 2 把，纱布，必要时备橡胶单、中单、屏风等。

## 三、操作方法

（1）取合理体位，暴露湿热敷部位。

（2）测试温度，将敷料浸于 38～43℃ 药液中，将敷料拧至不滴水即可，敷于患处 20～30 分钟。

（3）及时更换敷料或频淋药液于敷料上，以保持湿度及温度。

（4）观察患者皮肤反应，询问患者的是否有过热、瘙痒等不适。

（5）清洁皮肤，协助患者取舒适体位。

## 四、注意事项

（1）患处有伤口、皮肤急性传染病等忌用中药湿热敷技术。

（2）湿敷液应现配现用，注意药液温度，防止烫伤或温度过低，引起患者不适。

（3）治疗过程中观察局部皮肤反应，如出现水疱、痒痛或破溃等症状时，立即停止治疗，报告医师。

（4）注意保护患者隐私并保暖。

# 第七节 中药熏蒸技术

PPT

中药熏蒸技术是借用中药热力及药理作用熏蒸患处达到疏通腠理、疏风散寒、温经通络、祛风除湿、活血化瘀、杀虫止痒、协调脏腑功能的一种操作方法。

## 一、适应证

适用于内科、外科、妇科、骨伤、肛肠科及皮肤科等各科疾病引起的疼痛、炎症、水肿、瘙痒等症状。

## 二、用物准备

治疗盘，药液，中单，容器（根据熏蒸部位的不同选用），水温计，治疗巾或浴巾，必要时备屏风及坐浴架（支架）。

## 三、操作方法

（1）根据熏蒸的部位，协助患者取合理、舒适体位，暴露熏蒸部位。

（2）将 50～70℃药液倒入容器内，对准熏蒸部位，熏蒸 20～30 分钟。

（3）随时观察患者病情及局部皮肤变化情况，询问患者感受并及时调整药液温度。

## 四、注意事项

（1）心脏病、严重高血压病、妊娠期和月经期妇女间慎用。肢体动脉闭塞性疾病、糖尿病足、肢体干性坏疽者慎用。

（2）包扎部位熏蒸时，应去除敷料。暴露部位尽量加盖衣被。注意保暖，避免直接吹风。洗毕应及时擦干药液和汗液。

（3）熏蒸过程中密切观察患者有无胸闷、心慌等症状。

（4）所用物品需清洁消毒，用具一人一份一消毒，避免交叉感染。

（5）施行熏蒸时，应注意防止烫伤。

（6）熏蒸前或熏蒸后，宜饮水 200ml。

PPT

# 第八节　中药热熨敷技术

热熨法是利用吸热的物体或将中药加热后装入布袋，放在人体局部或经络穴位上并适当移动位置，利用热力、药物和运动手法的综合作用，达到行气活血、散寒止痛、祛瘀消肿等作用的一种操作方法。

## 一、适应证

适用于脾胃虚寒所致的胃脘疼痛、腹冷泄泻、呕吐；风湿痹证引起的关节冷痛、酸胀、沉重、麻木；跌打损伤等引起的局部瘀血、肿痛；扭伤引起的腰背不适、行动不便；癃闭、痉证、痿证等。

## 二、用物准备

治疗盘，遵医嘱准备药物及器具，凡士林，棉签，纱布袋 2 个，大毛巾，纱布或纸巾，必要时备屏风、毛毯、温度计等。

## 三、操作方法

（1）根据药熨部位协助患者取合适体位，暴露药熨部位，必要时屏风遮挡。

（2）将药物加热至 50～70℃，装入布袋备用。

（3）将药袋放到患处或相应穴位处用力来回推熨，以患者耐受为宜。

（4）力量要均匀，开始时用力要轻，速度可稍快，随着药袋温度的降低，力量可增大，同时速度减慢。

（5）药袋温度过低时，及时更换药袋或加温。

（6）注意观察局部皮肤的颜色情况，及时询问患者对温度的感受。

#### 四、注意事项

（1）孕妇腹部及腰骶部、大血管处、皮肤破损及炎症、局部感觉障碍处忌用。

（2）药熨温度适宜，一般保持50~60℃，不宜超过70℃，年老、婴幼儿及感觉障碍者，药熨温度不宜超过50℃，操作中注意保暖。

（3）药熨过程中应随时听取患者对温度的感受，观察皮肤颜色变化，防止烫伤，一旦出现水泡或烫伤时应立即停止，并给予适当处理。

## 第九节　中药离子导入

PPT

中药离子导入法是利用直流电将药物离子通过皮肤或穴位导入人体组织间隙，直接作用于病灶，达到活血化瘀、软坚散结、抗炎镇痛等作用的一种操作方法。

#### 一、适应证

风寒湿痹引起的关节肿痛、颈肩痛、腰背痛、骨质增生等。功能性子宫出血、盆腔炎等。神经痛、神经麻痹、中耳炎、角膜混浊、角膜斑翳等。

#### 二、用物准备

中药制剂，离子导入治疗仪，治疗盘，镊子，棉衬套（垫片）2个，绷带或松紧搭扣，沙袋，隔水布，小毛巾，水温计，必要时备听诊器。

#### 三、操作方法

（1）根据病证选择一定部位，协助患者取舒适体位，暴露治疗部位。

（2）将2块棉衬套（垫片）浸入38~42℃的中药液后取出，拧至不滴水为宜，将电极板放入衬套内，平置于治疗部位，2个电极板相距2~4cm，外用隔水布覆盖，绷带或松紧搭扣固定，使电极板紧贴衬套，必要时使用沙袋。

（3）打开电源开关，启动输出，调节电流强度至患者耐受为宜，具体操作参照仪器说明书进行。

（4）治疗时间一般为20~30分钟，治疗中询问患者感受，调节电流强度。如患者主诉疼痛，立即停止治疗。

（5）治疗结束，取下电极板，输出调节器调至"0"位，关机，擦干局部皮肤，观察皮肤情况。

#### 四、注意事项

（1）治疗部位有金属异物者、带有心脏起搏器者禁用此法。

（2）高热、出血性疾病、活动性结核、妊娠、严重心功能不全者慎用此法。

（3）告知患者在治疗过程中可能出现的感觉，嘱咐患者治疗过程中不要移动体位，以免出现意外。

（4）治疗过程中注意观察患者的反应和机器运行情况，及时调节电流，以免灼伤。

（5）治疗部位皮肤出现红疹、疼痛、水泡等，应立即停止治疗并通知医生，配合处置。

（6）准备用物时检查输出调节器是否至"0"位，再接通电源。

PPT

# 第十节　穴位注射技术

穴位注射技术又称水针疗法，是将小剂量药物注入穴位内，通过针刺的刺激作用和药物的药理作用对穴位渗透刺激，改善局部血运、利于组织修复，以达治疗疾病目的的一种操作方法。

## 一、适应证

适用于多种慢性疾病如头痛、咳嗽、支气管哮喘、呕吐、呃逆、腹胀、关节痛、腰腿痛、神经炎等。

## 二、用物准备

治疗盘，药物，一次性注射器，无菌棉签，皮肤消毒剂，污物碗，利器盒。

## 三、操作方法

（1）配制药液。

（2）根据病情选择注射部位，协助患者取舒适体位，暴露局部皮肤。

（3）遵医嘱取穴，询问患者局部是否有酸麻胀重的感觉，以确定穴位的准确位置。

（4）常规消毒皮肤，排气，一手绷紧皮肤，另一手持注射器，对准穴位快速刺入皮下，用针刺手法将针身推至一定深度，上下提插至患者有酸胀等"得气"感应后，回抽无回血，即可将药物缓慢推入。

（5）注射完毕拔针，用无菌棉签按压针孔片刻。

（6）观察患者用药后症状改善情况，安置舒适体位。

## 四、注意事项

（1）严格执行"三查七对"及无菌操作规程。

（2）局部皮肤有感染、瘢痕、有出血倾向及高度水肿者不宜进行注射。

（3）孕妇下腹部、腰骶部以及合谷、三阴交等穴位不宜注射。

（4）注意针刺角度，观察有无回血。避开血管丰富部位，避免药液注入血管内，患者有触电感时针体往外退出少许后再进行注射。

（5）观察患者如出现不适症状时，应立即停止注射并观察病情变化。

（6）胸背部做穴位注射时不宜刺入过深，以免伤及内脏。在脊柱两侧进行穴位注射时，针尖可斜向脊柱，避免直刺，造成气胸。

# 第十一节　耳穴贴压技术

PPT

耳穴贴压法是采用王不留行籽、莱菔籽等丸状物贴压于耳郭上的穴位或反应点，通过刺激耳郭穴位或反应点，起到疏通经络，调整脏腑气血功能，促进机体的阴阳平衡，达到防治疾病、改善症状的一种操作方法。

## 一、适应证

广泛适用于内科、外科、妇科、儿科、五官科等各类疾病。

**1. 疼痛类疾病**　如各种扭伤、头痛、胃脘痛等。

**2. 炎性疾病**　如急慢性结肠炎、咽喉炎等。

**3. 功能紊乱性疾病**　如胃肠神经官能症、心律不齐、高血压、神经衰弱等。

**4. 过敏及变态反应性疾病**　如哮喘、过敏性鼻炎、荨麻疹等。

**5. 内分泌代谢紊乱性疾病**　如糖尿病、围绝经期综合征等。

## 二、用物准备

治疗盘，王不留行籽或莱菔籽等丸状物，胶布，75%乙醇，棉签，探棒，止血钳或镊子，弯盘，污物碗，必要时可备耳穴模型。

## 三、操作方法

**1. 消毒**　遵照医嘱，探查耳穴敏感点，确定贴压部位，消毒耳部皮肤。

**2. 固定贴压部位**　选用质硬而光滑的王不留行籽或莱菔籽等丸状物黏附在 0.7cm×0.7cm 大小的胶布中央，用止血钳或镊子夹住贴敷于选好耳穴的部位上。

**3. 清点压籽的数量**　适当按压，并告知患者按压的方法，使患者有热、麻、胀、痛感觉即"得气"。

**4. 常用按压手法**

（1）**对压法**　用示指和拇指的指腹置于患者耳郭的正面和背面，相对按压至出现热、麻、胀、痛等感觉，示指和拇指可边压边左右移动或做圆形移动，一旦找到敏感点则持续对压 20~30 秒。对内脏痉挛性疼痛、躯体疼痛有较好的镇痛作用。

（2）**直压法**　用指尖垂直按压耳穴至患者产生胀痛感，持续按压 20~30 秒，间隔少许，重复按压，每次按压 3~5 分钟。

（3）**点压法**　用指尖一压一松地按压耳穴，每次间隔 0.5 秒，本法以患者感到胀而略沉重刺痛为宜，用力不宜过重，一般每次每穴可按压 20~30 次，视病情而定。

## 四、注意事项

（1）耳郭局部有炎症、冻疮或表面皮肤有溃破者、有习惯性流产史的孕妇不宜施行。

（2）耳穴贴压每次选择一侧耳穴，双侧耳穴轮流使用。夏季易出汗，留置时间 1~3 天，冬季留置 3~7 天。

（3）观察患者耳部皮肤情况，留置期间应防止胶布脱落或污染；对普通胶布过敏者改用脱敏胶布。

（4）压籽及摘除时，均应清点用籽的数量。

PPT

# 第十二节　中药保留灌肠技术

中药保留灌肠技术是将中药药液从肛门灌入直肠或结肠，使药液保留在肠道内，通过肠黏膜的吸收达到清热解毒、软坚散结、泄浊排毒、活血化瘀等作用的一种操作方法。

## 一、适应证

**1. 肠道疾病**　如慢性结肠炎、慢性痢疾、肠道寄生虫病、便秘等。

**2. 肠道周围疾病**　如慢性肾功能衰竭、带下病、慢性盆腔炎、盆腔包块等。

**3. 其他**　如发热、肠道检查准备。

## 二、用物准备

治疗盘，弯盘，煎煮好的药液，一次性灌肠袋，水温计，纱布，一次性手套，垫枕，中单，石蜡油，棉签等，必要时备便盆、屏风。

## 三、操作方法

（1）患者取左侧卧位（必要时根据病情选择右侧卧位）。

（2）臀下垫治疗巾，暴露臀部，置垫枕以抬高臀部10cm。

（3）将适量中药液加温（39~41℃），倒入灌肠器或输液瓶内，液面距离肛门不超过30cm，导管前端涂上石蜡油，排出空气。

（4）嘱患者张口哈气，便于肛管顺利插入。插入10~15cm，缓慢滴入药液（滴入的速度视病情而定）。

（5）滴入过程中观察并询问患者耐受情况，如有不适或便意及时调节滴入速度，必要时终止滴入。

（6）中药灌肠药量不宜超过200ml。

（7）药液灌注结束，拔出导管，协助患者拭净肛门，嘱患者保留1小时以上为宜。

## 四、注意事项

（1）肛门、直肠、结肠术后，大便失禁，孕妇急腹症和下消化道出血的患者禁用。

（2）慢性细菌性痢疾，病变部位多在直肠和乙状结肠，取左侧卧位；阿米巴痢疾病变多在回盲部，取右侧卧位。

（3）灌肠前嘱患者排便，肠道排空有利于药液吸收。

### ⊕ 知识链接

#### 耳穴压豆对腰椎间盘突出症患者疼痛短期疗效影响的临床研究

耳穴压豆在临床应用越来越广，上海中医药大学专家研究耳穴压豆对腰椎间盘突出症患者疼痛的短期疗效。他们将96例腰椎间盘突出症患者随机分为治疗组与对照组，每组48例。治疗组予耳穴压豆联合筋痹方口服，对照组予假耳穴压豆联合筋痹方口服。两组疗程均为2周，观察安全性，比较疼痛视觉模拟评分（VAS）、压痛阈评分、耐痛阈评分、Oswestry功能障碍指数问卷表评分（ODI）。结果如下。①试验期间，治疗组脱落8例，对照组脱落6例，最后完成研究者为治疗组40例，对照组42例。②自治疗开始至治疗14日，两组VAS评分均呈降低趋势，治疗组下降更为明显。组间治疗60分钟、治疗7日比较，差异均有统计学意义，治疗组VAS评分较对照组更低（$P<0.05$）。③自治疗开始至治疗14日，两组压痛阈评分总体呈先上升后下降的趋势，治疗组更为明显，在治疗60分钟时达到最高值，而对照组在治疗7日达到最高值。组间治疗60分钟比较，差异有统计学意义，治疗组压痛阈评分较对照组更高（$P<0.05$）。④自治疗开始至治疗14日时，两组耐痛阈评分总体呈先上升后下降的趋势，治疗组更为明显，两组均在治疗7日时达到最高值。组间治疗60分钟、治疗7日比较，差异有统计学意义，治疗组耐痛阈评分较对照组更高（$P<0.05$）。⑤组间治疗7日、治疗14日比较，ODI评分差异有统计学意义，治疗组明显低于对照组（$P<0.05$）。⑥试验期间，两组均无不良反应发生。结论相对单用筋痹方而言，加用耳穴压豆可更好地在短期内提高患者的压痛阈和耐痛阈，快速减轻腰部疼痛程度，这种效应能够持续到7日；加用此疗法还能在14日内更加明显地减轻患者腰椎功能障碍。

中医技术的创新发展任重道远。

## 目标检测

### 一、简答题

1. 常用的中医护理技术有哪些？

2. 耳穴贴压技术的注意事项有哪些？

3. 推拿技术的禁忌证有哪些？

4. 中药熏蒸技术，药液的温度应为多少度？

5. 关于中药保留灌肠，插管深度应为多少？

### 二、病案分析题

患者，女，37岁，因发热、头痛一日余，遵医嘱行针灸治疗。王护士在治疗中发现患者突然面白肢冷、出冷汗、头晕、心慌。

请分析：

①患者出现了什么意外情况？

②发生意外的原因可能有哪些？

③王护士应该采取哪些紧急护理措施？

（张献文　陈惠冰）

书网融合……

本章小结　　　　　微课　　　　　题库

# 参考文献

［1］孙秋华，陈莉军．中医护理学基础［M］．北京：人民卫生出版社，2016．

［2］王琦．中医体质学［M］．北京：中国中医药出版社，2021．

［3］徐桂华，胡慧．中医护理学基础［M］．北京：中国中医药出版社，2016．

［4］许金海，查建林，王国栋，等．耳穴压豆对腰椎间盘突出症患者疼痛短期疗效影响的临床研究［J］．上海中医药杂志，2019，53（11）：61－66．